浙江省血吸虫病螺情
调查报告

REPORT ON ONCOMELANIA HUPENSIS SURVEY WITH
SCHISTOSOMIASIS IN ZHEJIANG PROVINCE

主　编　闻礼永
副主编　张剑锋　严晓岚　俞丽玲
编　委　（以姓氏笔画为序）

丁　丰	王　诚	王　勇	王卫强	王国华	毛龙飞	邓小雁
卢　英	叶亚君	冯　伟	朱匡纪	朱芝娟	朱素娟	朱培华
刘　蓉	刘彬辉	许　辉	许军华	牟晓刚	严晓岚	苏　丽
杜海娟	李　杰	李羽敏	杨秀玲	杨明瑾	吴晓月	沈建勇
沈调英	张华美	张劼楠	张剑锋	陈文国	陈冰冰	陈宇浩
陈炯炯	林君英	林张彬	林春萍	周庆荣	周新丽	赵小高
胡美娟	俞丽玲	俞柳燕	闻礼永	姜友华	祝梦雨	祝绯飞
桂娟娟	顾生风	顾伟玲	顾敏霞	顾琦俊	钱照英	徐　玲
徐奋奋	徐海涛	徐康康	唐爱奇	诸威萍	陶珍杨	崔清荣
章华米	蒋长征	蒋雪峰	韩小姣	傅克本	楼新进	赖　江
黎　燕	颜新廷	潘琴琴				

人民卫生出版社
·北京·

图书在版编目（CIP）数据

浙江省血吸虫病螺情调查报告 / 闻礼永主编 . —北京：人民卫生出版社，2020.8

ISBN 978-7-117-29661-8

Ⅰ. ①浙… Ⅱ. ①闻… Ⅲ. ①血吸虫病 – 钉螺属 – 地区分布 – 调查报告 – 浙江 Ⅳ. ①R532.21

中国版本图书馆 CIP 数据核字（2020）第 130495 号

| 人卫智网 | www.ipmph.com | 医学教育、学术、考试、健康，购书智慧智能综合服务平台 |
| 人卫官网 | www.pmph.com | 人卫官方资讯发布平台 |

浙江省血吸虫病螺情调查报告

Zhejiangsheng Xuexichongbing Luoqing Diaocha Baogao

主 　　 编：闻礼永
出版发行：人民卫生出版社（中继线 010-59780011）
地 　　 址：北京市朝阳区潘家园南里 19 号
邮 　　 编：100021
E - mail：pmph @ pmph.com
购书热线：010-59787592 　 010-59787584 　 010-65264830
印 　　 刷：北京铭成印刷有限公司
经 　　 销：新华书店
开 　　 本：889×1194 　 1/16 　 印张：22 　 插页：4
字 　　 数：697 千字
版 　　 次：2020 年 8 月第 1 版
印 　　 次：2020 年 9 月第 1 次印刷
标准书号：ISBN 978-7-117-29661-8
定 　　 价：128.00 元

打击盗版举报电话：010-59787491 　 E-mail：WQ @ pmph.com
质量问题联系电话：010-59787234 　 E-mail：zhiliang @ pmph.com

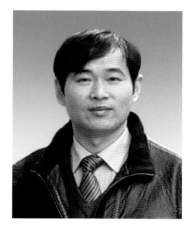

　　闻礼永,医学博士,二级研究员,获国务院颁发的政府特殊津贴,被评为全国卫生系统先进工作者,浙江省有突出贡献中青年专家。现任杭州医学院(浙江省医学科学院)寄生虫病研究所所长、浙江省血吸虫病防治中心主任,兼任国家卫生标准委员会寄生虫病标准专业委员会副主任委员、国家卫生健康委疾病预防控制专家委员会委员、国家科学技术进步奖评审专家、中华预防医学会医学寄生虫分会常委、中华预防医学会全球卫生分会委员、中华医学科技奖终审评委、中华预防医学会科学技术奖评审委员会委员、华夏医学科技奖评审委员会委员、中国地方病协会理事、中国合格评定国家认可委员会(China National Accreditation Service for Conformity Assessment,CNAS)技术专家、国家药品监督管理局医疗器械技术审评中心咨询专家、浙江省血吸虫病研究委员会主任委员、浙江省医学会热带病与寄生虫病学分会副主任委员、浙江省医学会感染病学分会常委、浙江省晚期血吸虫病病人内科治疗救助专家技术指导组组长等学术职务。担任《中国寄生虫学与寄生虫病杂志》《中国血吸虫病防治杂志》《中华临床感染病杂志》《国际医学流行病学传染病学杂志》《预防医学》《热带医学杂志》《热带病与寄生虫学》和 *Global Health Journal* 等杂志常务编委/编委。曾获世界卫生组织和 JRMC 奖学金以访问学者身份赴美国耶鲁大学、澳大利亚昆士兰医学研究所、澳大利亚詹姆斯·库克大学(James Cook University)研修并被聘为客座科学家,赴美国、加拿大、丹麦、日本、韩国、泰国、菲律宾、老挝、埃及、南非、喀麦隆、坦桑尼亚等国进行学术交流。

　　长期从事血吸虫病等重要寄生虫病科研和防治工作,主持或参加完成世界卫生组织、国家、部省级等科研项目 40 余项。在国内外杂志发表学术论文 150 余篇,其中第一(通讯)作者 93 篇。编写出版学术专著 27 本,其中主编 6 本,副主编 3 本。获各级科技成果奖 17 次,其中省部级二等奖 4 次,省部级三等奖 7 次,厅级奖 6 次。主持制定国家卫生行业标准 6 项,参加制定 3 项,包括《血吸虫病诊断标准》(WS261-2006)、《并殖吸虫病的诊断》(WS380-2012)、《钩虫病的诊断》(WS439-2013)、《蛲虫病的诊断》(WS469-2015)、《弓形虫病的诊断》(WS/T486-2015)、《阴道毛滴虫病诊断》(WS/T 567-2017)、《日本血吸虫毛蚴检测　尼龙绢袋集卵孵化法》(WS/T 631-2018)、《日本血吸虫抗体检测　间接红细胞凝集试验》(WS/T 630-2018)、《日本血吸虫抗体检测　酶联免疫吸附试验》等。作为主导师培养硕士研究生多人。

　　曾被原中华人民共和国卫生部、农业部、水利部、国家林业局联合授予“全国血吸虫病防治工作先进个人”,被中华预防医学会授予“全国血防楷模”,被浙江省委组织部、省人事厅、省科技厅、省教育厅、省财政厅、省卫生计生委、省经贸委、省科协联合授予“浙江省 151 人才工程第一层次人员”,被浙江省委组织部、省人社厅、省科协联合授予“浙江省优秀科技工作者”,被原浙江省卫生厅授予“浙江省疾病预防控制工作先进个人”和“浙江省公共卫生应急工作先进个人”,被浙江省预防医学会授予“浙江省预防医学领域‘科技之星’突出贡献奖”“浙江省预防医学会优秀科技工作者”和“浙江省预防医学会优秀工作者”,被中共浙江省直属机关工委授予“浙江省省直机关创先争优优秀共产党员”,被原中共浙江省卫生厅党组授予“浙江省医疗卫生系统优秀共产党员”等荣誉称号,是本学科领域德才兼备的学术带头人。

浙江省血吸虫病流行历史悠久,据隋代巢元方《诸病源候论》记载推算,浙江省血吸虫病流行已有1 300多年历史。1908年嘉兴福音医院院长美籍医生凡纳勃(W.H.Venable)从4名病人的粪便中检出血吸虫虫卵,这是我省用病原学证实的首批血吸虫病病人。1917年绍兴福康医院有了收治血吸虫病病人的记录。1923年美籍学者福斯特(E.C.Faust)和梅伦奈(H.E.Meleney)对我省血吸虫病流行情况做了调查,在我省的嘉兴、嘉善、绍兴等地首次发现钉螺。1928年我国学者陈方之、李赋京等调查证实,我省有37个县流行血吸虫病,并根据流行程度,将其分为浓厚地、稀薄地、最稀薄地。中华人民共和国成立后调查证实,被陈氏列为免患地的11个县中也查到有血吸虫病流行。因行政区划的变动,根据统计,浙江省历史上有9个市、54个县(市、区)(以下简称县)、473个乡、5 142个村流行血吸虫病,流行区分为杭嘉湖平原的水网型和浙东、浙西的山丘型两类,属水网型流行区有14个县,属山丘型流行区有40个县,流行区人口945.94万人,累计查出钉螺面积645km²,病人204万余例(其中晚期血吸虫病病人6.9万例),病牛13.3万头,是全国血吸虫病重度流行省份之一。在各级党委、政府的领导下,经过几代血防工作者的艰苦努力,有关部门通力合作,广大群众广泛参与,我省于1987年达到血吸虫病传播控制标准,1995年达到血吸虫病传播阻断标准,2016年通过国家四部委对我省"维持血吸虫病消除状态"的联合复评,血防工作取得里程碑式的成就。

钉螺是日本血吸虫的唯一中间宿主,控制和消灭钉螺是有效控制血吸虫病传播的根本措施之一。为此,浙江省在20世纪50年代初期就对钉螺生态、杀灭钉螺方法等进行系统研究,率先阐明了钉螺的生殖发育以及在陆地环境中土表和土层内的分布、繁殖、扩散等生态规律,并成功探索土埋灭螺技术,为掌握查螺、灭螺季节和技术方法提供了科学依据。在党委和政府领导下,通过20世纪50年代、60年代中期和70年代初期几次防治血吸虫病群众运动高潮,全省钉螺分布基本查清。浙江省14个水网型血吸虫病历史流行县疫情严重,流行区内河道纵横,历史有螺面积分布广,40个山丘型流行县分布范围大,环境复杂,历史有螺条块众多,因此血防工作任务非常繁重。在达到血吸虫病传播阻断标准后,2004年结合全国第三次血吸虫病抽样调查,浙江省针对残存钉螺开展了螺情抽样调查,结果显示全省残存钉螺呈单元性、点状分布,以沟渠环境为主,钉螺密度较低,存在漏查、查漏情况导致螺情蔓延和扩散,且因血防历史悠久,机构更迭、房屋搬迁等多方面原因导致部分地区历史血吸虫病防治资料缺失,这都严重制约了我省钉螺调查和灭螺工作的开展以及资料规范化管理。

为全面掌握现阶段浙江省血吸虫病流行区钉螺孳生地变化及钉螺分布态势,全面落实《浙江省综合治理血吸虫病"十三五"规划》目标,助推《健康浙江2030行动纲要》,我省制订了浙江省钉螺调查实施细则,统一时间和技术要求,于2016—2017年组织开展了全省钉螺孳生地调查,建立了以村为单位的钉螺孳生地和以环境为单位的钉螺孳生环境数据库,绘制了钉螺孳生地电子地图,并结合孳生环境数据库组织开展了全省血吸虫病历史流行区螺情普查,建立了螺情普查数据库,并以此为基础,组织各地血防专业机构对调查数据进行统计和分析,撰写了市级和县级螺情调查报告,最后汇总形成《浙江省血吸虫病螺情调查报告》。书中系统分析了各地在中华人民共和国成立初期和当前钉螺孳生地环境和钉螺分布状况、钉螺孳生环境类型演变和主要植被、环境类型对钉螺分布的影响,从钉螺孳生环境生态演变和人为干预灭螺措施等角度阐述了各地钉螺消长变化的规律和影响因素等,旨在总结浙江省钉螺分布规律和钉螺控制经验,规范各地开展钉螺调查和钉螺控制工作,建立全省查螺和灭螺长效管理模式,既可作为史料收藏,又可对今后防治工作提供参考和借鉴。

　　浙江省血吸虫病历史流行区钉螺孳生地调查和螺情普查历时两年多,涉及 9 个市 54 个县,数百名卫生健康行政管理和血防专业工作者参与了现场调查和督导,在此对他们的辛勤付出深表谢意!本项工作得到了中国疾病预防控制中心、中国疾病预防控制中心寄生虫病预防控制所、浙江省卫生健康委员会等单位的大力支持和帮助,本书出版得到了国家社会科学基金重大项目(16ZDA237)等资助,在此谨致以由衷的感谢!

　　由于编写时间仓促,书中难免存在疏漏和不妥之处,祁望读者批评斧正。

闻礼永

目 录

第一章 浙江省血吸虫病螺情调查报告

浙江省历史上有9个市、54个县(市、区,以下简称县)流行血吸虫病(2016年有55个县流行血吸虫病,2017年由于宁波市区行政区划调整,撤销原江东区行政区划,因此为54个县流行血吸虫病;婺城区含金华开发区),流行区人口达945.94万,累计查出钉螺面积645km²,病人204万余例(其中晚期血吸虫病病人6.9万例),病牛13.3万头,是全国血吸虫病重度流行省份之一。在各级党委、政府的领导下,经过几代血防工作者的艰苦努力,有关部门通力合作,广大群众广泛参与,浙江省于1987年达到血吸虫病传播控制标准,1995年达到血吸虫病传播阻断标准,2016年通过国家四部委对浙江省"维持血吸虫病消除状态"的联合复评,血防工作取得了里程碑式的成就。

为进一步掌握全国钉螺分布情况,为制订血吸虫病防治策略和措施提供科学依据,原国家卫生和计划生育委员会于2016年开展全国钉螺调查工作,下发了调查方案和细则,组织技术培训和项目督导,开展数据资料审核和汇总,现将浙江省钉螺调查工作情况报告如下。

一、内容和方法

(一)调查覆盖范围

在现有浙江省9个市54个血吸虫病流行县开展钉螺调查。调查范围包括辖区内山丘型和水网型流行类型,环境包括现有钉螺环境、历史有螺环境和可疑钉螺孳生环境。

(二)调查内容与方法

1. 钉螺孳生环境调查

(1)调查对象:对每处现有钉螺环境、历史有螺环境、可疑钉螺孳生环境进行登记,要求所有统计数据均细化至环境。

(2)调查方法:查阅各县历年防治资料、统计年报、资料汇编、血防志等资料,掌握现有钉螺环境、历史有螺环境、可疑钉螺孳生环境相关情况,并结合现况调查结果进行补充。

(3)调查内容

1)环境基本信息:钉螺孳生环境基本信息,包括各钉螺孳生环境的历史和现有环境面积及有螺面积;根据环境自然特征分成沟渠、塘堰、水田、旱地、滩地和其他等6种环境类型;根据植被分布特征分成杂草、芦苇、树林、水稻、旱地作物及其他等6种植被类型。

2)环境演变情况:环境演变类型按照Ⅰ类环境,即现有钉螺环境(2014—2017年有螺环境);Ⅱ类环境,即孳生环境未改变的历史有螺环境;Ⅲ类环境,即孳生环境被人为部分改变的历史有螺环境,尚具备钉螺孳生基本条件;Ⅳ类环境,即孳生环境被人为彻底改变的历史有螺环境,已不具备钉螺孳生条件;Ⅴ类环境,即仅用于可疑钉螺孳生环境。

3)环境编号:对每个环境进行标准化编号,孳生环境编码为13位数。其中,第1~2位为省级国编码;第3~4位为市级国编码;第5~6位为县级国编码;第7~8位为乡镇级国编码;第9~10位为行政村编码,统一用寄生虫病防治信息管理系统(血吸虫病专报系统)中的行政村编码;第11~13位为环境顺序号。

2. 钉螺分布调查

(1)调查范围:对54个县5 142个历史有螺村全部开展现有钉螺环境、历史有螺环境和可疑钉螺孳生环境螺情调查,另对毗邻历史有螺村的13个非历史有螺村开展可疑钉螺孳生环境螺情调查。

（2）调查方法

1）现场调查：2016 年开始启动项目调查，调查开始前 2 年（2014—2015 年）及当年（2016 或 2017 年）已经开展过钉螺调查的环境可用最近一年的螺情调查数据。对于不能满足此次全国钉螺普查基本需求或不符合规定抽样原则和布框原则的，如有螺环境只采用环境抽查调查法而未采取系统抽样法调查的、历史流行村以行政村为单位调查框数少于 500 框或未采集地理信息数据的环境，需重新开展钉螺调查。

现有钉螺环境必须采用系统抽样法调查，如未查到钉螺再采用环境抽查法调查，查螺框数应为系统抽样框数的 20% 以上；历史有螺环境、可疑钉螺孳生环境先采用环境抽查法调查，每个历史流行村调查框数不少于 500 框，查获钉螺后需按照现有钉螺环境采用系统抽样法调查。对于河道、沟渠、田埂等线形环境，沿水线在两岸每隔 5m 等距离设框。对洼地、水塘等环境，在沿周边每隔 5m 等距离设框。对田地、滩地等面状环境，每隔 5m 设置若干平行调查线，各调查线每间隔 5m 等距离设框。

对所有开展调查的环境，记录当时的环境类型、植被类型等信息，并对当前环境概貌拍一张数码照片，使用唯一环境编号命名照片文件。

2）实验室检测：在实验室将所有查获的钉螺统一采用压碎镜检法，逐框解剖观察钉螺死活与感染情况。

钉螺死活鉴别：将钉螺洗净后放入盛 20℃ 左右水的平皿或瓷盘中，观察 2~3h，凡开厣活动，伸出软体组织，用针刺后有反应的为活螺；凡没有活动、针刺无反应的，需用敲击法鉴别死活，即用小锤逐个轻轻敲碎钉螺外壳，软体组织不收缩者为死螺。

感染性钉螺检测：采取压碎法。将钉螺置于载玻片上，另用一张较厚的玻片将钉螺轻轻压碎，然后在螺体上加一滴脱氯清水，将钉螺置于解剖镜下，用解剖针拔开外壳，依次撕碎软体组织，发现血吸虫尾蚴、子胞蚴即为感染性钉螺。感染早期的钉螺有时可检获母胞蚴。

3）信息登记：将环境标准化编号、钉螺孳生环境基本信息及演变情况、现场调查和实验室检测结果等相关信息填写至统一表格中，并录入 Excel 数据库。

二、质量控制

1. 培训　浙江省于 2016 年全面部署开展全省钉螺调查工作，根据《全国钉螺调查方案》，制订了《浙江省钉螺调查实施细则》，并分别在余杭区和开化县举办了 2 期"全省钉螺调查工作现场技术培训班"，通过现场技术培训，使全省血防专业人员了解并掌握地理信息采集和查螺图账制图等操作技能，为钉螺调查工作顺利开展奠定了基础。随着工作的深入进行，浙江省相继举办了"全省钉螺调查数据库和电子地图审核培训会"和"全省钉螺调查工作推进会暨强化培训班"，通报阶段性工作进度，以问题为导向，针对性开展技术培训，狠抓工作质量和工作进度，及时解决了钉螺调查工作中存在的问题，促进了工作的完成。省血吸虫病防治中心成立数据审核组，分片区统一标准开展数据库和电子矢量地图的审核，定期通报数据审核进展，现已全部完成 5 155 个村 63 567 个调查条块的审查工作，做到"表、图、照片"三者齐全，数据资料对应。

各市、县（市、区）疾病预防控制中心也根据钉螺调查工作相关要求，对流行乡镇基层专业人员开展钉螺孳生环境调查、图账电子化绘制、地理信息采集和全球定位系统（global positioning system, GPS）现场定位等方面的培训，不仅促进了钉螺调查工作的规范开展，同时也培养了一支信息化、标准化的血防专业技术队伍。

2. 督导检查　2017 年，根据《中国疾控中心寄生虫病所关于开展 2017 年上半年全国血吸虫病监测工作督导的通知》（中疾控寄疾便函〔2017〕96 号）的要求，国家督导组对浙江省血吸虫病监测和钉螺调查工作情况进行检查督导，并选取杭州市临安区和宁波市余姚市开展现场督导，对全省钉螺调查的组织、实施和资料管理工作进行检查。

为做好血防监测巩固工作，掌握全省血防工作和钉螺调查工作动态，2016—2017 年期间，省卫生计生委每年联合省农水局、省农业厅、省林业厅野生动植物保护总站和省血防中心等部门组成联合检查组，对 21 个县开展血防工作督导检查，了解血防工作完成情况和钉螺调查工作推进情况，对部分有螺环境和环境改造区域进行实地察看,对工作薄弱环节提出针对性意见,要求在下一步工作中重点落实。

3. 样本复核　各有螺县的疾病预防控制中心选择1个现有螺环境采集钉螺,逐框鉴定死活,并将200只活螺保存于75%浓度的乙醇溶液中。2016—2017年有螺县共有20个,共捕获活螺4 250只,均浸泡于75%浓度的乙醇溶液中,送至中国疾病预防控制中心寄生虫病预防控制所。

三、结果

(一)钉螺孳生环境调查

1. 历史钉螺孳生概况　浙江省共有54个历史流行县473个流行乡5 142个历史有螺村,历史累计有螺面积645km²。其中,水网型流行县14个,流行村1 511个,历史累计钉螺面积220km²;山丘型流行县40个,流行村3 631个,历史累计钉螺面积425km²。本次也对另外13个非历史有螺村统一开展了钉螺孳生环境调查。全省最早于1923年在嘉兴市南湖区发现钉螺,最晚为2016年在临安区高虹镇高桥村和崇阳村2个村新发有螺。首次发现感染性钉螺年份最早为1930年,最晚为1986年。最近一次查到钉螺年份最早为1951年,最晚为2017年;最近一次查到感染性钉螺年份最早为1952年,最晚是1987年在金华市婺城区苏孟乡、衢江区浮石街道和常山县球川镇查到感染性钉螺。2014—2017年浙江省钉螺孳生环境调查处有63 567处,历史环境面积941 217 486m²。其中,水网型占47.81%(30 393处/63 567处),历史环境面积259 576 287m²;山丘型占52.19%(33 174处/63 567处),历史环境面积681 641 199m²。详见表1-1。

表1-1　浙江省钉螺孳生环境调查基本情况

流行类型	环境处数/处	累计环境面积/m²	历史累计有螺面积/m²	首次发现钉螺年份	最近一次查到钉螺年份	首次发现感染性钉螺年份	最近一次查到感染性钉螺年份
水网型	30 393	259 576 287	219 934 269	1923	2017	1930	1985
山丘型	33 174	681 641 199	424 605 936	1930	2017	1949	1987
合计	63 567	941 217 486	644 540 205	1923	2017	1930	1987

2. 浙江省2014—2017年有螺村历史钉螺孳生概况　浙江省于2014—2017年,在21个县101个乡382个流行村查到钉螺,有螺村共有6 308处钉螺孳生环境。其中,5个水网型有螺村有158处环境,占2.50%;377个山丘型有螺村有6 150处环境,占97.50%。累计历史环境面积共136 607 545m²。其中,水网型有螺村历史环境3 985 563m²,占2.92%;山丘型有螺村历史环境132 621 982m²,占97.08%。历史累计有螺面积86 775 258m²。其中,水网型有螺村历史累计有螺面积3 876 694m²,山丘型有螺村历史累计有螺面积82 898 564m²,分别占4.47%和95.53%。详见表1-2。

表1-2　浙江省2014—2017年有螺村钉螺孳生环境调查基本情况

流行类型	环境处数/处	累计环境面积/m²	历史累计有螺面积/m²	首次发现钉螺年份	最近一次查到钉螺年份	首次发现感染性钉螺年份	最近一次查到感染性钉螺年份
水网型	158	3 985 563	3 876 694	1957	2017	—	—
山丘型	6 150	132 621 982	82 898 564	1949	2017	1949	1985
合计	6 308	136 607 545	86 775 258	1949	2017	1949	1985

3. 浙江省钉螺发现和防治史　浙江省血吸虫病中间宿主——钉螺的发现史最早可以追溯自1923年。有文献记载,1923年美国学者福斯特(E.C.Faust)和梅伦奈(H.E.Meleney)在浙江省的嘉兴、嘉善、绍兴等地首次发现钉螺。首次发现有螺条块数、历史累计钉螺面积、年度有螺面积和灭螺面积等时间序列分布具有高度一致性。在20世纪50年代(1952—1959年)、60年代中期(1964—1966年)和1970年出现过3次较为显著的螺情调查高峰,有78.59%(44 279/56 341)有螺条块在这3个时间段内首次发现,涉及历史累计钉螺面积79.48%(512 280 990m²/644 540 205m²)。1978—1995年首次发现的有螺条块呈下降趋势,新

发有螺面积也较局限,但每年均能发现新发有螺村和新发条块。例如,新发有螺村各年度分布情况如下:1979年23个、1980年19个、1981年19个、1982年5个、1983年3个、1984年4个、1985年4个、1987年4个、1988年3个、1989年3个、1990年3个、1991年2个和1992年1个。1996年全省进入巩固监测阶段以来,首次发现的有螺条块日趋减少,但每年仍能发现少量新发条块,甚至部分年份出现新发有螺村,从而导致新发有螺条块和面积的小高峰,如1998年(2个村)、1999年(8个村)、2002年(1个村)、2003年(2个村)、2004年(1个村)、2007年(1个村)、2011年(1个村)、2012年(1个村)和2016年(2个村)均出现新发有螺村。从最后一次查到钉螺的年份分布来看,1964—1966年、1970—1975年、1978—1987年和1992年均掀起了灭螺的高潮,各阶段彻底灭螺条块数显著增多,在1987年和1995年达到血吸虫病传播控制标准和传播阻断标准后的前5年内,有螺面积均呈现上升趋势,灭螺条块数和面积随着全省螺情的上升而上升,2000年后随着钉螺面积维持在1km²左右,灭螺条块数也相对稳定。近年来,随着全国血防会议的召开和全国血防中长期规划纲要的实施,灭螺工作力度加大,灭螺条块数和面积增加,螺情有所下降(图1-1~图1-5)。

浙江省系统的血吸虫病防病和查螺工作始于中华人民共和国成立后。1949—1955年是开展血防工作的准备时期——建立和整顿防治机构、开展试点探索防治经验、培训防治人员。1951年在浙江省诸暨县三环畈(现诸暨市次坞镇)设立了第一个省级防治血吸虫病实验区,1950—1954年在全省建立了嘉兴、衢州、绍兴3个血防所及17个防治站,实施试点乡23个,担负起各县血吸虫病防治任务,通过"两管一灭"(即管粪、管水、灭螺)工作,初步摸清了全省重点地区的血吸虫病疫情状况和螺情分布范围。1956—1978年是全省血防工作从全面开展到控制血吸虫病流行的阶段。1955年下半年到1958年,从中央到省对血吸虫病防治工作做出一系列指示,如1955年年底毛泽东主席在杭州研究农业问题的会议上,提出消灭血吸虫病的任务,并在1956年的最高国务会议上发出"全党动员,全民动员,消灭血吸虫病"的战斗号召,把消灭血吸虫病写进了《农业发展纲要40条》,1957年国务院发布了《关于消灭血吸虫病的指示》,党中央发出了《关于保证执行国务院关于消灭血吸虫病指示的通知》,1958年7月1日毛泽东主席在杭州写下《送瘟神》二首诗篇,在思想上、组织上进行了充分发动,全国血防工作迅速全面展开,掀起了在党委和政府领导下的防治血吸虫病群众运动高潮。浙江省委也在1955年年底成立防治血吸虫病五人小组,省委、省政府专门就血防工作发布了一系列指示、通知、决议,1956年全面开展血吸虫病防治工作,在1956年前重点调查基础上,组织专业人员全面搜查钉螺,发动群众报螺,初步查明了全省血吸虫病的流行范围和有螺面积分布,但在1958年形势影响下,由于对血防工作的艰巨性、复杂性和长期性认识不足,以及遭受三年自然灾害的影响,之后的血防查灭螺工作出现下滑和停滞。1964年以后,全省血防工作重整旗鼓,提出以灭螺为重点,集中力量"打歼灭战",从试点乡镇到重点流行县全面铺开,投入了大量的人力和物力,加大查螺力度,全面规划、点面结合、分期分批的消灭钉螺,形成了广泛的群众运动,新查出有螺和消灭钉螺出现明显高峰,按照灭一块、清一块、巩固一块的方针,有力地推动了全省查灭螺工作的进展,促进了螺情的控制和消灭。但从1966年下半年起,血防工作受到严重干扰和破坏,停顿了3年多。1969年,毛泽东主席、周恩来总理指示要继续抓好血防工作,消灭血吸虫病,1970年上半年党中央连续下发血防文件,掀起了"千军万马齐上阵,一鼓作气送瘟神"的群众性血防高潮,极大地激发了广大干部和群众的积极性,以生产大队(村)专业队为骨干,发动群众,于每年春秋两季,以图指导查螺,有的一年四季不停顿地搜索,查到钉螺就消灭,因此发现较多新发有螺环境,这一时期各地重视环境改造,通过山水田林路的综合保护和开发,结合钉螺控制要求统一规划,综合实施,相继完成了一批规模较大的水利灭螺工程,由于改变钉螺孳生环境,加之土埋加药物灭螺的方法,灭螺效果显著提高,螺情得到大范围的压缩和控制。1979—1987年是全省血防工作巩固提高,达到基本消灭血吸虫病(达到传播控制标准)的阶段。1978年年底党的十一届三中全会的召开标志着我国改革开放的开始,针对当时查灭螺工作放松导致的疫情回升现象,浙江省总结经验,提出了"主攻钉螺,积极查病治病,结合管粪管水"的消灭血吸虫病策略,经过努力,突破了螺情长期徘徊的状态,逐年稳步减少,特别是一些基本消灭血吸虫病的县,继续狠抓查灭螺工作,消灭残存钉螺,有效防止反复,向消灭血吸虫病的目标推进了一大步。1987年全省达到血吸虫病传播控制标准,之后提出了实施分类指导,采取查灭螺、查治病为主的防治策略,但由于思想松懈、重视程度不足,导致螺情明显回升。1992年,随着世界银行贷款中国血吸虫病控制项目的实施,浙江省提出在1995年达到血吸虫病传播阻断

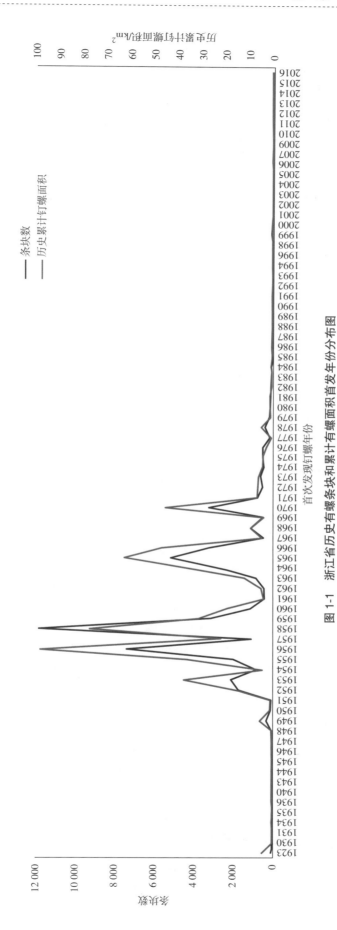

图 1-1　浙江省历史有螺条块和累计有螺面积首发年份分布图

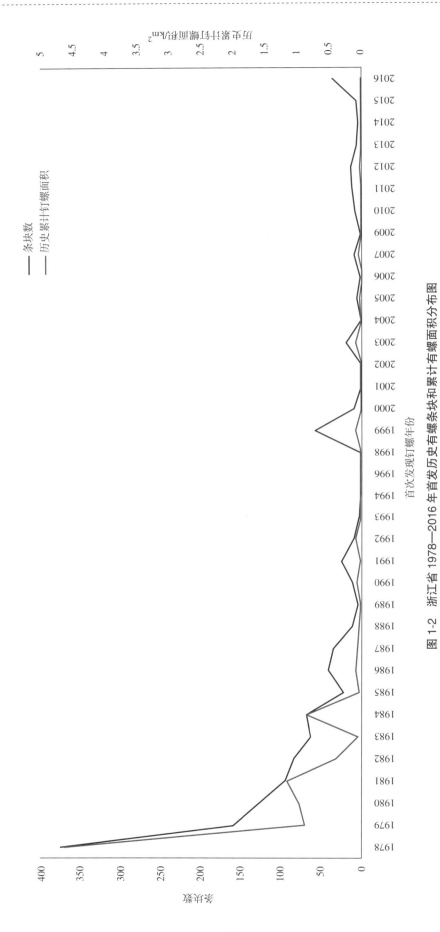

图1-2 浙江省1978—2016年首发螺条块和累计有螺面积分布图

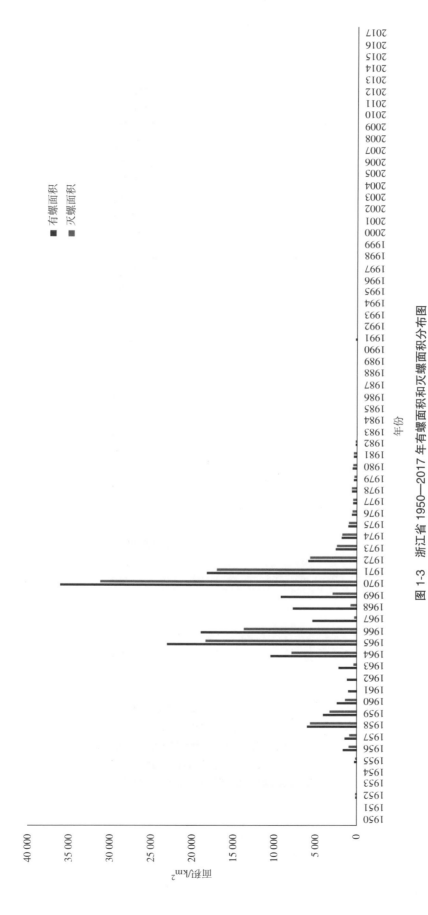

图 1-3　浙江省 1950—2017 年有螺面积和灭螺面积分布图

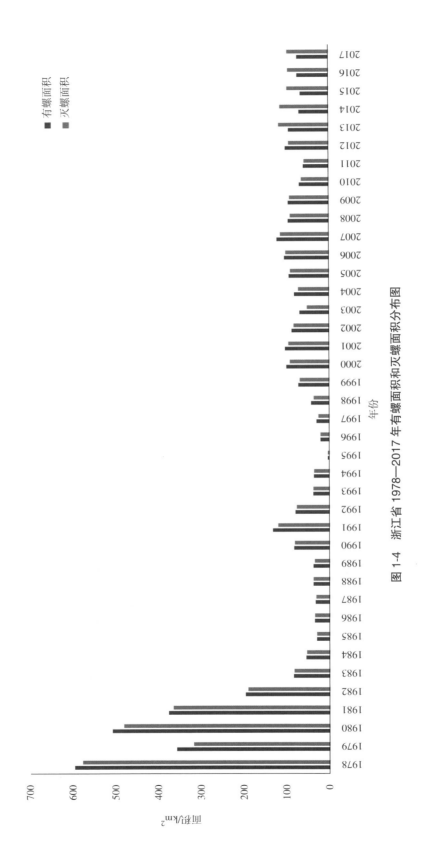

图 1-4 浙江省 1978—2017 年有螺面积和灭螺面积分布图

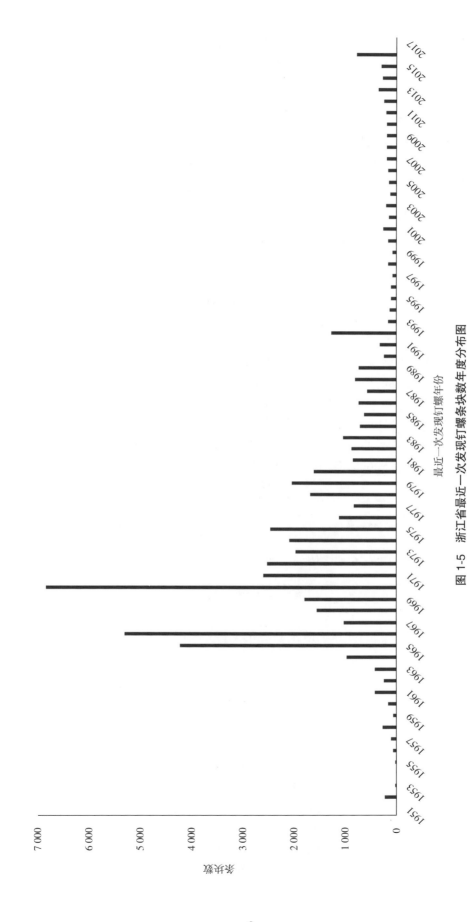

图 1-5 浙江省最近一次发现钉螺条块数年度分布图

标准,进一步加大了药物灭螺和环境改造力度,查清、消灭残存钉螺,钉螺面积得到有效压缩,螺情呈现快速下降。在达到传播阻断标准后,由于世界银行贷款项目结束,防治经费大幅减少,以及干部群众对消灭血吸虫后血防重视程度和工作力度的下降,钉螺面积呈现快速上升势头,并长期维持在 1km² 左右。随着 2004 年全国血防会议的召开和全国血防中长期规划纲要的实施,浙江省提出了"以查灭残存钉螺和防控外来传染源为主的综合性防治策略",开展了第三次全国螺情抽样调查,加大查灭螺力度,摸清螺情分布,同时在省委领导的重视和关心下,各有关部门密切配合,对一批有螺难点地带开展了环境改造综合治理项目,有螺面积徘徊态势得到有效遏制,呈现下降趋势。2012 年由于实有钉螺面积计算方法发生改变,"消灭钉螺面积"定义由"当年环境或药物灭螺面积"更改为"在原有螺环境中,以环境改造或其他方法灭螺后连续 2 年及以上查不到钉螺的面积",导致实有钉螺面积人为增加(若按照既往的计算方法,钉螺面积总体上呈现下降趋势)。

4. 钉螺孳生环境演变情况

(1)全省Ⅰ类钉螺孳生环境演变情况:浙江省Ⅰ类(现有钉螺环境)钉螺孳生环境数为 1 315 处,占 382 个现有螺村条块的 20.85%(1 315 处/6 308 处)。按历史环境类型分类占比分别为沟渠 40.53%(533 处/1 315 处)、塘堰 2.21%(29 处/1 315 处)、水田 43.27%(569 处/1 315 处)、旱地 11.63%(153 处/1 315 处)、滩地 1.22%(16 处/1 315 处)和其他 1.14%(15 处/1 315 处),历史环境以水田居多,沟渠和旱地次之。按现有环境类型分类占比分别为沟渠 41.90%(551 处/1 315 处)、塘堰 2.89%(38 处/1 315 处)、水田 22.66%(298 处/1 315 处)、旱地 25.93%(341 处/1 315 处)、滩地 1.83%(24 处/1 315 处)和其他 4.79%(63 处/1 315 处),现有环境以沟渠最多,旱地和水田次之。经 Bowker 检验,历史环境类型与现在环境类型的差异有统计学意义(W=269.68,P<0.001)。历史环境类型中,水田环境变化较大,有 48.33%(275 处/569 处)的水田环境转变为旱地和其他等类型,其中水改旱(水田转变为旱地)最多,占 33.57%(191 处/569 处);其余 5 种历史环境类型和现在环境类型相比变化不大(W=5.00,P=0.544)。Ⅰ类钉螺孳生环境历史环境面积和历史累计有螺面积分别为 16 822 805m² 和 10 143 105m²。其中,水田面积最多,分别占 72.12%(12 133 226m²/16 822 805m²)和 66.25%(6 719 711m²/10 143 105m²)。详见表 1-3。

表 1-3　浙江省Ⅰ类钉螺孳生环境演变类型基本情况

历史环境		现在环境处数/处						累计环境面积/m²	历史累计有螺面积/m²	首次发现钉螺年份	最近一次查到钉螺年份	首次发现感染性钉螺年份	最近一次查到感染性钉螺年份
环境类型	环境处数/处	沟渠	塘堰	水田	旱地	滩地	其他						
沟渠	533	526	0	1	5	0	1	2 180 196	1 636 188	1949	2017	1949	1984
塘堰	29	0	27	0	0	2	0	88 134	69 649	1949	2017	1955	1982
水田	569	19	10	294	191	9	46	12 133 226	6 719 711	1949	2016	1949	1985
旱地	153	5	1	1	145	0	1	2 198 742	1 560 255	1949	2017	1955	1984
滩地	16	0	0	2	0	13	1	73 135	49 030	1955	2016	1955	1973
其他	15	1	0	0	0	0	14	149 372	108 272	1956	2016	1956	1970
合计	1 315	551	38	298	341	24	63	16 822 805	10 143 105	1949	2017	1949	1985

(2)全省Ⅱ类钉螺孳生环境演变情况:浙江省Ⅱ类(孳生环境未改变的历史有螺环境)钉螺孳生环境数为 30 950 处。按历史环境类型分类占比分别为沟渠 23.10%(7 149 处/30 950 处)、塘堰 22.37%(6 924 处/30 950 处)、水田 30.69%(9 500 处/30 950 处)、旱地 4.59%(1 419 处/30 950 处)、滩地 0.44%(136 处/30 950 处)和其他 18.81%(5 822 处/30 950 处),历史环境以水田居多,沟渠和塘堰次之。按现有环境类型分类占比分别为沟渠 23.08%(7 143 处/30 950 处)、塘堰 25.17%(7 789 处/30 950 处)、水田 21.18%(6 554 处/30 950 处)、旱地 9.76%(3 022 处/30 950 处)、滩地 0.40%(125 处/30 950 处)和其他 20.41%(6 317 处/30 950 处),现有环境以塘堰最多,沟渠和水田次之。经 Bowker 检验,历史环境类型与现在环境类型的

差异有统计学意义（W=2 958.44，P<0.001）。历史环境类型中水田变化较大，有31.80%（3 021处/9 500处）的水田环境转变为旱地和塘堰等类型，其中水改旱（转变为旱地）最多，占16.97%（1 612处/9 500处）。Ⅱ类钉螺孳生环境历史环境面积和历史累计有螺面积分别为468 030 796m²和323 728 492m²，其中水田面积最多，分别占64.58%（302 243 979m²/468 030 796m²）和58.82%（190 401 053m²/323 728 492m²）。详见表1-4。

表1-4　浙江省Ⅱ类钉螺孳生环境演变类型基本情况

历史环境		现在环境处数/处						累计环境面积/m²	历史累计有螺面积/m²	首次发现钉螺年份	最近一次查到钉螺年份	首次发现感染性钉螺年份	最近一次查到感染性钉螺年份
环境类型	环境处数/处	沟渠	塘堰	水田	旱地	滩地	其他						
沟渠	7 149	6 948	111	24	15	3	48	52 816 095	45 440 617	1923	2013	1949	1987
塘堰	6 924	12	6 837	18	28	2	27	14 969 850	12 007 597	1940	2013	1949	1985
水田	9 500	144	761	6 479	1 612	23	481	302 243 979	190 401 053	1923	2013	1930	1987
旱地	1 419	17	12	22	1 340	2	26	49 340 190	28 888 331	1949	2013	1949	1986
滩地	136	2	8	5	17	95	9	13 571 161	13 103 770	1950	2013	1952	1985
其他	5 822	20	60	6	10	2	5 726	35 089 521	33 887 124	1946	2013	1949	1984
合计	30 950	7 143	7 789	6 554	3 022	125	6 317	468 030 796	323 728 492	1923	2013	1930	1987

（3）2014—2017年有螺村Ⅱ类钉螺孳生环境演变情况：2014—2017年382个有螺村共计有Ⅱ类（孳生环境未改变的历史有螺环境）钉螺孳生环境3 754处，占全部有螺村条块的59.51%（3 754处/6 308处）。按历史环境类型分类占比分别为沟渠31.30%（1 175处/3 754处）、塘堰7.83%（294处/3 754处）、水田48.83%（1 833处/3 754处）、旱地10.18%（382处/3 754处）、滩地0.16%（6处/3 754处）和其他1.70%（64处/3 754处），历史环境以水田居多，沟渠和旱地次之。按现有环境类型分类占比分别为沟渠31.14%（1 169处/3 754处）、塘堰9.43%（354处/3 754处）、水田35.61%（1 337处/3 754处）、旱地19.87%（746处/3 754处）、滩地0.27%（10处/3 754处）和其他3.68%（138处/3 754处），现有环境以水田最多，沟渠和旱地次之。经Bowker检验，历史环境类型与现在环境类型的差异有统计学意义（W=499.84，P<0.001）。历史环境类型中水田变化较大，有27.66%（507处/1 833处）的水田环境转变为旱地和塘堰等类型，其中水改旱最多，占20.29%（372处/1 833处）。Ⅱ类钉螺孳生环境历史环境面积和历史累计有螺面积分别为90 670 130m²和61 125 869m²，其中水田面积最多，分别占75.66%（68 604 382m²/90 670 130m²）和76.74%（46 905 948m²/61 125 869m²）。详见表1-5。

表1-5　浙江省2014—2017年有螺村Ⅱ类钉螺孳生环境演变类型基本情况

历史环境		现在环境处数/处						累计环境面积/m²	历史累计有螺面积/m²	首次发现钉螺年份	最近一次查到钉螺年份	首次发现感染性钉螺年份	最近一次查到感染性钉螺年份
环境类型	环境处数/处	沟渠	塘堰	水田	旱地	滩地	其他						
沟渠	1 175	1 154	16	1	1	1	2	7 624 519	5 821 739	1949	2013	1949	1984
塘堰	294	0	290	1	3	0	0	1 317 065	697 569	1949	2013	1949	1982
水田	1 833	13	47	1 326	372	4	71	68 604 382	46 905 948	1949	2013	1949	1985
旱地	382	2	0	8	368	0	4	12 055 482	6 830 491	1949	2013	1949	1982
滩地	6	0	0	1	0	5	0	319 038	292 616	1956	2013	1960	1960
其他	64	0	1	0	2	0	61	749 644	577 506	1949	2013	1949	1978
合计	3 754	1 169	354	1 337	746	10	138	90 670 130	61 125 869	1949	2013	1949	1985

（4）全省Ⅲ类钉螺孳生环境演变情况:浙江省Ⅲ类(孳生环境被人为部分改变的历史有螺环境,尚具备钉螺孳生的基本条件)钉螺孳生环境数为 15 471 处,按历史环境类型分类占比分别为沟渠 37.02%（5 728 处/15 471 处）、塘堰 21.86%（3 382 处/15 471 处）、水田 24.05%（3 721 处/15 471 处）、旱地 4.64%（718 处/15 471 处）、滩地 2.33%（360 处/15 471 处）和其他 10.10%（1 562 处/15 471 处）,历史环境以沟渠居多,水田和塘堰次之。按现有环境类型分类占比分别为沟渠 34.92%（5 403 处/15 471 处）、塘堰 21.60%（3 342 处/15 471 处）、水田 7.94%（1 228 处/15 471 处）、旱地 18.01%（2 787 处/15 471 处）、滩地 2.75%（425 处/15 471 处）和其他 14.78%（2 286 处/15 471 处）,现有环境以沟渠最多,塘堰和旱地次之。经 Bowker 检验,历史环境类型与现在环境类型的差异有统计学意义（$W=2\,856.22$,$P<0.001$）。历史环境类型水田变化较大,有 72.83%（2 710 处/3 721 处）的水田环境转变为旱地和其他类型,其中水改旱最多,占 44.42%（1 653 处/3 721 处）。Ⅲ类钉螺孳生环境历史环境面积和历史累计有螺面积分别为 160 418 998m² 和 124 225 484m²,其中水田面积最多,分别占 59.50%（95 449 225m²/160 418 998m²）和 59.77%（74 247 663m²/124 225 484m²）。详见表 1-6。

表 1-6 浙江省Ⅲ类钉螺孳生环境演变类型基本情况

历史环境		现在环境处数/处						累计环境面积/m²	历史累计有螺面积/m²	首次发现钉螺年份	最近一次查到钉螺年份	首次发现感染性钉螺年份	最近一次查到感染性钉螺年份
环境类型	环境处数/处	沟渠	塘堰	水田	旱地	滩地	其他						
沟渠	5 728	5 189	50	63	267	5	154	19 191 385	15 728 854	1935	2013	1951	1987
塘堰	3 382	25	3 077	48	162	3	67	13 250 562	10 278 936	1923	2013	1951	1985
水田	3 721	174	171	1 011	1 653	214	498	95 449 225	74 247 663	1923	2013	1949	1987
旱地	718	8	17	37	585	3	68	10 480 858	6 227 425	1949	2013	1949	1986
滩地	360	4	12	43	87	193	21	5 934 988	3 201 380	1952	2013	1952	1984
其他	1562	3	15	26	33	7	1 478	16 111 980	14 541 226	1923	2013	1953	1985
合计	15 471	5 403	3 342	1 228	2 787	425	2 286	160 418 998	124 225 484	1923	2013	1949	1987

（5）2014—2017 年有螺村Ⅲ类钉螺孳生环境演变情况:2014—2017 年 382 个有螺村共计有Ⅲ类(孳生环境被人为部分改变的历史有螺环境,尚具备钉螺孳生的基本条件)钉螺孳生环境数 609 处,占全部有螺村条块的 9.65%（609 处/6 308 处）,按历史环境类型分类占比分别为沟渠 31.69%（193 处/609 处）、塘堰 5.91%（36 处/609 处）、水田 42.03%（256 处/609 处）、旱地 10.51%（64 处/609 处）、滩地 4.93%（30 处/609 处）和其他 4.93%（30 处/609 处）,历史环境以水田居多,沟渠和旱地次之。按现有环境类型分类占比分别为沟渠 33.99%（207 处/609 处）、塘堰 4.11%（25 处/609 处）、水田 7.39%（45 处/609 处）、旱地 43.02%（262 处/609 处）、滩地 1.97%（12 处/609 处）和其他 9.52%（58 处/609 处）,现有环境以旱地最多,沟渠和其他类型次之。经 Bowker 检验,历史环境类型与现在环境类型的差异有统计学意义（$W=252.82$,$P<0.001$）。历史环境类型中水田变化较大,有 86.33%（221 处/256 处）的水田环境转变为旱地、沟渠和塘堰等类型,其中水改旱最多,占 65.63%（168 处/256 处）。Ⅲ类钉螺孳生环境历史环境面积和历史累计有螺面积分别为 15 048 695m² 和 10 502 254m²,其中水田面积最多,分别占 69.83%（10 508 530m²/15 048 695m²）和 67.76%（6 906 141m²/10 502 254m²）。详见表 1-7。

（6）全省Ⅳ类钉螺孳生环境演变情况:浙江省Ⅳ类(孳生环境被人为彻底改变的历史有螺环境,已不具备钉螺孳生条件)钉螺孳生环境数 8 601 处,按历史环境类型分类占比分别为沟渠 29.46%（2 534 处/8 601 处）、塘堰 13.80%（1 187 处/8 601 处）、水田 41.74%（3 590 处/8 601 处）、旱地 5.30%（456 处/8 601 处）、滩地 1.30%（112 处/8 601 处）和其他 8.40%（722 处/8 601 处）,历史环境以水田居多,沟渠和塘堰次之。按现有环境类型分类占比分别为沟渠 12.42%（1 068 处/8 601 处）、塘堰 4.75%（409 处/8 601 处）、水田 4.05%（348 处/8 601 处）、旱地 8.24%（709 处/8 601 处）、滩地 0.19%（16 处/8 601 处）

和其他 70.35%（6 051 处/8 601 处），现有环境以彻底环境改造后的其他环境类型最多。经 Bowker 检验，历史环境类型与现在环境类型的差异有统计学意义（$W=5\,989.96$，$P<0.001$）。通过环境改造等措施，各类型历史环境均较大幅度转变为现在其他环境类型，占 67.91%（5 351 处/7 879 处）。Ⅳ类钉螺孳生环境历史环境面积和历史累计有螺面积分别为 266 265 357m² 和 186 443 125m²，其中水田面积最多，分别占 69.87%（186 031 539m²/266 265 357m²）和 68.85%（128 371 596m²/186 443 125m²）。详见表 1-8。

表 1-7　浙江省 2014—2017 年有螺村Ⅲ类钉螺孳生环境演变类型基本情况

历史环境		现在环境处数/处						累计环境面积/m²	历史累计有螺面积/m²	首次发现钉螺年份	最近一次查到钉螺年份	首次发现感染性钉螺年份	最近一次查到感染性钉螺年份
环境类型	环境处数/处	沟渠	塘堰	水田	旱地	滩地	其他						
沟渠	193	165	0	0	14	0	14	1 311 030	1 197 074	1955	2013	1955	1984
塘堰	36	1	21	1	8	1	4	67 058	60 456	1956	2011	1959	1973
水田	256	38	2	35	168	1	12	10 508 530	6 906 141	1949	2013	1949	1978
旱地	64	1	1	5	57	1	0	2 433 780	1 707 550	1955	2013	1955	1983
滩地	30	2	0	1	13	10	4	379 895	349 335	1964	2013	1979	1984
其他	30	0	1	3	2	0	24	348 402	281 698	1958	2013	1959	1980
合计	609	207	25	45	262	12	58	15 048 695	10 502 254	1949	2013	1949	1984

表 1-8　浙江省Ⅳ类钉螺孳生环境演变类型基本情况

历史环境		现在环境处数/处						累计环境面积/m²	历史累计有螺面积/m²	首次发现钉螺年份	最近一次查到钉螺年份	首次发现感染性钉螺年份	最近一次查到感染性钉螺年份
环境类型	环境处数/处	沟渠	塘堰	水田	旱地	滩地	其他						
沟渠	2 534	1 055	38	37	145	0	1 259	38 393 177	26 086 831	1949	2013	1952	1985
塘堰	1 187	4	351	0	94	1	737	8 901 121	8 304 452	1923	2013	1952	1985
水田	3 590	6	16	301	398	11	2 858	186 031 539	128 371 596	1923	2013	1949	1986
旱地	456	1	3	4	45	0	403	11 668 182	7 955 070	1949	2013	1949	1986
滩地	112	1	0	1	12	4	94	1 675 847	1 605 645	1952	2013	1952	1979
其他	722	1	1	5	15	0	700	19 595 491	14 119 531	1923	2013	1950	1987
合计	8 601	1 068	409	348	709	16	6 051	266 265 357	186 443 125	1923	2013	1949	1987

（7）2014—2017 年有螺村Ⅳ类钉螺孳生环境演变情况：2014—2017 年 382 个有螺村共计有Ⅳ类（孳生环境被人为彻底改变的历史有螺环境，已不具备钉螺孳生条件）钉螺孳生环境数（191 处）。按历史环境类型分类占比分别为沟渠 20.42%（39 处/191 处）、塘堰 6.28%（12 处/191 处）、水田 33.51%（64 处/191 处）、旱地 12.56%（24 处/191 处）、滩地 4.19%（8 处/191 处）和其他 23.04%（44 处/191 处），历史环境以水田居多，其他类型和沟渠次之。按现有环境类型分类占比分别为沟渠 5.76%（11 处/191 处）、塘堰 3.14%（6 处/191 处）、水田 5.24%（10 处/191 处）、旱地 10.47%（20 处/191 处）、滩地 0.52%（1 处/191 处）和其他 74.87%（143 处/191 处），现有环境以其他类型最多，旱地和沟渠次之。经 Bowker 检验，历史环境类型与现在环境类型的差异有统计学意义（$W=119.5$，$P<0.001$）。历史环境均变化较大，原有沟渠、塘堰、水田、旱地和滩地等环境有 68.03%（100 处/147 处）转变为其他类型，其中滩地、旱地和水田分别有 87.50%（7 处/8 处）、83.33%（20 处/24 处）和 73.44%（47 处/64 处）转换为其他类型。Ⅳ类钉螺孳生环境历史环境面积和历史累计有螺面积分别为 7 799 724m² 和 5 004 030m²，其中水田面积最多，分别占 71.45%（5 572 837m²/7 799 724m²）和 65.16%（3 260 479m²/5 004 030m²）。详见表 1-9。

表 1-9 浙江省 2014—2017 年有螺村 Ⅳ 类钉螺孳生环境演变类型基本情况

历史环境		现在环境处数/处						累计环境面积/m²	历史累计有螺面积/m²	首次发现钉螺年份	最近一次查到钉螺年份	首次发现感染性钉螺年份	最近一次查到感染性钉螺年份
环境类型	环境处数/处	沟渠	塘堰	水田	旱地	滩地	其他						
沟渠	39	11	3	1	5	0	19	715 276	712 176	1955	2004	1965	1979
塘堰	12	0	1	0	4	0	7	82 651	80 674	1956	2013	1966	1967
水田	64	0	1	9	6	1	47	5 572 837	3 260 479	1953	2013	1955	1975
旱地	24	0	0	0	4	0	20	1 247 560	808 780	1955	2007	1955	1974
滩地	8	0	0	0	1	0	7	71 140	68 470	1965	2013	—	—
其他	44	0	1	0	0	0	43	110 260	73 451	1959	2013	1959	1979
合计	191	11	6	10	20	1	143	7 799 724	5 004 030	1953	2013	1955	1979

（8）全省和 2014—2017 年有螺村 Ⅴ 类钉螺孳生环境演变情况：浙江省 Ⅴ 类（可疑钉螺孳生环境）钉螺孳生环境数为 7 230 处。按历史环境类型分类占比分别为沟渠 34.07%（2 463 处/7 230 处）、塘堰 33.54%（2 425 处/7 230 处）、水田 15.06%（1 089 处/7 230 处）、旱地 4.21%（304 处/7 230 处）、滩地 0.26%（19 处/7 230 处）和其他 12.86%（930 处/7 230 处），以沟渠和塘堰为主。按现有环境类型分类占比分别为沟渠 34.21%（2 473 处/7 230 处）、塘堰 34.70%（2 509 处/7 230 处）、水田 12.39%（896 处/7 230 处）、旱地 5.63%（407 处/7 230 处）、滩地 0.22%（16 处/7 230 处）和其他 12.85%（929 处/7 230 处），以沟渠和塘堰为主。经 Bowker 检验，历史环境类型与现在环境类型的差异有统计学意义（W=206.10，P<0.001）。历史环境类型水田变化较大，变化比例为 18.46%（201 处/1 089 处）。

2014—2017 年，对 382 个有螺村进行调查，发现 Ⅴ 类环境（可疑钉螺孳生环境）439 处，按历史环境类型分类占比分别为沟渠 14.35%（63 处/439 处）、塘堰 15.95%（70 处/439 处）、水田 51.48%（226 处/439 处）、旱地 16.17%（71 处/439 处）、滩地 0.46%（2 处/439 处）和其他 1.59%（7 处/439 处）。按现有环境类型分类占比分别为沟渠 14.58%（64 处/439 处）、塘堰 21.41%（94 处/439 处）、水田 41.69%（183 处/439 处）、旱地 18.00%（79 处/439 处）和其他 4.33%（19 处/439 处），水田环境为主。

综上所述，浙江省历史有螺环境（Ⅰ~Ⅳ类环境）的历史环境类型以水田、沟渠和塘堰为主，这三类环境有螺处数分别占总有螺环境处数的 30.85%（17 380 处/56 337 处）、28.30%（15 944 处/56 337 处）和 20.45%（11 522 处/56 337 处），历史累计有螺面积分别占 62.02%（399 740 023m²/644 540 205m²）、13.79%（88 892 490m²/644 540 205m²）和 4.76%（30 660 634m²/644 540 205m²）。历史有螺水田环境由于水改旱、苗木种植、土地抛荒和环境改造等原因，数量大幅度减少，转变为现在的旱地和其他环境。

（二）钉螺分布调查

1. 调查概况

（1）调查基本情况：对浙江省 54 个历史流行县 473 个流行乡 5 142 个历史有螺村和 13 个非历史有螺村开展钉螺分布调查，调查环境数 63 567 处，现在环境面积 650 352 734m²，山丘型占 86.71%（563 948 560m²/650 352 734m²）；对重点历史有螺环境（Ⅰ~Ⅲ类环境）现况调查情况进行分析，共调查环境数 47 736 处，现在环境面积 501km²；2014—2017 年在 21 个县 101 个乡 382 个流行村查到有螺，有螺村条块 6 308 处，现环境面积 123 728 214m²，山丘型流行村为主，调查条块数和现环境面积分别占 97.50%（6 150 处/6 308 处）和 99.46%（123 056 384m²/123 728 214m²）；发现 1 315 个有螺条块，有螺面积 968 514m²，其中以山丘型流行类型为主，共在 377 个山丘型流行村发现有螺条块 1 303 个，占 99.09%（1 303/1 315），有螺面积 960 584m²，占 99.18%（960 584m²/968 514m²），在 5 个水网型流行村发现有螺条块 12 个，有螺面积 7 930m²，未发现感染性有螺环境。详表 1-10、表 1-11。在长兴、安吉、新昌、嵊州、婺城、金东、兰溪、衢江、柯城、常山、开化和江山等 12 个重点县查到有螺村 359 个，占有螺村数的 93.98%（359/382），有螺条块 1 194 个，占有螺条块的 90.80%（1 194/1 315），有螺面积 906 870m²，占 93.64%（906 870m²/968 514m²）。

表 1-10 浙江省不同流行类型环境螺情现况调查基本情况

流行类型	调查环境处数/处	有螺环境处数/处	感染性有螺环境处数/处	环境面积/m²	现有螺面积/m²	感染性钉螺面积/m²
水网型	30 393	12	0	86 404 174	7 930	0
山丘型	33 174	1 303	0	563 948 560	960 584	0
合计	63 567	1 315	0	650 352 734	968 514	0

表 1-11 浙江省 2014—2017 年有螺村不同流行类型环境螺情现况调查基本情况

流行类型	调查环境处数/处	有螺环境处数/处	感染性有螺环境处数/处	环境面积/m²	现有螺面积/m²	感染性钉螺面积/m²
水网型	158	12	0	671 830	7 930	0
山丘型	6 150	1 303	0	123 056 384	960 584	0
合计	6 308	1 315	0	123 728 214	968 514	0

（2）不同植被类型钉螺分布情况:浙江省螺情调查按植被类型分类包括杂草、芦苇、树林、水稻、旱地作物及其他植被,调查环境处数 63 567 处,杂草植被环境数最多,占 58.83%（37 399 处/63 567 处）,其他植被和水稻次之,分别占 18.22%（11 580 处/63 567 处）和 9.51%（6 048 处/63 567 处）;2014—2017 年 382 个有螺村共调查环境 6 308 处,其中杂草植被环境数最多,占 36.72%（2 316 处/6 308 处）,水稻和其他植被次之,分别占 21.72%（1 370 处/6 308 处）和 17.99%（1 135 处/6 308 处）;有螺环境数 1 315 处,杂草植被类型最多,占 44.41%（584 处/1 315 处）,树林和其他次之,分别占 14.98%（197 处/1 315 处）和 14.14%（186 处/1 315 处）。此次螺情调查环境面积 650 352 734m²,植被类型水稻占最多,占 30.68%（199 558 982m²/650 352 734m²）,其他和杂草次之,分别占 23.37%（152 013 853m²/650 352 734m²）和 19.39%（126 071 530m²/650 352 734m²）;382 个有螺村调查环境面积 123 728 214m²,其中植被类型水稻最多,占 45.06%（55 756 594m²/123 728 214m²）,其他和杂草次之,分别占 15.77%（19 513 709m²/123 728 214m²）和 15.39%（19 037 690m²/123 728 214m²）;现有螺面积 968 514m²,杂草植被类型为主,占 41.19%（398 934m²/968 514m²）,树林和水稻次之,分别占 17.05%（165 110m²/968 514m²）和 15.48%（149 960m²/968 514m²）。详见表 1-12、表 1-13。

表 1-12 浙江省不同植被类型环境螺情现况调查基本情况

植被类别	调查环境处数/处	有螺环境处数/处	感染性有螺环境处数/处	环境面积/m²	现有螺面积/m²	感染性钉螺面积/m²
杂草	37 399	584	0	126 071 530	398 934	0
芦苇	355	4	0	1 382 448	7 300	0
树林	3 370	197	0	47 990 214	165 110	0
水稻	6 048	178	0	199 558 982	149 960	0
旱地作物	4 815	166	0	123 335 707	108 660	0
其他	11 580	186	0	152 013 853	138 550	0
合计	63 567	1 315	0	650 352 734	968 514	0

表 1-13 浙江省 2014—2017 年有螺村不同植被类型环境螺情现况调查基本情况

植被类别	调查环境处数/处	有螺环境处数/处	感染性有螺环境处数/处	环境面积/m²	现有螺面积/m²	感染性钉螺面积/m²
杂草	2 316	584	0	19 037 690	398 934	0
芦苇	37	4	0	179 630	7 300	0

续表

植被类别	调查环境处数/处	有螺环境处数/处	感染性有螺环境处数/处	环境面积/m²	现有螺面积/m²	感染性钉螺面积/m²
树林	622	197	0	11 559 107	165 110	0
水稻	1 370	178	0	55 756 594	149 960	0
旱地作物	828	166	0	17 681 484	108 660	0
其他	1 135	186	0	19 513 709	138 550	0
合计	6 308	1 315	0	123 728 214	968 514	0

（3）不同环境类型钉螺分布情况：浙江省此次螺情调查按现环境类型分类包括沟渠、塘堰、水田、旱地、滩地及其他环境类型，此次螺情调查环境处数 63 567 处，沟渠类型最多，占 26.17%（16 638 处/63 567处），其他和塘堰次之，占 24.61%（15 646 处/63 567 处）和 22.16%（14 087 处/63 567 处）；2014—2017年 382 个有螺村 6 308 处环境中，沟渠类型最多，占 31.74%（2 002 处/6 308 处），水田和旱地次之，分别占 29.69%（1 873 处/6 308 处）和 22.95%（1 448 处/6 308 处）；有螺环境 1 315 处，沟渠类型最多，占41.90%（551 处/1 315 处），旱地和水田次之，分别占 25.93%（341 处/1 315 处）和 22.66%（298 处/1 315处）。此次螺情调查现环境面积以水田环境占最多，占 45.10%（293 325 015m²/650 352 734m²），其他和旱地次之，占 22.21%（144 453 398m²/650 352 734m²）和 20.67%（134 410 910m²/650 352 734m²）；382 个有螺村现环境面积以水田环境最多，占 58.35%（72 200 939m²/123 728 214m²），旱地和沟渠次之，分别占25.12%（31 077 668m²/123 728 214m²）和 7.26%（8 986 143m²/123 728 214m²）；现有螺面积以沟渠环境为主，占 37.13%（359 645m²/968 514m²），旱地和水田次之，占 28.69%（277 875m²/968 514m²）和 24.15%（233 935m²/968 514m²）。详见表 1-14、表 1-15。

表 1-14　浙江省不同环境类型螺情现况调查基本情况

环境类型	调查环境处数/处	有螺环境处数/处	感染性有螺环境处数/处	环境面积/m²	现有螺面积/m²	感染性钉螺面积/m²
沟渠	16 638	551	0	47 038 382	359 645	0
塘堰	14 087	38	0	25 072 972	16 260	0
水田	9 324	298	0	293 325 015	233 935	0
旱地	7 266	341	0	134 410 910	277 875	0
滩地	606	24	0	6 052 057	24 535	0
其他	15 646	63	0	144 453 398	56 264	0
合计	63 567	1 315	0	650 352 734	968 514	0

表 1-15　浙江省 2014—2017 年有螺村不同环境类型螺情现况调查基本情况

环境类型	调查环境处数/处	有螺环境处数/处	感染性有螺环境处数/处	环境面积/m²	现有螺面积/m²	感染性钉螺面积/m²
沟渠	2 002	551	0	8 986 143	359 645	0
塘堰	517	38	0	2 343 139	16 260	0
水田	1 873	298	0	72 200 939	233 935	0
旱地	1 448	341	0	31 077 668	277 875	0
滩地	47	24	0	512 447	24 535	0
其他	421	63	0	8 607 878	56 264	0
合计	6 308	1 315	0	123 728 214	968 514	0

2. 现场调查结果

（1）现场调查基本情况：浙江省此次钉螺调查结果，系统抽样和环境抽查调查框数分别为 22 094 604 框和 48 303 621 框，山丘型流行村分别占 58.80%（12 992 396 框/22 094 604 框）和 59.97%（28 967 777 框/48 303 621 框），2014—2017 年 382 个有螺村系统抽样和环境抽查调查框数分别为 3 559 067 框和 7 356 498 框，其中山丘型采用系统抽样和环境抽查调查框数为 3 460 700 框和 7 160 028 框，分别占 97.24% 和 97.33%。活螺框数 32 043 框和 31 502 框，活螺框数山丘型流行村占 99.48%（31 875 框/32 043 框）和 99.00%（31 188 框/31 502 框），捕获螺数 85 645 只和 93 147 只，活螺数 85 017 只和 92 020 只，活螺数山丘型流行村占 97.99%（83 308 只/85 017 只）和 96.33%（88 645 只/92 020 只），未发现感染性钉螺。详见表 1-16、表 1-17。

表 1-16　浙江省不同流行类型环境钉螺调查结果

流行类型	系统抽样						环境抽查					
	调查框数/框	活螺框数/框	捕获螺数/只	活螺数/只	感染性钉螺框数/框	感染螺数/只	调查框数/框	活螺框数/框	捕获螺数/只	活螺数/只	感染性钉螺框数/框	感染螺数/只
水网型	9 102 208	168	1709	1 709	0	0	19 335 844	314	3 375	3 375	0	0
山丘型	12 992 396	31 875	83 936	83 308	0	0	28 967 777	31 188	89 772	88 645	0	0
合计	22 094 604	32 043	85 645	85 017	0	0	48 303 621	31 502	93 147	92 020	0	0

表 1-17　浙江省 2014—2017 年有螺村不同流行类型环境钉螺调查结果

流行类型	系统抽样						环境抽查					
	调查框数/框	活螺框数/框	捕获螺数/只	活螺数/只	感染性钉螺框数/框	感染螺数/只	调查框数/框	活螺框数/框	捕获螺数/只	活螺数/只	感染性钉螺框数/框	感染螺数/只
水网型	98 367	168	1 709	1 709	0	0	196 470	314	3 375	3 375	0	0
山丘型	3 460 700	31 875	83 936	83 308	0	0	7 160 028	31 188	89 772	88 645	0	0
合计	3 559 067	32 043	85 645	85 017	0	0	7 356 498	31 502	93 147	92 020	0	0

（2）不同植被类型环境钉螺调查结果：浙江省此次钉螺调查按不同植被类型分类，结果显示，杂草植被类型设框查螺最多，分别占系统抽样和环境抽查查螺框数的 33.48%（7 398 163 框/22 094 604 框）和 32.89%（15 886 931 框/48 303 621 框）；水稻次之，分别占系统抽样和环境抽查查螺框数的 25.79%（5 697 144 框/22 094 604 框）和 24.71%（11 935 015 框/48 303 621 框）。2014—2017 年 382 个有螺村按不同植被类型分类钉螺调查结果显示，水稻植被类型查螺最多，分别占系统抽样和环境抽查查螺框数的 35.31%（1 256 739 框/3 559 067 框）和 34.60%（2 545 209 框/7 356 498 框）；旱地作物植被类型次之，分别占系统抽样和环境抽查查螺框数的 22.16%（788 646 框/3 559 067 框）和 21.37%（1 572 358 框/7 356 498 框）。杂草植被类型发现的活螺框数最多，分别占系统抽样和环境抽查活螺框数的 33.65%（10 783 框/32 043 框）和 34.14%（10 755 框/31 502 框）；树林次之，分别占系统抽样和环境抽查活螺框数的 19.02%（6 093 框/32 043 框）和 30.63%（9 649 框/31 502 框）。杂草植被类型捕获活螺数最多，分别占系统抽样和环境抽查捕获活螺数的 39.07%（33 219 只/85 017 只）和 39.45%（36 302 只/92 020 只）；树林次之，分别占系统抽样和环境抽查捕获活螺数的 17.63%（14 988 只/85 017 只）和 26.30%（24 202 只/92 020 只），未发现感染性钉螺。不同植被类型环境钉螺调查结果见表 1-18、表 1-19。

表 1-18　浙江省不同植被类型环境钉螺调查结果

植被类别	系统抽样						环境抽查					
	调查框数/框	活螺框数/框	捕获螺数/只	活螺数/只	感染性钉螺框数/框	感染螺数/只	调查框数/框	活螺框数/框	捕获螺数/只	活螺数/只	感染性钉螺框数/框	感染螺数/只
杂草	7 398 163	10 783	33 376	33 219	0	0	15 886 931	10 755	36 846	36 302	0	0
芦苇	86 777	176	243	243	0	0	190 950	24	159	159	0	0
树林	1 261 219	6 093	15 090	14 988	0	0	3 281 255	9 649	24 420	24 202	0	0
水稻	5 697 144	5 646	13 572	13 372	0	0	11 935 015	2 742	10 053	9 897	0	0
旱地作物	3 353 423	4 630	12 364	12 306	0	0	7 563 019	3 983	11 315	11 165	0	0
其他	4 297 878	4 715	11 000	10 889	0	0	9 446 451	4 349	10 354	10 295	0	0
合计	22 094 604	32 043	85 645	85 017	0	0	48 303 621	31 502	93 147	92 020	0	0

表 1-19　浙江省 2014—2017 年有螺村不同植被类型环境钉螺调查结果

植被类别	系统抽样						环境抽查					
	调查框数/框	活螺框数/框	捕获螺数/只	活螺数/只	感染性钉螺框数/框	感染螺数/只	调查框数/框	活螺框数/框	捕获螺数/只	活螺数/只	感染性钉螺框数/框	感染螺数/只
杂草	574 972	10 783	33 376	33 219	0	0	1 207 277	10 755	36 846	36 302	0	0
芦苇	12 858	176	243	243	0	0	25 793	24	159	159	0	0
树林	193 771	6 093	15 090	14 988	0	0	506 405	9 649	24 420	24 202	0	0
水稻	1 256 739	5 646	13 572	13 372	0	0	2 545 209	2 742	10 053	9 897	0	0
旱地作物	788 646	4 630	12 364	12 306	0	0	1 572 358	3 983	11 315	11 165	0	0
其他	732 081	4 715	11 000	10 889	0	0	1 499 456	4 349	10 354	10 295	0	0
合计	3 559 067	32 043	85 645	85 017	0	0	7 356 498	31 502	93 147	92 020	0	0

（3）不同环境类型钉螺调查结果：浙江省此次钉螺调查按不同现环境类型分类显示，水田环境设框查螺最多，分别占系统抽样和环境抽查查螺框数的 38.16%（8 430 922 框/22 094 604 框）和 37.63%（18 175 084 框/48 303 621 框）；其他环境次之，分别占 24.06%（5 314 993 框/22 094 604 框）和 23.33%（11 267 507 框/48 303 621 框）。2014—2017 年 382 个有螺村按不同环境类型分类钉螺调查结果显示，水田环境查螺框数最多，分别占系统抽样和环境抽查查螺框数的 39.57%（1 408 352 框/3 559 067 框）和 39.58%（2 911 905 框/7 356 498 框）；旱地环境次之，查螺框数分别占系统抽样和环境抽查查螺框数的 28.65%（1 019 684 框/3 559 067 框）和 29.10%（2 140 665 框/7 356 498 框）。旱地环境发现的活螺框数最多，分别占系统抽样和环境抽查活螺框数的 31.97%（10 243 框/32 043 框）和 39.09%（12 314 框/31 502 框）；沟渠次之，分别占 30.93%（9 911 框/32 043 框）和 32.32%（10 183 框/31 502 框）。沟渠环境捕获活螺数最多，分别占系统抽样和环境抽查捕获活螺数的 37.78%（32 117 只/85 017 只）和 38.42%（35 354 只/92 020 只）；旱地次之，分别占 30.14%（25 628 只/85 017 只）和 34.87%（32 085 只/92 020 只），未发现感染性钉螺。详见表 1-20、表 1-21。

（4）系统抽样全省不同流行类型螺情统计：浙江省此次螺情调查按不同流行类型系统抽样调查结果统计，全省活螺密度算术均数 0.015 2 只/0.1m²，最大值 24.440 0 只/0.1m²，最小值 0 只/0.1m²，其中水网型流行村活螺密度算术均数小于山丘型，但最大值大于山丘型。全省有螺框出现率算术均数 0.497 6%，最大值 100%，最小值 0，山丘型流行村有螺框出现率算数均数和最大值均大于水网型（表 1-22）。经 Mann-Whitney U 检验，不同流行类型的活螺密度和有螺框出现率差异均有统计学意义（$P<0.001$），山丘型流行村活螺密度和有螺框出现率均显著高于水网型流行村。

表 1-20　浙江省不同环境类型钉螺调查结果

环境类型	系统抽样						环境抽查					
	调查框数/框	活螺框数/框	捕获螺数/只	活螺数/只	感染性钉螺框数/框	感染螺数/只	调查框数/框	活螺框数/框	捕获螺数/只	活螺数/只	感染性钉螺框数/框	感染螺数/只
沟渠	2 864 470	9 911	32 305	32 117	0	0	6 374 497	10 183	35 755	35 354	0	0
塘堰	1 677 420	655	1 605	1 599	0	0	3 514 254	555	2 681	2 676	0	0
水田	8 430 922	8 840	20 316	20 019	0	0	18 175 084	5 193	15 381	15 136	0	0
旱地	3 679 463	10 243	25 753	25 628	0	0	8 763 996	12 314	32 553	32 085	0	0
滩地	127 336	711	1 457	1 450	0	0	208 283	746	1 597	1 592	0	0
其他	5 314 993	1 683	4 209	4 204	0	0	11 267 507	2 511	5 180	5 177	0	0
合计	22 094 604	32 043	85 645	85 017	0	0	48 303 621	31 502	93 147	92 020	0	0

表 1-21　浙江省 2014—2017 年有螺村不同环境类型钉螺调查结果

环境类型	系统抽样						环境抽查					
	调查框数/框	活螺框数/框	捕获螺数/只	活螺数/只	感染性钉螺框数/框	感染螺数/只	调查框数/框	活螺框数/框	捕获螺数/只	活螺数/只	感染性钉螺框数/框	感染螺数/只
沟渠	471 922	9 911	32 305	32 117	0	0	981 060	10 183	35 755	35 354	0	0
塘堰	108 232	655	1 605	1 599	0	0	212 337	555	2 681	2 676	0	0
水田	1 408 352	8 840	20 316	20 019	0	0	2 911 905	5 193	15 381	15 136	0	0
旱地	1 019 684	10 243	25 753	25 628	0	0	2 140 665	12 314	32 553	32 085	0	0
滩地	20 087	711	1 457	1 450	0	0	35 132	746	1 597	1 592	0	0
其他	530 790	1 683	4 209	4 204	0	0	1 075 399	2 511	5 180	5 177	0	0
合计	3 559 067	32 043	85 645	85 017	0	0	7 356 498	31 502	93 147	92 020	0	0

表 1-22　浙江省不同流行类型环境系统抽样螺情统计指标

流行类型	活螺密度/(只·0.1m^{-2})				有螺框出现率/%			
	算术均数	最大值	最小值	中位数	算术均数	最大值	最小值	中位数
水网型	0.001 3	24.440 0	0	0	0.009 8	62.963 0	0	0
山丘型	0.032 3	10.147 1	0	0	1.096 3	100.000 0	0	0
合计	0.015 2	24.440 0	0	0	0.497 6	100.000 0	0	0

（5）系统抽样 2014—2017 年有螺村不同流行类型螺情统计：对 2014—2017 年 382 个有螺村不同流行类型环境系统抽样螺情统计显示，全省有螺村活螺密度算术均数 0.135 7 只/0.1m^2，最大值 24.440 0 只/0.1m^2，最小值 0 只/0.1m^2，其中水网型有螺村活螺密度算术均数和最大值均高于山丘型。有螺村有螺框出现率算术均数 4.428 8%，最大值为 100%，最小值为 0，山丘型有螺村有螺框出现率算数均数和最大值均高于水网型（表 1-23）。经 Mann-Whitney U 检验，有螺村不同流行类型的活螺密度和有螺框出现率差异均有统计学意义（P<0.001），水网型有螺村活螺密度高于山丘型有螺村，而有螺框出现率则是山丘型有螺村高于水网型。

表 1-23　浙江省 2014—2017 年有螺村不同流行类型环境系统抽样螺情统计指标

流行类型	活螺密度/(只·0.1m^{-2})				有螺框出现率/%			
	算术均数	最大值	最小值	中位数	算术均数	最大值	最小值	中位数
水网型	0.191 2	24.440 0	0	0	1.419 9	62.963 0	0	0
山丘型	0.133 8	10.147 1	0	0	4.534 0	100.000 0	0	0
合计	0.135 7	24.440 0	0	0	4.428 8	100.000 0	0	0

（6）系统抽样全省不同植被类型环境螺情统计：浙江省此次螺情调查按不同植被类型系统抽样调查结果统计，植被类型树林的活螺密度和有螺框出现率算术均数最大，杂草活螺密度最大值最大（表 1-24）。经 Kruskal-Wallis 检验，不同植被类型活螺密度和有螺框出现率差异均有统计学意义（$P<0.001$）；两两比较发现，树林活螺密度和有螺框出现率显著高于其余 5 种植被类型（$P<0.001$），旱地作物次之，活螺密度和有螺框出现率低于树林，但均显著高于其余 4 种植被类型（$P<0.001$ 或 $P=0.001$），杂草活螺密度和有螺框出现率显著低于水稻和其他（$P<0.001$）。

表 1-24　浙江省不同植被类型环境系统抽样螺情统计指标

植被类别	活螺密度/(只·0.1m^{-2})				有螺框出现率/%			
	算术均数	最大值	最小值	中位数	算术均数	最大值	最小值	中位数
杂草	0.011 5	24.440 0	0	0	0.358 2	100.000 0	0	0
芦苇	0.008 1	0.946 7	0	0	0.640 1	70.000 0	0	0
树林	0.050 8	3.444 4	0	0	1.812 8	100.000 0	0	0
水稻	0.019 8	7.326 9	0	0	0.717 5	90.000 0	0	0
旱地作物	0.027 9	10.147 1	0	0	0.858 5	100.000 0	0	0
其他	0.015 0	5.951 2	0	0	0.481 3	100.000 0	0	0
合计	0.015 2	24.440 0	0	0	0.497 6	100.000 0	0	0

（7）系统抽样 2014—2017 年有螺村不同植被类型环境螺情统计：对 2014—2017 年 382 个有螺村不同植被类型环境系统抽样螺情统计显示，有螺村植被类型树林的活螺密度和有螺框出现率算术均数最高，杂草活螺密度最大值最高（表 1-25）。经 Kruskal-Wallis 检验，有螺村不同植被类型活螺密度和有螺框出现率差异均有统计学意义（$P<0.001$）；两两比较发现，树林活螺密度和有螺框出现率显著高于其余 5 种植被类型（$P<0.001$），杂草植被次之，活螺密度和有螺框出现率低于树林，但高于旱地作物、水稻及其他植被类型（$P<0.001$），旱地作物活螺密度和有螺框出现率显著高于水稻植被类型（$P<0.001$）。

表 1-25　浙江省 2014—2017 年有螺村不同植被类型环境系统抽样螺情统计指标

植被类别	活螺密度/(只·0.1m^{-2})				有螺框出现率/%			
	算术均数	最大值	最小值	中位数	算术均数	最大值	最小值	中位数
杂草	0.185 4	24.440 0	0	0	5.778 5	100.000 0	0	0
芦苇	0.074 7	0.946 7	0	0	5.888 9	70.000 0	0	0
树林	0.278 1	3.444 4	0	0.098 1	9.924 4	100.000 0	0	4.000 0
水稻	0.075 5	7.326 9	0	0	2.739 3	90.000 0	0	0
旱地作物	0.126 4	10.147 1	0	0	3.885 5	100.000 0	0	0
其他	0.081 5	5.951 2	0	0	2.623 1	100.000 0	0	0
合计	0.135 7	24.440 0	0	0	4.428 8	100.000 0	0	0

（8）系统抽样全省不同环境类型环境螺情统计：浙江省此次螺情调查按不同现有环境类型系统抽样调查结果统计，旱地环境活螺密度和有螺框出现率算术均数最大，沟渠环境活螺密度最大值最大（表 1-26）。经 Kruskal-Wallis 检验，不同现有环境类型活螺密度和有螺框出现率差异均有统计学意义（$P<0.001$）；两两比较发现，旱地环境活螺密度和有螺框出现率均显著高于其余 5 种环境类型（$P<0.001$），其他和塘堰环境活螺密度和有螺框出现率均显著低于其余 4 种环境类型（$P<0.001$），沟渠、水田和滩地环境的活螺密度和有螺框出现率无显著差异（$P>0.05$）。

表 1-26　浙江省不同环境类型系统抽样螺情统计指标

环境类型	活螺密度/（只·0.1m^{-2}）				有螺框出现率/%			
	算术均数	最大值	最小值	中位数	算术均数	最大值	最小值	中位数
沟渠	0.025 4	24.440 0	0	0	0.732 1	100.000 0	0	0
塘堰	0.001 6	3.120 0	0	0	0.067 3	93.750 0	0	0
水田	0.020 4	7.326 9	0	0	0.783 2	100.000 0	0	0
旱地	0.046 4	10.147 1	0	0	1.594 0	100.000 0	0	0
滩地	0.020 0	2.500 0	0	0	0.610 2	58.823 5	0	0
其他	0.000 8	1.500 0	0	0	0.032 7	80.000 0	0	0
合计	0.015 2	24.440 0	0	0	0.497 6	100.000 0	0	0

（9）系统抽样 2014—2017 年有螺村不同环境类型环境螺情统计：对 2014—2017 年 382 个有螺村不同环境类型环境系统抽样螺情统计显示，有螺村滩地环境活螺密度和有螺框出现率算术均数最大，沟渠环境活螺密度最大值最大（表 1-27）。经 Kruskal-Wallis 检验，有螺村不同现有环境类型活螺密度和有螺框出现率差异均有统计学意义（$P<0.001$）；两两比较发现，滩地环境活螺密度和有螺框出现率均显著高于其余 5 种环境类型（$P<0.01$），沟渠和旱地环境活螺密度和有螺框出现率均显著高于其余 3 种环境类型（$P<0.001$），水田环境活螺密度和有螺框出现率高于塘堰（$P=0.003$）。

表 1-27　浙江省 2014—2017 年有螺村不同环境类型系统抽样螺情统计指标

环境类型	活螺密度/（只·0.1m^{-2}）				有螺框出现率/%			
	算术均数	最大值	最小值	中位数	算术均数	最大值	最小值	中位数
沟渠	0.204 0	24.440 0	0	0	5.877 3	100.000 0	0	0
塘堰	0.044 0	3.120 0	0	0	1.813 8	93.750 0	0	0
水田	0.089 8	7.326 9	0	0	3.441 5	100.000 0	0	0
旱地	0.159 1	10.147 1	0	0	5.470 2	100.000 0	0	0
滩地	0.266 2	2.500 0	0	0.036 5	8.106 5	58.823 5	0	1.966 3
其他	0.027 4	1.500 0	0	0	1.089 7	80.000 0	0	0
合计	0.135 7	24.440 0	0	0	4.428 8	100.000 0	0	0

（三）复核样本报送情况

采集 2016—2017 年浙江省有螺县的钉螺样本送至中国疾病预防控制中心寄生虫病预防控制所进行复核，共采集 20 个有螺县的 4 250 只钉螺样本送检，其中水网型流行县 3 个，山丘型流行县 17 个，见表 1-28。

表 1-28　浙江省钉螺复核样本报送情况统计表

流行类型	县数	报送钉螺容器数	保存的钉螺数/只
水网型	3	3	730
山丘型	17	17	3 520
合计	20	20	4 250

（四）地理信息采集情况

对 54 个县 5 155 个村 63 567 个调查条块完成了电子矢量图地理信息采集工作,对每个条块添加说明,说明内容包括条块小地名、环境演变类型、历史有螺面积、末次有螺时间和有螺面积等。

四、结论

1. 浙江省血吸虫病流行类型分为水网型和山丘型两种。水网型流行区所辖范围较山丘型流行区小,不到全省历史流行村数的 30%;但历史螺情较为严重,历史累计钉螺面积超过全省的 1/3,因此杭嘉湖水网地区历史血吸虫病疫情也较为严重,俗称"条条河浜有钉螺,家家户户有病人"。

2. 纵观浙江省钉螺的发现史和防治史,党和政府的领导是消灭血吸虫病和控制钉螺的关键,各级党委和政府把血防工作列入议事日程,曾出现"各级党政主要领导亲自抓,分管领导具体抓,其他领导结合抓"的局面,并协调农业、水利、卫生、林业等部门密切合作,依靠疫区广大群众积极参与,全面实施、综合治理,把山、水、田、林、路改造与消灭钉螺科学的有机结合,加快了防治进程。

3. 分析改革开放以来浙江省钉螺防控进程,已基本查清全省钉螺分布范围,但钉螺的孳生和扩散是随着自然和社会因素变化而动态变化的,随着农业产业结构调整和人物流通的日趋频繁,不可避免地会导致钉螺扩散风险增加,因此要加强对毗邻有螺区的非历史有螺环境的监测和预警,及时发现和消灭有螺环境,防止钉螺大规模扩散和蔓延。

4. 浙江省历史上素有"鱼米之乡"之称,水网型流行区血吸虫病疫情严重,历史有螺环境以水田和沟渠为主,流行区内河道纵横,塘堰环境数众多,钉螺孳生在河道两岸,因此历史累计钉螺面积不大,人畜主要通过农业生产生活接触疫水感染血吸虫病。

5. 目前浙江省有螺条块和面积主要分布在山丘型流行区的沟渠及其相毗邻的田地环境中,此结果与 2004 年浙江省第三次螺情抽样调查结果一致。山丘型流行村活螺密度和有螺框出现率均高于水网型流行村,是浙江省当前主要的流行类型。

6. 随着农业生产生活方式的转变,土地抛荒和环境改造,传统水田的种植面积逐年下降,苗木等旱地作物种植及水产养殖业逐步兴起。"水改旱"后,历史上曾是水田的环境逐步形成了新的钉螺孳生环境类型。

7. 浙江省Ⅲ类(孳生环境被人为部分改变的历史有螺环境,尚具备钉螺孳生的基本条件)历史有螺环境以沟渠、水田和塘堰为主,部分环境特别是沟渠、塘堰等环境通过水泥"三面光"硬化改造后减少了钉螺孳生范围,使螺情得到有效控制,但由于缺乏必要的持续维护,沟渠塘堰出现破损、淤泥堆积、青苔杂草生长,导致该类环境重新成为适宜钉螺孳生的环境,所以针对改造后多年的沟渠塘堰环境,仍应加强常规的螺情监测。

8. 近年来,浙江省有螺区域主要集中在 21 个县近 400 个流行村中,其中 12 个重点县查到有螺村、有螺条块和有螺面积均占总数的 90% 以上,这是浙江省螺情监测和控制的重点。

9. 浙江省当前有螺环境植被类型以杂草和树林为主,发现的活螺框数和捕获的活螺数分别居第一位和第二位,但由于杂草环境调查条块数量最多,从全省统计数据来看,杂草活螺密度和有螺框出现率较低,是明显被低估的。根据 382 个有螺村数据统计,杂草活螺密度和有螺框出现率仅次于树林,且杂草活螺密度最大值在所有植被类型里是最大的,因此杂草是当前浙江省有螺环境中主要的植被类型,说明草本植被是钉螺孳生不可缺少的自然因素。树林植被的活螺密度和有螺框出现率算术均数最大,显著高于其余 5 种环境类型和植被类型,说明现在随着水改旱和苗木种植的增加,树林和旱地作物植被类型也成为适宜钉螺孳生的环境类型。

10. 全省旱地和沟渠环境发现的活螺框数和捕获的活螺数较多,旱地环境活螺密度和有螺框出现率算术均数最大,沟渠环境活螺密度最大值最大,说明随着苗木种植产业的兴起和植树绿化增加,苗木旱地及其周围的沟渠非常适宜钉螺孳生,而且由于落叶覆盖等原因,苗木地环境清理困难,灭螺效果不易保持,因此苗木地逐步成为浙江省螺情较复杂、防治难度较大的环境植被类型。

五、发现的问题

(一)历史流行区范围广,工作任务重、要求高,工作质量存在差异

浙江省 54 个县历史流行血吸虫病,有 5 142 个村历史上有钉螺分布,流行县数居全国第四,有水网型和山丘型两种血吸虫病流行类型,14 个水网型流行县历史血吸虫病疫情严重,俗称"条条河浜有钉螺,家家户户有病人",流行区内河道纵横,历史有螺面积分布广,40 个山丘型流行县分布范围大,环境复杂,历史有螺条块众多,因此工作任务非常繁重。本次钉螺调查结合历史螺情资料开展地理信息采集,制作电子矢量图,这项工作对浙江省各级血吸虫病防治机构来讲都是一项新的挑战。人员培训、技术储备、设备更新、历史资料梳理和现场地图绘制等工作都是从无到有逐步建立和完善,因此历史有螺条块的梳理和地图绘制质量各地存在差异。

(二)历史资料缺失导致部分村和条块历史螺情不清

血防工作历史悠久,由于机构更迭、房屋搬迁等多方面原因,导致部分地区历史血吸虫病防治资料缺失,这是本次钉螺调查工作中的最大困难,增加了螺情历史资料梳理的难度,使部分数据资料填报和地图绘制存在数据缺失或不准确。

(三)数据和电子地图的实用化尚需探索和加快

本次钉螺调查工作经过大量人力和物力的投入,认真梳理了全省现有钉螺、历史有螺和可疑钉螺孳生环境的情况,并绘制了直观的电子地图,为政府和有关部门科学开展螺情控制、有针对性地实施环境改造灭螺提供了工具。因此,如何用好数据和地图,提高钉螺控制效率,需要下一阶段继续探索和应用。

六、建议

(一)加快钉螺调查数据库和电子地图的实用化进程

建议国家建立统一标准、方便检索、快速响应的应用平台,加强数据资料和电子地图的管理和使用,探索与有关部门的联防联控和信息共享机制,提高数据使用效率,促进螺情控制和有螺地带环境改造力度。

(二)建立有螺电子地图制作更新的长效机制

本次钉螺调查是一个横断面调查,对历史螺情资料和现有螺环境资料进行了系统梳理,而钉螺控制是一项长期工作,建议建立一项有螺条块纵向监测的长效机制,每年对当年有螺区域有螺条块进行更新,有利于政府和有关部门直观了解本辖区螺情的动态变化,有针对性地采取螺情控制措施。

张剑锋　闻礼永　严晓岚　俞丽玲　杜海娟　杨明瑾　顾生风
杭州医学院(浙江省血吸虫病防治中心)

第二章 杭州市血吸虫病螺情调查报告

第一节 全市血吸虫病螺情调查报告

杭州市地处东南沿海的长江三角洲南翼,杭州湾西端,钱塘江下游,京杭大运河南端,是长江三角洲重要中心城市和中国东南部交通枢纽。市域介于北纬29°11′~30°34′和东经118°20′~120°37′之间。杭州市西部属浙西丘陵地区,主干山脉有天目山等,东部属浙北平原,地势低平,河网湖泊密布,物产丰富,具有典型的"江南水乡"特征。杭州物产丰富,素有"鱼米之乡""丝绸之府""人间天堂"之美誉。农业生产条件得天独厚,农作物、林木、畜禽种类繁多,种植林果、茶桑、花卉等品种260多个,杭州蚕桑、西湖龙井茶闻名全国。全市土地面积16 596km²,其中市区占3 068km²,杭州市行政区域范围内,市辖10个区、2个县及1个县级市,92个街道办事处,75个镇,23个乡,597个社区、807个行政村,全市常住人口为980.6万人。

杭州市曾有11个县(市、区)72个乡镇(街道)538个行政村流行血吸虫病,全市历史累计钉螺面积76.437 7km²;血吸虫病病人156 186例,其中历史晚期血吸虫病病人3 634例。1981年全市达到血吸虫病传播控制标准,1994年达到传播阻断标准,1995年转入全面监测阶段,1996年按照《浙江省达到消灭血吸虫病标准后监测巩固技术方案(试行)》的要求,采取"清内防外,标本兼治,常抓不懈,巩固提高"十六字方针,积极开展血吸虫病监测工作,目前未发现内源性急性血吸虫病病人、新感染病人(畜),也未查出感染性钉螺,但输入性病例时有发生,部分县(市、区)仍有钉螺,血吸虫病重新传播流行的潜在因素依然存在,血防工作任重而道远。

一、调查与质控

为及时掌握杭州市钉螺孳生环境及现有钉螺分布情况,进一步做好血防工作,根据《浙江省卫计委关于开展浙江省钉螺调查工作的通知》和《浙江省血防中心关于下发〈浙江省钉螺调查实施细则〉的通知》(浙血防〔2016〕8号)的要求,2016年8月,杭州市及下城区、拱墅区、江干区、西湖区、余杭区、萧山区、富阳区、临安区、建德市、桐庐县和淳安县等11个血吸虫病历史流行县(市、区)启动钉螺调查工作。

杭州市及11个县(市、区)血防专业人员接受了浙江省血吸虫病防治中心组织的全省钉螺调查工作现场技术统一培训,之后杭州市11个血防县(市、区)结合本地实际,深入现场开展环境调查及钉螺调查等工作。2017年2月28日,杭州市疾控中心组织11个县(市、区)的血防人员进行查螺图账制作及环境信息表填报培训,将其列入杭州市2017年血吸虫病重点防治工作任务,并列入考核项目。市疾控中心还赴临安、富阳、建德等多个重点地区进行现场指导,及时解决调查中发现的问题。对11个流行县(市、区)上报的数据及时进行审核,发现问题及时反馈。2017年8月底,全市72个乡镇539个行政村(包括1个非历史有螺村)按时完成了查螺图账制作及钉螺调查工作。

二、结果和讨论

(一)钉螺孳生环境调查

1. 历史钉螺孳生概况　中华人民共和国成立初期,杭州地区7个县、3个区(西湖、江干、拱墅)111个乡(镇)904个村流行血吸虫病,约有100万人口受到血吸虫病的威胁,当时的余杭县、临安县为血吸虫病重流行区。随着社会经济不断发展,行政区域重新划分或重组,撤县设区,目前有8个区、2个县及1个县级市的 72 个乡镇(街道)538 个行政村为杭州市血吸虫病历史流行区。1956 年初,杭州市成立血吸虫病防治委员会,各县(区)、乡(镇)同时建立相应的血防委员会、乡血防小组,附设病床的医院及治疗站,各流行区发动群众开展查灭钉螺工作。至 1958 年,以土埋灭螺为主,辅以药物五氯酚钠喷洒,反复灭螺超过 4.10km²。1960—1963 年,由于自然灾害,国民经济处于困难时期,血防工作基本停顿。1963 年冬,党中央召开全国第九次血吸虫病防治工作会议,会议要求从生产观点、群众观点、阶级观点的高度,进一步认识血防工作的重要性。1964 年春,经过机构整顿后的杭州市血防委员会再次发动群众,掀起群众性血防活动高潮,当年反复灭螺 0.78km²。1965 年,市卫生局抽调医卫人员 271 人,组成 15 个卫生工作队,深入市郊 15 个公社,结合农村社会主义教育运动开展防病灭病工作,采用新的技术措施,结合农田基本建设平整土地灭螺超过 1km²。1966 年开始,农村卫生工作队撤回,血防工作再次陷于停顿。1970 年,中央两次召开"全国血防工作会议",要求各级党政"第一把手亲自抓,分管委员具体抓,有关部门配合抓,具体人员经常抓",杭州市血防工作随即全面展开。1970—1975 年,血防总投工 500 多万工,反复灭螺超过 100km²,其中基本消灭钉螺面积 64.67km²,钉螺压缩率达 99.92%,重点解决了"二湖"(南湖、北湖)、"一荡"(蒋村芦荡)、"一库"(青山水库)等环境极其复杂区域的灭螺问题,此时杭州市除了余杭和临安外,均已达到血吸虫病传播控制标准。党的十一届三中全会以后,杭州市首先在当时 339 个流行生产大队试行查螺灭螺责任制,取得初步成效。1980 年开始,杭州市实行灭螺工作由国家、集体、个人"三承担"和"谁收益,谁负担"的政策。至 1982 年,杭州市查、灭螺投工 66 万多工,反复灭螺超过 19km²,1981 年最终达到血吸虫病传播控制标准。之后各级党政干部和血防专业人员继续加强血防工作,实行分类指导、突出重点,推行目标管理责任制,认真贯彻"谁受益、谁管理、谁负担"的原则。1988 年,余杭区南湖农场、临安区杨岭乡分别发现约 70 000m² 和 400m²,1993 年建德市三河乡发现约 10 000m² 钉螺面积,发现钉螺后,各县地方病防治领导小组和有关部门的负责人高度重视,亲临现场,落实各项灭螺措施。1994 年,省、市地方病防治领导小组组织考核验收组先后对杭州市 11 个血吸虫病流行县(市、区)进行考核验收,认为杭州市已全面达到血吸虫病传播阻断标准。1995 年血防工作转入全面监测阶段,积极开展血吸虫病监测工作,未发现内源性急性血吸虫病病人、新感染病人(畜)和感染性钉螺,但时有发现输入性血吸虫病病人。1995—2016 年杭州市 11 个历史流行区均开展了查螺工作,累计投工 39.95 万工,查螺面积 175.80km²;江干、临安、余杭及建德地区曾先后查出过钉螺,累计查出有螺村 66 个,其中新发有螺村 2 个(为临安区高虹镇的崇阳村和高桥村),螺点 143 个,有螺面积约 217 300m²;累计解剖钉螺 20 823 只,均未查获感染性钉螺;累计灭螺投工 3.14 万工,灭螺面积约 236 800m²,反复扩大灭螺面积 4.92km²。当前积极采取"查灭残存钉螺和防控外来传染源为主"的综合性防治策略,以进一步巩固血防成果。

　　本次调查在 11 个血吸虫病历史流行县(市、区)72 个乡镇(街道)539 个村(包括 1 个非历史有螺村)共调查环境数 3 852 处,水网型占 27.44%(1 057 处/3 852 处),山丘型占 72.56%(2 795 处/3 852 处),环境处数排在前三位的地区分别是余杭区(1 332 处)、临安区(863 处)及萧山区(697 处);累计环境面积 129 063 883m²,历史累计有螺面积 76 437 742m²;1949 年首次在下城区发现钉螺,山丘型流行区最近一次发现钉螺是 2016 年在临安区,当年共查到钉螺 16 350m²,其中太湖源镇青云村复现钉螺 8 500m²,高虹镇在活山村复现钉螺 50m²,高乐村复现 300m²,高桥村新发 4 500m²,崇阳村新发 3 000m²;水网型流行区最近一次发现钉螺是 2008 年在余杭区塘栖镇泰山村,发现钉螺 5 000m²;首次发现感染性钉螺的时间是 1952 年,最近一次查到感染性钉螺的年份是 1983 年。杭州市钉螺孳生环境调查基本情况见表 2-1。

表 2-1　杭州市钉螺孳生环境调查基本情况

流行类型	环境处数/处	累计环境面积/m²	历史累计有螺面积/m²	首次发现钉螺年份	最近一次查到钉螺年份	首次发现感染性钉螺年份	最近一次查到感染性钉螺年份
水网型	1 057	36 427 938	13 499 491	1949	2008	1954	1982
山丘型	2 795	92 635 945	62 938 251	1952	2016	1952	1983
合计	3 852	129 063 883	76 437 742	1949	2016	1952	1983

2. 钉螺孳生环境演变情况

（1）Ⅰ类钉螺孳生环境演变情况：11个历史血吸虫病流行县（市、区）除临安区存在Ⅰ类钉螺孳生环境外，其余县（市、区）近年来均无钉螺分布。Ⅰ类环境63处，占1.64%，累计环境面积39 380m²，沟渠、水田和其他（苗木地）是目前钉螺孳生的主要环境类型，历史累计有螺面积为18 714m²，占全市历史累计有螺面积的0.02%，历史环境演变幅度不大，环境类型基本保持不变。基本情况见表2-2。

表2-2 杭州市Ⅰ类钉螺孳生环境演变类型基本情况

历史环境		现在环境处数/处						累计环境面积/m²	历史累计有螺面积/m²	首次发现钉螺年份	最近一次查到钉螺年份	首次发现感染性钉螺年份	最近一次查到感染性钉螺年份
环境类型	环境处数/处	沟渠	塘堰	水田	旱地	滩地	其他						
沟渠	49	49	0	0	0	0	0	8 617	8 225	1956	2016	1956	—
塘堰	0	0	0	0	0	0	0	0	0	—	—	—	—
水田	10	0	0	7	0	0	3	30 114	10 035	1956	2016	1956	—
旱地	0	0	0	0	0	0	0	0	0	—	—	—	—
滩地	1	0	0	0	0	1	0	295	100	2016	2016	—	—
其他	3	0	0	0	0	0	3	354	354	1956	2016	1956	—
合计	63	49	0	7	0	1	6	39 380	18 714	1956	2016	1956	—

（2）Ⅱ类钉螺孳生环境演变情况：Ⅱ类环境为2 301处，占总环境处数的59.74%，累计环境面积46 877 168m²，历史累计有螺面积为44 644 983m²，占全市历史累计有螺面积的58.41%。现主要环境类型为沟渠、水田、塘堰等，12.31%（81处/658处）的历史水田环境水改旱演变为现在的旱地环境，主要位于临安区和建德市，其余历史环境演变幅度不大，环境类型基本保持不变。其他类型环境主要位于余杭区，包括河道、溪、港及坡地等。基本情况见表2-3。

表2-3 杭州市Ⅱ类钉螺孳生环境演变类型基本情况

历史环境		现在环境处数/处						累计环境面积/m²	历史累计有螺面积/m²	首次发现钉螺年份	最近一次查到钉螺年份	首次发现感染性钉螺年份	最近一次查到感染性钉螺年份
环境类型	环境处数/处	沟渠	塘堰	水田	旱地	滩地	其他						
沟渠	823	808	2	2	2	0	9	2 360 323	2 236 278	1952	2012	1952	1982
塘堰	528	2	514	3	1	1	7	2 246 570	1 713 647	1952	2011	1952	1981
水田	658	4	0	542	81	1	30	24 532 662	23 592 926	1952	2013	1956	1983
旱地	66	1	1	0	64	0	0	3 045 333	2 940 152	1956	2013	1956	1978
滩地	7	0	0	0	2	5	0	10 470 981	10 204 129	1952	1992	1956	1980
其他	219	2	1	0	2	0	214	4 221 299	3 957 851	1956	1992	1956	1978
合计	2 301	817	518	547	152	7	260	46 877 168	44 644 983	1952	2013	1952	1983

（3）Ⅲ类钉螺孳生环境演变情况：Ⅲ类环境为703处，占总环境处数的18.25%，累计环境面积17 488 235m²，历史累计有螺面积为11 922 305m²，占全市历史累计有螺面积的15.60%。11.01%（25处/227处）的历史沟渠演变为现在的其他环境，主要分布在萧山区和余杭区；历史水田环境中也有49.68%（155处/312处）的环境演变为现在的其他环境，这些其他环境包括矮灌木地、绿化公园、小河道或被征用待开发的荒地。西湖区有100%（5处/5处）的历史水田环境演变为苗木地，拱墅区88.89%（40处/45处）的历史水田环境演变为公园小河道，富阳区87.67%（64处/73处）的历史水田环境演变为荒地，临安区

68.25%（43处/63处）历史水田环境演变为矮灌木地。另有31.73%（99处/312处）的历史水田环境演变为旱地，主要分布在余杭区91.75%（89处/97处）。详见表2-4、表2-5。

表2-4　杭州市Ⅲ类钉螺孳生环境演变类型基本情况

历史环境		现在环境处数/处						累计环境面积/m²	历史累计有螺面积/m²	首次发现钉螺年份	最近一次查到钉螺年份	首次发现感染性钉螺年份	最近一次查到感染性钉螺年份
环境类型	环境处数/处	沟渠	塘堰	水田	旱地	滩地	其他						
沟渠	227	197	2	0	3	0	25	3 904 525	2 026 678	1952	2013	1952	1980
塘堰	92	3	68	2	5	0	14	846 615	807 220	1952	2013	1952	1977
水田	312	14	6	35	99	3	155	7 422 150	7 154 197	1952	2013	1952	1982
旱地	8	0	2	2	2	0	2	124 926	117 300	1958	2008	1958	1976
滩地	8	0	0	0	2	6	0	3 979 864	1 396 220	1952	1978	1952	1978
其他	56	0	3	3	0	1	49	1 210 155	420 690	1954	1992	1954	1976
合计	703	214	81	42	111	10	245	17 488 235	11 922 305	1952	2013	1952	1982

表2-5　杭州市Ⅲ类钉螺孳生环境水田演变类型基本情况

地区	历史环境处数/处	现在环境处数/处						累计环境面积/m²	历史累计有螺面积/m²	首次发现钉螺年份	最近一次查到钉螺年份	首次发现感染性钉螺年份	最近一次查到感染性钉螺年份
		沟渠	塘堰	水田	旱地	滩地	其他						
下城区	0	0	0	0	0	0	0	0	0	—	—	—	—
江干区	0	0	0	0	0	0	0	0	0	—	—	—	—
拱墅区	45	0	0	0	5	0	40	273 125	220 460	1956	1969	1956	1962
西湖区	5	0	0	0	0	0	5	132 900	86 600	1954	1971	1954	1966
萧山区	13	8	0	2	2	1	0	38 688	8 690	1952	1975	1952	1975
余杭区	97	0	4	2	89	0	2	3 096 642	2 974 872	1958	1982	1958	1978
桐庐县	3	0	0	3	0	0	0	1 500	550	1970	1971	1970	1971
淳安县	6	2	2	0	0	2	0	8 200	4 700	1970	1978	—	—
建德市	7	0	0	6	0	0	1	93 910	83 910	1960	2013	1960	1969
富阳区	73	3	0	4	2	0	64	736 687	736 687	1956	1982	1956	1982
临安区	63	1	0	18	1	0	43	3 040 498	3 037 728	1956	1992	1956	1970
合计	312	14	6	35	99	3	155	7 422 150	7 154 197	1952	2013	1952	1982

（4）Ⅳ类钉螺孳生环境演变情况：Ⅳ类环境有727处，占总环境处数的18.87%，累计环境面积64 519 500m²，历史累计钉螺面积19 851 740m²，占历史有螺面积的25.97%，大部分已彻底拆迁改造成居民小区、公园、学校和公路等。11个血防县（市、区）中彻底环境改造的历史有螺环境占本地区历史有螺面积的比例由高到低分别为下城区61.93%（135 530m²/218 850m²），西湖区61.58%（581 362m²/944 050m²），萧山区46.31%（318 107m²/686 890m²），临安区37.27%（10 130 590m²/27 180 450m²），富阳区30.54%（1 932 485m²/6 326 610m²），余杭区18.30%（5 942 108m²/32 467 830m²），建德市10.70%（745 308m²/6 963 672m²），拱墅区6.99%（16 570m²/237 030m²），江干区4.81%（49 680m²/1 031 960m²），桐庐县和淳安县无Ⅳ类环境。详见表2-6。

表 2-6　杭州市Ⅳ类钉螺孳生环境演变类型基本情况

历史环境		现在环境处数/处						累计 环境 面积/m²	历史累计 有螺 面积/m²	首次 发现 钉螺 年份	最近一次 查到 钉螺 年份	首次发现 感染性 钉螺年份	最近一次 查到 感染性 钉螺年份
环境 类型	环境 处数/处	沟渠	塘堰	水田	旱地	滩地	其他						
沟渠	227	67	0	0	9	0	151	12 402 731	867 611	1949	1992	1952	1977
塘堰	148	0	31	0	8	0	109	549 201	328 760	1952	1992	1952	1976
水田	329	3	0	22	11	0	293	48 901 403	17 858 395	1952	1992	1952	1979
旱地	8	0	0	0	1	0	7	623 260	622 696	1956	1992	1956	1976
滩地	2	0	0	0	1	0	1	59 315	52 560	1954	1991	1954	1973
其他	13	0	0	0	0	0	13	1 983 590	121 718	1954	1978	1954	1978
合计	727	70	31	22	30	0	574	64 519 500	19 851 740	1949	1992	1952	1979

（5）Ⅴ类钉螺孳生环境演变情况：Ⅴ类环境有 58 处，占总环境处数的 1.50%，环境面积 139 601m²，主要位于临安区历史有螺区域周边的无螺环境。环境以沟渠为主，植被以杂草为主。

综上所述，杭州市的现有螺环境主要位于临安区的山丘地区，占总环境处数的 1.64%，沟渠、水田和苗木地是钉螺孳生的主要环境类型，也是全市螺情防控的重点区域和高风险地区。Ⅳ类环境彻底改造地区仅占 1/4，其中下城区、西湖区及萧山区城市化进程较快，均有 50% 左右的历史有螺环境被彻底改变。全市有超过 70% 的环境仍处于原生态或部分环境改造，总体上环境内仍适宜钉螺孳生，特别是余杭区、临安区及建德市历史有螺面积位居杭州市前三位，但历史钉螺孳生环境彻底改造率仅分别为 18.30%、37.27% 及 10.70%，尤其是建德市还有 90% 的历史有螺环境尚未进行环境改造，这与建德市作为休闲旅游城市和生态示范区的经济发展定位，农家休闲旅游业发达，工业化城镇化进程相对较慢有关，临安区近年来仍有新发有螺村，沿水系对历史无螺环境扩大监测仍比较重要，这些均是杭州市钉螺监测的重点地区。环境中除了部分水田环境改为旱地和其他类型环境外，其余环境类型演变幅度不大，现环境类型主要为沟渠、塘堰、水田及河道。

（二）钉螺分布调查

1. 调查概况　本次钉螺调查在 72 个乡镇（街道）539 个村（包括 1 个非历史有螺村）开展，调查环境处数 3 852 处，其中水网型流行区 1 057 处，山丘型流行区 2 795 处，现环境面积 45 087 833m²，在临安区山丘型流行区发现有螺环境 63 处，现有螺面积 18 714m²，未发现感染性钉螺。有螺环境类型主要为沟渠，环境数占 77.78%，有螺面积 8 225m²，占 43.95%，其次是水田及其他（指苗木地），分别占 11.11% 和 9.52%，有螺面积 7 385m² 和 3 004m²，分别占 39.46% 和 16.05%。主要植被类型为杂草，环境数占 82.54%，有螺面积 8 639m²，占 46.16%，其次是其他（主要是矮灌木）和水稻，分别占 11.11% 和 4.76%，有螺面积分别为 8 275m²，占 44.22%。因此山丘地区的沟渠及田地是杭州市钉螺孳生的主要环境，环境内杂草丛生、沟渠纵横，同时随着苗木种植和农家旅游产业的兴起，种植园区内绿树成荫，土地常年不翻耕，形成钉螺良好的孳生环境，极易引起钉螺扩散蔓延。现况调查基本情况见表 2-7~ 表 2-9。

表 2-7　杭州市不同流行类型环境螺情现况调查基本情况

流行类型	调查环境 处数/处	有螺环境 处数/处	感染性有螺环境 处数/处	环境面积/m²	现有螺面积/m²	感染性钉螺 面积/m²
水网型	1 057	0	0	6 770 627	0	0
山丘型	2 795	63	0	38 317 206	18 714	0
合计	3 852	63	0	45 087 833	18 714	0

表 2-8　杭州市不同植被类型环境螺情现况调查基本情况

植被类别	调查环境处数/处	有螺环境处数/处	感染性有螺环境处数/处	环境面积/m²	现有螺面积/m²	感染性钉螺面积/m²
杂草	1 849	52	0	8 342 205	8 639	0
芦苇	24	0	0	68 826	0	0
树林	171	0	0	6 158 479	0	0
水稻	218	3	0	5 340 044	1 400	0
旱地作物	296	1	0	8 840 377	400	0
其他	1 294	7	0	16 337 902	8 275	0
合计	3 852	63	0	45 087 833	18 714	0

表 2-9　杭州市不同环境类型螺情现况调查基本情况

环境类型	调查环境处数/处	有螺环境处数/处	感染性有螺环境处数/处	环境面积/m²	现有螺面积/m²	感染性钉螺面积/m²
沟渠	1 176	49	0	2 107 425	8 225	0
塘堰	631	0	0	1 439 859	0	0
水田	627	7	0	19 052 493	7 385	0
旱地	304	0	0	10 809 673	0	0
滩地	18	1	0	405 982	100	0
其他	1 096	6	0	11 272 402	3 004	0
合计	3 852	63	0	45 087 833	18 714	0

2. 现场调查结果　本次钉螺调查对现有 3 852 处环境开展调查,系统抽样调查 160 710 框,环境抽查调查 2 078 766 框,仅临安区山丘型血吸虫病历史流行区查到钉螺,系统抽样查到活螺 420 框,捕获活螺 1 309 只,环境抽查查到活螺 394 框,捕获活螺 1 569 只,经解剖未发现感染性钉螺。有螺环境类型主要为沟渠、水田及其他(指苗木地),主要植被类型为杂草、其他(主要是矮灌木)和水稻。杭州市现有螺的临安区活螺平均密度是 0.226 6 只/0.1m²,有螺框出现率 7.057 5%,说明部分地区钉螺密度仍比较高。不同植被类型中:杂草的活螺密度和有螺框出现率最高,分别为 0.314 4 只/0.1m² 和 10.313 3%;其次为其他指矮灌木,活螺密度和有螺框出现率算数均数分别为 0.155 3 只/0.1m² 和 3.413 8%;不同环境类型中,滩地活螺密度和有螺框出现率算数均数最高,分别为 1.250 0 只/0.1m² 和 12.500 0%;其次是沟渠环境,活螺密度和有螺框出现率算数均数分别为 0.295 7 只/0.1m² 和 10.498 9%。由此可见,水源丰富、植被茂盛的环境极易促使钉螺孳生和扩散,彻底进行环境综合改造有助于螺情的控制。详见表 2-10~ 表 2-12。

表 2-10　杭州市不同流行类型环境钉螺调查结果

流行类型	系统抽样						环境抽查					
	调查框数/框	活螺框数/框	捕获螺数/只	活螺数/只	感染性钉螺框数/框	感染螺数/只	调查框数/框	活螺框数/框	捕获螺数/只	活螺数/只	感染性钉螺框数/框	感染螺数/只
水网型	39 037	0	0	0	0	0	232 678	0	0	0	0	0
山丘型	121 673	420	1 309	1 309	0	0	1 846 088	394	1 569	1 569	0	0
合计	160 710	420	1 309	1 309	0	0	2 078 766	394	1 569	1 569	0	0

表 2-11　杭州市不同植被类型环境钉螺调查结果

植被类别	系统抽样						环境抽查					
	调查框数/框	活螺框数/框	捕获螺数/只	活螺数/只	感染性钉螺框数/框	感染螺数/只	调查框数/框	活螺框数/框	捕获螺数/只	活螺数/只	感染性钉螺框数/框	感染螺数/只
杂草	52 148	285	789	789	0	0	401 332	268	1 015	1 015	0	0
芦苇	921	0	0	0	0	0	3 309	0	0	0	0	0
树林	5 581	0	0	0	0	0	149 063	0	0	0	0	0
水稻	46 714	28	110	110	0	0	324 804	30	150	150	0	0
旱地作物	10 422	3	20	20	0	0	364 825	2	20	20	0	0
其他	44 924	104	390	390	0	0	835 433	94	384	384	0	0
合计	160 710	420	1 309	1 309	0	0	2 078 766	394	1 569	1 569	0	0

表 2-12　杭州市不同环境类型钉螺调查结果

环境类型	系统抽样						环境抽查					
	调查框数/框	活螺框数/框	捕获螺数/只	活螺数/只	感染性钉螺框数/框	感染螺数/只	调查框数/框	活螺框数/框	捕获螺数/只	活螺数/只	感染性钉螺框数/框	感染螺数/只
沟渠	43 843	281	754	754	0	0	239 546	259	898	898	0	0
塘堰	15 358	0	0	0	0	0	72 675	0	0	0	0	0
水田	78 875	113	353	353	0	0	1 001 728	95	264	264	0	0
旱地	4 011	0	0	0	0	0	369 017	0	0	0	0	0
滩地	442	3	30	30	0	0	18 134	5	100	100	0	0
其他	18 181	23	172	172	0	0	377 666	35	307	307	0	0
合计	160 710	420	1 309	1 309	0	0	2 078 766	394	1 569	1 569	0	0

　　杭州市曾经是浙江省血吸虫病流行较严重的地区之一,在达到血吸虫病传播阻断标准后,部分地区领导干部对血防工作不够重视,存在思想麻痹松懈、血防队伍青黄不接、经费短缺等问题;加上部分医疗单位对血吸虫病诊治和防治工作不够重视,未定期对新进人员开展血防相关知识的培训,基层医疗单位医务人员血防知识知晓率明显偏低。杭州市目前仍有较大范围的钉螺可孳生环境存在,临安区残存有螺环境复杂,有螺面积较大,并呈现一定程度的扩散趋势。杭州作为一个经济及旅游发达城市,随着社会经济的快速发展,涌入的外来务工人员和游客也不断增加,其中不乏来自周边血吸虫病疫情地区的人员。因此,一旦有血吸虫病传染源和钉螺输入,极易引起血吸虫病重新传播流行,危险因素依然存在,可见血防工作任重而道远。建议各级政府及有关部门要进一步加强组织领导,加大血防经费的投入,全面落实查灭钉螺措施,积极防控传染源,对基层血防人员、临床医生进行血吸虫病防控技能和诊治知识的培训,在群众中广泛开展健康教育等。

　　(感谢杭州市老一辈血防人员及各县(市、区)疾控中心、基层血防人员提供的宝贵的血吸虫病历史资料及调查数据!)

朱素娟　徐卫民　王衡
杭州市疾病预防控制中心

第二节　下城区血吸虫病螺情调查报告

下城区位于杭州市的中心地带,地处平原,面积31.46km²,属亚热带季风气候。下城区辖天水、武林、长庆、潮鸣、朝晖、文晖、东新、石桥8个街道,下设74个社区。2018年末,该区常住人口约56.20万,户籍人口410 519人。

下城区是54个血吸虫病流行县之一,历史累计钉螺面积218 850m²,历史累计血吸虫病病人2 847人,其中晚期血吸虫病病人28例。经过几十年防治,于1971年达到血吸虫病传播控制标准,1984年达到传播阻断标准。1985年转入血吸虫病监测巩固阶段以来,下城区一直坚持螺情和病情监测双管齐下,严抓血吸虫病防治工作不放松,迄今保持无感染性钉螺、无本地急性血吸虫病病人和新感染病人(畜),血防成果巩固。

一、调查与质控

根据《浙江省卫计委关于开展浙江省钉螺调查工作的通知》和《浙江省血防中心关于下发〈浙江省钉螺调查实施细则〉的通知》(浙血防〔2016〕8号)要求,为了全面了解下城区历史有螺环境和可疑钉螺孳生环境情况及钉螺分布情况,利用以往的查螺图账并结合地理信息技术完成钉螺孳生环境的电子化制图,下城区开展了钉螺调查工作。

本次对辖区内1个历史流行街道(石桥街道)的4个村(石桥村、杨家村、永丰村、华丰村)的历史有螺环境和可疑钉螺孳生环境开展钉螺调查。下城区钉螺调查人员多次参加省血防中心举办的钉螺调查培训,所有调查人员经测试合格后方可参与钉螺调查工作。区疾控中心多次邀请杭州市疾控中心专家进行血吸虫病防治知识讲座并指导查螺工作。区疾控中心专业人员通过历年防治资料、资料汇编、血防志、现场询问老血防人等途径收集和整理螺情信息,以历史有螺环境和可疑钉螺孳生环境为调查对象,对每处环境进行登记。同时在老血防专员的带领下,对4个行政村的各个环境实地走访勘察并用GPS对各个环境的经纬度进行定位。调查过程中数据均及时上报市疾控中心和省血防中心进行审核,及时并规范地完成本次调查工作。

二、结果和讨论

(一)钉螺孳生环境调查

1. 历史钉螺孳生概况　在下城区的1个历史流行街道的4个历史流行村调查了4处钉螺孳生环境,均为水网型,累计环境面积和历史累计有螺面积均为218 850m²;首次发现钉螺的年份为1949年,最近一次查到钉螺年份为1974年。详见表2-13。

表2-13　下城区钉螺孳生环境调查基本情况

流行类型	环境处数/处	累计环境面积/m²	历史累计有螺面积/m²	首次发现钉螺年份	最近一次查到钉螺年份	首次发现感染性钉螺年份	最近一次查到感染性钉螺年份
水网型	4	218 850	218 850	1949	1974	—	—
山丘型	0	0	0			—	—
合计	4	218 850	218 850	1949	1974	—	—

2. 钉螺孳生环境演变情况　下城区自1974年最后一次查到钉螺后,至今未再发现残存钉螺。本次钉螺调查结果显示,辖区内无Ⅰ类和Ⅱ类钉螺孳生环境;有1处Ⅲ类钉螺孳生环境,历史累计有螺面积和累计环境面积均为83 320m²,历史和现在环境类型均为沟渠(表2-14);有3处Ⅳ类钉螺孳生环境,历史累计有螺面积和累计环境面积均为135 530m²,历史和现在环境类型均为沟渠,Ⅳ类环境中首次发现钉螺的年份为1949年,最近一次查到钉螺年份为1969年(表2-15)。

表 2-14　下城区Ⅲ类钉螺孳生环境演变类型基本情况

历史环境		现在环境处数/处						累计环境面积/m²	历史累计有螺面积/m²	首次发现钉螺年份	最近一次查到钉螺年份	首次发现感染性钉螺年份	最近一次查到感染性钉螺年份
环境类型	环境处数/处	沟渠	塘堰	水田	旱地	滩地	其他						
沟渠	1	1	0	0	0	0	0	83 320	83 320	—	1974	—	—
塘堰	0	0	0	0	0	0	0	0	0	—	—	—	—
水田	0	0	0	0	0	0	0	0	0	—	—	—	—
旱地	0	0	0	0	0	0	0	0	0	—	—	—	—
滩地	0	0	0	0	0	0	0	0	0	—	—	—	—
其他	0	0	0	0	0	0	0	0	0	—	—	—	—
合计	1	1	0	0	0	0	0	83 320	83 320	—	1974	—	—

表 2-15　下城区Ⅳ类钉螺孳生环境演变类型基本情况

历史环境		现在环境处数/处						累计环境面积/m²	历史累计有螺面积/m²	首次发现钉螺年份	最近一次查到钉螺年份	首次发现感染性钉螺年份	最近一次查到感染性钉螺年份
环境类型	环境处数/处	沟渠	塘堰	水田	旱地	滩地	其他						
沟渠	3	3	0	0	0	0	0	135 530	135 530	1949	1969	—	—
塘堰	0	0	0	0	0	0	0	0	0	—	—	—	—
水田	0	0	0	0	0	0	0	0	0	—	—	—	—
旱地	0	0	0	0	0	0	0	0	0	—	—	—	—
滩地	0	0	0	0	0	0	0	0	0	—	—	—	—
其他	0	0	0	0	0	0	0	0	0	—	—	—	—
合计	3	3	0	0	0	0	0	135 530	135 530	1949	1969	—	—

（二）钉螺分布调查

下城区 4 处历史有螺环境流行类型均为水网型,覆盖植被为杂草,均为沟渠环境,本次调查中均未发现钉螺,结果见表 2-16~ 表 2-18。

表 2-16　下城区不同流行类型环境螺情现况调查基本情况

流行类型	调查环境处数/处	有螺环境处数/处	感染性有螺环境处数/处	环境面积/m²	现有螺面积/m²	感染性钉螺面积/m²
水网型	4	0	0	0	0	0
山丘型	0	0	0	0	0	0
合计	4	0	0	0	0	0

表 2-17　下城区不同植被类型环境螺情现况调查基本情况

植被类别	调查环境处数/处	有螺环境处数/处	感染性有螺环境处数/处	环境面积/m²	现有螺面积/m²	感染性钉螺面积/m²
杂草	4	0	0	0	0	0
芦苇	0	0	0	0	0	0
树林	0	0	0	0	0	0
水稻	0	0	0	0	0	0
旱地作物	0	0	0	0	0	0
其他	0	0	0	0	0	0
合计	4	0	0	0	0	0

表 2-18 下城区不同环境类型螺情现况调查基本情况

环境类型	调查环境处数/处	有螺环境处数/处	感染性有螺环境处数/处	环境面积/m²	现有螺面积/m²	感染性钉螺面积/m²
沟渠	4	0	0	0	0	0
塘堰	0	0	0	0	0	0
水田	0	0	0	0	0	0
旱地	0	0	0	0	0	0
滩地	0	0	0	0	0	0
其他	0	0	0	0	0	0
合计	4	0	0	0	0	0

下城区本次在石桥街道的石桥村、永丰村、华丰村、杨家村等4个历史流行村调查了4处环境,其中Ⅲ类和Ⅳ类环境分别为1处和3处,面积分别为83 320m²和135 530m²,辖区内目前无Ⅰ类和Ⅱ类环境存在。对4处历史有螺环境采用环境抽查法进行设框调查,共设1 895框,查螺投工95工,调查结果显示环境类型均为沟渠,覆盖植被为杂草,未发现钉螺。

下城区辖区内只存在1个历史流行街道,即石桥街道。在一代又一代的血防人员努力下,4处历史有螺环境中有3处,包括石桥村的南大河、永丰村的康家河、华丰村的褚家河等均进行了彻底的环境改造,已不具备钉螺孳生条件。但还有1处环境,即杨家村(经度为东经120.189 60°,纬度为北纬30.326 34°)的蔡家桥河历史有螺环境仍未完全改造,目前仍具备钉螺孳生的基本条件。虽然自1974年最后一次发现钉螺以来,杨家村在40余年中未监测到钉螺,但是由于适宜钉螺孳生的土壤、植被等条件存在,钉螺有可能会复现,绝不能放松警惕。石桥街道杨家村作为下城区国家级血吸虫病监测点,每年按监测点工作要求一丝不苟的开展查螺、查病等血吸虫病监测工作。

自1985年转入血吸虫病监测巩固阶段以来,下城区根据省血吸虫病防治规划和辖区历史螺情,每年制订年度血防工作计划,对石桥地区开展查灭螺工作,辅以重点环境复查,根据查灭螺任务投入充足查灭螺用工数,加大监测力度,提高监测质量。2016—2018年每年分别查螺13 000m²、12 900m²、11 000m²,共查螺36 900m²,超额完成平均每年10 000m²的工作任务,结果均未发现钉螺;建立健全血吸虫病的发现、登记报告和治疗管理制度,完善自查记录和奖惩措施,对查到急性血吸虫病病人的医疗机构给予现金奖励。对辖区内来自或往返于湖北、湖南、江西、安徽、江苏、云南和四川等七省疫区的流动人口进行摸底调查和血吸虫血清学抗体检测。2016—2018年分别对目标流动人口查了517人、512人、420人,共1 449人,超额完成每年400人的工作任务,结果未查到血清学抗体阳性者。每年4月份,下城区按照杭州市的统一部署开展领导干部查螺日活动,领导干部亲临现场和查螺人员一起开展查螺活动,同时以专家讲座、知识竞赛、查螺技能比武等多种形式普及血吸虫病防治知识、提高血防人员的血吸虫病基础理论知识,提升辖区查螺队伍专业素养。

下城区今后血防工作仍将以螺情监测为重点,同时加强流动人群的血吸虫病血清学监测工作不放松,定期开展血防知识培训,开展查螺技能比赛,以赛促训,掌握血防知识和查螺技能,利用讲座、微信、宣传栏等各种途径开展血吸虫病防病知识宣传,提高群众血防意识,多管齐下,巩固血防成果。

桂娟娟 寿钧 周晓红 席胜军 帅慧群
下城区疾病预防控制中心

第三节 江干区血吸虫病螺情调查报告

江干区位于杭州大都市的中心区域,东毗钱塘江,西依西子湖,中贯京杭大运河,面积104.44km²,在汉前(公元前206年)为海涂地架,后经泥沙冲击,于唐五代钱镠筑捍海塘以后,逐渐出现田畴,形成平原,属钱塘江衡积平原,地势平坦,地面自然标高为5.2~6.2m。气候上属亚热带季风性气候,年平均气温16.27℃,平均相对湿度68%,年平均降雨1 452.5mm,常年主导风向为东南风。气候温和,日照充足,四季分明,雨水充沛,无冻害等灾害性气候。1949年5月杭州解放后,第五区改名为江干区,所辖范围至1996年未变。其后,辖区地域经过数次调整,至2018年末,江干区下辖闸弄口、凯旋、采荷、四季青、笕桥、彭埠、九堡和丁兰8个街道143个社区4个行政村,全区常住人口78.0万,公安部门登记户籍人口47.1万。

江干区多湖泊河流,水流缓慢,岸边杂草丛生,属于水网型血吸虫病流行区。全区5个流行街道45个流行村,历史累计钉螺面积1 031 960m²。1989年,浙江省消灭血吸虫病达标考核验收组对江干区进行全面考核验收,认为已达到血吸虫病传播阻断标准,上报省人民政府地方病领导小组审批,同年以浙地防〔1989〕6号文件批复江干区达到血吸虫病传播阻断标准。此后,江干区血防工作转入巩固监测阶段,1996年以后再未查到钉螺,属于无螺县。

一、调查与质控

为进一步掌握江干区钉螺分布情况,制订血吸虫病防治策略措施提供科学依据,根据《浙江省卫计委关于开展浙江省钉螺调查工作的通知》和《浙江省血防中心关于下发〈浙江省钉螺调查实施细则〉的通知》(浙血防〔2016〕8号)精神,江干区组织老血防专管员和相关专业人员,对血吸虫病历史有螺环境和现有可疑钉螺孳生环境进行调查,利用电子软件建立螺情数据库和经纬度地图。

根据要求,江干区积极参加全省钉螺调查工作推进会暨强化培训班,并按照省血防中心统一部署,积极举办"江干区查螺图账电子化培训班",使相关专业人员熟悉并掌握地理信息采集和查螺图账绘制技术。所有调查人员必须经过培训,经测试合格后方可参与钉螺调查工作。区疾控中心将查螺图账电子化工作纳入当年考核,不定期对5个街道的钉螺调查工作进行理论检查指导,并保证1~2次现场督查,及时解决调查中发现的问题。区疾控中心对各街道的数据进行初步审核,审核无误后发送给省血吸虫病防治中心。

二、结果和讨论

(一)钉螺孳生环境调查

1. 历史钉螺孳生概况　随着杭州市城市东扩,钱江新城、城东新城等地区快速崛起,江干区正逐步从原来的"菜篮子"基地成长为杭州的政治、经济、文化和交通枢纽中心,土地使用性质发生了巨大变化,许多适合钉螺生长区域被大幅度改造,适宜钉螺生存的环境已大面积减少。

调查显示,江干区5个街道45个历史流行村共计102个查螺条块,均为水网型环境,累计环境面积1 034 310m²,历史累计有螺面积1 031 960m²,最近一次查到钉螺年份为1996年,地址在笕桥街道笕桥机场内。钉螺孳生环境调查基本情况见表2-19。

表2-19　江干区钉螺孳生环境调查基本情况

流行类型	环境处数/处	累计环境面积/m²	历史累计有螺面积/m²	首次发现钉螺年份	最近一次查到钉螺年份	首次发现感染性钉螺年份	最近一次查到感染性钉螺年份
水网型	102	1 034 310	1 031 960	—	1996	—	—
山丘型	0	0	0	—	—	—	—
合计	102	1 034 310	1 031 960	—	1996	—	—

2. 钉螺孳生环境演变情况　经城市改造,撤村建居,合并、河道整治等措施后,江干区钉螺孳生环境被人为地部分或彻底改变,现无Ⅰ类和Ⅱ类环境,多为Ⅲ类环境(93处)和Ⅳ类环境(9处)。

全区有Ⅲ类环境(孳生环境被人为部分改变,尚具备钉螺孳生的基本条件)93处,历史累计有螺面积982 280m²,以沟渠(80处,占86.02%)和塘堰(11处,占11.83%)为主,见表2-20。

表2-20 江干区Ⅲ类钉螺孳生环境演变类型基本情况

历史环境		现在环境处数/处						累计环境面积/m²	历史累计有螺面积/m²	首次发现钉螺年份	最近一次查到钉螺年份	首次发现感染性钉螺年份	最近一次查到感染性钉螺年份
环境类型	环境处数/处	沟渠	塘堰	水田	旱地	滩地	其他						
沟渠	80	78	0	0	1	0	1	530 913	528 563	—	1972	—	—
塘堰	11	1	7	0	2	0	1	449 627	449 627	—	1996	—	—
水田	0	0	0	0	0	0	0	0	0	—	—	—	—
旱地	1	0	0	0	1	0	0	3 590	3 590	—	1970	—	—
滩地	0	0	0	0	0	0	0	0	0	—	—	—	—
其他	1	0	0	0	0	0	1	500	500	—	1970	—	—
合计	93	79	7	0	4	0	3	984 630	982 280	—	1996	—	—

全区有Ⅳ类环境(孳生环境被人为彻底改变,已不具备钉螺孳生条件)9处,历史累计有螺面积49 680m²,以沟渠(7处,占77.78%)为主,其余为塘堰(2处,占22.22%),见表2-21。

表2-21 江干区Ⅳ类钉螺孳生环境演变类型基本情况

历史环境		现在环境处数/处						累计环境面积/m²	历史累计有螺面积/m²	首次发现钉螺年份	最近一次查到钉螺年份	首次发现感染性钉螺年份	最近一次查到感染性钉螺年份
环境类型	环境处数/处	沟渠	塘堰	水田	旱地	滩地	其他						
沟渠	7	3	0	0	2	0	2	41 280	41 280	—	1970	—	—
塘堰	2	0	0	0	2	0	0	8 400	8 400	—	1970	—	—
水田	0	0	0	0	0	0	0	0	0	—	—	—	—
旱地	0	0	0	0	0	0	0	0	0	—	—	—	—
滩地	0	0	0	0	0	0	0	0	0	—	—	—	—
其他	0	0	0	0	0	0	0	0	0	—	—	—	—
合计	9	3	0	0	4	0	2	49 680	49 680	—	1970	—	—

(二) 钉螺分布调查

1. 调查概况 江干区5个街道45个历史流行村均已开展过符合全国钉螺调查基本需求的调查,共调查环境102处228 521m²,均未发现有螺,见表2-22。

表2-22 江干区不同流行类型环境螺情现况调查基本情况

流行类型	调查环境处数/处	有螺环境处数/处	感染性有螺环境处数/处	环境面积/m²	现有螺面积/m²	感染性钉螺面积/m²
水网型	102	0	0	228 521	0	0
山丘型	0	0	0	0	0	0
合计	102	0	0	228 521	0	0

按不同植被类型环境分,共调查杂草76处190 678m²,树林19处37 443m²,旱地作物4处400m²,其他植被环境3处0m²,均未发现有螺,见表2-23。

按不同环境类型分,共调查沟渠82处154 648m²,塘堰7处63 210m²,旱地8处8 743m²,其他5处1 920m²。均未发现有螺。详见表2-24。

表 2-23　江干区不同植被类型环境螺情现况调查基本情况

植被类别	调查环境处数/处	有螺环境处数/处	感染性有螺环境处数/处	环境面积/m²	现有螺面积/m²	感染性钉螺面积/m²
杂草	76	0	0	190 678	0	0
芦苇	0	0	0	0	0	0
树林	19	0	0	37 443	0	0
水稻	0	0	0	0	0	0
旱地作物	4	0	0	400	0	0
其他	3	0	0	0	0	0
合计	102	0	0	228 521	0	0

表 2-24　江干区不同环境类型螺情现况调查基本情况

环境类型	调查环境处数/处	有螺环境处数/处	感染性有螺环境处数/处	环境面积/m²	现有螺面积/m²	感染性钉螺面积/m²
沟渠	82	0	0	154 648	0	0
塘堰	7	0	0	63 210	0	0
水田	0	0	0	0	0	0
旱地	8	0	0	8 743	0	0
滩地	0	0	0	0	0	0
其他	5	0	0	1 920	0	0
合计	102	0	0	228 521	0	0

2. 现场调查结果　此次钉螺现场调查,共计系统抽样调查 21 466 框,环境抽查 43 005 框,均未捕获活螺,见表 2-25。

表 2-25　江干区不同流行类型环境钉螺调查结果

流行类型	系统抽样						环境抽查					
	调查框数/框	活螺框数/框	捕获螺数/只	活螺数/只	感染性钉螺框数/框	感染螺数/只	调查框数/框	活螺框数/框	捕获螺数/只	活螺数/只	感染性钉螺框数/框	感染螺数/只
水网型	21 466	0	0	0	0	0	43 005	0	0	0	0	0
山丘型	0	0	0	0	0	0	0	0	0	0	0	0
合计	21 466	0	0	0	0	0	43 005	0	0	0	0	0

按不同植被类型环境分,杂草系统抽样调查 19 309 框,环境抽查 38 693 框;树林系统抽样调查 2 096 框,环境抽查 4 192 框;旱地系统抽样调查 61 框,环境抽查 120 框。均未捕获活螺。详见表 2-26。

表 2-26　江干区不同植被类型环境钉螺调查结果

植被类别	系统抽样						环境抽查					
	调查框数/框	活螺框数/框	捕获螺数/只	活螺数/只	感染性钉螺框数/框	感染螺数/只	调查框数/框	活螺框数/框	捕获螺数/只	活螺数/只	感染性钉螺框数/框	感染螺数/只
杂草	19 309	0	0	0	0	0	38 693	0	0	0	0	0
芦苇	0	0	0	0	0	0	0	0	0	0	0	0
树林	2 096	0	0	0	0	0	4 192	0	0	0	0	0

续表

植被类别	系统抽样						环境抽查					
	调查框数/框	活螺框数/框	捕获螺数/只	活螺数/只	感染性钉螺框数/框	感染螺数/只	调查框数/框	活螺框数/框	捕获螺数/只	活螺数/只	感染性钉螺框数/框	感染螺数/只
水稻	0	0	0	0	0	0	0	0	0	0	0	0
旱地作物	61	0	0	0	0	0	120	0	0	0	0	0
其他	0	0	0	0	0	0	0	0	0	0	0	0
合计	21 466	0	0	0	0	0	43 005	0	0	0	0	0

按不同环境类型分,沟渠系统抽样调查 15 438 框,环境抽查 31 060 框;塘堰系统抽样调查 5 315 框,环境抽查 10 530 框;旱地系统抽样调查 374 框,环境抽查 742 框;其他系统抽样调查 339 框,环境抽查 673 框。均未捕获活螺。详见表 2-27。

表 2-27 江干区不同环境类型钉螺调查结果

环境类型	系统抽样						环境抽查					
	调查框数/框	活螺框数/框	捕获螺数/只	活螺数/只	感染性钉螺框数/框	感染螺数/只	调查框数/框	活螺框数/框	捕获螺数/只	活螺数/只	感染性钉螺框数/框	感染螺数/只
沟渠	15 438	0	0	0	0	0	31 060	0	0	0	0	0
塘堰	5 315	0	0	0	0	0	10 530	0	0	0	0	0
水田	0	0	0	0	0	0	0	0	0	0	0	0
旱地	374	0	0	0	0	0	742	0	0	0	0	0
滩地	0	0	0	0	0	0	0	0	0	0	0	0
其他	339	0	0	0	0	0	673	0	0	0	0	0
合计	21 466	0	0	0	0	0	43 005	0	0	0	0	0

钉螺是日本血吸虫的唯一中间宿主,血吸虫病的流行与钉螺的分布密切相关。江干区自 1989 年达到血吸虫病阻断标准以来,血防工作进入了监测巩固阶段,采取以"查灭残存钉螺和防控外来传染源为主的综合性巩固策略",每年对 5 个历史有螺街道开展查螺和查病工作。

此次调查未发现本地感染的血吸虫病病人,也未发现钉螺。共登记环境 102 处,其中Ⅲ类环境(孳生环境被人为部分改变,尚具备钉螺孳生的基本条件)93 处,Ⅳ类环境(孳生环境被人为彻底改变,已不具备钉螺孳生条件)9 处。这些历史有螺区经过多年的历史变迁,虽然钉螺孳生环境被人为改变,部分环境已完全不具备查螺条件,但仍存有部分适宜钉螺孳生的环境,而且这些环境大部分为沟渠和塘堰,杂草丛生,是钉螺孳生的天然最佳环境。同时,随着人口流动日益频繁,周边血吸虫病流行省份人口大量涌入,导致江干区近年来时有输入性疫情发生,良好的生态环境和外来植物的引入都易使钉螺孳生复现,也给血防工作带来了巨大的挑战。因此,对血防工作依然不能掉以轻心,需加强查螺员培训,提高查螺质量和监测敏感性。重点关注血吸虫病流行区外来务工人员传染源输入的风险,有螺区域苗木移植活螺带入的可能性,防止"瘟神"重现。

通过此次调查,较为系统、全面地摸清了江干区历史有螺环境和可疑钉螺孳生环境的分布,建立了以条块为单位的电子化软件螺情数据库和经纬度地图,极大地方便了后续钉螺孳生地的螺情状况追踪,为今后开展钉螺回顾调查和螺情监测提供了重要的技术支撑,同时也弥补了血防历史资料较少的不足。

在本次调查中,也暴露出了一些问题:一是由于基层血防工作人员新老交替,城市改造撤村建居、合并等原因,血防历史资料丢失,档案中可查的历史资料较少;二是血防队伍逐渐萎缩、老化,新上岗的血防工作人员对历史情况不熟悉,影响了血防工作的延续性;三是江干区最后一次查到钉螺是1996年在笕桥街道笕桥机场内,此后再未查到钉螺,血防工作人员思想上有所松懈。今后需有效落实各项工作任务,把血防工作纳入区政府对街道公共卫生年度目标管理考核内容,以扎实推进血防工作的稳步提升。近年来血防监测巩固任务加重,仍需加强组织领导,以形成"分管领导具体抓,责任科室直接抓,相关部门配合抓"的多部门协作工作模式。此外,需加大财政经费投入力度,保证专项经费,以确保血防工作的正常开展。区疾控中心负责落实辖区内新上岗血防专管员的培训工作,督促社区卫生服务中心做好新旧交接工作。同时做好宣传工作,充分利用大众传播媒介,采用多种形式广泛深入开展宣传教育活动,提高群众血防意识,切实巩固血防成果。

徐玲　倪志敏　杨根美

江干区疾病预防控制中心

第四节　拱墅区血吸虫病螺情调查报告

拱墅区位于浙江省杭州市市区中部,东南接江干区、下城区,西北与西湖区、余杭区相邻,总面积约692 100m²,现辖半山、康桥、祥符、上塘、米市巷、湖墅、小河、拱宸桥、和睦、大关10个街道,有99个社区。2018年末,全区户籍人口380 879人。拱墅区东北枕半山,京杭大运河纵贯自南而北而入,地势东北高西南低。平地平均海拔45m,河道港渠纵横交错,京杭大运河、宦塘河、古新河流经境内;余杭塘河、胜利河、康桥新河等与京杭大运河沟通;上塘河由南而北折东出境。拱墅区属亚热带气候,年平均气温16℃左右;年降雨主要集中在3—4月份和7—9月份两季,年降雨量为1 480.6mm,年日照在1 750h左右,山地面积约占总面积的7%,绿化覆盖面积17.35km²,其中山林绿化覆盖面积9.80km²。

中华人民共和国成立前,血吸虫病曾在拱墅区流行猖獗,严重危害人民的身体健康,造成经济落后,贫病交加,民不聊生的凄惨景象。据历史资料记载,祥符街道、康桥街道、半山街道和上塘街道为历史有螺地区,于1956年发现血吸虫病流行。拱墅区卫生防疫站1962—1982年工作总结材料显示,原上塘公社中素有"寡妇村"之称的黄婆庄生产队流行最甚,主要男劳动力几乎均受血吸虫病所害,妇女、儿童幸免。1962年前,在党和政府领导下多次查螺、灭螺和检查感染病人,有的大队粪检阳性率仍在50%以上。防疫站成立以后,反复组织力量多次清查螺情,建立螺情图账、水系分布、图纲。经过几年奋战,反复查螺、灭螺面积超过200 000m²。到1969年年底,螺情控制达到基本消灭阶段。1971年达到血吸虫病传播控制标准,1984年达到血吸虫病传播阻断标准。自达标后,全区转入血吸虫病监测巩固阶段,采取"查灭残存钉螺和防控外来传染源为主的综合性防治策略",实施监测工作管理规范化、队伍专业化,开展一系列血吸虫病防控工作,至今未再发现本地新感染病人(畜)、急性血吸虫病病人和感染性钉螺,血防消除成果巩固。

一、调查与质控

为进一步掌握拱墅区钉螺分布情况,2016—2017年,根据《浙江省卫计委关于开展浙江省钉螺调查工作的通知》和《浙江省血防中心关于下发〈浙江省钉螺调查实施细则〉的通知》(浙血防〔2016〕8号)精神,拱墅区对全区祥符街道、康桥街道、半山街道和上塘街道4个历史有螺街道27个历史有螺社区进行螺情调查。

在查螺工作前,区疾控中心组织全区查螺技能培训,包括历史有螺街道公共卫生管理员,各社区卫生服务中心防保人员参加,累次培训70人次。同时组织全区各社区卫生服务中心开展血吸虫病查螺技能竞赛,邀请市疾控中心地防所专家担任评委,全区各社区卫生服务中心参加竞赛。区疾控中心还组织全体职工进行血吸虫病防控技能竞赛,包括抢答环节和实地查螺环境,提升和保持血吸虫病防控技能。各查螺人员培训后上岗查螺,确保查螺工作质量,并积极开展查螺督导检查,累计督导检查达24人次,保质保量完成查螺任务。

二、结果和讨论

（一）钉螺孳生环境调查

1. 历史钉螺孳生概况 此次调查统计历史钉螺孳生环境共 51 处,均为水网型,累计环境面积 296 915m², 历史累计环境面积 237 030m², 首次发现钉螺和感染性钉螺年份均为 1956 年,最近一次查到感染性钉螺年份为 1962 年,最后一次查到钉螺年份为 1969 年,见表 2-28。

表 2-28 拱墅区钉螺孳生环境调查基本情况

流行类型	环境处数/处	累计环境面积/m²	历史累计有螺面积/m²	首次发现钉螺年份	最近一次查到钉螺年份	首次发现感染性钉螺年份	最近一次查到感染性钉螺年份
水网型	51	296 915	237 030	1956	1969	1956	1962
山丘型	0	0	0	—	—	—	—
合计	51	296 915	237 030	1956	1969	1956	1962

2. 钉螺孳生环境演变情况 通过查阅资料和现场调查,了解钉螺孳生环境基本信息及演变情况,目前拱墅区已无现有钉螺环境（Ⅰ类环境）、孳生环境未改变的历史有螺环境（Ⅱ类环境）和可疑钉螺孳生环境（Ⅴ类环境）,仅存孳生环境被人为部分改变的历史有螺环境（Ⅲ类环境）和孳生环境被人为彻底改变的历史有螺环境（Ⅳ类环境）。其中Ⅲ类钉螺孳生环境共 45 处,历史环境均为水田,现由于城市建设,环境治理,水田转变为河流 40 处,旱地 5 处,累计环境面积 273 125m², 历史累计有螺面积 220 460m²（表 2-29）。Ⅳ类环境 6 处,历史环境均为水田,其中 2 处转变为沟渠,4 处为河流,累计环境面积 23 790m², 历史累计有螺面积 16 570m²（表 2-30）。

表 2-29 拱墅区Ⅲ类钉螺孳生环境演变类型基本情况

历史环境		现在环境处数/处						累计环境面积/m²	历史累计有螺面积/m²	首次发现钉螺年份	最近一次查到钉螺年份	首次发现感染性钉螺年份	最近一次查到感染性钉螺年份
环境类型	环境处数/处	沟渠	塘堰	水田	旱地	滩地	其他						
沟渠	0	0	0	0	0	0	0	0	0	—	—	—	—
塘堰	0	0	0	0	0	0	0	0	0	—	—	—	—
水田	45	0	0	0	5	0	40	273 125	220 460	1956	1969	1956	1962
旱地	0	0	0	0	0	0	0	0	0	—	—	—	—
滩地	0	0	0	0	0	0	0	0	0	—	—	—	—
其他	0	0	0	0	0	0	0	0	0	—	—	—	—
合计	45	0	0	0	5	0	40	273 125	220 460	1956	1969	1956	1962

表 2-30 拱墅区Ⅳ类钉螺孳生环境演变类型基本情况

历史环境		现在环境处数/处						累计环境面积/m²	历史累计有螺面积/m²	首次发现钉螺年份	最近一次查到钉螺年份	首次发现感染性钉螺年份	最近一次查到感染性钉螺年份
环境类型	环境处数/处	沟渠	塘堰	水田	旱地	滩地	其他						
沟渠	0	0	0	0	0	0	0	0	0	—	—	—	—
塘堰	0	0	0	0	0	0	0	0	0	—	—	—	—
水田	6	2	0	0	0	0	4	23 790	16 570	1956	1969	1956	1962
旱地	0	0	0	0	0	0	0	0	0	—	—	—	—
滩地	0	0	0	0	0	0	0	0	0	—	—	—	—
其他	0	0	0	0	0	0	0	0	0	—	—	—	—
合计	6	2	0	0	0	0	4	23 790	16 570	1956	1969	1956	1962

（二）钉螺分布调查

1. 调查概况　此次调查历史有螺环境 51 处,历史均为水网型,目前均无残存钉螺,环境面积 296 915m²。根据不同植被类型调查,发现杂草环境 35 处,环境面积 214 995m²;树林 1 处,环境面积 1 500m²;旱地作物 5 处,环境面积 29 300m²;其他植被 10 处,环境面积 51 120m²。调查不同环境类型基本情况,沟渠 2 处,环境面积 4 500m²;旱地 5 处,环境面积 25 600m²;其他环境 44 处,环境面积 266 815m²。详见表 2-31~ 表 2-33。

表 2-31　拱墅区不同流行类型环境螺情现况调查基本情况

流行类型	调查环境处数/处	有螺环境处数/处	感染性有螺环境处数/处	环境面积/m²	现有螺面积/m²	感染性钉螺面积/m²
水网型	51	0	0	296 915	0	0
山丘型	0	0	0	0	0	0
合计	51	0	0	296 915	0	0

表 2-32　拱墅区不同植被类型环境螺情现况调查基本情况

植被类别	调查环境处数/处	有螺环境处数/处	感染性有螺环境处数/处	环境面积/m²	现有螺面积/m²	感染性钉螺面积/m²
杂草	35	0	0	214 995	0	0
芦苇	0	0	0	0	0	0
树林	1	0	0	1 500	0	0
水稻	0	0	0	0	0	0
旱地作物	5	0	0	29 300	0	0
其他	10	0	0	51 120	0	0
合计	51	0	0	296 915	0	0

表 2-33　拱墅区不同环境类型螺情现况调查基本情况

环境类型	调查环境处数/处	有螺环境处数/处	感染性有螺环境处数/处	环境面积/m²	现有螺面积/m²	感染性钉螺面积/m²
沟渠	2	0	0	4 500	0	0
塘堰	0	0	0	0	0	0
水田	0	0	0	0	0	0
旱地	5	0	0	25 600	0	0
滩地	0	0	0	0	0	0
其他	44	0	0	266 815	0	0
合计	51	0	0	296 915	0	0

2. 现场调查结果　按照查螺图账,采用框距为 5m 的系统抽样结合环境抽查 2 框的方法查螺,系统抽样累计调查框数 10 720 框,环境抽查累计调查框数 21 338 框,均未查到钉螺,见表 2-34。

根据不同植被类型分类,杂草环境调查系统抽样调查 7 937 框,环境抽查累计调查 15 790 框,树林系统抽样调查 100 框,环境抽查累计调查 200 框,旱地作物系统抽样调查 1 176 框,环境抽查累计调查 2 346 框,其他植被系统抽样调查 1 507 框,环境抽查累计调查 3 002 框,见表 2-35。

根据不同环境类型分类,沟渠环境系统抽样调查 130 框,环境抽查累计调查 260 框,旱地系统抽样调查 875 框,环境抽查累计调查 1 746 框,其他环境系统抽样调查 9 715 框,环境抽查累计调查 19 332 框,见表 2-36。

表 2-34 拱墅区不同流行类型环境钉螺调查结果

流行类型	系统抽样						环境抽查					
	调查框数/框	活螺框数/框	捕获螺数/只	活螺数/只	感染性钉螺框数/框	感染螺数/只	调查框数/框	活螺框数/框	捕获螺数/只	活螺数/只	感染性钉螺框数/框	感染螺数/只
水网型	10 720	0	0	0	0	0	21 338	0	0	0	0	0
山丘型	0	0	0	0	0	0	0	0	0	0	0	0
合计	10 720	0	0	0	0	0	21 338	0	0	0	0	0

表 2-35 拱墅区不同植被类型环境钉螺调查结果

植被类别	系统抽样						环境抽查					
	调查框数/框	活螺框数/框	捕获螺数/只	活螺数/只	感染性钉螺框数/框	感染螺数/只	调查框数/框	活螺框数/框	捕获螺数/只	活螺数/只	感染性钉螺框数/框	感染螺数/只
杂草	7 937	0	0	0	0	0	15 790	0	0	0	0	0
芦苇	0	0	0	0	0	0	0	0	0	0	0	0
树林	100	0	0	0	0	0	200	0	0	0	0	0
水稻	0	0	0	0	0	0	0	0	0	0	0	0
旱地作物	1 176	0	0	0	0	0	2 346	0	0	0	0	0
其他	1 507	0	0	0	0	0	3 002	0	0	0	0	0
合计	10 720	0	0	0	0	0	21 338	0	0	0	0	0

表 2-36 拱墅区不同环境类型钉螺调查结果

环境类型	系统抽样						环境抽查					
	调查框数/框	活螺框数/框	捕获螺数/只	活螺数/只	感染性钉螺框数/框	感染螺数/只	调查框数/框	活螺框数/框	捕获螺数/只	活螺数/只	感染性钉螺框数/框	感染螺数/只
沟渠	130	0	0	0	0	0	260	0	0	0	0	0
塘堰	0	0	0	0	0	0	0	0	0	0	0	0
水田	0	0	0	0	0	0	0	0	0	0	0	0
旱地	875	0	0	0	0	0	1 746	0	0	0	0	0
滩地	0	0	0	0	0	0	0	0	0	0	0	0
其他	9 715	0	0	0	0	0	19 332	0	0	0	0	0
合计	10 720	0	0	0	0	0	21 338	0	0	0	0	0

拱墅区近年来城市建设迅猛发展,区委区政府大力发展楼宇经济,城市建设得到进一步加强,原来的钉螺孳生环境都变成了整洁的河道、环保的绿化环境、拔地而起的高楼。此外,城市爱国卫生运动进一步加强,农村"改水改厕"完成,进一步降低血吸虫病传播的可能。全区采取以查灭残存钉螺和防控外来传染源为主的综合性防治策略,多年来不断地开展查螺、灭螺工作,防控成效显著,还应继续保持无急性血吸虫病病人、无新感染病人畜、无阳性钉螺的良好局面。但拱墅区仍存在历史钉螺孳生环境,血吸虫病防控工作并未得到全社会的广泛关注,不但普通群众缺少对血吸虫病的认识,各街道血防员和各社区卫生服务中心人员普遍无查螺经验,甚至无法正确区分钉螺,部分医务工作者也很少有机会接触血吸虫病病人,年轻医务人员对血吸虫病的临床表现及实验室经验相对欠缺,极易造成对该病的误诊,延误治疗时期。本区流动人口众多,有 30 余万人,流动性强,管理困难。随着我国居民经济水平不断提高,不仅是国内其他省

份流动人口,外国友人数量也进一步增加,且出国工作旅游人数也呈现上升趋势,进一步增加输入性血吸虫病病例发生的可能性。

在今后工作中,拱墅区将进一步加强血吸虫病防控工作力度。一是加大培训力度,提高防控能力。对医务人员加强开展血吸虫病防控知识培训和查螺培训,督促辖区内各医疗单位对医务人员加强开展血吸虫病防控知识的培训,确保防治工作的质量,临床各相关科室医务人员应掌握血吸虫病的知识与分布,对于来自疫区的流动人口或回国人员,有相应的血吸虫病临床症状更应引起重视,力争早发现、早诊断、早控制,严防疫情扩散。二是加强输入性血吸虫病病例监测。对流动人口中发现的病例实行属地化管理,加强对输入病例和原发地疾控机构的信息沟通,做好输入性血吸虫病病例发现、追踪和管理。三是加强健康教育力度,利用公众平台,加大媒体宣传,提高公众血吸虫病防范意识。

历志玉　祝绯飞　张晨烨　袁寒艳
拱墅区疾病预防控制中心

第五节　西湖区血吸虫病螺情调查报告

西湖区位于杭州市区的西部,北与余杭区接壤,西与富阳区交界,东连城区,南临钱塘江与滨江区隔江相望,辖区总面积312km²(含西湖名胜风景区),辖2个镇、10个街道,常住人口69万人,外来人口30余万,2016年全区实现地区生产总值(gross domestic product,GDP)1 001.61亿元。西湖区是中共浙江省委、省政府所在地,拥有西湖、西溪国家湿地公园两大国家5A级景区和西山国家森林公园、西泠印社等知名景点及浙江大学、中国美院、浙江工业大学等多个高校,人员流动频繁。

西湖区曾是血吸虫病流行区,历史上曾有5个乡镇(现6个镇街)流行血吸虫病,历史有螺面积944 050m²,经过几代人的努力,于1971年达到血吸虫病传播控制标准,1984年达到传播阻断标准后转入巩固监测阶段,至今血防成果巩固。

一、调查与质控

为进一步掌握区钉螺分布情况,根据《浙江省卫计委关于开展浙江省钉螺调查工作的通知》和《浙江省血防中心关于下发〈浙江省钉螺调查实施细则〉的通知》(浙血防〔2016〕8号)精神,西湖区于2016年10月至2017年5月对古荡街道、留下街道、三墩镇、蒋村街道、文新街道、西湖街道等6个镇街42个历史血吸虫病流行村开展钉螺调查工作。

区疾控中心专业人员分别于2016年8月、11月参加省血防中心组织的相关业务培训,培训结束后即组成钉螺调查小组。调查小组由区疾控中心专业人员、社区卫生服务中心地方病管理人员和村干部或血防专员组成,分别到每个历史血吸虫病流行镇街或村社开展现场调查。在钉螺调查过程中,对所有开展调查的环境记录当时的环境类型、植被类型等信息,绘制各个环境条块分布图,并计算环境面积,按省血防中心要求将相关资料录入到相关数据库。杭州市疾控中心多次对西湖区工作进行检查和督导,针对督导中发现的问题,及时提出整改意见,确保如期完成钉螺调查工作。

二、结果和讨论

(一)钉螺孳生环境调查

1. 历史钉螺孳生情况　通过收集历史资料、整理螺情信息和现场勘查,本次调查历史有螺环境97处,累计环境面积为47 388 170m²,历史累计有螺面积944 050m²。流行类型以水网型为主(85处环境),历史累计有螺面积891 585m²,环境数和历史累计有螺面积分别占全区87.63%和94.44%,其中最小有螺面积为350m²,最大有螺面积为58 300m²;其次是山丘型(12处环境),历史有螺面积52 465m²,分别占全区环境数和历史累计有螺面积的12.37%和5.56%,最小有螺面积为500m²,最大有螺面积为14 606m²。首次发现钉螺是在1954年,并查到感染性钉螺,有螺面积466 737m²。1966年最后一次查到感染性钉螺。1989年在西湖街道洪春桥附近的河渠中查到 12 500m² 有螺面积,密度 300 只/0.1m²,解剖 500 只,未发现阳性钉螺,经过 3 年的药物、土埋灭螺。最后一次查到钉螺是 1991 年,查到有螺面积 60m²,进行彻底土埋灭螺,此后没有再查到钉螺。详见表 2-37。

表 2-37　西湖区钉螺孳生环境调查基本情况

流行类型	环境处数/处	环境面积/m²	历史累计有螺面积/m²	首次发现钉螺年份	最近一次查到钉螺年份	首次发现感染性钉螺年份	最近一次查到感染性钉螺年份
水网型	85	20 478 170	891 585	1954	1971	1954	1966
山丘型	12	26 910 000	52 465	1954	1991	1954	1966
合计	97	47 388 170	944 050	1954	1991	1954	1966

2. 钉螺孳生环境演变情况　西湖区近年来随着城市发展,行政区划不断变更,拆村建居,42 个历史有螺村、97 处环境大部分已拆迁改造成居民小区、公园、学校、公路等,没有发现可疑钉螺孳生环境,即全区无Ⅰ、Ⅱ、Ⅴ类钉螺孳生环境,全部为Ⅲ、Ⅳ类环境。

Ⅲ类环境:全区有Ⅲ类环境 57 处,累计环境面积 3 128 970m²,历史累计有螺面积 362 688m²,环境数和历史累计有螺面积分别占全区 58.76% 和 38.42%。随着经济发展和城市建设需要,三墩镇原来的 5 处水田环境变成了现在的公路和苗木地,蒋村街道深潭口村、三深村等 8 个村社集体搬迁改造成西溪国家湿地公园,部分环境改变成塘堰和滩地,存在适宜钉螺生存环境。详见表 2-38。

表 2-38　西湖区Ⅲ类钉螺孳生环境演变类型基本情况

历史环境		现在环境处数/处						累计环境面积/m²	历史累计有螺面积/m²	首次发现钉螺年份	最近一次查到钉螺年份	首次发现感染性钉螺年份	最近一次查到感染性钉螺年份
环境类型	环境处数/处	沟渠	塘堰	水田	旱地	滩地	其他						
沟渠	3	3	0	0	0	0	0	1 843 000	4 368	1954	1991	1954	1966
塘堰	1	0	1	0	0	0	0	59 300	38 660	1954	1971	1954	1966
水田	5	0	0	0	0	0	5	132 900	86 600	1954	1971	1954	1966
旱地	0	0	0	0	0	0	0	0	0	—	—	—	—
滩地	2	0	0	0	0	2	0	150 200	78 740	1954	1971	1954	1966
其他	46	0	3	0	0	1	42	943 570	154 320	1954	1971	1954	1966
合计	57	3	4	0	0	3	47	3 128 970	362 688	1954	1991	1954	1966

Ⅳ类环境:全区有Ⅳ类环境 40 处,累计环境面积 44 259 200m²,历史累计有螺面积 581 362m²,环境数和历史累计有螺面积分别占全区 41.24% 和 61.58%。从环境演变来看,原来的 12 条沟渠和 20 个水田因城市发展的需要,拆村建居,基本改造成不适宜钉螺孳生的居民小区、道路、写字楼等。基本情况见表 2-39。

表 2-39　西湖区Ⅳ类钉螺孳生环境演变类型基本情况

历史环境		现在环境处数/处						累计环境面积/m²	历史累计有螺面积/m²	首次发现钉螺年份	最近一次查到钉螺年份	首次发现感染性钉螺年份	最近一次查到感染性钉螺年份
环境类型	环境处数/处	沟渠	塘堰	水田	旱地	滩地	其他						
沟渠	12	0	0	0	0	0	12	11 690 000	248 340	1954	1971	1954	1966
塘堰	0	0	0	0	0	0	0	0	0	—	—	—	—
水田	20	0	0	0	1	0	19	30 649 100	274 932	1954	1971	1954	1966
旱地	0	0	0	0	0	0	0	0	0	—	—	—	—

历史环境		现在环境处数/处						累计环境面积/m²	历史累计有螺面积/m²	首次发现钉螺年份	最近一次查到钉螺年份	首次发现感染性钉螺年份	最近一次查到感染性钉螺年份
环境类型	环境处数/处	沟渠	塘堰	水田	旱地	滩地	其他						
滩地	1	0	0	0	1	0	0	7 000	5 800	1954	1991	1954	1966
其他	7	0	0	0	0	0	7	1 913 100	52 290	1954	1971	1954	1966
合计	40	0	0	0	2	0	38	44 259 200	581 362	1954	1991	1954	1966

以上结果显示,西湖区41.24%的环境处数已彻底改变,变成不具备钉螺孳生条件的Ⅳ类环境,但适合钉螺孳生的Ⅲ类环境还有57处,以河道和湿地为主,因此Ⅲ类环境将是今后血防查螺工作的重点。

(二) 钉螺分布调查

1. 调查概况　本次调查5个历史血吸虫病流行镇街42个行政村,历史有螺环境97处,历史累计有螺面积944 050m²,其中40处环境已彻底改造,另57处环境中部分已被改造,均为Ⅲ类环境,主要分布在4个街道9个历史流行村。现环境面积最多的是三墩镇,面积有118 065m²,占72.63%;其次蒋村街道40 200m²,占24.73%;最后是留下街道和西湖名胜风景区,分别是2 250m²和2 040m²,各占1.38%和1.26%。环境类型以其他、滩地和塘堰为主,植被类型主要为其他(树、杂草、苗木等混合植被)、树林和芦苇,共计环境面积162 555m²,未发现钉螺孳生环境。基本情况见表2-40~表2-42。

表2-40　西湖区不同流行类型环境螺情现况调查基本情况

流行类型	调查环境处数/处	有螺环境处数/处	感染性有螺环境处数/处	环境面积/m²	现有螺面积/m²	感染性钉螺面积/m²
水网型	85	0	0	160 515	0	0
山丘型	12	0	0	2 040	0	0
合计	97	0	0	162 555	0	0

表2-41　西湖区不同植被类型环境螺情现况调查基本情况

植被类别	调查环境处数/处	有螺环境处数/处	感染性有螺环境处数/处	环境面积/m²	现有螺面积/m²	感染性钉螺面积/m²
杂草	6	0	0	13 540	0	0
芦苇	2	0	0	24 400	0	0
树林	3	0	0	33 000	0	0
水稻	0	0	0	0	0	0
旱地作物	2	0	0	0	0	0
其他	84	0	0	91 615	0	0
合计	97	0	0	162 555	0	0

表2-42　西湖区不同环境类型螺情现况调查基本情况

环境类型	调查环境处数/处	有螺环境处数/处	感染性有螺环境处数/处	环境面积/m²	现有螺面积/m²	感染性钉螺面积/m²
沟渠	3	0	0	4 290	0	0
塘堰	4	0	0	11 450	0	0
水田	0	0	0	0	0	0
旱地	2	0	0	0	0	0
滩地	3	0	0	27 400	0	0

续表

环境类型	调查环境 处数/处	有螺环境 处数/处	感染性有螺环境 处数/处	环境面积/m²	现有螺面积/m²	感染性钉螺 面积/m²
其他	85	0	0	119 415	0	0
合计	97	0	0	162 555	0	0

2. 现场调查结果　对所有应查条块共计 162 555m² 环境面积开展调查,系统抽样调查共查 450 框,环境抽查调查共查 28 947 框,均没有查到钉螺。其中,在三墩镇 46 处环境抽查调查 26 059 框,蒋村街道 8 处环境抽查调查 1 174 框,留下街道 1 个系统抽样调查 450 框,环境抽查调查 900 框,西湖名胜风景区 2 处环境抽查调查 814 框。详见表 2-43~ 表 2-45。

表 2-43　西湖区不同流行类型环境钉螺调查结果

流行类型	系统抽样						环境抽查					
	调查 框数/ 框	活螺 框数/ 框	捕获 螺数/ 只	活螺 数/只	感染性 钉螺 框数/框	感染 螺数/ 只	调查 框数/ 框	活螺 框数/ 框	捕获 螺数/ 只	活螺 数/只	感染性 钉螺 框数/框	感染 螺数/ 只
水网型	450	0	0	0	0	0	28 133	0	0	0	0	0
山丘型	0	0	0	0	0	0	814	0	0	0	0	0
合计	450	0	0	0	0	0	28 947	0	0	0	0	0

表 2-44　西湖区不同植被类型环境钉螺调查结果

植被类别	系统抽样						环境抽查					
	调查 框数/ 框	活螺 框数/ 框	捕获 螺数/ 只	活螺 数/只	感染性 钉螺 框数/框	感染 螺数/ 只	调查 框数/ 框	活螺 框数/ 框	捕获 螺数/ 只	活螺 数/只	感染性 钉螺 框数/框	感染 螺数/ 只
杂草	450	0	0	0	0	0	2 239	0	0	0	0	0
芦苇	0	0	0	0	0	0	350	0	0	0	0	0
树林	0	0	0	0	0	0	8 516	0	0	0	0	0
水稻	0	0	0	0	0	0	0	0	0	0	0	0
旱地作物	0	0	0	0	0	0	0	0	0	0	0	0
其他	0	0	0	0	0	0	17 842	0	0	0	0	0
合计	450	0	0	0	0	0	28 947	0	0	0	0	0

表 2-45　西湖区不同环境类型钉螺调查结果

环境类型	系统抽样						环境抽查					
	调查 框数/ 框	活螺 框数/ 框	捕获 螺数/ 只	活螺 数/只	感染性 钉螺 框数/框	感染 螺数/ 只	调查 框数/ 框	活螺 框数/ 框	捕获 螺数/ 只	活螺 数/只	感染性 钉螺 框数/框	感染 螺数/ 只
沟渠	450	0	0	0	0	0	1 714	0	0	0	0	0
塘堰	0	0	0	0	0	0	508	0	0	0	0	0
水田	0	0	0	0	0	0	0	0	0	0	0	0
旱地	0	0	0	0	0	0	0	0	0	0	0	0
滩地	0	0	0	0	0	0	502	0	0	0	0	0
其他	0	0	0	0	0	0	26 223	0	0	0	0	0
合计	450	0	0	0	0	0	28 947	0	0	0	0	0

综上分析,西湖区历史上有 6 个血吸虫病流行镇村 42 个行政村,流行区域局限于西北半部,来自余杭的溪流与水网地带河川构成水系,钉螺类型以肋壳钉螺为主,少部分为光壳钉螺,历史累计有螺面积 944 050m²。首次发现钉螺是在 1954 年,并查到感染性钉螺;最近一次查到钉螺是在 1991 年,但没有查到活钉螺。

近年来随着城市发展,行政区划不断变更,随着拆村建居、美丽乡镇工作的推进,西湖区 41.24% 的环境处数已彻底改变,变成不具备钉螺孳生条件的Ⅳ类环境,如古荡街道已改造成居民小区、公园、学校、公路等,但仍有适合钉螺孳生环境 57 处,分布在三墩镇、西湖名胜风景区、蒋村街道和留下街道,以河道和湿地为主。调查发现西溪国家湿地公园,横跨西湖区和余杭区,大部分位于西湖区蒋村街道,东经 120.055 86°,北纬 30.257 09°,是目前国内第一个,也是唯一的集城市湿地、农耕湿地、文化湿地于一体的国家湿地公园,总面积为 11.5km²,区内约 70% 是河港、池塘、湖漾、沼泽等水域,水网密度高达 25km/km²。该湿地曾是血吸虫病历史流行区,历史累计钉螺面积 221 060m²,累计病人数 712 例,历史上被称为是"钉螺的老窝、血吸虫病的祸根"。西溪湿地多年平均气温 16.2℃,平均相对湿度 75%~85%,植被丰富,陆地绿化率达 85% 以上,以田间杂草群落和湿地植被为主。其特有的生态系统为钉螺的生存、繁殖提供了良好的生存环境。西溪国家湿地公园作为 5A 级景区,来自全国各地游客不断增多,随着旅游业发展,周边流动人员也不断增加。同时,在湿地公园建设开放过程中,不断有外来植物和植被引入,存在钉螺输入的潜在危险。另外,三墩镇正在进行"三拆一改"和"美丽乡镇"的建设,一些引进的苗木也存在钉螺输入的风险。因此,全区应以国家西溪湿地公园血吸虫病防治工作为重点,继续做好螺情和病情监测,对于引进的水生植物,在移植栽种前,相关部门做好钉螺的检查,严防血吸虫病疫区钉螺夹带流入,同时加强湿地内粪便管理,做好粪便的无害化处理,防止钉螺和传染源的输入,巩固西湖区来之不易的血防成果。

章华米[1]　胡小炜[1]　郑萍[2]　谢宇琼[3]　叶庆庆[4]

1 西湖区疾病预防控制中心　2 西湖区蒋村街道社区卫生服务中心
3 西湖区三墩镇社区卫生服务中心　4 西湖区留下街道社区卫生服务中心

第六节　萧山区血吸虫病螺情调查报告

萧山区是浙江省杭州市市辖区,位于浙江省北部、杭州湾和钱塘江南岸,地处中国县域经济最为活跃的长三角南翼,东邻绍兴市柯桥区,南接诸暨市,西连富阳区,西北临钱塘江,与杭州主城区一江之隔,北频杭州湾,与海宁市隔江相望,陆域总面积 1 417.83km²。地形以平原为主,属亚热带季风性气候,临江近海,地理位置优越,水陆交通便利。浙东运河和钱塘江、富春江、浦阳江在境内汇流。

萧山区历史上是血吸虫病流行区之一,原有 5 个乡镇 39 个行政村流行血吸虫病,流行区人口 6.254 万,历史累计钉螺面积 686 890m²,历史血吸虫病病人 1.1 万余例,其中晚期血吸虫病病人 259 人。萧山区 1971 年达到血吸虫病传播控制标准,1982 年经考核确认达到传播阻断标准并转入监测巩固阶段;之后按照"以查灭残存钉螺和防控外来传染源为主的综合防治策略",持续抓好血防任务的落实,每 5 年查螺全覆盖一次,至今已有 40 余年未发现钉螺,保持"无急性病人、无新感染病人(畜)和无感染性钉螺"的"三无"局面,血防成果显著。

一、调查与质控

为了进一步掌握萧山区钉螺分布情况,根据《浙江省卫计委关于开展浙江省钉螺调查工作的通知》和《浙江省血防中心关于下发〈浙江省钉螺调查实施细则〉的通知》(浙血防[2016]8 号)精神,萧山区开展了浦阳镇、进化镇、戴村镇、河上镇和楼塔镇共 5 个镇 39 个历史血吸虫病流行村所有历史有螺环境和可疑钉螺孳生环境的钉螺调查工作。根据调查方案,对 2014—2016 年已经开展过钉螺调查的环境[河上镇(2014年),楼塔镇(2015 年),进化镇(2016 年)]用最近一年的螺情调查数据,浦阳镇和戴村镇于 2017 年重新开展钉螺调查。

萧山区疾控中心落实1名同志负责此次调查工作,并参加了省血吸虫病防治中心组织的师资培训;由萧山区公共卫生委员会办公室召集5个历史血吸虫病流行镇政府卫计科科长以及社区卫生服务中心主任、公共卫生科科长、区卫计局和区疾控中心相关人员举办了萧山区钉螺孳生环境调查工作会议暨钉螺调查技术培训。各镇钉螺调查技术负责人(兼质控人员)经测试合格后参与此次钉螺调查工作。

在调查期间,区疾控中心钉螺调查负责人按计划对5个调查点进行现场指导和督导,并及时对提交的数据进行审核,对不符合要求的数据及时返回修改,遇到技术问题及时与省市血防中心联系咨询解决。

二、结果和讨论

(一)钉螺孳生环境调查

1. 历史钉螺孳生概况　此次调查覆盖了萧山区历史上血吸虫病流行的5个乡镇39个行政村,调查覆盖率100%;最终确认历史有螺环境697处,流行类型均为山丘型,历史累计有螺环境面积686 890m²;首次报告钉螺和感染性钉螺的年份均为1952年,最近一次查见钉螺和感染性钉螺年份为1975年。详见表2-46。

表2-46　萧山区钉螺孳生环境调查基本情况

流行类型	环境处数/处	累计环境面积/m²	历史累计有螺面积/m²	首次发现钉螺年份	最近一次查到钉螺年份	首次发现感染性钉螺年份	最近一次查到感染性钉螺年份
水网型	0	0	0	—	—	—	—
山丘型	697	1 581 698	686 890	1952	1975	1952	1975
合计	697	1 581 698	686 890	1952	1975	1952	1975

2. 钉螺孳生环境演变情况　本次调查未发现Ⅰ类钉螺孳生环境。697处历史有螺环境中,Ⅱ类钉螺孳生环境有295处(占42.33%),以沟渠和塘堰为主;Ⅲ类钉螺孳生环境130处(占18.65%),以沟渠、塘堰为主;Ⅳ类钉螺环境272处(占39.02%),以沟渠和其他环境为主。697处历史有螺环境中有117处沟渠和92处塘堰通过建房、修路、河道整修等多种形式被改造成其他环境类型。环境演变情况见表2-47~表2-49。

表2-47　萧山区Ⅱ类钉螺孳生环境演变类型基本情况

历史环境 环境类型	历史环境 环境处数/处	现在环境处数/处 沟渠	现在环境处数/处 塘堰	现在环境处数/处 水田	现在环境处数/处 旱地	现在环境处数/处 滩地	现在环境处数/处 其他	累计环境面积/m²	历史累计有螺面积/m²	首次发现钉螺年份	最近一次查到钉螺年份	首次发现感染性钉螺年份	最近一次查到感染性钉螺年份
沟渠	167	164	1	0	0	0	2	202 825	107 118	1952	1975	1952	1975
塘堰	128	1	122	1	0	0	4	271 098	69 820	1952	1975	1952	1975
水田	0	0	0	0	0	0	0	0	0	—	—	—	—
旱地	0	0	0	0	0	0	0	0	0	—	—	—	—
滩地	0	0	0	0	0	0	0	0	0	—	—	—	—
其他	0	0	0	0	0	0	0	0	0	—	—	—	—
合计	295	165	123	1	0	0	6	473 923	176 938	1952	1975	1952	1975

表 2-48 萧山区Ⅲ类钉螺孳生环境演变类型基本情况

历史环境		现在环境处数/处						累计环境面积/m²	历史累计有螺面积/m²	首次发现钉螺年份	最近一次查到钉螺年份	首次发现感染性钉螺年份	最近一次查到感染性钉螺年份
环境类型	环境处数/处	沟渠	塘堰	水田	旱地	滩地	其他						
沟渠	52	41	1	0	0	0	10	150 024	113 555	1952	1975	1952	1975
塘堰	61	2	48	0	0	0	11	51 868	33 120	1952	1975	1952	1975
水田	13	8	0	2	2	1	0	38 688	8 690	1952	1975	1952	1975
旱地	0	0	0	0	0	0	0	0	0	—	—	—	—
滩地	4	0	0	0	0	4	0	164 482	36 480	1952	1975	1952	1975
其他	0	0	0	0	0	0	0	0	0	—	—	—	—
合计	130	51	49	2	2	5	21	405 062	191 845	1952	1975	1952	1975

表 2-49 萧山区Ⅳ类钉螺孳生环境演变类型基本情况

历史环境		现在环境处数/处						累计环境面积/m²	历史累计有螺面积/m²	首次发现钉螺年份	最近一次查到钉螺年份	首次发现感染性钉螺年份	最近一次查到感染性钉螺年份
环境类型	环境处数/处	沟渠	塘堰	水田	旱地	滩地	其他						
沟渠	160	49	0	0	6	0	105	339 776	254 867	1952	1975	1952	1975
塘堰	110	0	30	0	3	0	77	92 938	62 830	1952	1975	1952	1975
水田	2	0	0	2	0	0	0	270 000	410	1952	1975	1952	1975
旱地	0	0	0	0	0	0	0	0	0	—	—	—	—
滩地	0	0	0	0	0	0	0	0	0	—	—	—	—
其他	0	0	0	0	0	0	0	0	0	—	—	—	—
合计	272	49	30	2	9	0	182	702 714	318 107	1952	1975	1952	1975

（二）钉螺分布调查

1. 调查概况　697 处调查环境面积共 1 384 431m²,有螺环境 0 处。按照主要植被类型统计,历史有螺环境中面积最多的植被类型是其他,共 698 766m²,占总环境面积的 51.65%;其次是水田,共有环境面积 332 205m²,占总环境面积的 24.00%。按不同环境类型统计,处数最多的是沟渠环境类型(265 处,占 38.02%),其次是其他环境类型(209 处,占 29.99%),再次是塘堰环境类型(202 处,占 28.98%)。详见表 2-50~ 表 2-52。

表 2-50 萧山区不同流行类型环境螺情现况调查基本情况

流行类型	调查环境处数/处	有螺环境处数/处	感染性有螺环境处数/处	环境面积/m²	现有螺面积/m²	感染性钉螺面积/m²
水网型	0	0	0	0	0	0
山丘型	697	0	0	1 384 431	0	0
合计	697	0	0	1 384 431	0	0

表 2-51 萧山区不同植被类型环境螺情现况调查基本情况

植被类别	调查环境处数/处	有螺环境处数/处	感染性有螺环境处数/处	环境面积/m²	现有螺面积/m²	感染性钉螺面积/m²
杂草	304	0	0	285 413	0	0
芦苇	4	0	0	1 780	0	0

续表

植被类别	调查环境 处数/处	有螺环境 处数/处	感染性有螺环境 处数/处	环境面积/m²	现有螺面积/m²	感染性钉螺 面积/m²
树林	13	0	0	22 917	0	0
水稻	5	0	0	332 205	0	0
旱地作物	11	0	0	43 350	0	0
其他	360	0	0	698 766	0	0
合计	697	0	0	1 384 431	0	0

表 2-52　萧山区不同环境类型螺情现况调查基本情况

环境类型	调查环境 处数/处	有螺环境 处数/处	感染性有螺环境 处数/处	环境面积/m²	现有螺面积/m²	感染性钉螺 面积/m²
沟渠	265	0	0	323 777	0	0
塘堰	202	0	0	395 957	0	0
水田	5	0	0	252 288	0	0
旱地	11	0	0	30 658	0	0
滩地	5	0	0	164 256	0	0
其他	209	0	0	217 495	0	0
合计	697	0	0	1 384 431	0	0

2. 现场调查结果　本次调查共设调查框 114 913 框,其中系统抽样法 11 266 框,环境抽查法 103 647 框。本次调查未查到钉螺。现场调查结果见表 2-53~ 表 2-55。

表 2-53　萧山区不同流行类型环境钉螺调查结果

流行类型	系统抽样						环境抽查					
	调查 框数/ 框	活螺 框数/ 框	捕获 螺数/ 只	活螺 数/只	感染性 钉螺 框数/框	感染 螺数/ 只	调查 框数/ 框	活螺 框数/ 框	捕获 螺数/ 只	活螺 数/只	感染性 钉螺 框数/框	感染 螺数/ 只
水网型	0	0	0	0	0	0	0	0	0	0	0	0
山丘型	11 266	0	0	0	0	0	103 647	0	0	0	0	0
合计	11 266	0	0	0	0	0	103 647	0	0	0	0	0

表 2-54　萧山区不同植被类型环境钉螺调查结果

植被类别	系统抽样						环境抽查					
	调查 框数/ 框	活螺 框数/ 框	捕获 螺数/ 只	活螺 数/只	感染性 钉螺 框数/框	感染 螺数/ 只	调查 框数/ 框	活螺 框数/ 框	捕获 螺数/ 只	活螺 数/只	感染性 钉螺 框数/框	感染 螺数/ 只
杂草	3 790	0	0	0	0	0	43 366	0	0	0	0	0
芦苇	0	0	0	0	0	0	515	0	0	0	0	0
树林	0	0	0	0	0	0	4 004	0	0	0	0	0
水稻	716	0	0	0	0	0	4 020	0	0	0	0	0
旱地作物	0	0	0	0	0	0	16 942	0	0	0	0	0
其他	6 760	0	0	0	0	0	34 800	0	0	0	0	0
合计	11 266	0	0	0	0	0	103 647	0	0	0	0	0

表 2-55　萧山区不同环境类型钉螺调查结果

环境类型	系统抽样						环境抽查					
	调查框数/框	活螺框数/框	捕获螺数/只	活螺数/只	感染性钉螺框数/框	感染螺数/只	调查框数/框	活螺框数/框	捕获螺数/只	活螺数/只	感染性钉螺框数/框	感染螺数/只
沟渠	6 189	0	0	0	0	0	56 078	0	0	0	0	0
塘堰	4 757	0	0	0	0	0	17 450	0	0	0	0	0
水田	0	0	0	0	0	0	2 619	0	0	0	0	0
旱地	0	0	0	0	0	0	2 758	0	0	0	0	0
滩地	100	0	0	0	0	0	9 995	0	0	0	0	0
其他	220	0	0	0	0	0	14 747	0	0	0	0	0
合计	11 266	0	0	0	0	0	103 647	0	0	0	0	0

萧山区原有 5 个历史血吸虫病流行镇,39 个历史流行村,全部集中分布于南部丘陵地区,本次现场调查未发现有螺环境。经过几十年的综合防治,同时伴随萧山区经济发展,城镇区域环境规划、"美丽乡村"建设等因素,萧山区血吸虫病流行区的原有钉螺孳生环境也发生了很大变化。部分历史有螺环境通过各种形式被改造,变成不再具备钉螺孳生条件的 IV 类环境,或者被部分改造变成 III 类环境,比如土地平整后变成住宅、厂房、交通道路等,沟渠填埋或渠道侧面水泥硬化等。但仍有适合钉螺孳生的 II 类和 III 类环境 425 处,历史累计有螺面积 368 800m²,表明萧山区仍有 1/2 左右的历史有螺环境未被改造,仍然具备钉螺孳生条件,一旦有外来钉螺输入,萧山区仍然会重新形成钉螺孳生地。这提示萧山区今后在适合钉螺孳生的历史有螺环境及其周边仍需扎实开展钉螺监测,及时掌握螺情变化和分布情况,第一时间发现并处置输入性钉螺。

萧山区于 20 世纪 80 年代初达到消灭血吸虫病标准,此后未再发现钉螺,未再出现新发本地感染血吸虫病病例。时隔近 40 年,在历代血防人员的努力下,血吸虫病防治成果得到有效巩固。但是随着当年成立的血防领导小组、血防站早已撤销或合并,对血吸虫病的防控意识明显淡化。社会环境层面因转向面对新的公共卫生问题和挑战,当前除相关职能部门,其他部门和广大群众已基本不能感知当初血吸虫病对流行区人们造成的严重危害。随着血防站的撤销,基层(包括县区级、镇街)老的血防专管员大部分已退休,年轻的血防人员接手之后,都是兼职人员,岗位替换也很频繁,自身血防专业技能和组织协调能力均不足,加之单位血防档案资料因各种原因年久丢失或不全,不能很好地了解本地血防历史。

自 20 世纪 90 年代以来,萧山区的血吸虫病防控重点是防止输入性血吸虫病病例和输入性钉螺。卫生部门的重点是血吸虫病监测和查灭螺技术指导,从传染源控制的角度切断疾病传播;而环境改造、查灭钉螺工作的实施等方面还得靠农业部门和水利部门以及辖区镇政府。但目前部门间有关血防相关的信息互通、信息共享非常有限。每年有大量来自江西、安徽、湖北等血吸虫病流行区的人员,也有外出到血吸虫病流行省份从事与疫水接触的相关工作的人员,物资流通、河流贯通,使媒介钉螺有可能从邻近地区,甚至远处被带入,因此萧山区仍存在钉螺输入和传染源输入的危险。

萧山区在今后血防工作中要注重政府主导、联防联控,继续加强卫生、农业水利等部门在血吸虫病防控工作中的紧密配合。卫生部门负责疾病监测和诊治,确保第一时间发现血吸虫病病人,同时做好查螺工作的技术指导。农水等部门要结合五水共治等民生工程,重点对历史血吸虫病疫区进行适合钉螺孳生环境的改造,包括开展中小流域综合治理及河道综合整治、农村供水工程改善提升、田间灌区渠道衬砌改造、粮食生产功能区和现代园区建设、重点防护林建设、中低产田改造等项目对历史有螺区域开展环境改造;另外,农林部门要加强血吸虫病流行区及有螺区植被、苗木等钉螺孳生载体的输入检疫,防止钉螺的输入。继续加强血吸虫病防控意识的宣传和技能培训,在社会层面继续宣传贯彻血吸虫病防控意识,使医务人员具备及时发现输入性血吸虫病病例的敏感性。重视基层血防队伍建设。保证基层有稳定的血吸虫病防控人员,避免出现断代现象,要加强基层血吸虫病防控人员的技能培训。

萧山区在本次调查中未发现有螺环境,伴随经济社会发展,区域城镇规划等因素,适合钉螺孳生的部分历史有螺环境也通过各种形式被全部或部分改造,但仍有1/2左右的历史有螺环境未被改造,提示今后萧山区血吸虫病防控的重点是在政府统一领导下,加强部门联动,继续扎实开展钉螺监测,及时发现处置输入性钉螺,警惕血吸虫病死灰复燃。

(感谢各调查点质控人员的辛勤付出,包括浦阳镇社区卫生服务中心王德忠、沈力燕,进化镇社区卫生服务中心徐萍,戴村镇社区卫生服务中心傅星驰,河上镇社区卫生服务中心洪飞,楼塔镇社区卫生服务中心金炯。)

林君英　葛阳　汪芬娟　王春丽
萧山区疾病预防控制中心

第七节　余杭区血吸虫病螺情调查报告

余杭位于杭嘉湖平原南端,从东、北、西三面形成弧形拱卫杭州中心城区,东西长约63km,南北宽约30km,总面积约1 220km²,现辖20个乡镇(街道),共有建制村180个,社区186个,户籍人口109.86万,外来流动人口近200万。余杭地理宏观构造特征大体可分为西部山地丘陵区和东部平原水网区,境内河流纵横,湖荡密布。气候特点属北亚热带南缘季风气候区,光照充足,雨量充沛,年平均气温在15.8~16.2℃,年平均降水量为1 391.8mm。

余杭区历史上钉螺孳生环境十分广泛,1985年统计历史有螺面积32.46km²,有螺乡(镇)46个,占全县乡(镇)的83.6%,历史血吸虫病病人有78 564人。流行类型有水网、山丘型,疫情十分复杂。当时区域内主要有两个自然流行区:一片是整个苕溪水系流域,属于山丘型流行区,共有33个流行乡镇,占全县流行乡镇的71.7%;另一片是上塘河水系,属于水网型流行区,共有13个流行乡镇,占全县流行乡镇的28.3%。

余杭血防系统始于1955年,1979年达到基本消灭血吸虫病标准(传播控制标准),在此过程中血防工作主要围绕消灭钉螺为主攻方向,采用土埋、药杀和土埋加药杀等方法对有螺地区反复灭螺面积达59.63km²,查灭螺投工404.4万工。在基本消灭血吸虫病的1979年,实有钉螺面积43 000m²,与当时历史有螺总面积相比下降了99.87%。20世纪80年代起,钉螺面积从多到少,从面变成片,从线变成点,查灭螺措施也更趋完善,采取"三光四不留,查灭螺责任制,查灭螺奖励"等措施,螺情减轻较快,到1985年钉螺面积下降了99.99%,至1994年全县各乡镇全部达到"消灭"(现改称传播阻断)标准。1995年转入巩固监测阶段后,余杭区常年开展螺情监测,2008年后已没有新发螺点。"十二五"和"十三五"期间保持每年螺情监测1km²以上,均达到浙江省综合治理血吸虫病规划的任务指标。

一、调查与质控

2016—2017年,余杭区按照《浙江省卫计委关于开展浙江省钉螺调查工作的通知》和《浙江省血防中心关于下发〈浙江省钉螺调查实施细则〉的通知》(浙血防〔2016〕8号)精神,有计划、有步骤地开展了钉螺调查工作。

区疾控人员和相关重点镇街人员参加省、市两级培训,对2个镇街7个流行村开展预调查,取得经验。2017年3月10—13日在径山镇召开现场工作会议和培训,全区20个镇街40多位血防专管员携带手提电脑参加,各专管员分组对径山镇13个流行村根据历史钉螺登记册、图、账等资料进行历史有螺环境信息采集和拍照,现场回来后即开始地图的制作。这种边学边干,遇到问题现场解决的培训方式受到参会人员的好评。区疾控中心参与了所有20个镇街的检查指导,指导内容涵盖数据审核、实地春季查螺工作指导、软件使用、电子化地图制作等内容。

二、结果和讨论

(一)钉螺孳生环境调查

余杭区历史环境山丘型钉螺面积较水网型高 2.75 倍,1980 年后已无感染性钉螺发现,2008 年后已没有螺情发现,见表 2-56。

钉螺孳生环境演变情况:历史钉螺孳生环境 1 332 个条块,历史累计有螺面积 32 467 830m²。其中,Ⅳ类环境条块 222 个,占 16.67%,历史累计有螺面积 5 942 100m²,占 18.30%;Ⅱ类环境变动趋势不明显,无论历史和现在均以沟渠、塘堰为主要条块(表 2-57);Ⅲ类环境中变动最明显的是历史水田 97 块中有 89 块演变成了旱地,转化了 91.75%(表 2-58);Ⅳ类环境中变动最明显的是 169 块历史水田中有 163 块演变成了其他环境,转化率为 96.45%(表 2-59)。

表 2-56 余杭区钉螺孳生环境调查基本情况

流行类型	环境处数/处	累计环境面积/m²	历史累计有螺面积/m²	首次发现钉螺年份	最近一次查到钉螺年份	首次发现感染性钉螺年份	最近一次查到感染性钉螺年份
水网型	594	10 111 577	6 831 950	1956	2008	1956	1978
山丘型	738	26 830 884	25 635 880	1957	1982	1957	1980
合计	1 332	36 942 461	32 467 830	1956	2008	1956	1980

表 2-57 余杭区Ⅱ类钉螺孳生环境演变类型基本情况表

历史环境 环境类型	环境处数/处	现在环境处数/处 沟渠	塘堰	水田	旱地	滩地	其他	累计环境面积/m²	历史累计有螺面积/m²	首次发现钉螺年份	最近一次查到钉螺年份	首次发现感染性钉螺年份	最近一次查到感染性钉螺年份
沟渠	306	304	0	0	0	0	2	633 999	615 760	1957	2008	1957	1980
塘堰	296	1	289	2	1	0	3	924 350	593 060	1958	1978	1958	1978
水田	119	1	0	114	4	0	0	4 689 487	4 256 460	1958	1982	1958	1978
旱地	55	0	1	0	54	0	0	2 614 937	2 554 252	1960	1976	1963	1976
滩地	3	0	0	0	0	0	3	0	10 449 352	10 182 500	1962	1980	1962	1980
其他	212	2	1	0	1	0	208	4 183 633	3 920 838	1956	1978	1956	1978
合计	991	308	291	116	60	3	213	23 495 758	22 122 870	1956	2008	1956	1980

表 2-58 余杭区Ⅲ类钉螺孳生环境演变类型基本情况

历史环境 环境类型	环境处数/处	现在环境处数/处 沟渠	塘堰	水田	旱地	滩地	其他	累计环境面积/m²	历史累计有螺面积/m²	首次发现钉螺年份	最近一次查到钉螺年份	首次发现感染性钉螺年份	最近一次查到感染性钉螺年份
沟渠	4	0	1	0	2	0	1	6 706	6 610	1964	1978	1964	1978
塘堰	6	0	1	2	2	0	1	11 697	11 690	1962	1976	1962	1976
水田	97	0	4	2	89	0	2	3 096 642	2 974 872	1958	1982	1958	1978
旱地	6	0	2	2	1	0	1	112 636	105 010	1960	2008	1968	1976
滩地	2	0	0	0	2	0	0	3 665 182	1 281 000	1965	1978	1965	1978
其他	4	0	0	1	0	0	3	23 885	23 670	1958	1976	1958	1976
合计	119	0	8	7	96	0	8	6 916 748	4 402 852	1958	2008	1958	1978

表 2-59 余杭区Ⅳ类钉螺孳生环境演变类型基本情况

历史环境		现在环境处数/处						累计环境面积/m²	历史累计有螺面积/m²	首次发现钉螺年份	最近一次查到钉螺年份	首次发现感染性钉螺年份	最近一次查到感染性钉螺年份
环境类型	环境处数/处	沟渠	塘堰	水田	旱地	滩地	其他						
沟渠	8	0	0	0	1	0	7	26 705	18 300	1960	1976	1960	1976
塘堰	33	0	0	0	3	0	30	430 263	239 930	1960	1976	1960	1976
水田	169	0	0	2	4	0	163	5 405 988	5 024 060	1956	1979	1956	1979
旱地	5	0	0	0	1	0	4	544 194	543 630	1965	1976	1965	1976
滩地	1	0	0	0	0	0	1	52 315	46 760	1965	1973	1965	1973
其他	6	0	0	0	0	0	6	70 490	69 428	1958	1978	1958	1978
合计	222	0	0	2	9	0	211	6 529 955	5 942 108	1956	1979	1956	1979

(二)钉螺分布调查

1. 调查概况 2017—2018 年钉螺调查期间结合螺情监测,采用环境抽查法,共监测环境条块 1 332 处,监测面积 19 418 251m²,环境设框 349 135 框,结果没有查获钉螺,环境植被以杂草为主共 852 处,占 63.96%。调查概况见表 2-60~表 2-62。

表 2-60 余杭区不同流行类型环境螺情现况调查基本情况

流行类型	调查环境处数/处	有螺环境处数/处	感染性有螺环境处数/处	环境面积/m²	现有螺面积/m²	感染性钉螺面积/m²
水网型	594	0	0	5 651 851	0	0
山丘型	738	0	0	13 766 400	0	0
合计	1 332	0	0	19 418 251	0	0

表 2-61 余杭区不同植被类型环境螺情现况调查基本情况

植被类别	调查环境处数/处	有螺环境处数/处	感染性有螺环境处数/处	环境面积/m²	现有螺面积/m²	感染性钉螺面积/m²
杂草	852	0	0	5 939 384	0	0
芦苇	17	0	0	42 576	0	0
树林	91	0	0	5 265 045	0	0
水稻	36	0	0	894 160	0	0
旱地作物	90	0	0	4 484 965	0	0
其他	246	0	0	2 792 121	0	0
合计	1 332	0	0	19 418 251	0	0

表 2-62 余杭区不同环境类型螺情现况调查基本情况

环境类型	调查环境处数/处	有螺环境处数/处	感染性有螺环境处数/处	环境面积/m²	现有螺面积/m²	感染性钉螺面积/m²
沟渠	308	0	0	675 841	0	0
塘堰	299	0	0	742 691	0	0
水田	125	0	0	3 856 814	0	0
旱地	165	0	0	7 681 749	0	0
滩地	3	0	0	193 770	0	0
其他	432	0	0	6 267 386	0	0
合计	1 332	0	0	19 418 251	0	0

2. 现场调查结果 本次螺情监测结果没有查获钉螺,见表 2-63~ 表 2-65。

表 2-63 余杭区不同流行类型环境钉螺调查结果

流行类型	系统抽样						环境抽查					
	调查框数/框	活螺框数/框	捕获螺数/只	活螺数/只	感染性钉螺框数/框	感染螺数/只	调查框数/框	活螺框数/框	捕获螺数/只	活螺数/只	感染性钉螺框数/框	感染螺数/只
水网型	6 401	0	0	0	0	0	97 437	0	0	0	0	0
山丘型	947	0	0	0	0	0	251 698	0	0	0	0	0
合计	7 348	0	0	0	0	0	349 135	0	0	0	0	0

表 2-64 余杭区不同植被类型环境钉螺调查结果

植被类别	系统抽样						环境抽查					
	调查框数/框	活螺框数/框	捕获螺数/只	活螺数/只	感染性钉螺框数/框	感染螺数/只	调查框数/框	活螺框数/框	捕获螺数/只	活螺数/只	感染性钉螺框数/框	感染螺数/只
杂草	2 601	0	0	0	0	0	115 236	0	0	0	0	0
芦苇	906	0	0	0	0	0	2 414	0	0	0	0	0
树林	0	0	0	0	0	0	108 090	0	0	0	0	0
水稻	137	0	0	0	0	0	17 501	0	0	0	0	0
旱地作物	3 594	0	0	0	0	0	84 996	0	0	0	0	0
其他	110	0	0	0	0	0	20 898	0	0	0	0	0
合计	7 348	0	0	0	0	0	349 135	0	0	0	0	0

表 2-65 余杭区不同环境类型钉螺调查结果

环境类型	系统抽样						环境抽查					
	调查框数/框	活螺框数/框	捕获螺数/只	活螺数/只	感染性钉螺框数/框	感染螺数/只	调查框数/框	活螺框数/框	捕获螺数/只	活螺数/只	感染性钉螺框数/框	感染螺数/只
沟渠	1 574	0	0	0	0	0	15 335	0	0	0	0	0
塘堰	1 743	0	0	0	0	0	17 950	0	0	0	0	0
水田	3 530	0	0	0	0	0	86 639	0	0	0	0	0
旱地	326	0	0	0	0	0	124 969	0	0	0	0	0
滩地	0	0	0	0	0	0	5 500	0	0	0	0	0
其他	175	0	0	0	0	0	98 742	0	0	0	0	0
合计	7 438	0	0	0	0	0	349 135	0	0	0	0	0

历史上余杭区是血吸虫病流行区,流行类型有水网、山丘型,历史有螺面积超过 30km² ,主要局限在 20 世纪 50—70 年代,占 99% 以上。通过近半个世纪综合防治,1980 后已无感染性钉螺发现,1994 年达到传播阻断标准后进入监测巩固阶段,2008 年后已没有螺情发现,血防"三无"成果进一步得到加强和巩固。

本次钉螺调查表明,随着社会经济发展,产业结构调整,特别是近年城市化进程加速,钉螺孳生环境已发生了一定的演变,以往的水田多数已转化成现在的旱地和其他环境(道路和住房设施等),已有 18% 以上的历史有螺孳生环境(Ⅳ类环境)得到彻底改造,在环境改造方面平原水网型地区快于山丘型地区。结果还表明,目前余杭区仍有 80% 以上的Ⅱ类、Ⅲ类历史环境没有得到彻底改造,这些环境多数是原生态山丘型地区,环境中杂草等植被丰富,加之自然地理属性和气候特征,有利于钉螺生长,因此螺情监测工作仍具有一定的长期性。针对上述情况,提出螺情监测重点是山丘型地区,所涉及的 6 个镇街所有历史流行村年度开展全面普查,其他镇街开展 1/3 村轮查。

余杭区达到消除标准后,目前还存在着一些问题。一是周边地区还存在有螺区域,物流互通,各地苗木花草等植物输入,导致螺情输入随时有可能发生。二是本次调查采用的方法属于回顾性,由于年代相隔较长,历史资料登记的地名不断更改,存在记忆偏倚和报告偏倚。钉螺调查资料需要在今后实际工作中得到不断补充、完善和纠正,提高精准性,提高电子地图等信息化工具在实际工作中的应用。

陈青华 胡永勤 唐爱奇 王来根
余杭区疾病预防控制中心

第八节 桐庐县血吸虫病螺情调查报告

桐庐县位于浙江省西北部,地处钱塘江中游,隶属于杭州市,介于北纬 29°35′~30°05′ 和东经 119°10′~119°58′ 之间。东接诸暨,南连浦江、建德,西邻淳安,东北界富阳,西北依临安。全境东西长约 77km,南北宽约 55km,总面积 1 825km^2。全县以丘陵山区为主,平原稀少,属浙西中低山丘陵区。在全县土地面积中,山地丘陵占 86.3%,平原、水域占 13.7%。桐庐气候属亚热带季风气候,四季分明、日照充足、降水充沛。全县总耕地面积 145.03km^2。自然植被,山区以马尾松、杉木、毛竹为主,平原以水稻为主,近年逐渐被园林花木和经济作物取代。目前桐庐县辖 4 个街道、6 个镇、4 个乡(包括 1 个民族乡),共有 7 个社区、14 个居民区、183 个行政村。辖区常住人口为 42.20 万,县外流入人口近 7.60 万。

桐庐县是浙江省 54 个血吸虫病历史流行县之一,经历了"无螺无病→有螺有病→有病无螺→无螺无病"的发展过程。桐庐县在 1970 年以前虽经多次查螺,均未发现钉螺,一直认为是"无病无螺"县,1970 年 7 月 13 日和 1971 年 4 月在徐畈村查到钉螺点 2 处,计 750m^2。历史累计钉螺面积 750m^2,历史晚期血吸虫病病人数为 14 人。桐庐县在 1972 年达到血吸虫病传播控制标准,1981 年达到血吸虫病传播阻断标准,之后一直关注螺情和病情监测,至今未再发现钉螺和血吸虫病病人。

一、调查与质控

为掌握桐庐县钉螺分布情况及工作实施情况,进一步推动血吸虫病防治工作,根据《浙江省卫计委关于开展浙江省钉螺调查工作的通知》和《浙江省血防中心关于下发〈浙江省钉螺调查实施细则〉的通知》(浙血防[2016]8 号)精神,桐庐县于 2016—2017 年对历史血吸虫病流行村的现有钉螺环境、历史有螺环境和可疑钉螺孳生环境开展钉螺调查工作。

桐庐县积极参加全省钉螺调查工作推进会暨强化培训班,并按照省血防中心统一部署,积极举办"桐庐县查螺图账电子化培训班",使相关专业人员熟悉并掌握地理信息采集和查螺图账绘制技术。所有调查人员必须经过培训,经测试合格后方可参与钉螺调查工作。县疾控中心将查螺图账电子化工作纳入当年考核,不定期对江南镇徐畈村的钉螺调查工作进行理论检查指导,并保证 1~2 次现场督查,及时解决调查中发现的问题。县疾控中心对数据进行初步审核,审核无误后报给省血吸虫病防治中心。

二、结果和讨论

(一)钉螺孳生环境调查

1. 历史钉螺孳生概况 监测点徐畈村所属桐庐县江南镇,人口 1 279 人,无害化厕所普及率 94.59%(350/370)。调查显示,1970 年首次在江南镇徐畈村发现感染性钉螺,均为山丘型环境,累计环境面积 2 000m^2,历史累计有螺面积 750m^2,最近一次查到钉螺年份为 1971 年,之后未再查到钉螺,属于无螺县,见表 2-66。

表 2-66 桐庐县钉螺孳生环境调查基本情况

流行类型	环境处数/处	累计环境面积/m²	历史累计有螺面积/m²	首次发现钉螺年份	最近一次查到钉螺年份	首次发现感染性钉螺年份	最近一次查到感染性钉螺年份
水网型	0	0	0	—	—	—	—
山丘型	4	2 000	750	1970	1971	1970	1971
合计	4	2 000	750	1970	1971	1970	1971

2. 钉螺孳生环境演变情况 1970 年以前,由原县卫生局、县卫生防疫站组织全县个体医生,以村为单位,按主要水系进行抽样调查。1970 年以后,在历届党委和政府的正确领导下,原来的稻田、沟渠用水泥石子填塞、压实,不再种植水稻及灌溉,钉螺孳生环境被人为改变,现无Ⅰ类和Ⅱ类环境,都为Ⅲ类环境(4 处),历史累计有螺面积 750m²。其中,水田 3 处(占 75%),累计环境面积 1 500m²,历史累计有螺面积 550m²;沟渠 1 处(占 25%),累计环境面积 500m²,历史累计有螺面积 200m²。详见表 2-67。

表 2-67 桐庐县Ⅲ类钉螺孳生环境演变类型基本情况

历史环境 环境类型	历史环境 环境处数/处	现在环境处数/处 沟渠	现在环境处数/处 塘堰	现在环境处数/处 水田	现在环境处数/处 旱地	现在环境处数/处 滩地	现在环境处数/处 其他	累计环境面积/m²	历史累计有螺面积/m²	首次发现钉螺年份	最近一次查到钉螺年份	首次发现感染性钉螺年份	最近一次查到感染性钉螺年份
沟渠	1	1	0	0	0	0	0	500	200	1970	1971	1970	1971
塘堰	0	0	0	0	0	0	0	0	0	—	—	—	—
水田	3	0	0	3	0	0	0	1 500	550	1970	1971	1970	1971
旱地	0	0	0	0	0	0	0	0	0	—	—	—	—
滩地	0	0	0	0	0	0	0	0	0	—	—	—	—
其他	0	0	0	0	0	0	0	0	0	—	—	—	—
合计	4	1	0	3	0	0	0	2 000	750	1970	1971	1970	1971

(二)钉螺分布调查

1. 调查概况 桐庐县历史流行村徐畈村已开展过符合全国钉螺调查基本需求的调查,共调查环境 4 处共 7 824m²,有螺面积均为 0m²(表 2-68)。按不同植被类型环境分,共调查杂草 4 处共 7 824m²,均未发现有螺(表 2-69)。按不同环境类型分,共调查沟渠 1 处共 915m²,水田 3 处共 6 909m²,均未发现有螺(表 2-70)。

表 2-68 桐庐县不同流行类型环境螺情现况调查基本情况

流行类型	调查环境处数/处	有螺环境处数/处	感染性有螺环境处数/处	环境面积/m²	现有螺面积/m²	感染性钉螺面积/m²
水网型	0	0	0	0	0	0
山丘型	4	0	0	7 824	0	0
合计	4	0	0	7 824	0	0

表 2-69 桐庐县不同植被类型环境螺情现况调查基本情况

植被类别	调查环境处数/处	有螺环境处数/处	感染性有螺环境处数/处	环境面积/m²	现有螺面积/m²	感染性钉螺面积/m²
杂草	4	0	0	7 824	0	0
芦苇	0	0	0	0	0	0
树林	0	0	0	0	0	0

植被类别	调查环境 处数/处	有螺环境 处数/处	感染性有螺环境 处数/处	环境面积/m²	现有螺面积/m²	感染性钉螺 面积/m²
水稻	0	0	0	0	0	0
旱地作物	0	0	0	0	0	0
其他	0	0	0	0	0	0
合计	4	0	0	7 824	0	0

表 2-70　桐庐县不同环境类型螺情现况调查基本情况

环境类型	调查环境处 数/处	有螺环境处 数/处	感染性有螺环境处 数/处	环境面积/m²	现有螺面积/m²	感染性钉螺面积/m²
沟渠	1	0	0	915	0	0
塘堰	0	0	0	0	0	0
水田	3	0	0	6 909	0	0
旱地	0	0	0	0	0	0
滩地	0	0	0	0	0	0
其他	0	0	0	0	0	0
合计	4	0	0	7 824	0	0

2. 现场调查结果　此次钉螺现场调查,共计环境抽查 515 框,均未捕获活螺(表 2-71)。按不同植被类型环境分,杂草系环境抽查 515 框,未捕获活螺(表 2-72)。按不同环境类型分,沟渠环境抽查 55 框,水田环境抽查 460 框,均未捕获活螺(表 2-73)。

表 2-71　桐庐县不同流行类型环境钉螺调查结果

流行类型	系统抽样						环境抽查					
	调查 框数/ 框	活螺 框数/ 框	捕获 螺数/ 只	活螺 数/只	感染性 钉螺 框数/框	感染 螺数/ 只	调查 框数/ 框	活螺 框数/ 框	捕获 螺数/ 只	活螺 数/只	感染性 钉螺 框数/框	感染 螺数/ 只
水网型	0	0	0	0	0	0	0	0	0	0	0	0
山丘型	0	0	0	0	0	0	515	0	0	0	0	0
合计	0	0	0	0	0	0	515	0	0	0	0	0

表 2-72　桐庐县不同植被类型环境钉螺调查结果

植被类别	系统抽样						环境抽查					
	调查 框数/ 框	活螺 框数/ 框	捕获 螺数/ 只	活螺 数/只	感染性 钉螺 框数/框	感染 螺数/ 只	调查 框数/ 框	活螺 框数/ 框	捕获 螺数/ 只	活螺 数/只	感染性 钉螺 框数/框	感染 螺数/ 只
杂草	0	0	0	0	0	0	515	0	0	0	0	0
芦苇	0	0	0	0	0	0	0	0	0	0	0	0
树林	0	0	0	0	0	0	0	0	0	0	0	0
水稻	0	0	0	0	0	0	0	0	0	0	0	0
旱地作物	0	0	0	0	0	0	0	0	0	0	0	0
其他	0	0	0	0	0	0	0	0	0	0	0	0
合计	0	0	0	0	0	0	515	0	0	0	0	0

表 2-73 桐庐县不同环境类型钉螺调查结果

环境类型	系统抽样						环境抽查					
	调查框数/框	活螺框数/框	捕获活螺数/只	活螺数/只	感染性钉螺框数/框	感染螺数/只	调查框数/框	活螺框数/框	捕获活螺数/只	活螺数/只	感染性钉螺框数/框	感染螺数/只
沟渠	0	0	0	0	0	0	55	0	0	0	0	0
塘堰	0	0	0	0	0	0	0	0	0	0	0	0
水田	0	0	0	0	0	0	460	0	0	0	0	0
旱地	0	0	0	0	0	0	0	0	0	0	0	0
滩地	0	0	0	0	0	0	0	0	0	0	0	0
其他	0	0	0	0	0	0	0	0	0	0	0	0
合计	0	0	0	0	0	0	515	0	0	0	0	0

桐庐县属于山丘型Ⅲ类钉螺孳生环境。

此次调查未发现本地感染的血吸虫病病人,也未发现钉螺。共登记环境4处,均为Ⅲ类环境(孳生环境被人为部分改变,尚具备钉螺孳生的基本条件)。这些历史有螺区经过多年的历史变迁,虽然钉螺孳生环境被人为改变,部分环境已完全不具备查螺条件,但仍存有部分适宜钉螺孳生的环境,而且这些环境大部分为沟渠和水田,杂草丛生,是钉螺孳生的天然最佳环境。同时,随着人口流动日益频繁,周边血吸虫病流行省份血吸虫病病例的可能输入,给血防工作带来了挑战。因此,我们对血防工作依然不能掉以轻心,需加强查螺员培训,提高查螺质量和监测敏感性。重点关注血吸虫病流行区、疫情回升区外来务工人员传染源输入的风险,有螺区域苗木移植活螺带入的可能性,防止"瘟神"重现。

通过本次两年的调查,较为系统、全面地摸清了桐庐县历史有螺环境和可疑钉螺孳生环境的分布,建立了以条块为单位的软件螺情数据库和经纬度地图,极大地方便了后续钉螺孳生地的螺情状况追踪,为今后开展螺情监测提供了重要的技术支撑;同时,也弥补了桐庐县血防历史资料较少的不足。

通过本次调查,也可以看到一些问题:一是历史资料保存较少,由于单位搬迁,2005年之前资料保存下来的所剩无几,均为一些零星资料;二是桐庐县自1971年以后都未查到过钉螺,工作人员思想上有所松懈,每年的查螺工作大都建立在形式上,医疗机构对血防工作的重视程度不高;三是血防队伍正逐渐萎缩、老化。为了有效落实血防的各项工作任务,县委、县政府的地方病防治领导小组应切实抓好各项工作,协调各有关部门,各司其职;应进一步加大以传染源控制策略为主的综合治理力度,提高查螺工作质量,避免漏查和查漏。县疾控中心落实具体科室和业务技术人员负责血防工作,积极参加省、市组织的血防培训班;培训乡镇卫生院及村一级血防专员。同时,进一步加大宣传力度,做好血防知识的普及,提高群众血防意识,自觉自愿加入血防队伍中,共同做好血防监测工作。

吴晓月 李志芳
桐庐县疾病预防控制中心

第九节 淳安县血吸虫病螺情调查报告

淳安县是浙江省面积最大的县,北临浙江省临安区,南连常山县,西南与开化县相邻,东和东南与建德市、桐庐县接壤,西北与安徽省休宁县、歙县毗连。淳安县地势四面多山,中间为丘陵,略呈盆地状,属亚热带季风气候,温和湿润,四季分明,是著名国家级风景区千岛湖(新安江水库)所在地,境内三条主要河流新安江、遂安港和东源港及其支流自四周流向中间,汇集于千岛湖。淳安河流大多穿行于高山峻岭之间,河道天然落差大,水流湍急,水利资源丰富。

淳安县集山区、库区、老区、边区于一体,现辖23个乡镇,425个行政村,898个自然村,2018年末全县户籍人口 459 653 人,是全省 54 个流行县之一。淳安县血吸虫病的发现经历"无螺无病→有病无螺→有病有螺"的发展过程,历史累计钉螺面积 379 650m²,历史晚期血吸虫病病人数为 8 人。1984 年经浙江省委血防领导小组验收合格,淳安县成为消灭血吸虫病县(即达到血吸虫病传播阻断标准)。之后,淳安县一直努力坚持螺情病情监测,至今未再发现钉螺和本地新发血吸虫病病人。

一、调查与质控

为及时掌握全县钉螺分布情况,总结经验,发现问题,进一步推动血吸虫病防治工作,按照根据《浙江省卫计委关于开展浙江省钉螺调查工作的通知》和《浙江省血防中心关于下发〈浙江省钉螺调查实施细则〉的通知》(浙血防〔2016〕8 号)要求,淳安县开展了钉螺调查。全县历史流行区有 9 个大队,即塔底、茅屏、云林、双联、程店、三畈、下坞、西村、龙山,现已合并为 6 个行政村,分别是茅屏村、云林村、程店村、三畈村、西村、龙山村。按照方案要求,淳安县要对这 6 个村进行调查。

调查前,淳安县组织参与钉螺调查的工作人员进行培训,同时进行现场考核,合格者才纳入专业钉螺调查人员,并按照方案要求对历史流行村进行调查。首先是查阅资料。淳安县血防工作具有历史特色,历史流行区集中在一个乡镇的 6 个行政村,所以就在当地建了一个血防站。后来,由于机构、人员变动,资料衔接有所欠缺,所以历史资料不全。其次是走访老血防专员。虽然纸质历史资料有所欠缺,但老血防专员经验丰富,他们就是活地图,在他们的带领下,调查人员对 6 个行政村进行了全面的实地走访。钉螺调查工作于 2017 年圆满完成。调查期间,县疾病预防控制中心全程参与并监督。

二、结果和讨论

(一)钉螺孳生环境调查

1. 历史钉螺孳生概况　本次调查登记钉螺孳生环境总计 26 处,历史有螺区集中在汾口镇 6 个行政村,其他乡镇无资料证实有螺,均为山丘型。累计环境面积为 476 516m²,历史累计有螺面积为 379 650m²,历史有螺面积主要集中在云林村和茅屏村,占总历史累计有螺面积的 89.03%。最早发现钉螺年份为 1970 年,最近一次查到钉螺年份为 1980 年。首次发现感染性钉螺年份为 1971 年,最近一次查到感染性钉螺年份为 1978 年。淳安县历史查获钉螺均记载为光壳钉螺。详见表 2-74、表 2-75。

表 2-74　淳安县钉螺孳生环境调查基本情况

流行类型	环境处数/处	累计环境面积/m²	历史累计有螺面积/m²	首次发现钉螺年份	最近一次查到钉螺年份	首次发现感染性钉螺年份	最近一次查到感染性钉螺年份
水网型	0	0	0	—	—	—	—
山丘型	26	476 516	379 650	1970	1980	1971	1978
合计	26	476 516	379 650	1970	1980	1971	1978

表 2-75　淳安县历史流行区各村概况

行政村	环境处数/处	流行类型	环境演变类型	历史累计有螺面积/m²	现有螺面积/m²	调查框数/框	首次发现钉螺年份	最近一次查到钉螺年份	首次发现感染性钉螺年份	最近一次查到感染性钉螺年份
云林村	7	山丘型	Ⅱ、Ⅲ类	215 667	0	4 562	1970	1980	1972	1978
茅屏村	7	山丘型	Ⅱ、Ⅲ类	122 347	0	3 942	1970	1973	1971	1972
程店村	2	山丘型	Ⅱ、Ⅲ类	520	0	160	1971	1972	—	—
三畈村	2	山丘型	Ⅱ类	500	0	230	1972	1972	—	—
龙山村	4	山丘型	Ⅱ类	35 015	0	6 400	1970	1973	—	—
西村	4	山丘型	Ⅱ、Ⅲ类	5 601	0	1 200	1970	1980	—	—
合计	26	山丘型	—	379 650	0	16 494	1970	1980	1971	1978

2. 钉螺孳生环境演变情况 本次调查登记钉螺孳生环境总计26处,均未发现有钉螺分布,无 Ⅰ 、Ⅳ 、Ⅴ类钉螺孳生环境,全部为 Ⅱ 、Ⅲ类钉螺孳生环境。Ⅱ类环境19处,占73.08%,累计环境面积为 468 216m²,历史累计有螺面积为 374 850m²,在19处Ⅱ类环境中,水田占14处,占73.68%。Ⅲ类环境7 处,占总环境处数26.92%,其中水田占Ⅲ类环境的85.71%,累计环境面积为8 300m²,历史累计有螺面积为 4 800m²。详见表2-76、表2-77。

表2-76 淳安县Ⅱ类钉螺孳生环境演变类型基本情况

历史环境		现在环境处数/处						累计环境面积/m²	历史累计有螺面积/m²	首次发现钉螺年份	最近一次查到钉螺年份	首次发现感染性钉螺年份	最近一次查到感染性钉螺年份
环境类型	环境处数/处	沟渠	塘堰	水田	旱地	滩地	其他						
沟渠	1	1	0	0	0	0	0	515	515	1972	1973	—	—
塘堰	0	0	0	0	0	0	0	0	0	—	—	—	—
水田	14	0	0	14	0	0	0	225 500	165 520	1970	1980	1971	1976
旱地	2	0	0	0	2	0	0	240 000	207 267	1970	1980	1973	1978
滩地	1	0	0	0	0	1	0	1 001	1 001	1970	1980	—	—
其他	1	0	0	0	0	0	1	1 200	547	1970	1970	—	—
合计	19	1	0	14	2	1	1	468 216	374 850	1970	1980	1971	1978

表2-77 淳安县Ⅲ类钉螺孳生环境演变类型基本情况

历史环境		现在环境处数/处						累计环境面积/m²	历史累计有螺面积/m²	首次发现钉螺年份	最近一次查到钉螺年份	首次发现感染性钉螺年份	最近一次查到感染性钉螺年份
环境类型	环境处数/处	沟渠	塘堰	水田	旱地	滩地	其他						
沟渠	1	1	0	0	0	0	0	100	100	1971	1971	—	—
塘堰	0	0	0	0	0	0	0	0	0	—	—	—	—
水田	6	2	2	0	0	2	0	8 200	4 700	1970	1978	—	—
旱地	0	0	0	0	0	0	0	0	0	—	—	—	—
滩地	0	0	0	0	0	0	0	0	0	—	—	—	—
其他	0	0	0	0	0	0	0	0	0	—	—	—	—
合计	7	3	2	0	0	2	0	8 300	4 800	1970	1978	—	—

(二)钉螺分布调查

1. 调查概况 本次调查登记钉螺孳生环境总计26处,均为山丘型。现查环境面积为53 505m²。在环境植被中,旱地作物处数最多,占53.85%;其次是杂草占38.46%。在环境类型中,水田处数最多,占53.85%,环境面积为33 845m²;其次是沟渠,占15.38%,面积为1 800m²;旱地虽为2处,占7.69%,但面积为12 310m²。调查概况见表2-78~表2-80。

表2-78 淳安县不同流行类型环境螺情现况调查基本情况

流行类型	调查环境处数/处	有螺环境处数/处	感染性有螺环境处数/处	环境面积/m²	现有螺面积/m²	感染性钉螺面积/m²
水网型	0	0	0	0	0	0
山丘型	26	0	0	53 505	0	0
合计	26	0	0	53 505	0	0

表2-79　淳安县不同植被类型环境螺情现况调查基本情况

植被类别	调查环境处数/处	有螺环境处数/处	感染性有螺环境处数/处	环境面积/m²	现有螺面积/m²	感染性钉螺面积/m²
杂草	10	0	0	7 350	0	0
芦苇	0	0	0	0	0	0
树林	2	0	0	12 310	0	0
水稻	0	0	0	0	0	0
旱地作物	14	0	0	33 845	0	0
其他	0	0	0	0	0	0
合计	26	0	0	53 505	0	0

表2-80　淳安县不同环境类型螺情现况调查基本情况

环境类型	调查环境处数/处	有螺环境处数/处	感染性有螺环境处数/处	环境面积/m²	现有螺面积/m²	感染性钉螺面积/m²
沟渠	4	0	0	1 800	0	0
塘堰	2	0	0	2 530	0	0
水田	14	0	0	33 845	0	0
旱地	2	0	0	12 310	0	0
滩地	3	0	0	1 820	0	0
其他	1	0	0	1 200	0	0
合计	26	0	0	53 505	0	0

2. 现场调查结果　本次调查共调查框数16 494框。在植被类别中,旱地作物为11 434框,占总框数69.32%;树林为3 042框,占总框数18.44%;杂草2 018框,占总框数12.24%。在环境类型中,水田调查框数最多,占总框数69.32%;其次为旱地,占18.44%;沟渠、塘堰、滩地等占12.24%。现场调查结果见表2-81~表2-83。

表2-81　淳安县不同流行类型环境钉螺调查结果

流行类型	系统抽样						环境抽查					
	调查框数/框	活螺框数/框	捕获螺数/只	活螺数/只	感染性钉螺框数/框	感染螺数/只	调查框数/框	活螺框数/框	捕获螺数/只	活螺数/只	感染性钉螺框数/框	感染螺数/只
水网型	0	0	0	0	0	0	0	0	0	0	0	0
山丘型	0	0	0	0	0	0	16 494	0	0	0	0	0
合计	0	0	0	0	0	0	16 494	0	0	0	0	0

表2-82　淳安县不同植被类型环境钉螺调查结果

植被类别	系统抽样						环境抽查					
	调查框数/框	活螺框数/框	捕获螺数/只	活螺数/只	感染性钉螺框数/框	感染螺数/只	调查框数/框	活螺框数/框	捕获螺数/只	活螺数/只	感染性钉螺框数/框	感染螺数/只
杂草	0	0	0	0	0	0	2 018	0	0	0	0	0
芦苇	0	0	0	0	0	0	0	0	0	0	0	0
树林	0	0	0	0	0	0	3 042	0	0	0	0	0
水稻	0	0	0	0	0	0	0	0	0	0	0	0

续表

植被类别	系统抽样						环境抽查					
	调查框数/框	活螺框数/框	捕获螺数/只	活螺数/只	感染性钉螺框数/框	感染螺数/只	调查框数/框	活螺框数/框	捕获螺数/只	活螺数/只	感染性钉螺框数/框	感染螺数/只
旱地作物	0	0	0	0	0	0	11 434	0	0	0	0	0
其他	0	0	0	0	0	0	0	0	0	0	0	0
合计	0	0	0	0	0	0	16 494	0	0	0	0	0

表 2-83 淳安县不同环境类型钉螺调查结果

环境类型	系统抽样						环境抽查					
	调查框数/框	活螺框数/框	捕获螺数/只	活螺数/只	感染性钉螺框数/框	感染螺数/只	调查框数/框	活螺框数/框	捕获螺数/只	活螺数/只	感染性钉螺框数/框	感染螺数/只
沟渠	0	0	0	0	0	0	540	0	0	0	0	0
塘堰	0	0	0	0	0	0	810	0	0	0	0	0
水田	0	0	0	0	0	0	11 434	0	0	0	0	0
旱地	0	0	0	0	0	0	3 042	0	0	0	0	0
滩地	0	0	0	0	0	0	620	0	0	0	0	0
其他	0	0	0	0	0	0	48	0	0	0	0	0
合计	0	0	0	0	0	0	16 494	0	0	0	0	0

淳安县血吸虫病历史流行区原为 9 个大队,即塔底、茅屏、云林、双联、程店、三畈、下坞、西村和龙山大队,人口 5 327 人,历史有螺面积 379 650m²。其中茅屏、云林、双联 3 个大队的有螺面积占总有螺面积的 88%,主要分布在沟渠和稻田中,最高密度达 312 只/m²。查出血吸虫病病人 898 人,全县散在病人 51 人,共 949 人,其中晚期血吸虫病病人 8 人。查出患病耕牛 244 头次。9 个大队现已合并为 6 个行政村,分别是茅屏村、云林村、程店村、三畈村、西村、龙山村。

最近一次查到钉螺年份为 1980 年。1984 年经浙江省委血防领导小组验收合格宣布淳安县为消灭血吸虫病县。之后淳安县一直努力进行螺情监测,至今未再查到钉螺。这与以下几点是分不开的:一是领导组织有力;二是宣传教育到位,不仅是领导干部、工作人员、历史血防村村民,而且从小学生抓起,把血防精神代代相传;三是每 5 年进行一次轮查,将工作深入到点、面。

新安江水库位于千岛湖。综合建坝前后和历年千岛湖库区血吸虫病螺情和病情监测资料、库区水利工程改造相关资料,以及库区河道、库尾湖滩、消落带等调查结果,建坝前千岛湖库区未发现有血吸虫病,属于非血吸虫病流行区。建坝后,由于移民倒流造成输入性疫情,并进一步发现了本地螺情和病情,库区高程滩地和生态脆弱消落带并存,经过综合防制螺情和病情逐步得到控制。所以,从千岛湖库区长期纵向监测数据以及血吸虫病流行规律分析和推测,库区从总体上不会发生大范围血吸虫病流行,但不排除零星地区出现输入性钉螺孳生的可能。

通过本次调查,对淳安县历史流行区的状况有了一个清晰的认识。淳安县历史流行区均为山丘型,环境类型为 Ⅱ、Ⅲ 类环境,自 1980 年后均未再查获钉螺。植被类型中旱地最多,环境类型中水田最多。水田中基本种植旱地作物,旱地中主要种植小树苗,其他环境基本为杂草,说明淳安县仍然存在钉螺可孳生环境,且周边县(市、区),如临安、开化、常山仍有钉螺存在,存在钉螺扩散风险。淳安县千岛湖属于国家级 5A 景区,尤其是高铁开通后,便捷的交通带来了更多的游客,其中不乏来自血吸虫病疫区者,必须加强警惕,做好流动人口监测,防止血吸虫病重新传播流行。

在本次调查中,也暴露出了一些问题:一是历史资料保管有所欠缺;二是血防队伍正逐渐萎缩、老化;

三是多年未查到螺,思想上有所松懈。今后应加强组织领导,领导亲自抓,分管领导具体抓,责任科室直接抓,相关部门配合抓的工作格局,有效落实各项工作任务,提高血防工作人员的技能,有效提高查螺的实战经验,全面实施综合防治,各有关部门积极行动,各司其职。要加大经费投入,保证专项经费,以确保血防工作正常开展。做好人员衔接,县疾控中心落实具体科室和业务技术人员负责血防工作,积极参加省、市组织的血防培训班,同时培训乡镇卫生院及村一级血防专员。要做好宣传,进一步加大宣传力度,做好血防知识的普及,提高群众血防意识,自觉自愿加入血防队伍中,共同做好血防监测工作。

郑溢洪　钱照英　陈江波　李彩霞

淳安县疾病预防控制中心

第十节　建德市血吸虫病螺情调查报告

建德市位于浙江省西部,钱塘江上游,隶属浙江省杭州市,北纬 29°13′~29°46′ 东经 118°54′~119°45′。东与金华市浦江县接壤,南与金华市兰溪市和衢州市龙游县毗邻,西南与衢州市衢江区相交,西北与淳安县为邻,东北与桐庐县交界,总面积 2 321km²,属丘陵地区,年平均气温 17.2℃,年降雨量 1 256mm。至2016 年年底,全市户籍人口 50.955 2 万,辖 12 个镇 3 个街道 1 个乡,232 个行政村和 55 个居委会。建德市在新一轮市域总体规划中定位为"杭州西部综合交通枢纽和区域级旅游集散中心",是中国优秀旅游城市、全国绿化模范城市和全国生态示范区。

建德市历史上共有 8 个乡镇 32 个村流行血吸虫病,流行区人口 13 万余人,历史病人 5 152 人(其中晚期病人 122 人),累计历史有螺面积 6 963 672m²。经过几十年的综合防治,建德市 1971 年达到血吸虫病传播控制标准,1988 年达到传播阻断标准,2016 年通过血吸虫病消除复核。进入监测巩固阶段以来,建德市一直坚持螺情和病情监测,至今未再发现血吸虫病疫情。

一、调查与质控

为及时掌握建德市钉螺分布情况,推动血吸虫病防治工作,建德市根据《浙江省卫计委关于开展浙江省钉螺调查工作的通知》和《浙江省血防中心关于下发〈浙江省钉螺调查实施细则〉的通知》(浙血防[2016]8 号)的精神,对全市 8 个镇(大洋、三都、梅城、乾潭、杨村桥、下涯航头、大慈岩)的 32 个历史血吸虫病流行村的历史有螺环境、可疑钉螺孳生环境开展环境调查。因全市末次有螺时间为 2013 年,故本次调查无现有钉螺环境。

市疾控中心派专业人员参加了省血防中心组织的相关业务培训,掌握了钉螺调查相关技术要求和绘图技巧。2016 年 9 月全市组织血防乡镇专管员开展技术培训,人员经过培训经测试合格后方可参与钉螺调查工作。鉴于乡镇血防人员多数年龄偏大,单位信息化水平低,在调查开展前,市疾控中心专业人员依据方案要求对乡镇血防人员详细讲解了调查方法以及如何收集整理血防历史资料,并重点讲解如何结合历史查螺图或示意图制作血防电子地图;结合理论培训,还在血防重点地区倪家村开展制图试点,并将相关工作经验用于指导全市各乡镇血防电子地图的制作。

二、结果和讨论

(一)钉螺孳生环境调查

1. 历史钉螺孳生概况　建德市属于山丘型血吸虫病流行县,历史累计有螺面积 6 963 672m²;首次发现钉螺年份是 1956 年,末次发现钉螺年份是 2013 年;首次发现感染性钉螺年份是 1956 年,末次发现感染性钉螺年份是 1983 年。全市自 1989 年进入监测巩固阶段,一直到 2013 年末次发现有螺的这 25 年中,曾有 10 年发现残存钉螺,均位于大洋镇。其中,发现有螺面积最大的为 2000 年,查出 35 个螺点,有螺面积60 000m²;发现有螺面积最小的是 2008 年,查出 2 个螺点,有螺面积 2 000m²;末次有螺是 2013 年,发现残存螺点 12 个,当年残存有螺面积 4 200m²,有螺环境复杂,有塘、沟渠、田后壁、农田等,其中水塘 1 个,面积约 600m²,沟渠面积约 400m²,其余为水田及田后壁。钉螺最高密度为 10 只/0.1m²,经解剖检查均为阴性。详见表 2-84。

表 2-84 建德市钉螺孳生环境调查基本情况

流行类型	环境处数/处	累计环境面积/m²	历史累计有螺面积/m²	首次发现钉螺年份	最近一次查到钉螺年份	首次发现感染性钉螺年份	最近一次查到感染性钉螺年份
水网型	0	0	0	—	—	—	—
山丘型	395	7 080 882	6 963 672	1956	2013	1956	1983
合计	395	7 080 882	6 963 672	1956	2013	1956	1983

2. 钉螺孳生环境演变情况 Ⅱ 类钉螺孳生环境 349 处,历史累计有螺面积 6 065 854m²,占全市历史有螺环境和累计有螺面积的 88.35% 和 87.11%,历史环境类型演变幅度不大,基本保持原环境类型,见表 2-85。

表 2-85 建德市 Ⅱ 类钉螺孳生环境演变类型基本情况

历史环境		现在环境处数/处						累计环境面积/m²	历史累计有螺面积/m²	首次发现钉螺年份	最近一次查到钉螺年份	首次发现感染性钉螺年份	最近一次查到感染性钉螺年份
环境类型	环境处数/处	沟渠	塘堰	水田	旱地	滩地	其他						
沟渠	84	82	1	0	0	0	1	398 841	398 841	1956	2000	1956	1982
塘堰	36	0	35	0	0	1	0	101 100	101 020	1956	1990	1956	1981
水田	223	0	0	207	4	0	12	5 645 943	5 538 813	1956	2008	1956	1983
旱地	1	1	0	0	0	0	0	300	300	1971	1971	1971	1971
滩地	1	0	0	0	1	0	0	1 500	1 500	1966	1973	1966	—
其他	4	0	0	0	0	0	4	25 380	25 380	1957	1975	1957	1970
合计	349	83	36	207	5	1	17	6 173 064	6 065 854	1956	2008	1956	1983

Ⅲ 类钉螺孳生环境 29 处,历史累计有螺面积 152 510m²,占全市历史有螺环境和累计有螺面积的 7.34% 和 2.19%,历史环境类型演变幅度不大,基本保持原环境类型,见表 2-86。

表 2-86 建德市 Ⅲ 类钉螺孳生环境演变类型基本情况

历史环境		现在环境处数/处						累计环境面积/m²	历史累计有螺面积/m²	首次发现钉螺年份	最近一次查到钉螺年份	首次发现感染性钉螺年份	最近一次查到感染性钉螺年份
环境类型	环境处数/处	沟渠	塘堰	水田	旱地	滩地	其他						
沟渠	18	18	0	0	0	0	0	20 800	20 800	1957	2013	1957	1968
塘堰	2	0	1	0	0	0	1	1 600	1 600	1960	2013	1960	1960
水田	7	0	0	6	0	0	1	93 910	83 910	1960	2013	1960	1969
旱地	1	0	0	0	0	0	1	8 700	8 700	1958	1970	1958	1970
滩地	0	0	0	0	0	0	0	0	0	—	—	—	—
其他	1	0	0	0	0	0	1	37 500	37 500	1965	1974	1965	—
合计	29	18	1	6	0	0	4	162 510	152 510	1957	2013	1957	1970

Ⅳ 类环境 17 处,历史累计有螺面积 745 308m²,占全市历史有螺环境和累计有螺面积的 4.31% 和 10.70%,历史沟渠环境基本上经环境改造成其他、塘堰和水田,见表 2-87。

表 2-87 建德市Ⅳ类钉螺孳生环境演变类型基本情况

历史环境		现在环境处数/处						累计环境面积/m²	历史累计有螺面积/m²	首次发现钉螺年份	最近一次查到钉螺年份	首次发现感染性钉螺年份	最近一次查到感染性钉螺年份
环境类型	环境处数/处	沟渠	塘堰	水田	旱地	滩地	其他						
沟渠	17	0	5	4	0	0	8	745 308	745 308	1956	1979	1956	1973
塘堰	0	0	0	0	0	0	0	0	0	—	—	—	—
水田	0	0	0	0	0	0	0	0	0	—	—	—	—
旱地	0	0	0	0	0	0	0	0	0	—	—	—	—
滩地	0	0	0	0	0	0	0	0	0	—	—	—	—
其他	0	0	0	0	0	0	0	0	0	—	—	—	—
合计	17	0	5	4	0	0	8	745 308	745 308	1956	1979	1956	1973

（二）钉螺分布调查

1. 调查概况　对全市 8 个镇 32 个行政村开展钉螺调查,共调查钉螺孳生环境 395 处,现孳生地环境面积为 3 597 687m²,均为山丘型流行环境,孳生地主要环境类型是水田和沟渠,植被类型主要是其他、水稻和树林,未发现有螺环境,见表 2-88~ 表 2-90。

表 2-88 建德市不同流行类型环境螺情现况调查基本情况

流行类型	调查环境处数/处	有螺环境处数/处	感染性有螺环境处数/处	环境面积/m²	现有螺面积/m²	感染性钉螺面积/m²
水网型	0	0	0	0	0	0
山丘型	395	0	0	3 597 687	0	0
合计	395	0	0	3 597 687	0	0

表 2-89 建德市不同植被类型环境螺情现况调查基本情况

植被类别	调查环境处数/处	有螺环境处数/处	感染性有螺环境处数/处	环境面积/m²	现有螺面积/m²	感染性钉螺面积/m²
杂草	94	0	0	306 060	0	0
芦苇	1	0	0	70	0	0
树林	31	0	0	438 510	0	0
水稻	74	0	0	1 135 220	0	0
旱地作物	33	0	0	327 441	0	0
其他	162	0	0	1 390 386	0	0
合计	395	0	0	3 597 687	0	0

表 2-90 建德市不同环境类型螺情现况调查基本情况

环境类型	调查环境处数/处	有螺环境处数/处	感染性有螺环境处数/处	环境面积/m²	现有螺面积/m²	感染性钉螺面积/m²
沟渠	101	0	0	267 411	0	0
塘堰	37	0	0	86 470	0	0
水田	218	0	0	2 891 857	0	0
旱地	9	0	0	80 260	0	0
滩地	1	0	0	70	0	0
其他	29	0	0	271 619	0	0
合计	395	0	0	3 597 687	0	0

2. 现场调查结果　采用系统抽样结合环境抽查方法开展钉螺现场调查,系统抽样调查 92 296 框,环境抽查调查 146 418 框,未发现钉螺;调查的主要环境类型是水田和沟渠,植被是水稻、其他和杂草。详见表 2-91~ 表 2-93。

表 2-91　建德市不同流行类型环境钉螺调查结果

流行类型	系统抽样						环境抽查					
	调查框数/框	活螺框数/框	捕获螺数/只	活螺数/只	感染性钉螺框数/框	感染螺数/只	调查框数/框	活螺框数/框	捕获螺数/只	活螺数/只	感染性钉螺框数/框	感染螺数/只
水网型	0	0	0	0	0	0	0	0	0	0	0	0
山丘型	92 296	0	0	0	0	0	146 418	0	0	0	0	0
合计	92 296	0	0	0	0	0	146 418	0	0	0	0	0

表 2-92　建德市不同植被类型环境钉螺调查结果

植被类别	系统抽样						环境抽查					
	调查框数/框	活螺框数/框	捕获螺数/只	活螺数/只	感染性钉螺框数/框	感染螺数/只	调查框数/框	活螺框数/框	捕获螺数/只	活螺数/只	感染性钉螺框数/框	感染螺数/只
杂草	12 823	0	0	0	0	0	12 793	0	0	0	0	0
芦苇	15	0	0	0	0	0	30	0	0	0	0	0
树林	3 385	0	0	0	0	0	4 731	0	0	0	0	0
水稻	42 800	0	0	0	0	0	83 089	0	0	0	0	0
旱地作物	2 988	0	0	0	0	0	2 438	0	0	0	0	0
其他	30 285	0	0	0	0	0	43 337	0	0	0	0	0
合计	92 296	0	0	0	0	0	146 418	0	0	0	0	0

表 2-93　建德市不同环境类型钉螺调查结果

环境类型	系统抽样						环境抽查					
	调查框数/框	活螺框数/框	捕获螺数/只	活螺数/只	感染性钉螺框数/框	感染螺数/只	调查框数/框	活螺框数/框	捕获螺数/只	活螺数/只	感染性钉螺框数/框	感染螺数/只
沟渠	15 355	0	0	0	0	0	20 849	0	0	0	0	0
塘堰	3 348	0	0	0	0	0	4 243	0	0	0	0	0
水田	70 800	0	0	0	0	0	113 468	0	0	0	0	0
旱地	213	0	0	0	0	0	5 308	0	0	0	0	0
滩地	15	0	0	0	0	0	30	0	0	0	0	0
其他	2 565	0	0	0	0	0	2 520	0	0	0	0	0
合计	92 296	0	0	0	0	0	146 418	0	0	0	0	0

建德市作为休闲旅游城市和生态示范区,农家休闲旅游、乡村旅游业发达,工业化城镇化进程相对较慢,全市有超过九成的历史有螺环境尚未进行环境改造,适宜钉螺孳生的环境仍大量存在,且钉螺主要分布在水田和沟渠中。传统水稻种植方式的转变,从原来早晚两季稻到现在单季晚稻为主,经济林绿化苗木种植范围的扩大和交易迁移,这些环境极易发生钉螺的繁殖和扩散。近些年的螺情监测虽未查到钉螺,但历史经验表明,建德市发现的残存螺点密度低面积小,说明查螺工作认真负责,质量得到保证,同时充分表明血防工作的长期性、复杂性和艰巨性,螺情监测仍需进一步加强,不能有丝毫松懈。乡村旅游业引入

大量流动人口,输入性传染源防控压力大,农村改水改厕和流动人群健康教育工作也应该进一步落实和加强。

建德市于 1988 年达到传播阻断标准后,大部分乡镇数十年未再发现钉螺,乡镇干部思想上有所松懈,对血防工作不够重视,财政支持不够,血防工作开展困难;乡镇卫生院近半数血防专管员年龄偏大,队伍老化,后继人才青黄不接,不少乡镇和村级查螺队较难组织,农村适龄人员少(主要是 30~55 岁居家妇女),待遇不高,召集困难,查螺员更换频繁,导致年年更换新人、年年培训新人,查螺工作效率降低和质量控制难度加大。由于卫生院体制变动、医院搬迁等原因,部分乡镇血防历史资料缺失严重,影响了钉螺调查数据的完整性。

今后要加强组织领导,宣传贯彻血防条例,强化主要领导亲自抓,分管领导具体抓,责任科室直接抓,相关部门配合抓的工作格局。加大血防经费投入,特别是血防乡镇政府要保证查灭螺人员的用工和经费投入,针对基层血防专业人员加强培训,建立一套完善的血防人才体系,规范血防资料的收集与保存,保证血防工作的顺利开展。

方利洪　邵秀萍　王卫强　钟荣万
建德市疾病预防控制中心

第十一节　富阳区血吸虫病螺情调查报告

富阳区位于浙江省西北部,富春江下游,东接杭州市萧山区,南连诸暨市,西邻桐庐县,北与杭州市临安区和余杭区接壤,东北与杭州市西湖区毗邻,总面积约 1 831.2km² ,富春江横贯境内。地理坐标介于东经 119°25′~120°09′ ,北纬 29°44′~30°12′ 之间,位于中亚热带向北亚热带过渡的季风气候区,温和湿润,雨量充沛,年平均气温 16.2℃ ,年降水量 1 492.6mm 。富阳区境内水陆交通发达,居住环境优越。全区辖 5 个街道 13 个镇 6 个乡,共有 275 个行政村,50 个社区,户籍人口 68.3 万。

据史料记载,血吸虫病在富阳区场口镇东图乡欧家溪村、银湖街道高桥郡村流行已有 100 多年历史。银湖街道高桥郡村曾因"鼓胀病"流行,致使 100 余年间绝代的就有 156 户。1956 年 5 月 21 日,银湖街道高桥郡村首次查到钉螺,5 月 28 日场口镇东图欧家溪发现钉螺;同年 10 月,郡村、欧家溪村都查到血吸虫病病人。1956 年,省血防领导小组办公室正式将富阳县确定为血吸虫病流行县。至 1980 年春,全县血吸虫病疫区确定为 9 个公社。经过 20 多年的努力,灭螺面积超过 6.37km² ,治疗病人 3 547 人。1985 年 6 月,省消灭血吸虫病考核组对富阳县进行历时 13 天的实地考核,对血吸虫病防治工作给予充分的肯定和支持。1985 年 12 月,省地方病防治领导小组给富阳县颁发了消灭血吸虫病的证书。

一、调查与质控

为及时掌握钉螺历史孳生环境和分布现况,根据《浙江省卫计委关于开展浙江省钉螺调查工作的通知》和《浙江省血防中心关于下发〈浙江省钉螺调查实施细则〉的通知》(浙血防〔2016〕8 号)精神,富阳区于 2016—2017 年对历史血吸虫病流行村的现有钉螺环境、历史有螺环境和可疑钉螺孳生环境开展钉螺调查工作。

富阳区在春季对银湖(高桥、受降)、富春、场口、万市和永昌 5 个乡镇(街道)26 个行政村的查螺人员进行业务培训,对医疗机构临床医生进行血防知识培训,促进相关专业人员进一步熟悉和掌握钉螺调查的技术及意义;对 4 家区属医疗机构及 24 个乡镇(街道)25 家社区卫生服务中心的血吸虫病报病工作检查及血防知识知晓率进行调查,提高临床医生专业水平。

二、结果和讨论

(一)钉螺孳生环境调查

1. 历史钉螺孳生概况　富阳区钉螺孳生环境主要分水网型和山丘型两种流行类型,钉螺孳生环境共计 281 处,其中水网型 221 处和山丘型 60 处,分别占总环境的 78.65% 和 21.35%。历史累计有螺总面积 6 326 610m²,其中水网型 4 288 116m² 和山丘型 2 038 494m²,分别占总环境面积的 67.78% 和 32.22%。最早发现钉螺于 1956 年,最近查到钉螺于 1982 年。详见表 2-94。

表 2-94　富阳区钉螺孳生环境调查基本情况

流行类型	环境处数/处	累计环境面积/m²	历史累计有螺面积/m²	首次发现钉螺年份	最近一次查到钉螺年份	首次发现感染性钉螺年份	最近一次查到感染性钉螺年份
水网型	221	4 288 116	4 288 116	1956	1982	1956	1982
山丘型	60	2 038 494	2 038 494	1956	1980	1956	1980
合计	281	6 326 610	6 326 610	1956	1982	1956	1982

2. 钉螺孳生环境演变情况　富阳区 1982 年后已无螺,目前无 I 类钉螺孳生环境。历史有 II 类钉螺孳生环境 97 处,III 类钉螺孳生环境 144 处,IV 类钉螺孳生环境 40 处。现有环境类型仍以沟渠为主,随着经济发展及城市规划和改建,历史农民耕地多处环境更改为居民住宅或道路。II 类、III 类和 IV 类环境历史有螺面积分别为 2 134 969m²、2 259 156m² 和 1 932 485m²,首次发现钉螺都于 1956 年。II 类环境最近一次查到钉螺于 1977 年,III 类和 IV 类环境最近一次查到钉螺都于 1982 年。演变情况见表 2-95~表 2-97。

表 2-95　富阳区 II 类钉螺孳生环境演变类型基本情况

历史环境		现在环境处数/处						累计环境面积/m²	历史累计有螺面积/m²	首次发现钉螺年份	最近一次查到钉螺年份	首次发现感染性钉螺年份	最近一次查到感染性钉螺年份
环境类型	环境处数/处	沟渠	塘堰	水田	旱地	滩地	其他						
沟渠	46	45	0	1	0	0	0	588 782	588 782	1956	1977	1956	1977
塘堰	38	0	38	0	0	0	0	894 964	894 964	1956	1977	1956	1977
水田	13	1	0	10	1	0	1	651 223	651 223	1956	1976	1956	1976
旱地	0	0	0	0	0	0	0	0	0	—	—	—	—
滩地	0	0	0	0	0	0	0	0	0	—	—	—	—
其他	0	0	0	0	0	0	0	0	0	—	—	—	—
合计	97	46	38	11	1	0	1	2 134 969	2 134 969	1956	1977	1956	1977

表 2-96　富阳区 III 类钉螺孳生环境演变类型基本情况

历史环境		现在环境处数/处						累计环境面积/m²	历史累计有螺面积/m²	首次发现钉螺年份	最近一次查到钉螺年份	首次发现感染性钉螺年份	最近一次查到感染性钉螺年份
环境类型	环境处数/处	沟渠	塘堰	水田	旱地	滩地	其他						
沟渠	60	51	0	0	0	0	9	1 249 946	1 249 946	1956	1982	1956	1980
塘堰	11	0	10	0	1	0	0	272 523	272 523	1956	1977	1956	1977
水田	73	3	0	4	2	0	64	736 687	736 687	1956	1982	1956	1982
旱地	0	0	0	0	0	0	0	0	0	—	—	—	—
滩地	0	0	0	0	0	0	0	0	0	—	—	—	—
其他	0	0	0	0	0	0	0	0	0	—	—	—	—
合计	144	54	10	4	3	0	73	2 259 156	2 259 156	1956	1982	1956	1982

表 2-97　富阳区Ⅳ类钉螺孳生环境演变类型基本情况

历史环境		现在环境处数/处						累计环境面积/m²	历史累计有螺面积/m²	首次发现钉螺年份	最近一次查到钉螺年份	首次发现感染性钉螺年份	最近一次查到感染性钉螺年份
环境类型	环境处数/处	沟渠	塘堰	水田	旱地	滩地	其他						
沟渠	10	2	0	0	0	0	8	150 252	150 252	1956	1982	1956	1977
塘堰	2	0	1	0	0	0	1	11 300	11 300	1956	1971	1956	1971
水田	28	0	0	1	0	0	27	1 770 933	1 770 933	1956	1979	1956	1979
旱地	0	0	0	0	0	0	0	0	0	—	—	—	—
滩地	0	0	0	0	0	0	0	0	0	—	—	—	—
其他	0	0	0	0	0	0	0	0	0	—	—	—	—
合计	40	2	1	1	0	0	36	1 932 485	1 932 485	1956	1982	1956	1979

（二）钉螺分布调查

调查概况　富阳区历史环境类型主要分水网型和山丘型两种流行类型,其中水网型 221 处和山丘型 60 处,分别占总环境的 78.65% 和 21.35%。现环境总面积为 501 588m²,其中水网型 432 825m² 和山丘型 68 763m²,分别占总环境面积的 86.29% 和 13.71%,现未查到有螺环境。调查概况见表 2-98。富阳区现钉螺孳生地环境植被以杂草为主,环境以沟渠为主,未查到有螺环境,见表 2-99、表 2-100。

表 2-98　富阳区不同流行类型环境螺情现况调查基本情况

流行类型	调查环境处数/处	有螺环境处数/处	感染性有螺环境处数/处	环境面积/m²	现有螺面积/m²	感染性钉螺面积/m²
水网型	221	0	0	432 825	0	0
山丘型	60	0	0	68 763	0	0
合计	281	0	0	501 588	0	0

表 2-99　富阳区不同植被类型环境螺情现况调查基本情况

植被类别	调查环境处数/处	有螺环境处数/处	感染性有螺环境处数/处	环境面积/m²	现有螺面积/m²	感染性钉螺面积/m²
杂草	134	0	0	155 987	0	0
芦苇	0	0	0	0	0	0
树林	5	0	0	161 754	0	0
水稻	7	0	0	10 095	0	0
旱地作物	11	0	0	22 636	0	0
其他	124	0	0	151 116	0	0
合计	281	0	0	501 588	0	0

表 2-100　富阳区不同环境类型螺情现况调查基本情况

环境类型	调查环境处数/处	有螺环境处数/处	感染性有螺环境处数/处	环境面积/m²	现有螺面积/m²	感染性钉螺面积/m²
沟渠	102	0	0	65 112	0	0
塘堰	49	0	0	81 243	0	0
水田	16	0	0	40 775	0	0
旱地	4	0	0	168 331	0	0

环境类型	调查环境 处数/处	有螺环境 处数/处	感染性有螺环境 处数/处	环境面积/m²	现有螺面积/m²	感染性钉螺 面积/m²
滩地	0	0	0	0	0	0
其他	110	0	0	146 127	0	0
合计	281	0	0	501 588	0	0

本次调查对全区历史有螺环境、可疑环境采用环境抽查法开展调查,调查中最多的植被类型为杂草,最多的环境类型为沟渠,共调查 47 808 框,现未查到有螺环境。具体调查结果见表 2-101~ 表 2-103。

表 2-101　富阳区不同流行类型环境钉螺调查结果

流行类型	系统抽样						环境抽查					
	调查 框数/ 框	活螺 框数/ 框	捕获 螺数/ 只	活螺 数/只	感染性 钉螺 框数/框	感染 螺数/ 只	调查 框数/ 框	活螺 框数/ 框	捕获 螺数/ 只	活螺 数/只	感染性 钉螺 框数/框	感染 螺数/ 只
水网型	0	0	0	0	0	0	42 765	0	0	0	0	0
山丘型	0	0	0	0	0	0	5 043	0	0	0	0	0
合计	0	0	0	0	0	0	47 808	0	0	0	0	0

表 2-102　富阳区不同植被类型环境钉螺调查结果

植被类别	系统抽样						环境抽查					
	调查 框数/ 框	活螺 框数/ 框	捕获 螺数/ 只	活螺 数/只	感染性 钉螺 框数/框	感染 螺数/ 只	调查 框数/ 框	活螺 框数/ 框	捕获 螺数/ 只	活螺 数/只	感染性 钉螺 框数/框	感染 螺数/ 只
杂草	0	0	0	0	0	0	29 704	0	0	0	0	0
芦苇	0	0	0	0	0	0	0	0	0	0	0	0
树林	0	0	0	0	0	0	750	0	0	0	0	0
水稻	0	0	0	0	0	0	900	0	0	0	0	0
旱地作物	0	0	0	0	0	0	1 710	0	0	0	0	0
其他	0	0	0	0	0	0	14 744	0	0	0	0	0
合计	0	0	0	0	0	0	47 808	0	0	0	0	0

表 2-103　富阳区不同环境类型钉螺调查结果

环境类型	系统抽样						环境抽查					
	调查 框数/ 框	活螺 框数/ 框	捕获 螺数/ 只	活螺 数/只	感染性 钉螺 框数/框	感染 螺数/ 只	调查 框数/ 框	活螺 框数/ 框	捕获 螺数/ 只	活螺 数/只	感染性 钉螺 框数/框	感染 螺数/ 只
沟渠	0	0	0	0	0	0	18 934	0	0	0	0	0
塘堰	0	0	0	0	0	0	12 263	0	0	0	0	0
水田	0	0	0	0	0	0	1 860	0	0	0	0	0
旱地	0	0	0	0	0	0	1 139	0	0	0	0	0
滩地	0	0	0	0	0	0	0	0	0	0	0	0
其他	0	0	0	0	0	0	13 612	0	0	0	0	0
合计	0	0	0	0	0	0	47 808	0	0	0	0	0

富阳区最近一次查到感染性钉螺为1982年,从1982年至今未查到钉螺和病人,也未发现输入性病例,全区继续保持"三无"目标,血防成果巩固,继续每年对26个历史有螺村轮流开展春季查螺工作,达到5年一普查。"十三五"规划期间,富阳区需查螺面积0.35km²,现已完成查螺面积0.51km²,超额完成任务;每年积极开展杭州市"领导干部查螺日",坚持做到队伍不散、力度不减,认真做好查螺工作。通过本次调查,富阳区全面摸清历史钉螺孳生环境的状况,为开展查螺工作提供技术支持。

本次调查暴露出一些问题:一是基层血防工作队伍整体业务素质不够高,需要进一步加强培训和指导;二是查螺队员年龄偏大,新的人员因报酬太低不愿参与查螺;三是流动人口血吸虫病监测工作存在难点,监测对象不愿配合检测,需进一步加大地方政府人力投入,加强血防工作的宣传,做好监测对象的排查和解释工作。建议加强对查螺工作的领导,各相关部门支持,从政府到部门的领导都应重视查螺工作的重要性,相关单位积极配合,上级业务部门给予良好的业务指导,为查螺工作提供技术保障;同时健全血防查螺队伍,提高查螺队伍的能力;还需加大健康教育投入,采取形式多样,取得广大群众的配合和理解。

刘丹丹　黎燕　陆晓春
富阳区疾病预防控制中心

第十二节　临安区血吸虫病螺情调查报告

临安区属于杭州市辖区,位于浙江省杭州市西部,地处浙江省西北部天目山区,东邻余杭区,南连富阳区和桐庐县、淳安县,西接安徽省歙县,北接安吉县及安徽省绩溪县、宁国市。临安区境东西宽约100km,南北长约50km,总面积3 118.77km²,现辖5个街道、13个镇、298个行政村,2017年末户籍人口53.52万人。境内地势自西北向东南倾斜,西北多崇山峻岭,深沟幽谷,东南为丘陵宽谷,地势平坦,全境地貌以中低丘陵为主;境内有昌化溪、天目溪、中苕溪、南苕溪4条主要河流。临安区处于亚热带季风气候区南缘,属季风型气候,温暖湿润,光照充足,雨量充沛,四季分明,年均降水量1 613.9mm,易受台风、寒潮和冰雹等灾害性天气影响。

临安区历史上曾有25个镇(街道)232个村和单位(包括青山水库)流行血吸虫病,属山丘型中度流行区,流行区人口20万余人,历史病人26 772人(其中晚期病人493人),累计历史有螺面积27.18km²。经过2001年、2011年行政区划调整,部分乡镇、村合并,全区有16个镇(街道)135个村历史流行血吸虫病。通过各级政府和广大干部群众的共同努力,全区于1981年达到血吸虫病传播控制标准,1993年达到传播阻断标准,2016年继续维持消除目标。

一、调查与质控

为进一步掌握全区钉螺分布情况,根据《浙江省卫计委关于开展浙江省钉螺调查工作的通知》和《浙江省血防中心关于下发〈浙江省钉螺调查实施细则〉的通知》(浙血防〔2016〕8号)的要求,2016—2017年临安区在16个镇(街道)136个村(包括1个非历史有螺村)开展钉螺调查工作。

临安区疾控中心专业人员积极参加浙江省血防中心和杭州市疾控中心组织的培训,并于2017年3月3日对全区16个镇(街道)分管院长或公卫科长、血防专管员、计算机工作人员开展钉螺调查工作培训,落实工作任务,提出进度要求;2017年5月3日再次对16个镇(街道)分管血防专业人员进行钉螺调查培训,通报各镇(街道)调查进度,总结工作经验和教训,要求各镇(街道)严格按照要求,落实此项工作。区疾控中心对近几年复现钉螺的高虹、太湖源镇等重点镇(街道)开展现场督导,同时根据绘图进度,对进展较缓慢的镇(街道)进行现场督查,及时解决调查中发现的问题。加强对镇(街道)数据的审核,每个月定期通报数据上交情况,对数据上交不及时的镇(街道)进行电话沟通或上门督导,及时反馈存在的问题,确保全区准时完成数据审核。

二、结果和讨论

（一）钉螺孳生环境调查

1. 历史钉螺孳生概况　临安区属于山丘型血吸虫病流行区,本次钉螺调查共对 16 个镇(街道)136 个村开展环境调查 863 处,累计环境面积 27 715 471m²,历史累计有螺面积 27 180 450m²,首次发现钉螺为 1952 年,首次发现感染性钉螺为 1956 年,末次查到钉螺为 2016 年,末次查到感染性钉螺年份为 1975 年,见表 2-104。

据史料记载,临安区历史上钉螺最高密度出现在玲珑街道庆仙村,钉螺密度为 360 只/0.1m²,钉螺最高感染率为 21%。全区自 1994 年进入监测巩固阶段至 2016 年末次发现有螺的 23 年中,曾有 13 个年度发现残存钉螺,分别位于青山湖街道、昌化镇、龙岗镇、锦城街道、玲珑街道、高虹镇、太湖源镇和锦南街道等 8 个镇(街道)16 个行政村,均为阴性钉螺。其中,查出钉螺面积最多的年份是 2002 年,有螺面积为 20 570m²(其中,龙岗镇有螺面积 12 020m²,昌化镇有螺面积 8 240m²,青山湖街道有螺面积 310m²);查出有螺面积超过 10 000m² 的行政村有 3 个,分别是龙岗镇新溪村(2002 年,有螺面积 12 020m²)、锦城街道金头村(2003 年,有螺面积 12 280m²)、昌化镇五丰村(2007 年,有螺面积 12 200m²);查出有螺面积最少的年份是 2014 年,分布在高虹镇,有螺面积为 500m²。

2016 年主要在太湖源镇和高虹镇的 5 个村发现钉螺(其中新发有螺村 2 个),螺点 12 个,有螺面积合计 16 350m²。其中,太湖源镇青云村复现钉螺面积 8 500m²,高虹镇活山村复现钉螺面积 50m²,高乐村复现钉螺面积 300m²,高桥村新发钉螺面积 4 500m²,崇阳村新发钉螺面积 3 000m²。当地有螺环境复杂,包括苗木地、竹园、水塘、沟渠、田后壁、农田等环境类型,钉螺最高密度为 40 只/0.1m²,解剖钉螺共 2 495 只,未发现感染性钉螺。高虹镇为临安区血防重点乡镇,2011 年起连续 6 年查到钉螺。2015 年高虹镇活山村设立为国家血吸虫病监测点,区疾控中心血防专业技术骨干对高虹镇查灭螺队员进行反复培训指导,在高虹镇政府和高虹镇卫生院的大力配合协助下,训练组建了一支技术过硬的队伍。在 2016 年扩大查螺中,查到高桥村和崇阳村 2 个新发有螺村。根据调查,从流经水系上来看,高桥村和崇阳村的水系和高乐村、活山村没有同源水系,且历史上无螺,因此从未开展查螺工作,但由于高桥村的邻近村高乐村和活山村有多处有螺区块均为苗木地,2016 年在获知高桥村有大片苗木基地时,也相应开展了扩大查螺,结果查出有螺面积约 4 500m²,并在高桥村有螺苗木地水沟下游的崇阳村田地里也发现 3 000m² 钉螺面积。经过核实,该苗木地中的苗木是在 2012 年从金华市高速路口处一个苗木基地引进的,引种时未开展螺情监测,不排除引进苗木时携带钉螺的可能。太湖源镇青云村在 2016 年复现钉螺 8 500m²,钉螺密度最高在 40 只/0.1m² 左右。该地为历史有螺地,可能在之前查螺中工作人员思想上不够重视且过程不够规范,导致复现钉螺的密度较高。

表 2-104　临安区钉螺孳生环境调查基本情况

流行类型	环境处数/处	累计环境面积/m²	历史累计有螺面积/m²	首次发现钉螺年份	最近一次查到钉螺年份	首次发现感染性钉螺年份	最近一次查到感染性钉螺年份
水网型	0	0	0	—	—	—	—
山丘型	863	27 715 471	27 180 450	1952	2016	1956	1975
合计	863	27 715 471	27 180 450	1952	2016	1956	1975

2. 钉螺孳生环境演变情况

（1）I 类钉螺孳生环境演变情况:全区 I 类钉螺孳生环境有 63 处,涉及 3 个镇(街道)6 个村,历史累计有螺面积 18 714m²,占全区历史累计有螺面积的 0.07%。其中,太湖源镇青云村 2016 年复现有螺环境 18 处,有螺面积 8 500m²;高虹镇高乐村 2014—2016 年共复现有螺环境 5 处,有螺面积 1 950m²;活山村 2014—2016 年共复现有螺环境 5 处,有螺面积 570m²;高桥村 2016 年新发有螺环境 29 处,有螺面积 4 500m²;崇阳村 2016 年新发有螺环境 4 处,有螺面积 3 000m²;青山湖街道安村 2015 年复现有螺环境

2 处,有螺面积 194m²。现钉螺孳生环境包括沟渠、水田、滩地和其他,其中沟渠有 49 处(77.78%),水田 7 处(11.11%),其他主要是苗木地环境 6 处(9.52%)、滩地 1 处(1.59%);历史环境类型与现在基本保持一致,主要是闲置或将要被整改的沟渠、苗木地、竹园等,环境复杂,由于青苗补偿困难,给查灭螺工作带来一定困难。见表 2-105。

表 2-105 临安区Ⅰ类钉螺孳生环境演变类型基本情况

历史环境		现在环境处数/处						累计环境面积/m²	历史累计有螺面积/m²	首次发现钉螺年份	最近一次查到钉螺年份	首次发现感染性钉螺年份	最近一次查到感染性钉螺年份
环境类型	环境处数/处	沟渠	塘堰	水田	旱地	滩地	其他						
沟渠	49	49	0	0	0	0	0	8 617	8 225	1956	2016	1956	—
塘堰	0	0	0	0	0	0	0	0	0	—	—	—	—
水田	10	0	0	7	0	0	3	30 114	10 035	1956	2016	1956	—
旱地	0	0	0	0	0	0	0	0	0	—	—	—	—
滩地	1	0	0	0	0	1	0	295	100	2016	2016	—	—
其他	3	0	0	0	0	0	3	354	354	1956	2016	1956	—
合计	63	49	0	7	0	1	6	39 380	18 714	1956	2016	1956	—

(2)Ⅱ类钉螺孳生环境演变情况:Ⅱ类环境 550 处,历史累计有螺面积 13 769 502m²,占全区历史累计有螺面积的 50.66%。历史环境类型除了 1/4 的水田"水改旱"成为旱地外,其余基本与现在环境保持一致,主要是沟渠及相连的田地环境。详见表 2-106。

表 2-106 临安区Ⅱ类钉螺孳生环境演变类型基本情况

历史环境		现在环境处数/处						累计环境面积/m²	历史累计有螺面积/m²	首次发现钉螺年份	最近一次查到钉螺年份	首次发现感染性钉螺年份	最近一次查到感染性钉螺年份
环境类型	环境处数/处	沟渠	塘堰	水田	旱地	滩地	其他						
沟渠	219	212	0	1	2	0	4	535 361	525 262	1952	2012	1956	1975
塘堰	30	0	30	0	0	0	0	55 058	54 783	1956	2011	1956	—
水田	289	2	0	197	72	1	17	13 320 509	12 980 910	1952	2013	1956	1970
旱地	8	0	0	0	8	0	0	190 096	178 333	1956	2013	1956	—
滩地	2	0	0	0	1	1	0	19 128	19 128	1952	1992	1956	—
其他	2	0	0	0	1	0	1	11 086	11 086	1956	1992	1956	—
合计	550	214	30	198	84	2	22	14 131 238	13 769 502	1952	2013	1956	1975

(3)Ⅲ类钉螺孳生环境演变情况:Ⅲ类环境 74 处,历史累计有螺面积 3 261 644m²,占全区历史累计有螺面积的 12.00%。历史环境大部分经过了一定程度的环境改造,其中水田改变成为其他矮灌木地环境的比较多。详见表 2-107。

表 2-107 临安区Ⅲ类钉螺孳生环境演变类型基本情况

历史环境		现在环境处数/处						累计环境面积/m²	历史累计有螺面积/m²	首次发现钉螺年份	最近一次查到钉螺年份	首次发现感染性钉螺年份	最近一次查到感染性钉螺年份
环境类型	环境处数/处	沟渠	塘堰	水田	旱地	滩地	其他						
沟渠	7	3	0	0	0	0	4	19 216	19 216	1956	1992	1956	—
塘堰	0	0	0	0	0	0	0	0	0	—	—	—	—

历史环境		现在环境处数/处						累计环境面积/m²	历史累计有螺面积/m²	首次发现钉螺年份	最近一次查到钉螺年份	首次发现感染性钉螺年份	最近一次查到感染性钉螺年份
环境类型	环境处数/处	沟渠	塘堰	水田	旱地	滩地	其他						
水田	63	1	0	18	1	0	43	3 040 498	3 037 728	1956	1992	1956	1970
旱地	0	0	0	0	0	0	0	0	0	—	—	—	—
滩地	0	0	0	0	0	0	0	0	0	—	—	—	—
其他	4	0	0	2	0	0	2	204 700	204 700	1956	1992	1956	—
合计	74	4	0	20	1	0	49	3 264 414	3 261 644	1956	1992	1956	1970

（4）Ⅳ类钉螺孳生环境演变情况：Ⅳ类环境 118 处，历史累计有螺面积 10 130 590m²，占全区历史累计有螺面积的 37.27%。历史环境大部分得到彻底环境改造，成为房屋、水泥地、柏油路等。详见表 2-108。

表 2-108　临安区Ⅳ类钉螺孳生环境演变类型基本情况

历史环境		现在环境处数/处						累计环境面积/m²	历史累计有螺面积/m²	首次发现钉螺年份	最近一次查到钉螺年份	首次发现感染性钉螺年份	最近一次查到感染性钉螺年份
环境类型	环境处数/处	沟渠	塘堰	水田	旱地	滩地	其他						
沟渠	27	10	0	0	0	0	17	19 188	19 042	1956	1992	1956	1971
塘堰	1	0	0	0	0	0	1	6 300	6 300	1956	1992	1956	—
水田	87	1	0	12	2	0	72	10 036 284	10 026 182	1952	1992	1956	1971
旱地	3	0	0	0	0	0	3	79 066	79 066	1956	1992	1956	—
滩地	0	0	0	0	0	0	0	0	0	—	—	—	—
其他	0	0	0	0	0	0	0	0	0	—	—	—	—
合计	118	11	0	12	2	0	93	10 140 838	10 130 590	1952	1992	1956	1971

（5）Ⅴ类钉螺孳生环境演变情况：Ⅴ类环境 58 处，环境面积 139 601m²，主要是历史有螺区域周边的无螺环境，环境以沟渠为主，植被以杂草为主。

（二）钉螺分布调查

1. 调查概况　本次调查临安区 16 个镇（街道）136 个村（包括 1 个非历史有螺村），共 863 处环境，其中有螺环境 63 处（占 7.30%），分布在太湖源镇青云村、高虹镇高乐村、活山村、高桥村、崇阳村和青山湖街道安村等 3 个镇（街道）6 个村，合计有螺面积 18 714m²。调查结果显示，临安区有螺环境植被类别主要是杂草，有 52 处（占 82.54%），有螺面积 8 639m²（占 46.16%）；其次是其他类型（主要是小灌木），有 7 处（占 11.11%），有螺面积 8 275m²（占 44.22%）。有螺环境类别以沟渠为主，有 49 处（占 77.78%），有螺面积 8 225m²（占 43.95%）；其次是水田和其他（苗木地），分别有 7 处（占 11.11%）和 6 处（占 9.52%），有螺面积分别为 7 385m²（占 39.46%）和 3 004m²（占 16.05%）。苗木种植地及其所属沟渠是主要有螺环境，环境内淤泥堆积，树荫环绕，杂草丛生，非常适宜钉螺繁殖扩散。调查基本情况见表 2-109~ 表 2-111。

表 2-109　临安区不同流行类型环境螺情现况调查基本情况

流行类型	调查环境处数/处	有螺环境处数/处	感染性有螺环境处数/处	环境面积/m²	现有螺面积/m²	感染性钉螺面积/m²
水网型	0	0	0	0	0	0
山丘型	863	63	0	19 436 557	18 714	0
合计	863	63	0	19 436 557	18 714	0

表 2-110　临安区不同植被类型环境螺情现况调查基本情况

植被类别	调查环境处数/处	有螺环境处数/处	感染性有螺环境处数/处	环境面积/m²	现有螺面积/m²	感染性钉螺面积/m²
杂草	330	52	0	1 220 975	8 639	0
芦苇	0	0	0	0	0	0
树林	6	0	0	186 000	0	0
水稻	96	3	0	2 968 364	1 400	0
旱地作物	126	1	0	3 898 440	400	0
其他	305	7	0	11 162 778	8 275	0
合计	863	63	0	19 436 557	18 714	0

表 2-111　临安区不同环境类型螺情现况调查基本情况

环境类型	调查环境处数/处	有螺环境处数/处	感染性有螺环境处数/处	环境面积/m²	现有螺面积/m²	感染性钉螺面积/m²
沟渠	304	49	0	609 132	8 225	0
塘堰	31	0	0	56 308	0	0
水田	246	7	0	11 970 005	7 385	0
旱地	98	0	0	2 802 022	0	0
滩地	3	1	0	18 666	100	0
其他	181	6	0	3 980 425	3 004	0
合计	863	63	0	19 436 557	18 714	0

2. 现场调查结果　采用系统抽样结合环境抽查法开展钉螺现场调查,全区系统抽样调查 17 164 框,活螺框数 420 框,捕获活螺数 1 309 只,环境抽查调查 1 321 459 框,活螺框数 394 框,捕获活螺数 1 569 只。系统抽样螺情统计全区活螺密度算数均数为 0.226 6 只/0.1m²,最大值为 2.500 0 只/0.1m²;有螺框出现率算数均数为 7.057 5%,最大值 54.054 1%。说明部分地区钉螺密度仍比较高。按不同植被类型螺情统计,杂草的活螺密度和有螺框出现率最高,算数均数分别为 0.314 4 只/0.1m² 和 10.313 3%;其次为其他(小灌木),活螺密度和有螺框出现率算数均数分别为 0.155 3 只/0.1m² 和 3.413 8%。按不同环境类型螺情统计,滩地活螺密度和有螺框出现率算数均数最高,分别为 1.250 0 只/0.1m² 和 12.500 0%;其次是沟渠环境,活螺密度和有螺框出现率算数均数分别为 0.295 7 只/0.1m² 和 10.498 9%。详见表 2-112~ 表 2-117。

血吸虫病防控工作是一项长期的艰巨工作。中华人民共和国成立以来,在各级政府领导和有关部门的大力支持、配合下,通过广大人民群众和地方病防治工作者共同努力,临安区的血防工作成效显著。但自 1993 年达到血吸虫病传播阻断标准至 2016 年,全区共有 13 年发现残存钉螺,分布在 8 个镇(街道)16个行政村,部分村还查到 10 000m² 以上的有螺面积,甚至还出现新发有螺村,而周边县区屡有输入性血吸虫病病人报告,由此可见临安区的血吸虫病防控和螺情监测形势非常严峻,复现的镇(街道)较多,复现的钉螺面积较大,有螺环境密度高,环境复杂,且有一定程度的扩散,查灭螺难度较大。

表 2-112　临安区不同流行类型环境钉螺调查结果

流行类型	系统抽样						环境抽查					
	调查框数/框	活螺框数/框	捕获螺数/只	活螺数/只	感染性钉螺框数/框	感染螺数/只	调查框数/框	活螺框数/框	捕获螺数/只	活螺数/只	感染性钉螺框数/框	感染螺数/只
水网型	0	0	0	0	0	0	0	0	0	0	0	0
山丘型	17 164	420	1 309	1 309	0	0	1 321 459	394	1 569	1 569	0	0
合计	17 164	420	1 309	1 309	0	0	1 321 459	394	1 569	1 569	0	0

表 2-113 临安区不同植被类型环境钉螺调查结果

植被类别	系统抽样						环境抽查					
	调查框数/框	活螺框数/框	捕获螺数/只	活螺数/只	感染性钉螺框数/框	感染螺数/只	调查框数/框	活螺框数/框	捕获螺数/只	活螺数/只	感染性钉螺框数/框	感染螺数/只
杂草	5 238	285	789	789	0	0	140 978	268	1 015	1 015	0	0
芦苇	0	0	0	0	0	0	0	0	0	0	0	0
树林	0	0	0	0	0	0	15 538	0	0	0	0	0
水稻	3 061	28	110	110	0	0	219 294	30	150	150	0	0
旱地作物	2 603	3	20	20	0	0	244 839	2	20	20	0	0
其他	6 262	104	390	390	0	0	700 810	94	384	384	0	0
合计	17 164	420	1 309	1 309	0	0	1 321 459	394	1 569	1 569	0	0

表 2-114 临安区不同环境类型钉螺调查结果

环境类型	系统抽样						环境抽查					
	调查框数/框	活螺框数/框	捕获螺数/只	活螺数/只	感染性钉螺框数/框	感染螺数/只	调查框数/框	活螺框数/框	捕获螺数/只	活螺数/只	感染性钉螺框数/框	感染螺数/只
沟渠	4 707	281	754	754	0	0	94 721	259	898	898	0	0
塘堰	195	0	0	0	0	0	8 921	0	0	0	0	0
水田	4 545	113	353	353	0	0	785 248	95	264	264	0	0
旱地	2 223	0	0	0	0	0	229 313	0	0	0	0	0
滩地	327	3	30	30	0	0	1 487	5	100	100	0	0
其他	5 167	23	172	172	0	0	201 769	35	307	307	0	0
合计	17 164	420	1 309	1 309	0	0	1 321 459	394	1 569	1 569	0	0

表 2-115 临安区不同流行类型环境系统抽样螺情统计指标

流行类型	活螺密度/(只·0.1m^{-2})				有螺框出现率/%			
	算术均数	最大值	最小值	中位数	算术均数	最大值	最小值	中位数
水网型	0	0	0	0	0	0	0	0
山丘型	0.226 6	2.500 0	0	0	7.057 5	54.054 1	0	0
合计	0.226 6	2.500 0	0	0	7.057 5	54.054 1	0	0

表 2-116 临安区不同植被类型环境系统抽样螺情统计指标

植被类别	活螺密度/(只·0.1m^{-2})				有螺框出现率/%			
	算术均数	最大值	最小值	中位数	算术均数	最大值	最小值	中位数
杂草	0.314 4	2.500 0	0	0.256 4	10.313 3	54.054 1	0	3.448 3
芦苇	0	0	0	0	0	0	0	0
树林	0	0	0	0	0	0	0	0
水稻	0.063 1	0.458 3	0	0	1.201 9	8.333 3	0	0
旱地作物	0.019 0	0.285 7	0	0	0.285 7	4.285 7	0	0
其他	0.155 3	1.500 0	0	0	3.413 8	20.000 0	0	0
合计	0.226 6	2.500 0	0	0	7.057 5	54.054 1	0	0

表 2-117　临安区不同环境类型系统抽样螺情统计指标

环境类型	活螺密度/（只·0.1m^{-2}）				有螺框出现率/%			
	算术均数	最大值	最小值	中位数	算术均数	最大值	最小值	中位数
沟渠	0.295 7	0.914 3	0	0.270 3	10.498 9	54.054 1	0	3.448 3
塘堰	0	0	0	0	0	0	0	0
水田	0.090 0	0.458 3	0	0	2.157 8	8.333 3	0	0
旱地	0	0	0	0	0	0	0	0
滩地	1.250 0	2.500 0	0	1.250 0	12.500 0	25.000 0	0	12.500 0
其他	0.122 6	1.500 0	0	0	2.143 0	20.000 0	0	0
合计	0.226 6	2.500 0	0	0	7.057 5	54.054 1	0	0

　　此次钉螺调查显示，临安区现有螺环境仍有 63 处，涉及高虹镇、太湖源镇和青山湖街道 3 个镇（街道）6 个村，环境主要是沟渠、苗木地、竹园等，这是目前螺情防控的重点地区。全区有 60% 以上的环境还未得到彻底改造，环境主要是沟渠及其相连的田地。当地植被丰富，气温适宜，除了部分水田改为旱地外，大部分环境仍然保持历史状态，非常适宜钉螺孳生，且随着种养殖方式转变和产业结构调整，以往种植水稻的环境部分改为种植苗木、蔬菜等经济作物的旱地环境，土地翻耕次数减少，矮灌木和杂草较多，渠道沟壑相连，极易引起钉螺的孳生和扩散。这些都是临安区血吸虫病螺情监测的重点，要积极落实查螺投工，提高查螺质量，做好螺情监测工作，对发现钉螺的地区要尽快有效压缩钉螺面积，对于外地引种的苗木要加强螺情监测，同时有螺地苗木也不得出售外移。

　　随着城镇发展建设需要，"美丽乡村"建设、公园建设等对苗木输入要求加大，而苗木输入的螺情监测工作非常薄弱，存在钉螺输入安全隐患。另外，由于城镇、工业发展建设，每年有一定的外来流动人口来临安工作、学习、生活，仍然存在血吸虫病传染源输入风险。当前基层血吸虫病防控工作模式已经发生翻天覆地的变化，血防专管员均为兼职，在繁重公共卫生工作中，大家疲于应付，血防意识和能力都存在薄弱环节，各历史血吸虫病流行镇（街道）血防查螺队伍业务素质不高、待遇较低，导致查螺出工不出力，查螺质量下降，给残存钉螺死灰复燃留下隐患。因此，要进一步加强对血防工作的领导，明确血防资金投入分配，充分发挥镇街政府主导作用，加强血防队伍建设，落实分类指导，沿水系做好螺情摸底和查清工作，并及时压缩钉螺面积，不留监测死角。

叶亚君　许向军　石水良　童卫胜
临安区疾病预防控制中心

第三章　宁波市血吸虫病螺情调查报告

第一节　全市血吸虫病螺情调查报告

宁波地处东南沿海,大陆海岸线中段,长江三角洲南翼,位于东经 120°55′~122°16′,北纬 28°51′~30°33′ 之间,东有舟山群岛为天然屏障,北濒杭州湾,西接绍兴市的嵊州、新昌、上虞,南临三门湾,并与台州的三门、天台相连,属于典型的江南水乡兼海港城市,简称"甬"。宁波市地势西南高,东北低,在陆域面积中,山脉占 24.9%,丘陵占 25.2%,盆地占 8.1%,平原占 40.3%。境内主要有四明山脉和天台山支脉。全市下辖 6 个区、2 个县、2 个县级市,总面积 9 816km²,常住人口 820.2 万人,户籍人口 597.93 万人。宁波是华东地区的工商业城市,也是浙江省经济中心之一。改革开放以来,宁波经济持续快速发展,成为国内经济最活跃的区域之一。2018 年,宁波地区生产总值 10 746 亿元。

宁波市历史上是水网型和山丘型血吸虫病流行区。除象山、镇海、北仑 3 县(区)外,其余各县(市、区)均有不同程度的血吸虫病流行。2016 年,宁波市行政区划调整,原江东区并入鄞州区,目前全市血吸虫病历史流行县为 7 个,流行乡 47 个,流行村 263 个,覆盖人口 479 226 人,历史累计血吸虫病病人 16 939 例,其中晚期血吸虫病病人 331 例。经过几十年的综合防治,原历史上流行血吸虫病的 8 个县(市)区分别于 1981 年(3 个)、1985 年(3 个)、1987 年(1 个)和 1992 年(1 个)达到传播阻断标准。达标后,各地继续开展传染源监测和钉螺调查工作,1995 年在奉化市发现最后一个钉螺螺点,此后 20 多年的查螺工作中未再查见钉螺。2003 年宁波市在流动人口血吸虫病监测工作中发现首例输入性血吸虫病病例,此后每年均有输入性血吸虫病病例发现。

一、调查与质控

2016—2017 年,为了进一步掌握宁波市钉螺孳生环境变化和钉螺分布情况,为血吸虫病防控工作以及防治策略的制订提供科学依据,根据《浙江省卫计委关于开展浙江省钉螺调查工作的通知》和《浙江省血防中心关于下发〈浙江省钉螺调查实施细则〉的通知》(浙血防[2016]8 号)的要求,全市各血防县(市、区)组织相关专业人员,对血吸虫病螺情进行系统调查。

在开展此项工作过程中,宁波市疾控中心及各县(市、区)疾控中心专业人员于 2016 年 8 月参加了全省钉螺调查工作现场技术培训班,学习了钉螺调查方案和实施细则,明确了查螺图账的电子化规范流程并开展现场实习操作;11 月又参加全省钉螺调查数据库和电子地图审核培训,对钉螺调查工作进行阶段性总结,开展钉螺调查数据库和电子地图审核。通过培训,各级专业人员均掌握了调查方案、调查技术、螺情图制作等事项和工作要求,为全市顺利完成钉螺调查工作奠定了基础。在各历史疫区县自查的基础上,宁波市疾控中心重点对海曙区有关历史螺点进行指导和督查。由于行政区域调整,原鄞州区大部分血吸虫病历史区划归海曙区,海曙区的血吸虫病历史流行村由原来的 1 个增加为 61 个,而海曙区疾控中心的查螺工作经验和力量相对薄弱,导致血吸虫病历史螺点螺情核实和电子地图绘制工作难以按时完成。市疾控中心及时组织宁海、慈溪、鄞州县(市、区)疾控中心的专业人员,协助海曙区开展钉螺调查工作,核实历史地图台账和电子地图的位置的一致性、《环境调查信息表》中信息的真实性,审核螺情监测的图表和照片等工作。通过市、县两级血防专业人员的共同努力,本次调查任务圆满完成。

二、结果和讨论

(一)钉螺孳生环境调查

宁波市各县(市、区)血防专业人员开展调查,最后对各相关指标进行汇总、统计,结果显示全市历史钉螺环境面积为 4 731 954m²,历史累计有螺面积为 3 411 603m²,于 1930 年首次发现钉螺(宁海县),1951 年首次发现感染性钉螺(海曙区)。最近一次发现感染性钉螺是在 1983 年(海曙区),最近一次查到钉螺是在 1995 年(现奉化区)。目前全市现有环境面积为 4 412 011m²,有螺面积为 0m²。数据汇总统计结果详见表 3-1。

表 3-1　宁波市钉螺调查数据汇总统计

县(市、区)名称	环境面积/m²	现有环境面积/m²	系统抽样调查框数/框	环境抽查调查框数/框	历史累计有螺面积/m²	首次发现钉螺年份	首次发现钉螺面积/m²	最近一次查到钉螺年份	首次发现感染性钉螺年份	最近一次查到感染性钉螺年份
海曙	810 879	840 494	12 228	115 128	660 897	1935	605 305	1989	1951	1983
江北	108 380	3 400	0	3 000	32 100	1970	4 950	1982	1970	—
鄞州	95 496	95 212	1 094	1 499	53 036	1956	50 570	1980	1956	1970
奉化	1 371 855	1 316 486	0	40 164	652 370	1950	—	1995		
慈溪	65 130	65 130	0	8 527	3 560	1956	3 350	1978		
余姚	461 173	276 648	11 898	0	322 580	1956	66 063	1985		
宁海	1 819 041	1 814 641	38 060	73 390	1 687 060	1930	1 382 263	1995		
合计	4 731 954	4 412 011	63 280	241 708	3 411 603	1930	2 112 501	1995	1951	1983

(二)钉螺分布调查

宁波市于 1992 年达到血吸虫病传播阻断标准,之后继续开展春季钉螺调查以及人群查病工作,1995 年在原奉化市(现奉化区)发现最后一个钉螺螺点,此后的 20 多年查螺工作中,均未再发现钉螺。由此可见,宁波市的螺情较为稳定,血防成果巩固。

宁波市虽然多年未查见钉螺,但是自 2003 年以来,在流动人口中输入性血吸虫病病例每年均有发现,仍有毗邻县有钉螺孳生,不能排除通过苗木、牲畜运输流入的可能。因此,宁波市今后的血吸虫病防治工作在坚持输入性传染源监测的同时,仍不能忽视钉螺的调查与监测工作,方可确保血吸虫病传播阻断的成果得到巩固。

通过本次钉螺调查,一方面查清和确证了宁波市多年无螺的现状,另一方面对宁波市历史有螺环境、适宜钉螺孳生环境的有关变迁情况进行了一次彻底的排摸,利用现代网络信息技术对螺点环境和查螺图账开展了全面的复核、整理和汇总工作,有利于对历史螺点资料系统整理和保存,对于今后血吸虫病钉螺调查工作的传承具有重要意义,并为制订下一步血吸虫病防治工作策略提供了科学的依据。

本次调查也暴露了宁波市一些存在的问题:一是对血防钉螺调查工作重视程度不够。由于全市 20 多年来未查见钉螺,各级党政领导以及专业人员对血防查螺工作存在思想松懈与麻痹情绪,血防工作的组织领导、经费投入、队伍建设等方面存在逐渐弱化的情况,需要进一步整理、汇总、分析现存有螺环境状况,对钉螺孳生环境加大整治力度,确保血吸虫病消除成果的巩固。二是查螺工作的队伍逐渐萎缩,后继乏人。随着血防意识逐步淡化,各县(市、区)查螺人员流动,技术水平下降,查螺队伍青黄不接,新加入血防队伍的同志对血吸虫病防治历程、历史螺点现状等了解甚少。因此,建议利用信息技术做好钉螺图账的保存、分析和利用,加大培训力度和经费支持,保证查螺队伍人员和技术的可持续发展。三是人流、物流的影响,对宁波市螺情仍存在潜在的威胁。随着经济的发展,带来了人员、货物的大量流动,许多来自血吸虫病流行地区的务工人员、牲畜以及花草树木的移植,给宁波市螺情带来潜在的威胁,并且宁波市还存在钉螺孳生环境,也有输入性血吸虫病病例的存在,一旦有钉螺流入,可能会造成血吸虫病死灰复燃,建议加强对查螺工作的督导,在保证监测工作质量的同时,对经过环境整治和改造后确实不可能存在钉螺孳生的环境,应在今后的监测工作中剔除,监测工作方案也应随着环境改造的实际情况不断加以调整。

张劼楠

宁波市疾病预防控制中心

第二节　海曙区血吸虫病螺情调查报告

海曙区地处宁波市中部,地理位置处于北纬29°87′,东经121°55′。辖区东邻鄞州区,北邻江北区,西邻余姚市,南邻奉化区。全区总面积约585km²,人口90余万人,辖9个街道、7个镇、1个乡。海曙区属亚热带气候,四季分明,雨量充沛,气候温和湿润,日照充足,区域内水域丰富,水网交叉密布。

2016年11月因行政区划调整,原鄞州区9个镇(街道)划入海曙区,海曙区由原来1个历史流行街道、1个村扩大到9个历史流行镇(街道)、61个村,历史累计有螺面积由原来的910m²增加到现有的660 897m²,血防工作任务较重。全区1972年达到血吸虫病传播控制标准,1985年达到传播阻断标准,2016年达到消除目标,血防工作成绩显著。

一、调查与质控

根据《浙江省卫计委关于开展浙江省钉螺调查工作的通知》和《浙江省血防中心关于下发〈浙江省钉螺调查实施细则〉的通知》(浙血防〔2016〕8号)的要求,海曙区于2016—2017年对全区集士港镇、古林镇、高桥镇、横街镇、鄞江镇、洞桥镇、章水镇、石碶街道和望春街道等9个历史流行镇(街道)、61个村的所有历史有螺环境、可疑环境开展钉螺调查。

区疾控中心派专业人员参加省血防中心举办的系列钉螺调查技术培训,并对参加本次调查的人员进行统一培训,通过测试合格后上岗。区疾控中心对辖区内的石碶街道和章水镇的钉螺调查工作进行了抽查指导,及时解决了调查过程中发现的问题。

二、结果和讨论

(一)钉螺孳生环境调查

1. 历史钉螺孳生概况　海曙区主要为水网型血吸虫病流行区,61个村共有环境数376处,历史累计有螺面积660 897m²,水网型流行区历史累计有螺面积占全区的97.32%。全区1935年首次发现钉螺,最近一次查到钉螺是1989年;1951年首次发现感染性钉螺,最近一次发现感染性钉螺是1983年。详见表3-2。

表3-2　海曙区钉螺孳生环境调查基本情况

流行类型	环境处数/处	累计环境面积/m²	历史累计有螺面积/m²	首次发现钉螺年份	最近一次查到钉螺年份	首次发现感染性钉螺年份	最近一次查到感染性钉螺年份
水网型	368	792 812	643 174	1935	1989	1951	1983
山丘型	8	18 067	17 723	1970	1976	1970	1976
合计	376	810 879	660 897	1935	1989	1951	1983

2. 钉螺孳生环境演变情况　调查发现,海曙区无Ⅰ类环境;Ⅱ类环境35处,历史累计有螺面积92 833m²,占全区环境数和历史累计有螺面积的9.31%和14.05%,历史环境类型演变幅度不大,环境类型相对稳定;Ⅲ类环境191处,历史累计有螺面积406 841m²,占全区环境数和历史累计有螺面积的50.80%和61.56%,农业园区的现代化改造使原沟渠和水田环境转变为旱地环境;Ⅳ类环境145处,历史累计有螺

面积 161 223m²,占全区环境数和历史累计有螺面积的 38.56% 和 24.39%,环境已经彻底改造成为房屋、道路等;Ⅴ类可疑环境 5 处。环境演变情况见表 3-3~ 表 3-5。

表 3-3　海曙区Ⅱ类钉螺孳生环境演变类型基本情况

历史环境		现在环境处数/处						累计环境面积/m²	历史累计有螺面积/m²	首次发现钉螺年份	最近一次查到钉螺年份	首次发现感染性钉螺年份	最近一次查到感染性钉螺年份
环境类型	环境处数/处	沟渠	塘堰	水田	旱地	滩地	其他						
沟渠	19	14	0	1	1	0	3	69 735	59 786	1958	1978	1958	1978
塘堰	3	0	2	1	0	0	0	10 746	4 087	1965	1978	1965	1978
水田	6	0	0	5	1	0	0	23 920	14 867	1958	1980	1958	1980
旱地	7	0	0	0	6	0	1	15 366	14 093	1965	1988	1965	1978
滩地	0	0	0	0	0	0	0	0	0	—	—	—	—
其他	0	0	0	0	0	0	0	0	0	—	—	—	—
合计	35	14	2	7	8	0	4	119 767	92 833	1958	1988	1958	1980

表 3-4　海曙区Ⅲ类钉螺孳生环境演变类型基本情况

历史环境		现在环境处数/处						累计环境面积/m²	历史累计有螺面积/m²	首次发现钉螺年份	最近一次查到钉螺年份	首次发现感染性钉螺年份	最近一次查到感染性钉螺年份
环境类型	环境处数/处	沟渠	塘堰	水田	旱地	滩地	其他						
沟渠	82	22	2	2	33	0	23	133 614	118 209	1935	1978	1956	1978
塘堰	7	0	3	1	2	0	1	63 692	58 347	1957	1978	1957	1978
水田	35	1	0	4	8	0	22	92 883	77 514	1955	1978	1955	1978
旱地	59	1	0	0	29	1	28	161 969	90 698	1951	1989	1951	1983
滩地	5	0	0	0	3	2	0	60 715	60 715	1958	1965	1958	1965
其他	3	0	0	0	1	0	2	1 457	1 358	1958	1978	1958	1978
合计	191	24	5	7	76	3	76	514 330	406 841	1935	1989	1951	1983

表 3-5　海曙区Ⅳ类钉螺孳生环境演变类型基本情况

历史环境		现在环境处数/处						累计环境面积/m²	历史累计有螺面积/m²	首次发现钉螺年份	最近一次查到钉螺年份	首次发现感染性钉螺年份	最近一次查到感染性钉螺年份
环境类型	环境处数/处	沟渠	塘堰	水田	旱地	滩地	其他						
沟渠	76	5	4	0	42	0	25	68 210	65 782	1956	1982	1956	1982
塘堰	3	0	0	0	1	0	2	2 481	2 126	1970	1978	1970	1978
水田	15	0	1	0	6	0	8	26 959	21 484	1957	1980	1957	1980
旱地	37	0	0	1	8	0	28	58 915	52 612	1957	1980	1957	1978
滩地	12	1	0	0	0	0	11	18 999	18 999	1958	1966	1958	1966
其他	2	0	0	0	0	0	2	220	220	1963	1974	1963	1974
合计	145	6	5	1	57	0	76	175 784	161 223	1956	1982	1956	1982

（二）钉螺分布调查

1. 调查概况　本次调查 376 处环境,环境类型主要为旱地、其他和沟渠;植被环境主要为杂草、其他和旱地作物,环境面积 840 494m²,未发现钉螺。具体调查结果见表 3-6~ 表 3-8。

表 3-6 海曙区不同流行类型环境螺情现况调查基本情况

流行类型	调查环境处数/处	有螺环境处数/处	感染性有螺环境处数/处	环境面积/m²	现有螺面积/m²	感染性钉螺面积/m²
水网型	368	0	0	822 427	0	0
山丘型	8	0	0	18 067	0	0
合计	376	0	0	840 494	0	0

表 3-7 海曙区不同植被类型环境螺情现况调查基本情况

植被类别	调查环境处数/处	有螺环境处数/处	感染性有螺环境处数/处	环境面积/m²	现有螺面积/m²	感染性钉螺面积/m²
杂草	169	0	0	473 126	0	0
芦苇	1	0	0	2 000	0	0
树林	13	0	0	35 786	0	0
水稻	15	0	0	65 824	0	0
旱地作物	65	0	0	129 694	0	0
其他	113	0	0	134 064	0	0
合计	376	0	0	840 494	0	0

表 3-8 海曙区不同环境类型螺情现况调查基本情况

环境类型	调查环境处数/处	有螺环境处数/处	感染性有螺环境处数/处	环境面积/m²	现有螺面积/m²	感染性钉螺面积/m²
沟渠	44	0	0	132 217	0	0
塘堰	12	0	0	27 482	0	0
水田	15	0	0	38 337	0	0
旱地	146	0	0	424 857	0	0
滩地	3	0	0	1 601	0	0
其他	156	0	0	216 001	0	0
合计	376	0	0	840 495	0	0

2. 现场调查结果 采用系统抽样结合环境抽查法查螺,分别调查机械框 12 228 框和环境框 115 128 框,调查最多的环境是旱地、其他和沟渠,植被最多的为杂草、其他和旱地作物,均未发现钉螺。现场调查结果见表 3-9~ 表 3-11。

表 3-9 海曙区不同流行类型环境钉螺调查结果

流行类型	系统抽样						环境抽查					
	调查框数/框	活螺框数/框	捕获螺数/只	活螺数/只	感染性钉螺框数/框	感染螺数/只	调查框数/框	活螺框数/框	捕获螺数/只	活螺数/只	感染性钉螺框数/框	感染螺数/只
水网型	12 228	0	0	0	0	0	108 558	0	0	0	0	0
山丘型	0	0	0	0	0	0	6 570	0	0	0	0	0
合计	12 228	0	0	0	0	0	115 128	0	0	0	0	0

表 3-10　海曙区不同植被类型环境钉螺调查结果

植被类别	系统抽样						环境抽查					
	调查框数/框	活螺框数/框	捕获螺数/只	活螺数/只	感染性钉螺框数/框	感染螺数/只	调查框数/框	活螺框数/框	捕获螺数/只	活螺数/只	感染性钉螺框数/框	感染螺数/只
杂草	6 213	0	0	0	0	0	76 551	0	0	0	0	0
芦苇	146	0	0	0	0	0	260	0	0	0	0	0
树林	1 254	0	0	0	0	0	4 275	0	0	0	0	0
水稻	0	0	0	0	0	0	6 088	0	0	0	0	0
旱地作物	1 719	0	0	0	0	0	14 055	0	0	0	0	0
其他	2 896	0	0	0	0	0	13 899	0	0	0	0	0
合计	12 228	0	0	0	0	0	115 128	0	0	0	0	0

表 3-11　海曙区不同环境类型钉螺调查结果

环境类型	系统抽样						环境抽查					
	调查框数/框	活螺框数/框	捕获螺数/只	活螺数/只	感染性钉螺框数/框	感染螺数/只	调查框数/框	活螺框数/框	捕获螺数/只	活螺数/只	感染性钉螺框数/框	感染螺数/只
沟渠	44	0	0	0	0	0	16 630	0	0	0	0	0
塘堰	146	0	0	0	0	0	6 053	0	0	0	0	0
水田	0	0	0	0	0	0	2 617	0	0	0	0	0
旱地	9 084	0	0	0	0	0	72 609	0	0	0	0	0
滩地	93	0	0	0	0	0	242	0	0	0	0	0
其他	2 861	0	0	0	0	0	16 977	0	0	0	0	0
合计	12 228	0	0	0	0	0	115 128	0	0	0	0	0

　　本次调查结果表明,海曙区自 1990 年以来持续未查到钉螺,血吸虫病螺情稳定。全区钉螺孳生环境以水网型为主,占历史有螺环境面积的 97.32%。随着社会经济发展,城市化进程加快,血防工作不断深入,历史有螺环境被不断改造,但具备钉螺孳生的Ⅱ类和Ⅲ类环境仍然存在,分别占历史有螺环境的 14.05% 和 61.56%,钉螺现况调查虽未发现有螺,但孳生地环境主要为旱地和沟渠,存在土地抛荒、渠道年久失修导致淤泥杂草丛生的情况,苗木绿化、树林移栽极易导致钉螺输入,因此仍然存在钉螺复现的风险,应继续加强这些环境中钉螺的监测及环境改造区域的管控。

　　海曙区多年未查到钉螺和本地血吸虫病新病例,因此当地干部群众的血防意识比较淡薄,对日常监测工作有一定影响。基层血防工作人员岗位调动频繁,有经验的老同志退休后,年轻同志经验不足,在工作交接中难免有遗漏的地方,从而影响血防资料传承的完整性。建议加强健康教育,不断提高干部群众血防工作长期性的认识,支持血防工作,提高居民自我保护意识;加强基层血防工作人员业务水平培训,巩固更新血防知识,稳定血防队伍。

陈冰冰　　王海滨　　杨双喜　　徐利华　　施佳钰
海曙区疾病预防控制中心

第三节　江北区血吸虫病螺情调查报告

　　江北区地处北纬 29°51′30″~30°03′36″ 和东经 121°20′54″~121°38′0″ 之间。东南与鄞州区以甬江为界;

西南与海曙区、鄞州区隔余姚江相望;西与余姚市、北与慈溪市、东北与镇海区接壤。境域东西长约27km,南北宽约20km,总面积约208.4km²,是宁波市最大的中心城区,下辖甬江(原北郊乡、湾头乡合并)、庄桥、洪塘、中马、白沙、文教、孔浦7个街道和慈城镇(原慈城镇和乍浦镇合并)。近年,江北区定位为宁波市主要的文化旅游休闲功能区、三江文化长廊的主体,积极依托丰富的山水资源,培育自然山水生态文化,成为连接现代都市商贸文化和人文历史休闲文化的绿色纽带。杭州湾大桥建成后,江北区成为宁波接轨上海的重要窗口,是"上海的新郊区,宁波的新城区,投资创业的新天地"。江北区正逐步成为居住、商务、休闲相结合的繁华都市。2018年全区总户数为104 990户,户籍人口数为251 430,流动人口约23万。由于江北区城乡接合部面积较大,流动人口聚集且流动性较大。

江北区历史螺点涉及3个乡镇(街道)的3个行政村,分别为庄桥街道的东邵村、甬江街道的三官堂村、慈城镇的慈湖村,历史有螺面积共32 100m²,钉螺孳生环境呈不规则分布,以水网型为主。几十年来,经过以切断传播途径,反复查治传染源为主的综合性防治措施,到20世纪70年代,江北区已查不到感染性钉螺,所有病人已治愈,1970年通过考核达到了血吸虫病传播控制标准,1981年达到传播阻断标准。进入监测巩固阶段以来,江北区血防成果巩固。

一、调查与质控

2016—2017年,根据《浙江省卫计委关于开展浙江省钉螺调查工作的通知》和《浙江省血防中心关于下发〈浙江省钉螺调查实施细则〉的通知》(浙血防[2016]8号)精神,江北区组织开展钉螺调查工作。

在开展钉螺调查工作之前,相关专业人员于2016年8月、11月分别参加浙江省血防中心组织的业务培训,熟悉并掌握了调查方案、调查技术、电子螺情图制作等事项和要求,为江北区顺利完成钉螺调查工作打下了坚实的基础。在调查期间,工作人员经常与宁波市疾控中心和省血防中心沟通有关工作进度、调查的数据、电子螺情图制作情况,及时解决调查工作中出现的问题,较好地完成了调查工作。

二、结果和讨论

本次调查范围涉及3个历史有螺镇(街道)。目前庄桥街道、甬江街道已全部完成城市化改建,原历史有螺村东邵村、三官堂改建为城镇居住小区及学校,已无钉螺孳生环境,查螺仅限于周边绿化用地。慈城镇慈湖村主要调查环境为沟渠、塘堰和周边绿化用地。

(一)钉螺孳生环境调查

1. 历史钉螺孳生概况　江北区钉螺孳生环境主要为水网型,其中慈城镇与宁波市余姚交界。本次调查登记钉螺孳生环境总计6个,孳生地环境总面积为108 380m²。历史累计有螺面积为32 100m²。最早发现钉螺年份为1970年,最近一次查到阴性钉螺年份为1982年,首次发现感染性钉螺和最近一次查到感染性钉螺的年份查不到相关资料予以佐证。详见表3-12。

表3-12　江北区钉螺孳生环境调查基本情况

流行类型	环境处数/处	累计环境面积/m²	历史累计有螺面积/m²	首次发现钉螺年份	最近一次查到钉螺年份	首次发现感染性钉螺年份	最近一次查到感染性钉螺年份
水网型	6	108 380	32 100	1970	1982	1970	—
山丘型	0	0	0	—	—	—	—
合计	6	108 380	32 100	1970	1982	1970	—

2. 钉螺孳生环境演变情况　全区目前无Ⅰ、Ⅱ类钉螺孳生环境。Ⅲ类钉螺孳生环境4个,累计环境面积68 530m²,历史有螺面积13 800m²。在该类环境,仅对沟渠和塘堰进行了部分硬化处理,仍可能具备钉螺孳生的基本条件。详见表3-13。

表 3-13　江北区Ⅲ类钉螺孳生环境演变类型基本情况

历史环境		现在环境处数/处						累计环境面积/m²	历史累计有螺面积/m²	首次发现钉螺年份	最近一次查到钉螺年份	首次发现感染性钉螺年份	最近一次查到感染性钉螺年份
环境类型	环境处数/处	沟渠	塘堰	水田	旱地	滩地	其他						
沟渠	3	3	0	0	0	0	0	62 000	11 800	1970	1982	1970	—
塘堰	1	0	1	0	0	0	0	6 530	2 000	1970	1982	1970	—
水田	0	0	0	0	0	0	0	0	0	—	—	—	—
旱地	0	0	0	0	0	0	0	0	0	—	—	—	—
滩地	0	0	0	0	0	0	0	0	0	—	—	—	—
其他	0	0	0	0	0	0	0	0	0	—	—	—	—
合计	4	3	1	0	0	0	0	68 530	13 800	1970	1982	1970	—

全区有Ⅳ类钉螺孳生环境 1 个,累计环境面积 39 850m²,历史有螺面积 18 300m²(表 3-14)。Ⅳ类环境为彻底人为改变且不具备钉螺孳生基本条件。

表 3-14　江北区Ⅳ类钉螺孳生环境演变类型基本情况

历史环境		现在环境处数/处						累计环境面积/m²	历史累计有螺面积/m²	首次发现钉螺年份	最近一次查到钉螺年份	首次发现感染性钉螺年份	最近一次查到感染性钉螺年份
环境类型	环境处数/处	沟渠	塘堰	水田	旱地	滩地	其他						
沟渠	2	0	0	0	0	0	2	39 850	18 300	1970	1981	1970	—
塘堰	0	0	0	0	0	0	0	0	0	—	—	—	—
水田	0	0	0	0	0	0	0	0	0	—	—	—	—
旱地	0	0	0	0	0	0	0	0	0	—	—	—	—
滩地	0	0	0	0	0	0	0	0	0	—	—	—	—
其他	0	0	0	0	0	0	0	0	0	—	—	—	—
合计	2	0	0	0	0	0	2	39 850	18 300	1970	1981	1970	—

(二)钉螺分布调查

1. 调查概况　江北区对血吸虫病历史流行的 3 个镇(街道)的 3 个行政村开展了钉螺普查工作,发现钉螺可孳生环境主要在慈城镇慈湖村,现孳生地环境面积为 3 400m²,未发现有螺环境,见表 3-15。

表 3-15　江北区不同流行类型环境螺情现况调查基本情况

流行类型	调查环境处数/处	有螺环境处数/处	感染性有螺环境处数/处	环境面积/m²	现有螺面积/m²	感染性钉螺面积/m²
水网型	6	0	0	3 400	0	0
山丘型	0	0	0	0	0	0
合计	6	0	0	3 400	0	0

江北区现有钉螺可孳生环境主要植被种类为其他绿化用地,占整个可孳生地的 95%,少部分(占 5%)为有沟渠周边草地。上述植被中目前均未发现有钉螺生长。详见表 3-16。

按照钉螺孳生环境自然类型分类,环境数最多的是沟渠,其次为其他类型,塘堰类型最少。本次调查历史钉螺分布,环境面积 3 400m²;沟渠类环境有 3 处,环境面积 1 900m²;塘堰类有环境 1 处,环境面积 900m²;其他类 2 处,环境面积 600m²。上述环境类型目前均未发现钉螺生长。详见表 3-17。

表 3-16　江北区不同植被类型环境螺情现况调查基本情况

植被类别	调查环境处数/处	有螺环境处数/处	感染性有螺环境处数/处	环境面积/m²	现有螺面积/m²	感染性钉螺面积/m²
杂草	0	0	0	0	0	0
芦苇	0	0	0	0	0	0
树林	0	0	0	0	0	0
水稻	0	0	0	0	0	0
旱地作物	0	0	0	0	0	0
其他	6	0	0	3 400	0	0
合计	6	0	0	3 400	0	0

表 3-17　江北区不同环境类型螺情现况调查基本情况

环境类型	调查环境处数/处	有螺环境处数/处	感染性有螺环境处数/处	环境面积/m²	现有螺面积/m²	感染性钉螺面积/m²
沟渠	3	0	0	1 900	0	0
塘堰	1	0	0	900	0	0
水田	0	0	0	0	0	0
旱地	0	0	0	0	0	0
滩地	0	0	0	0	0	0
其他	2	0	0	600	0	0
合计	6	0	0	3 400	0	0

2. 现场调查结果　本次调查对全区历史有螺环境、可疑环境采用环境抽查法开展调查,未查到钉螺,见表 3-18。

表 3-18　江北区不同流行类型环境钉螺调查结果

流行类型	系统抽样						环境抽查					
	调查框数/框	活螺框数/框	捕获螺数/只	活螺数/只	感染性钉螺框数/框	感染螺数/只	调查框数/框	活螺框数/框	捕获螺数/只	活螺数/只	感染性钉螺框数/框	感染螺数/只
水网型	0	0	0	0	0	0	3 000	0	0	0	0	0
山丘型	0	0	0	0	0	0	0	0	0	0	0	0
合计	0	0	0	0	0	0	3 000	0	0	0	0	0

本次钉螺现场调查的环境植被分类中,以其他植被为主(绿化用地、水渠边绿化),见表 3-19。

表 3-19　江北区不同植被类型环境钉螺调查结果

植被类别	系统抽样						环境抽查					
	调查框数/框	活螺框数/框	捕获螺数/只	活螺数/只	感染性钉螺框数/框	感染螺数/只	调查框数/框	活螺框数/框	捕获螺数/只	活螺数/只	感染性钉螺框数/框	感染螺数/只
杂草	0	0	0	0	0	0	0	0	0	0	0	0
芦苇	0	0	0	0	0	0	0	0	0	0	0	0
树林	0	0	0	0	0	0	0	0	0	0	0	0

续表

植被类别	系统抽样						环境抽查					
	调查框数/框	活螺框数/框	捕获螺数/只	活螺数/只	感染性钉螺框数/框	感染螺数/只	调查框数/框	活螺框数/框	捕获螺数/只	活螺数/只	感染性钉螺框数/框	感染螺数/只
水稻	0	0	0	0	0	0	0	0	0	0	0	0
旱地作物	0	0	0	0	0	0	0	0	0	0	0	0
其他	0	0	0	0	0	0	3 000	0	0	0	0	0
合计	0	0	0	0	0	0	3 000	0	0	0	0	0

本次钉螺现场调查的环境类型中,调查最多的是沟渠,其次是其他类环境和塘堰,见表 3-20。

表 3-20　江北区不同环境类型钉螺调查结果

环境类型	系统抽样						环境抽查					
	调查框数/框	活螺框数/框	捕获螺数/只	活螺数/只	感染性钉螺框数/框	感染螺数/只	调查框数/框	活螺框数/框	捕获螺数/只	活螺数/只	感染性钉螺框数/框	感染螺数/只
沟渠	0	0	0	0	0	0	1 500	0	0	0	0	0
塘堰	0	0	0	0	0	0	500	0	0	0	0	0
水田	0	0	0	0	0	0	0	0	0	0	0	0
旱地	0	0	0	0	0	0	0	0	0	0	0	0
滩地	0	0	0	0	0	0	0	0	0	0	0	0
其他	0	0	0	0	0	0	1 000	0	0	0	0	0
合计	0	0	0	0	0	0	3 000	0	0	0	0	0

江北区于 1970 年在庄桥街道邵家村发现螺点,属中轻度血吸虫病流行地区,流行范围涉及 3 个街道(镇)的 3 个村,累计有螺面积 32 100m²,历史血吸虫病病人 222 人,其中晚期血吸虫病病人 4 人。经查灭钉螺、查治病人、加强粪水管理,到 1981 年,经省有关部门检查验收,江北区达到血吸虫病传播阻断标准。此后,江北区血防工作转入长期监测阶段,每年对血吸虫病历史流行乡镇开展春季查螺和对血吸虫病流行省份外来人员进行血吸虫病病情监测,通过监测,未查到过活钉螺,血清学监测没有发现粪检阳性病人,目前也无晚期病人存活。2016 年江北区通过消除血吸虫病标准复核,血防成果巩固。

江北区政府一直以来重视血吸虫病防治工作,区政府每届领导班子调整时,新成立的领导班子都会及时制订、下发相应文件,重新调整地方病(包括血吸虫病)防治工作组,明确各部门工作职责及工作规划,落实各项防治经费,加强部门协作,落实齐抓共管。区疾控中心会根据省市工作要求,制订区《血吸虫病监测防治计划》。要求各社区服务中心,积极配合做好血吸虫病监测工作;每年结合年度工作,制订区辖血吸虫病防治考核制度,并将考核结果反馈卫生健康行政部门;定期组织各医疗单位开展血吸虫病防控知识培训和检测技术培训,提高监测防控意识和技能储备。

2016 年江北区对血吸虫病历史螺情开展调查。历史螺区庄桥街道、甬江街道目前已全部完成城市改建,原东邵村、三官堂已改建为城镇居住小区及学校用地,周边已无适合钉螺孳生环境。慈湖村由于属于古建筑保存地,目前无法实现城市改建,但由于渠道改建(水泥和砖混合式渠道)、农作物种植种类转变(由种植水稻类改为种植观赏花木)、种植面积大量缩减(农田改为停车场、旅游区),适合钉螺孳生的环境急剧减少。多年来,江北区开展扩大查螺工作,均未发现钉螺,但由于仍有Ⅲ类环境存在,一旦有外来钉螺输入,会重新形成钉螺孳生,因此今后在适合钉螺孳生的历史有螺环境及周边仍然需要开展钉螺监测,及时掌握螺情变化和分布,为有效防控血吸虫病把好关口。

江北区通过此次钉螺孳生地摸底和螺情调查,不仅全面、系统地摸清了全区血吸虫病流行地区钉螺孳生现状,而且建立了以历史螺点为单位的钉螺孳生地数据库和环境空间数据,极大地方便了钉螺孳生地的螺情、环境和植被等情况动态更新与追踪,为今后开展钉螺回顾调查和螺情监测提供重要的技术支撑。

今后江北区血防工作,一是要进一步加强领导、统筹协调,切实把血吸虫病防治工作抓实抓好。卫生部门要进一步做好血吸虫病钉螺监测和病人发现、治疗工作,不断完善监测网络,及时掌握病情动态,为政府决策提供可靠依据。区卫生健康、教育部门要密切配合,发挥各自优势,履行好本部门的职责。二是加大宣传教育力度,以区疾控中心为主体,开展多种形式血吸虫病防治宣传,让人群更多地了解血吸虫病的危害和防治知识,提高血吸虫病防治知识的知晓率,增强防病意识。健康教育工作也应有针对性地进行。三是加强信息技术利用,应用现代化信息技术,结合"五水共治"等工作,加大对螺情的监测、数据分析利用,为全面实现血吸虫病消除目标提供信息支撑。四是建立稳定血吸虫病防治队伍,增加防治经费投入,进一步巩固血吸虫病防治成果。

赵凤敏　徐奋奋　李萍萍
江北区疾病预防控制中心

第四节　鄞州区血吸虫病螺情调查报告

鄞州区地处浙江东部沿海,东接北仑港、宁波保税区,西北及西部与海曙接壤,南部紧邻奉化,东南临象山港与象山隔水相望。根据《关于调整宁波市部分行政区划的通知》(浙政发[2016]36号)精神,鄞州区的集士港镇、古林镇、高桥镇、横街镇、鄞江镇、洞桥镇、章水镇、龙观乡、石碶街道划归宁波市海曙区管辖。这9个镇乡除了龙观乡以外,均是原历史螺区。鄞州区原有历史有螺面积711 900m²,划分出去8个镇乡后,累计历史有螺面积为53 036m²。

新鄞州区全区共设21个街道,2018年末户籍人口为902 151人。曾有血吸虫病流行镇乡6个,流行村17个,现有流行村人口25 774人。鄞州区历史上是水网型和山丘型血吸虫病流行区,防治历程大致分为调查摸底阶段(1955—1958年)、全面防治阶段(1959—1972年)、实现消灭阶段(1973—1984年),1985年达到传播阻断标准,1986年开始进入巩固监测。此后经过几十年的综合防治,鄞州区至今未再发现螺情和本地新感染病例。

一、调查与质控

为进一步掌握钉螺分布情况,根据《浙江省卫计委关于开展浙江省钉螺调查工作的通知》和《浙江省血防中心关于下发〈浙江省钉螺调查实施细则〉的通知》(浙血防[2016]8号)的要求,鄞州区于2016—2017年开展了全区钉螺调查。对近两年(2014年和2015年)及当年(2016年)已经开展过钉螺调查的环境可用最近一年的螺情调查数据,但对于不能满足此次钉螺普查基本需求或不符合规定抽样原则和布框原则的环境,则重新开展钉螺调查。调查区域涉及4个街道(潘火、福明、东胜、梅墟)2个乡镇(五乡、姜山)、17个行政村。

区级对参与钉螺调查的卫生院防保科工作人员进行了面对面培训,乡镇对调查人员进行分级培训。所有调查人员经过培训测试后参与调查工作。区疾病预防控制中心对辖区内各乡镇的钉螺调查工作进行了抽查指导,及时解决调查中发现的问题。

二、结果和讨论

(一)钉螺孳生环境调查

全区共调查钉螺孳生环境60处,均为水网型。历史累计有螺面积53 036m²,1956年首次发现钉螺,1980年最后一次查到钉螺。此次钉螺孳生环境演变调查结果显示,鄞州区目前无Ⅰ类和Ⅱ类钉螺孳生环境。钉螺孳生环境演变为Ⅲ类环境的有2处,环境类型均为沟渠,历史累计有螺面积364m²;Ⅳ类环境有

58 处,历史累计有螺面积 52 672m²。详见表 3-21~ 表 3-23。

表 3-21　鄞州区钉螺孳生环境调查基本情况

流行类型	环境处数/处	累计环境面积/m²	历史累计有螺面积/m²	首次发现钉螺年份	最近一次查到钉螺年份	首次发现感染性钉螺年份	最近一次查到感染性钉螺年份
水网型	60	95 496	53 036	1956	1980	1956	1970
山丘型	0	0	0	—	—	—	—
合计	60	95 496	53 036	1956	1980	1956	1970

表 3-22　鄞州区 Ⅲ 类钉螺孳生环境演变类型基本情况

历史环境		现在环境处数/处						累计环境面积/m²	历史累计有螺面积/m²	首次发现钉螺年份	最近一次查到钉螺年份	首次发现感染性钉螺年份	最近一次查到感染性钉螺年份
环境类型	环境处数/处	沟渠	塘堰	水田	旱地	滩地	其他						
沟渠	2	0	0	0	0	0	2	4 320	364	1971	1980	—	—
塘堰	0	0	0	0	0	0	0	0	0	—	—	—	—
水田	0	0	0	0	0	0	0	0	0	—	—	—	—
旱地	0	0	0	0	0	0	0	0	0	—	—	—	—
滩地	0	0	0	0	0	0	0	0	0	—	—	—	—
其他	0	0	0	0	0	0	0	0	0	—	—	—	—
合计	2	0	0	0	0	0	2	4 320	364	1971	1980	—	—

表 3-23　鄞州区 Ⅳ 类钉螺孳生环境演变类型基本情况

历史环境		现在环境处数/处						累计环境面积/m²	历史累计有螺面积/m²	首次发现钉螺年份	最近一次查到钉螺年份	首次发现感染性钉螺年份	最近一次查到感染性钉螺年份
环境类型	环境处数/处	沟渠	塘堰	水田	旱地	滩地	其他						
沟渠	20	0	0	0	0	0	20	6 751	6 014	1956	1972	1956	1970
塘堰	10	2	0	0	0	0	8	5 484	3 051	1956	1966	1956	1966
水田	4	1	0	0	0	0	3	33 550	3 023	1965	1965	1965	1965
旱地	24	0	0	0	0	0	24	45 391	40 584	1956	1972	1956	1970
滩地	0	0	0	0	0	0	0	0	0	—	—	—	—
其他	0	0	0	0	0	0	0	0	0	—	—	—	—
合计	58	3	0	0	0	0	55	91 176	52 672	1956	1972	1956	1970

（二）钉螺分布调查

鄞州区不同流行类型环境共调查 60 处环境,调查面积 95 212m²,系统抽样查螺共 1 094 框,环境抽查 1 449 框,均未发现有钉螺孳生,见表 3-24~ 表 3-29。

表 3-24　鄞州区不同流行类型环境螺情现况调查基本情况

流行类型	调查环境处数/处	有螺环境处数/处	感染性有螺环境处数/处	环境面积/m²	现有螺面积/m²	感染性钉螺面积/m²
水网型	60	0	0	95 212	0	0
山丘型	0	0	0	0	0	0
合计	60	0	0	95 212	0	0

表 3-25　鄞州区不同植被类型环境螺情现况调查基本情况

植被类别	调查环境处数/处	有螺环境处数/处	感染性有螺环境处数/处	环境面积/m²	现有螺面积/m²	感染性钉螺面积/m²
杂草	3	0	0	32 486	0	0
芦苇	0	0	0	0	0	0
树林	0	0	0	0	0	0
水稻	0	0	0	0	0	0
旱地作物	3	0	0	11 820	0	0
其他	54	0	0	50 906	0	0
合计	60	0	0	95 212	0	0

表 3-26　鄞州区不同环境类型螺情现况调查基本情况

环境类型	调查环境处数/处	有螺环境处数/处	感染性有螺环境处数/处	环境面积/m²	现有螺面积/m²	感染性钉螺面积/m²
沟渠	3	0	0	32 300	0	0
塘堰	0	0	0	0	0	0
水田	0	0	0	0	0	0
旱地	0	0	0	0	0	0
滩地	0	0	0	0	0	0
其他	57	0	0	62 912	0	0
合计	60	0	0	95 212	0	0

表 3-27　鄞州区不同流行类型环境钉螺调查结果

流行类型	系统抽样						环境抽查					
	调查框数/框	活螺框数/框	捕获螺数/只	活螺数/只	感染性钉螺框数/框	感染螺数/只	调查框数/框	活螺框数/框	捕获螺数/只	活螺数/只	感染性钉螺框数/框	感染螺数/只
水网型	1 094	0	0	0	0	0	1 499	0	0	0	0	0
山丘型	0	0	0	0	0	0	0	0	0	0	0	0
合计	1 094	0	0	0	0	0	1 499	0	0	0	0	0

表 3-28　鄞州区不同植被类型环境钉螺调查结果

植被类别	系统抽样						环境抽查					
	调查框数/框	活螺框数/框	捕获螺数/只	活螺数/只	感染性钉螺框数/框	感染螺数/只	调查框数/框	活螺框数/框	捕获螺数/只	活螺数/只	感染性钉螺框数/框	感染螺数/只
杂草	750	0	0	0	0	0	800	0	0	0	0	0
芦苇	0	0	0	0	0	0	0	0	0	0	0	0
树林	0	0	0	0	0	0	0	0	0	0	0	0
水稻	0	0	0	0	0	0	0	0	0	0	0	0
旱地作物	344	0	0	0	0	0	699	0	0	0	0	0
其他	0	0	0	0	0	0	0	0	0	0	0	0
合计	1 094	0	0	0	0	0	1 499	0	0	0	0	0

表 3-29　鄞州区不同环境类型钉螺调查结果

环境类型	系统抽样						环境抽查					
	调查框数/框	活螺框数/框	捕获螺数/只	活螺数/只	感染性钉螺框数/框	感染螺数/只	调查框数/框	活螺框数/框	捕获螺数/只	活螺数/只	感染性钉螺框数/框	感染螺数/只
沟渠	750	0	0	0	0	0	800	0	0	0	0	0
塘堰	0	0	0	0	0	0	0	0	0	0	0	0
水田	0	0	0	0	0	0	0	0	0	0	0	0
旱地	0	0	0	0	0	0	0	0	0	0	0	0
滩地	0	0	0	0	0	0	0	0	0	0	0	0
其他	344	0	0	0	0	0	699	0	0	0	0	0
合计	1 094	0	0	0	0	0	1 499	0	0	0	0	0

历史上,鄞州区钉螺分布地形特点为山丘沟渠型与平原水网型,大多分布在西部山脚下,钉螺孳生环境错综复杂,主要有螺面积是以河沟渠为多,其次为荒地、竹园、坟堆、池塘、稻田及房屋基地等。总的分布特点是与河流相伴,与水系一致。新鄞州区历史有螺面积 53 036m^2。1956 年在姜山镇上张和井亭村首次发现钉螺,1980 年在五乡镇宝幢横山村最后 1 次发现螺点,有螺面积 344m^2。病人分布与钉螺分布基本一致。累计历史病人 354 例,其中历史晚期血吸虫病病人 15 例。1973 年后未发现本地病例。

此次钉螺调查工作历经 2 年,工作任务重,业务素质要求高。全区防治人员对历史有螺环境进行了全面梳理,对钉螺分布现况进行了现场调查,并完成了钉螺孳生环境的地理信息电子化,整个过程非常艰辛。按照《浙江省钉螺调查实施细则》要求,防治人员对辖区内共 6 个乡镇 17 个流行村开展了钉螺调查工作。全区共调查钉螺孳生环境 60 处,均为水网型。历史累计有螺面积 53 036m^2,目前无Ⅰ类和Ⅱ类钉螺孳生环境,钉螺孳生环境演变为Ⅲ类的有 2 处,历史有螺面积 364m^2。2 处Ⅲ类环境均在五乡镇联合村,位于公墓地附近,原历史螺点的 2 条水沟已填埋,但旁边遍布荒地、竹园、坟堆、池塘,杂草丛生、土质肥沃,适宜钉螺孳生的土壤、植被、湿度等条件依然存在。其余 58 处均演变为Ⅳ类,通过平整土地、兴修水利、园田化等,已被人为彻底改变,不再适合钉螺孳生。钉螺分布调查,共系统抽查 1 094 框、环境抽查 1 449 框,未发现钉螺。此次调查结果显示鄞州区继续保持"三无"目标,血防成果巩固。

近年来随着经济发展,大量来自血吸虫病流行区的外来人群涌入鄞州区,2008 年至今共报告输入性血吸虫病病人 8 例,均为慢性病例,所有病例都按规范进行处置,未引起血吸虫病的重新传播流行。输入性传染源偶有报告,给本地血防成果巩固造成了一定的威胁,加上血防专业人员调动频繁,血防队伍面临后继乏人情况;全区已无螺多年,血防意识淡薄,工作重视程度有所下降。此次调查显示,鄞州区仍有少量钉螺可孳生环境,加上流动人口增加,输入性病例时有报告,存在血吸虫病流行传播风险。少量钉螺可孳生环境分布在公墓地,提示对这类环境进行螺情监测及流动人群血清学查病是鄞州区现阶段血吸虫病防控的重点。

江一芬　蒋长征
鄞州区疾病预防控制中心

第五节　宁海县血吸虫病螺情调查报告

宁海县地处北纬 29°06′~29°32′,东经 121°09′~121°49′ 之间,位于长江三角洲南翼,北连奉化区,东北濒象山港,东接象山县,东南临三门湾,南壤三门县,西与天台、新昌为界。

宁海县历史血吸虫病流行较为严重,历史血吸虫病病人 3 952 人,其中晚期血吸虫病病人 61 人,病牛 733 头,历史有螺面积为 1 687 060m^2。自 1955 年开始血吸虫病防治工作,至 1971 年年底,全县基本消除血吸虫病,1992年达到血吸虫病传播阻断标准。

一、调查与质控

控制钉螺是防治血吸虫的重要环节。随着消除血吸虫病步伐的日益推进,明确钉螺的分布范围与时间是实现血吸虫病的精准监测、疫情评估与控制的重要基础性工作。根据《浙江省卫计委关于开展浙江省钉螺调查工作的通知》和《浙江省血防中心关于下发〈浙江省钉螺调查实施细则〉的通知》(浙血防〔2016〕8号)精神,宁海县对所有历史螺点开展了现状调查工作,并利用电子地图建立螺情电子信息库。

在开展钉螺调查工作之前,宁海县于2016年参加了浙江省血防中心组织的相关业务培训,使相关专业人员熟悉并掌握调查方案、调查技术、螺情电子地图制作等事项和要求,为顺利完成钉螺调查工作打下坚实的基础;同时向省血防中心讨教、交流调查工作的进展、调查的数据、制作的螺情电子地图等情况,对调查工作中出现的问题及时进行调整、改进。

二、结果和讨论

(一)钉螺孳生环境调查

1. 历史钉螺孳生概况　钉螺在宁海县分布广泛,涉及辖区内9个乡镇(街道),全部为山丘型。地理分布范围主要介于东经121°09′~12°43′,北纬29°05′~29°28′之间;调查孳生环境共91处,环境分布为沟渠、水田、旱地和其他环境,以沟渠、水田为主(87处/91处);累计环境达到1 819 041m²,历史有螺面积为1 687 060m²。最早发现钉螺年份为1930年。经过政府领导、多部门配合及专业人员防治,历经65年,于1995年末次发现钉螺后,宁海县再无钉螺发现。详见表3-30。

表3-30　宁海县钉螺孳生环境调查基本情况

流行类型	环境处数/处	累计环境面积/m²	历史累计有螺面积/m²	首次发现钉螺年份	最近一次查到钉螺年份	首次发现感染性钉螺年份	最近一次查到感染性钉螺年份
水网型	0	0	0	—	—	—	—
山丘型	91	1 819 041	1 687 060	1930	1995	—	—
合计	91	1 819 041	1 687 060	1930	1995	—	—

2. 钉螺孳生环境演变情况　宁海县目前处于无螺状态,无Ⅰ类钉螺孳生环境。在政府的重视及多部门的配合、专业人员的防治下,宁海县的血吸虫防治取得了显著成效,加上经济发展、路政建设、新农村建设推进,历史钉螺孳生环境均发生了改变,目前无Ⅱ类钉螺孳生环境。

宁海县流行类型为山丘型,水田、沟渠为主要环境。在政府的大力支持及多部门的配合下,宁海县的历史有螺环境已经得到整改,但因种植水稻田仍为农村居民的农作方式之一,目前仍有Ⅲ类环境49处:主要为水田环境38处,占77.56%(38处/49处),环境面积达969 190m²,历史有螺面积达到904 060m²,占88.32%(904 060m²/1 023 670m²);其余环境为沟渠、旱地和其他环境,共11处。详见表3-31。

表3-31　宁海县Ⅲ类钉螺孳生环境演变类型基本情况

历史环境		现在环境处数/处						累计环境面积/m²	历史累计有螺面积/m²	首次发现钉螺年份	最近一次查到钉螺年份	首次发现感染性钉螺年份	最近一次查到感染性钉螺年份
环境类型	环境处数/处	沟渠	塘堰	水田	旱地	滩地	其他						
沟渠	8	0	0	0	0	0	8	117 961	109 020	1965	1993	—	—
塘堰	0	0	0	0	0	0	0	0	0	—	—	—	—
水田	38	0	0	0	0	0	38	969 190	904 060	1930	1995	—	—
旱地	1	0	0	0	0	0	1	8 200	7 330	1970	1992	—	—

历史环境		现在环境处数/处						累计环境面积/m²	历史累计有螺面积/m²	首次发现钉螺年份	最近一次查到钉螺年份	首次发现感染性钉螺年份	最近一次查到感染性钉螺年份
环境类型	环境处数/处	沟渠	塘堰	水田	旱地	滩地	其他						
滩地	0	0	0	0	0	0	0	0	0	—	—	—	—
其他	2	2	0	0	0	0	0	3 690	3 260	1965	1993	—	—
合计	49	2	0	0	0	0	47	1 099 041	1 023 670	1930	1995	—	—

随着路政建设、新农村建设的推进，宁海县部分历史钉螺孳生环境发生了彻底改变，环境改造面积达到720 000m²，消除历史有螺面积663 390m²，见表3-32。

表3-32 宁海县Ⅳ类钉螺孳生环境演变类型基本情况

历史环境		现在环境处数/处						累计环境面积/m²	历史累计有螺面积/m²	首次发现钉螺年份	最近一次查到钉螺年份	首次发现感染性钉螺年份	最近一次查到感染性钉螺年份
环境类型	环境处数/处	沟渠	塘堰	水田	旱地	滩地	其他						
沟渠	3	0	0	0	0	0	3	38 950	34 510	1958	1993	—	—
塘堰	0	0	0	0	0	0	0	0	0	—	—	—	—
水田	38	0	0	0	0	0	38	662 720	612 790	1931	1993	—	—
旱地	0	0	0	0	0	0	0	0	0	—	—	—	—
滩地	0	0	0	0	0	0	0	0	0	—	—	—	—
其他	1	0	0	0	0	0	1	18 330	16 090	1958	1993	—	—
合计	42	0	0	0	0	0	42	720 000	663 390	1931	1993	—	—

（二）钉螺分布调查

1. 调查概况 宁海县流行类型为山丘型。此次调查共调查环境91处，环境面积达1 814 641m²，未发现钉螺，见表3-33。

表3-33 宁海县不同流行类型环境螺情现况调查基本情况

流行类型	调查环境处数/处	有螺环境处数/处	感染性有螺环境处数/处	环境面积/m²	现有螺面积/m²	感染性钉螺面积/m²
水网型	0	0	0	0	0	0
山丘型	91	0	0	1 814 641	0	0
合计	91	0	0	1 814 641	0	0

植被类型对钉螺分布具有重要影响。宁海县植被类型目前主要包括杂草、树林、旱地作物和其他植被，环境面积达1 814 641m²，未发现钉螺，其他植被和旱地作物占近80%，见表3-34。

表3-34 宁海县不同植被类型环境螺情现况调查基本情况

植被类别	调查环境处数/处	有螺环境处数/处	感染性有螺环境处数/处	环境面积/m²	现有螺面积/m²	感染性钉螺面积/m²
杂草	13	0	0	95 270	0	0
芦苇	0	0	0	0	0	0

续表

植被类别	调查环境 处数/处	有螺环境 处数/处	感染性有螺环境 处数/处	环境面积/m²	现有螺面积/m²	感染性钉螺 面积/m²
树林	14	0	0	355 571	0	0
水稻	0	0	0	0	0	0
旱地作物	31	0	0	652 664	0	0
其他	33	0	0	711 136	0	0
合计	91	0	0	1 814 641	0	0

随着生产生活方式的改变,目前宁海县环境类型为沟渠和其他环境,分别有 2 处和 89 处,其中其他环境占绝大部分,见表 3-35。

表 3-35　宁海县不同环境类型螺情现况调查基本情况

环境类型	调查环境 处数/处	有螺环境 处数/处	感染性有螺环境 处数/处	环境面积/m²	现有螺面积/m²	感染性钉螺 面积/m²
沟渠	2	0	0	3 690	0	0
塘堰	0	0	0	0	0	0
水田	0	0	0	0	0	0
旱地	0	0	0	0	0	0
滩地	0	0	0	0	0	0
其他	89	0	0	1 810 951	0	0
合计	91	0	0	1 814 641	0	0

2. 现场调查结果　本次调查对全县历史有螺环境、可疑环境采用系统抽样结合环境抽样法开展调查,系统抽样共调查 38 060 框,环境抽查共调查 73 390 框,未捕获钉螺,见表 3-36。

表 3-36　宁海县不同流行类型环境钉螺调查结果

流行 类型	系统抽样						环境抽查					
	调查 框数/ 框	活螺 框数/ 框	捕获 螺数/ 只	活螺 数/只	感染性 钉螺 框数/框	感染 螺数/ 只	调查 框数/ 框	活螺 框数/ 框	捕获 螺数/ 只	活螺 数/只	感染性 钉螺 框数/框	感染 螺数/ 只
水网型	0	0	0	0	0	0	0	0	0	0	0	0
山丘型	38 060	0	0	0	0	0	73 390	0	0	0	0	0
合计	38 060	0	0	0	0	0	73 390	0	0	0	0	0

植被类型对钉螺分布具有重要影响。此次调查有杂草、树林、旱地作物和其他等植被类型,利用系统抽样结合环境抽查法开展调查工作,系统抽样共调查 38 060 框,其中杂草 9 990 框、树林 4 750 框、旱地 13 630 框、其他植被 9 690 框,未发现钉螺;环境抽查共调查 73 390 框,其中杂草 19 470 框、树林 9 060 框、旱地作物 26 190 框、其他植被 18 670 框,均未发现钉螺。详见表 3-37。

系统抽样调查沟渠环境 200 框,其他环境 37 860 框,共 38 060 框,未发现钉螺;环境抽查调查沟渠环境 400 框,其他环境 72 990 框,共 73 390 框,均未发现钉螺。详表 3-38。

表 3-37 宁海县不同植被类型环境钉螺调查结果

植被类别	系统抽样						环境抽查					
	调查框数/框	活螺框数/框	捕获螺数/只	活螺数/只	感染性钉螺框数/框	感染螺数/只	调查框数/框	活螺框数/框	捕获螺数/只	活螺数/只	感染性钉螺框数/框	感染螺数/只
杂草	9 990	0	0	0	0	0	19 470	0	0	0	0	0
芦苇	0	0	0	0	0	0	0	0	0	0	0	0
树林	4 750	0	0	0	0	0	9 060	0	0	0	0	0
水稻	0	0	0	0	0	0	0	0	0	0	0	0
旱地作物	13 630	0	0	0	0	0	26 190	0	0	0	0	0
其他	9 690	0	0	0	0	0	18 670	0	0	0	0	0
合计	38 060	0	0	0	0	0	73 390	0	0	0	0	0

表 3-38 宁海县不同环境类型钉螺调查结果

环境类型	系统抽样						环境抽查					
	调查框数/框	活螺框数/框	捕获螺数/只	活螺数/只	感染性钉螺框数/框	感染螺数/只	调查框数/框	活螺框数/框	捕获螺数/只	活螺数/只	感染性钉螺框数/框	感染螺数/只
沟渠	200	0	0	0	0	0	400	0	0	0	0	0
塘堰	0	0	0	0	0	0	0	0	0	0	0	0
水田	0	0	0	0	0	0	0	0	0	0	0	0
旱地	0	0	0	0	0	0	0	0	0	0	0	0
滩地	0	0	0	0	0	0	0	0	0	0	0	0
其他	37 860	0	0	0	0	0	72 990	0	0	0	0	0
合计	38 060	0	0	0	0	0	73 390	0	0	0	0	0

在政府的领导支持、多部门配合和专业人员努力防治下,宁海县血吸虫病防治取得了显著成效。采用环境灭螺、改变钉螺孳生环境的方式,至 1995 年,宁海县消除了曾在 76 个行政村生长繁殖的钉螺,此后一直处于无螺状态。虽然宁海县每年都会开展监测巩固工作,积极组织查螺员对原历史流行区及周边重点区域开展调查,但是由于调查工作粗放、散在,未形成系统性、科学性、归纳性的电子报告。2016 年宁海县对历史螺情开展调查,更加明晰了目前无Ⅰ类和Ⅱ类环境;随着环境改造,Ⅳ类环境有 42 处;目前宁海县主要植被类型为杂草、树林、旱地作物和其他,环境类型为沟渠和其他。

宁海县通过此次调查全面、系统地摸清了全县血吸虫病流行地区钉螺孳生现状,而且建立了以历史螺点为单位的钉螺孳生地数据库和环境空间数据,极大地方便了钉螺孳生地的螺情、环境和植被等情况动态更新与追踪,为今后开展钉螺回顾调查和螺情监测提供重要保障。目前宁海县仍有 49 处Ⅲ类环境,环境内主要种植苗木及茶树等经济作物,人群流动性大,疫情回升风险存在,将成为今后需要进一步关注的重点。

宁海县达到消除标准后,仍存在着一些主要问题。一是存在疫情回升风险。目前全县仍有Ⅲ类环境 49 处,随着苗木经济及畜牧贸易的发展,外源性输入性钉螺的可能性很大,对巩固血吸虫防治工作成果增加了一定的挑战。二是存在疫情扩散的风险。我国将在今后相当长的一段时间内保持血吸虫病低流行状态,传统病原学、免疫学的漏检率增高,可能使一些低感染度传染源被漏诊,从而导致疫情扩散。三是可持续精准防控能力储备力量薄弱。由于宁海县血吸虫病达到传播阻断标准多年,近年来未发现血吸虫病病人和钉螺,领导、专业机构对血吸虫病的防治意识出现淡化;查螺队人员老化,乡镇血吸虫病专业人员对血吸虫病防治历程、历史螺点现状都不甚了解。四是尚缺乏依据地方螺情与疫情不同制订的精准、适宜的防控策略或措施。因此,利用新媒体宣扬血吸虫病防治的艰辛路程,唤起全社会对血吸虫病防治的意识,提高公众的健康行为;开辟宣传血防历史的科普基地,定期或不定期地作为教育基地向公众开放;同时,依靠科技进步,进一步对血吸病现症感染的诊断方法进行更多深入细致的研究,进一步提高现有检测方法的敏感性和特异性。血吸虫病的防治是一项长期、复杂、有系统性和综合性的工程,更是一个公共卫生问题。政府部门应进一步发挥决策作用,支持与鼓励地方开展血吸虫病防治;专业防治人员应进一步奋力拼搏、努力创新,坚实推进血吸虫病的防治步伐。

顾敏霞

宁海县疾病预防控制中心

第六节 余姚市血吸虫病螺情调查报告

余姚市位于浙江省宁绍平原,地处长江三角洲南翼,东与宁波市江北区、海曙区相邻,南枕四明山,与奉化、嵊州接壤,西连绍兴市上虞区,北毗慈溪市,西北于钱塘江、杭州湾中心线与海盐县交界,总面积1 501km²。其中,山地、丘陵面积805.09km²,占52.73%;平原面积432.51km²,占28.33%;水域289.26km²,占18.94%。主要河流——姚江源于境内四明山夏家岭,自西向东流经中部,汇入宁波市甬江出海,全长109km,境内流长54km,支流30余条,纵横交错,织成水网,并有众多湖塘水库。余姚市属亚热带季风性湿润气候区;主要农作物,南部山区以竹、木、茶为主,中部姚江两岸以水稻为主,北部则棉、粮兼种。这里气候温和,雨量充沛,土地肥沃,植物丰富,为钉螺孳生繁殖带来了有利条件。余姚市打好生态环境治理组合拳,制订蓝天、碧水、净土三年行动计划,不断深化"五水共治",先后9次获评中国最具幸福感城市。

余姚市以水网型流行类型为主,历史上有11个乡镇(街道)、41个行政村流行血吸虫病,历史累计有螺面积322 580m²。经过几代血防人的反复努力,余姚市于1971年基本达到消灭血吸虫病标准,1985年达到血吸虫病传播阻断标准,2016年达到血吸虫病消除目标,血防工作取得了显著的成效。

一、调查与质控

根据《浙江省卫计委关于开展浙江省钉螺调查工作的通知》和《浙江省血防中心关于下发〈浙江省钉螺调查实施细则〉的通知》(浙血防[2016]8号)的要求,余姚市梨洲、兰江、朗霞、三七市、丈亭、马渚、牟山、临山、泗门、小曹娥、梁弄等11个历史有螺镇(街道)、41个行政村开展钉螺调查工作。

余姚市疾控中心专业人员多次参加省血防中心组织的相关业务培训,包括GPS测绘应用和绘图等实际操作,熟悉并掌握了调查方案、调查技术、螺情图制作等事项和要求,解决实际工作中存在的不足,为全市顺利完成钉螺调查工作打下了坚实的基础。

根据《中国疾控中心寄生虫病所关于开展2017年上半年全国血吸虫病监测工作督导的通知》(中疾控寄疾便函〔2017〕96号)的要求,国家督导组对余姚市血吸虫病监测和钉螺调查工作情况开展现场检查督导,对全市钉螺调查的组织、实施和资料管理工作进行检查。在调查期间,余姚市注意加强与宁波市疾控中心、省血防中心的沟通和联系,及时上报审核调查工作进展、资料和螺情图,及时调整、改进出现的问题进行,成为全省较早完成调查工作的县(市、区)之一。

二、结果和讨论

(一)钉螺孳生环境调查

1. 历史钉螺孳生概况 据考证,余姚市早在1934年就有关于血吸虫病中间宿主——钉螺的报道。据不完全统计,中华人民共和国成立前夕,4个乡(当时行政区域)死于血吸虫病的有97人,患病率高达78.26%,钉螺平均密度为87只/0.1m²,最高密度903只/0.1m²,钉螺感染率为0.15%。1956年,余姚市在现梨洲街道苏家园村(当时梁辉乡童湖村)发现螺点。经系统普查证实,余姚市属中轻度血吸虫病流行地区,流行范围涉及7个区21个乡72个村(按1992年撤区、扩镇、并乡之前行政区域统计),累计有螺面积

322 580m²,病人 3 922 人(其中晚期病人 70 人),病牛 392 头。流行区主要分水网型和山丘型两种流行类型,呈不规则形,东面位于三七市镇姚东村,与宁波市江北区慈城镇交界;南面位于梨洲街道燕窝村,与梁弄镇交界;西面位于临山镇临南村,与绍兴市上虞区小越街道交界;北面位于小曹娥镇镇海村,与杭州湾接壤。经系统查灭钉螺、查治病人和粪水管理,到 1971 年年底,流行村有螺面积缩小 98.64%,94% 以上病人得到治疗,病牛均作治疗和处理,经省有关部门检查验收,达到基本消灭血吸虫病要求(达到传播控制标准);1972—1980 年,连续 9 次在非流行乡村查螺,查出新螺点 39 处,有螺面积 461 173m²,新增流行乡 7 个,流行村 12 个,即组织群众灭螺,对病人进行治疗;1980 年制订实现消灭血吸虫病规划后,1981 年和 1984 年组织人员分批对已达到基本消灭的 21 个流行乡和新发现的 7 个流行乡进行复查验收,均未发现钉螺;1985 年 6 月,经省市检查考核组验收,达到血吸虫病传播阻断标准。此后,余姚市血防工作转入长期监测阶段,继续每年对血吸虫病历史流行乡镇开展春季查螺和对血吸虫病流行省份外来人员开展病情监测,通过监测未查到活螺和输入性病人。2016 年,余姚市通过血吸虫病消除标准复核,转入消除后监测阶段,继续落实历史流行乡镇春季查螺和外来重点人群的血吸虫病病情监测。

本次调查登记钉螺孳生环境总计 69 处,其中水网型和山丘型环境数分别为 63 处和 6 处,占总环境数的 91.30% 和 8.70%。孳生地环境历史面积为 461 173m²,其中水网型和山丘型分别为 391 899m² 和 69 274m²,分别占 84.98% 和 15.02%。历史累计有螺面积为 322 580m²,其中水网型和山丘型分别为 258 032m² 和 64 548m²,分别占 79.99% 和 20.01%。最早发现钉螺年份为 1956 年,最近一次查到钉螺年份为 1985 年。关于首次发现感染性钉螺和最近一次查到感染性钉螺的年份,未能查相关资料予以佐证。详见表 3-39。

表 3-39 余姚市钉螺孳生环境调查基本情况

流行类型	环境处数/处	累计环境面积/m²	历史累计有螺面积/m²	首次发现钉螺年份	最近一次查到钉螺年份	首次发现感染性钉螺年份	最近一次查到感染性钉螺年份
水网型	63	391 899	258 032	1956	1985	—	—
山丘型	6	69 274	64 548	1956	1985	—	—
合计	69	461 173	322 580	1956	1985	—	—

2. 钉螺孳生环境演变情况 余姚市 1986 年后一直处于无螺状态,目前无 I 类钉螺孳生环境。II 类钉螺孳生环境(孳生环境未改变的历史有螺环境)16 处,历史上均为沟渠环境,累计环境面积 75 354m²,历史累计有螺面积 31 295m²,占全市历史累计有螺面积的 9.70%,目前环境中仍有 81.25%(13 处/16 处)的环境保持沟渠原状。III 类钉螺孳生环境(孳生环境局部被人为改变,尚具备钉螺孳生的基本条件)15 处,累计环境面积 43 000m²,历史累计有螺面积 16 311m²,占全市历史累计有螺面积的 5.06%,历史上以沟渠环境为主。目前环境中仍有 92.86%(13 处/14 处)的环境保持沟渠原状。IV 类钉螺孳生环境(彻底人为改变且不具备钉螺孳生基本条件)32 处,累计环境面积 324 176m²,历史累计有螺面积 274 974m²,占全市历史累计有螺面积的 85.24%,历史上以水田及其周边的沟渠环境为主,目前已基本全部改造为房屋、道路等其他环境。另外,全市还调查 V 类可疑钉螺孳生环境 6 处,累计环境面积 18 643m²。详见表 3-40~表 3-42。

表 3-40 余姚市 II 类钉螺孳生环境演变类型基本情况

历史环境		现在环境处数/处						累计环境面积/m²	历史累计有螺面积/m²	首次发现钉螺年份	最近一次查到钉螺年份	首次发现感染性钉螺年份	最近一次查到感染性钉螺年份
环境类型	环境处数/处	沟渠	塘堰	水田	旱地	滩地	其他						
沟渠	16	13	0	0	0	0	3	75 354	31 295	1956	1985	—	—
塘堰	0	0	0	0	0	0	0	0	0	—	—	—	—
水田	0	0	0	0	0	0	0	0	0	—	—	—	—

续表

历史环境		现在环境处数/处						累计环境面积/m²	历史累计有螺面积/m²	首次发现钉螺年份	最近一次查到钉螺年份	首次发现感染性钉螺年份	最近一次查到感染性钉螺年份
环境类型	环境处数/处	沟渠	塘堰	水田	旱地	滩地	其他						
旱地	0	0	0	0	0	0	0	0	0	—	—	—	—
滩地	0	0	0	0	0	0	0	0	0	—	—	—	—
其他	0	0	0	0	0	0	0	0	0	—	—	—	—
合计	16	13	0	0	0	0	3	75 354	31 295	1956	1985	—	—

表 3-41　余姚市Ⅲ类钉螺孳生环境演变类型基本情况

历史环境		现在环境处数/处						累计环境面积/m²	历史累计有螺面积/m²	首次发现钉螺年份	最近一次查到钉螺年份	首次发现感染性钉螺年份	最近一次查到感染性钉螺年份
环境类型	环境处数/处	沟渠	塘堰	水田	旱地	滩地	其他						
沟渠	14	13	0	0	0	0	1	33 000	14 493	1956	1972	—	—
塘堰	0	0	0	0	0	0	0	0	0	—	—	—	—
水田	1	0	0	0	0	0	1	10 000	1 818	1964	1966	—	—
旱地	0	0	0	0	0	0	0	0	0	—	—	—	—
滩地	0	0	0	0	0	0	0	0	0	—	—	—	—
其他	0	0	0	0	0	0	0	0	0	—	—	—	—
合计	15	13	0	0	0	0	2	43 000	16 311	1956	1972	—	—

表 3-42　余姚市Ⅳ类钉螺孳生环境演变类型基本情况

历史环境		现在环境处数/处						累计环境面积/m²	历史累计有螺面积/m²	首次发现钉螺年份	最近一次查到钉螺年份	首次发现感染性钉螺年份	最近一次查到感染性钉螺年份
环境类型	环境处数/处	沟渠	塘堰	水田	旱地	滩地	其他						
沟渠	10	1	0	0	0	0	9	203 920	170 912	1956	1985	—	—
塘堰	0	0	0	0	0	0	0	0	0	—	—	—	—
水田	22	0	0	0	0	0	22	120 256	104 062	1956	1985	—	—
旱地	0	0	0	0	0	0	0	0	0	—	—	—	—
滩地	0	0	0	0	0	0	0	0	0	—	—	—	—
其他	0	0	0	0	0	0	0	0	0	—	—	—	—
合计	32	1	0	0	0	0	31	324 176	274 974	1956	1985	—	—

（二）钉螺分布调查

1. 调查概况　余姚市对血吸虫病历史流行的 11 个镇（街道），41 个行政村开展钉螺普查工作，共登记钉螺孳生环境 69 处，现孳生地环境面积为 276 648m²，本次对 30 处历史有螺环境和 6 处可疑环境进行现场调查，孳生环境面积为 98 098m²，未发现有螺环境，见表 3-43。

余姚市历史钉螺孳生环境主要植被种类为杂草、水稻和旱地作物，3 种植被类型的环境数分别有 64 处、3 处和 2 处，现环境面积分别为 265 505m²、8 307m² 和 2 836m²，以杂草为主，目前均未发现有钉螺孳生，见表 3-44。

表 3-43　余姚市不同流行类型环境螺情现况调查基本情况

流行类型	调查环境处数/处	有螺环境处数/处	感染性有螺环境处数/处	环境面积/m²	现有螺面积/m²	感染性钉螺面积/m²
水网型	63	0	0	251 173	0	0
山丘型	6	0	0	25 475	0	0
合计	69	0	0	276 648	0	0

表 3-44　余姚市不同植被类型环境螺情现况调查基本情况

植被类别	调查环境处数/处	有螺环境处数/处	感染性有螺环境处数/处	环境面积/m²	现有螺面积/m²	感染性钉螺面积/m²
杂草	64	0	0	265 505	0	0
芦苇	0	0	0	0	0	0
树林	0	0	0	0	0	0
水稻	3	0	0	8 307	0	0
旱地作物	2	0	0	2 836	0	0
其他	0	0	0	0	0	0
合计	69	0	0	276 648	0	0

按照现钉螺孳生环境类型分类,环境数最多的是其他类型,其次是沟渠类型。调查发现,其他类环境共有 38 处,现环境面积 192 949m²,其中 31 处环境已彻底改造。沟渠、旱地和水田环境分别有 28 处、2 处和 1 处,现环境面积分别为 78 980m²、2 836m² 和 1 883m²。上述环境目前均未发现钉螺孳生。详见表 3-45。

表 3-45　余姚市不同环境类型螺情现况调查基本情况

环境类型	调查环境处数/处	有螺环境处数/处	感染性有螺环境处数/处	环境面积/m²	现有螺面积/m²	感染性钉螺面积/m²
沟渠	28	0	0	78 980	0	0
塘堰	0	0	0	0	0	0
水田	1	0	0	1 883	0	0
旱地	2	0	0	2 836	0	0
滩地	0	0	0	0	0	0
其他	38	0	0	192 949	0	0
合计	69	0	0	276 648	0	0

2. 现场调查结果　本次调查对余姚市历史有螺环境、可疑环境开展现场调查,在 36 处环境系统抽样调查 11 898 框,未捕获钉螺,见表 3-46。

表 3-46　余姚市不同流行类型环境钉螺调查结果

流行类型	系统抽样						环境抽查					
	调查框数/框	活螺框数/框	捕获螺数/只	活螺数/只	感染性钉螺框数/框	感染螺数/只	调查框数/框	活螺框数/框	捕获螺数/只	活螺数/只	感染性钉螺框数/框	感染螺数/只
水网型	9 056	0	0	0	0	0	0	0	0	0	0	0
山丘型	2 842	0	0	0	0	0	0	0	0	0	0	0
合计	11 898	0	0	0	0	0	0	0	0	0	0	0

本次钉螺现场调查按植被类型分类,调查最多的是杂草,其次是水稻,最少是旱地作物类植被环境,见表 3-47。

表 3-47　余姚市不同植被类型环境钉螺调查结果

植被类别	系统抽样						环境抽查					
	调查框数/框	活螺框数/框	捕获螺数/只	活螺数/只	感染性钉螺框数/框	感染螺数/只	调查框数/框	活螺框数/框	捕获螺数/只	活螺数/只	感染性钉螺框数/框	感染螺数/只
杂草	11 236	0	0	0	0	0	0	0	0	0	0	0
芦苇	0	0	0	0	0	0	0	0	0	0	0	0
树林	0	0	0	0	0	0	0	0	0	0	0	0
水稻	392	0	0	0	0	0	0	0	0	0	0	0
旱地作物	270	0	0	0	0	0	0	0	0	0	0	0
其他	0	0	0	0	0	0	0	0	0	0	0	0
合计	11 898	0	0	0	0	0	0	0	0	0	0	0

本次钉螺现场调查按环境类型分类,调查最多的是沟渠类环境,其次是其他类环境,最少是水田和旱地类环境,见表 3-48。

表 3-48　余姚市不同环境类型钉螺调查结果

环境类型	系统抽样						环境抽查					
	调查框数/框	活螺框数/框	捕获螺数/只	活螺数/只	感染性钉螺框数/框	感染螺数/只	调查框数/框	活螺框数/框	捕获螺数/只	活螺数/只	感染性钉螺框数/框	感染螺数/只
沟渠	10 074	0	0	0	0	0	0	0	0	0	0	0
塘堰	0	0	0	0	0	0	0	0	0	0	0	0
水田	270	0	0	0	0	0	0	0	0	0	0	0
旱地	270	0	0	0	0	0	0	0	0	0	0	0
滩地	0	0	0	0	0	0	0	0	0	0	0	0
其他	1 284	0	0	0	0	0	0	0	0	0	0	0
合计	11 898	0	0	0	0	0	0	0	0	0	0	0

2016 年,余姚市对血吸虫病历史螺情开展回顾性调查和电子化展现,全面、系统地摸清了全市血吸虫病历史流行地区钉螺孳生现状,建立了以历史螺点为单位的钉螺孳生地数据库和环境空间数据,极大地方便了钉螺孳生地的螺情、环境和植被等情况的动态更新与追踪,为今后开展钉螺回顾调查和螺情监测提供了重要的技术支撑。本次调查共登记 69 处环境,其中 32 处环境已经彻底改造,在历史有螺区域建造住宅小区、道路等,15 处环境部分进行人为改造,还有 16 处环境未进行改造。这些历史螺区通过多年螺情监测,均未发现钉螺存在,但钉螺的历史孳生环境还有部分尚存,且大部分沟渠环境中杂草丛生,形成了钉螺孳生的天然环境,因此日常的监测和防控仍需加强。

余姚市达到血吸虫病传播阻断标准至今已经 30 多年,监测均未发现血吸虫病病人和钉螺,各级领导、专业机构对血防意识淡薄,查螺技术水平下降,随着环境变迁、人员流动(退休),如今年轻的血防专业人员对血吸虫病防治历程、历史螺点现状了解不全面,影响了血防工作的传承和发扬。余姚市处于经济发达地区,人流物流频繁,有较多来自血吸虫病流行地区的务工人员,存在输入性传染源的危险;有螺区域苗木移栽也对部分未改造和未彻底改造的钉螺孳生环境形成复现的威胁,因此血吸虫病风险防控仍需进一步加强。建议加大对重大疾病之一的血吸虫防治工作的宣传,提高各级干部群众对血防监测巩固工作的认识,积极参与支持血防工作;对血吸虫病防治专业人员,尤其是目前没有血吸虫病疫情以及螺点的地区,应该加大培训力度,如到有螺地区开展现场查螺培训,加强对一线查螺员培训和临床医师业务培训等。

傅克本 陈荧雪

余姚市疾病预防控制中心

第七节 慈溪市血吸虫病螺情调查报告

慈溪市地处东南沿海,位于杭州湾跨海大桥南岸,东南紧靠镇海,西南与余姚接邻,北与上海隔海相望,地处浙江省大湾区中心地带。慈溪市地理位置处于北纬30.2°,东经121.02°,面积1 361km²。2018年末户籍人口105.57万人,流动人口登记在册109.41万人,辖14个镇、5个街道,市政府驻地白沙路街道。慈溪市属北亚热带季风气候,气候常年温和湿润,年平均气温17.9℃。2018年全市总日照1 797.0h,总降水量1 923.1mm,平均海拔高度4.6m,西部稍高于东部地区,区域内水域丰富,水网交叉密布,平原面积占53%。

慈溪市历史上曾是浙江省54个血吸虫病流行县(市、区)之一,经过几代血防人员的心血努力,于1985年达到传播阻断标准,此后进入全面监测巩固阶段。近些年,慈溪市血防工作严格按照《浙江省查灭残存钉螺技术方案》和《浙江省查治血吸虫病技术方案》及《浙江省综合治理血吸虫病"十三五"规划》的要求,结合本地实际积极开展血防工作,巩固血防成果。

一、调查与质控

根据《浙江省卫计委关于开展浙江省钉螺调查工作的通知》和《浙江省血防中心关于下发〈浙江省钉螺调查实施细则〉的通知》(浙血防[2016]8号)精神,慈溪市组织新老同志,以老带新,对全市历史螺点进行了全面调查。

慈溪市血防人员积极参加浙江省血防中心及宁波市疾控中心开展的钉螺调查培训,掌握了钉螺压碎镜检法、GPS测量、螺情图绘制等调查技能,并在工作中实时与上级技术人员交流反馈,顺利完成了调查任务。由于慈溪市本次调查范围仅涉及两镇五村,所以调查工作并未下放,均由市疾控中心血防人员完成。工作开展中也借助了熟悉当地情况的基层公共卫生员力量,以便于更加精确地了解当地环境变更情况。调查过程中,市血防人员及时上报每一阶段的调查情况,严格按照方案开展工作,使得调查任务保质保量完成。本次调查工作既培养了一股新鲜的血防血液,又再次巩固了慈溪市的血防成果。

二、结果和讨论

(一)钉螺孳生环境调查

1. 历史钉螺孳生概况 慈溪市共调查环境数37处,累计环境面积65 130m²,均为山丘型,主要分布于与余姚市接壤的丘陵地区,1978年后全市均无钉螺发现,见表3-49。

表3-49 慈溪市钉螺孳生环境调查基本情况

流行类型	环境处数/处	累计环境面积/m²	历史累计有螺面积/m²	首次发现钉螺年份	最近一次查到钉螺年份	首次发现感染性钉螺年份	最近一次查到感染性钉螺年份
水网型	0	0	0	—	—	—	—
山丘型	37	65 130	3 560	1956	1978	—	—
合计	37	65 130	3 560	1956	1978	—	—

2. 钉螺孳生环境演变情况 慈溪市目前无Ⅰ类及Ⅳ钉螺孳生环境;共有Ⅱ类钉螺孳生环境10处,累

计环境面积 23 480m²,历史有螺面积 3 000m²;共有 III 类钉螺孳生环境 3 处,累计环境面积 2 080m²,历史有螺面积 560m²;此外还有 V 类可疑钉螺孳生环境 24 处,现有环境面积约 39 600m²。详见表 3-50、表 3-51。

表 3-50　慈溪市 II 类钉螺孳生环境演变类型基本情况

历史环境		现在环境处数/处						累计环境面积/m²	历史累计有螺面积/m²	首次发现钉螺年份	最近一次查到钉螺年份	首次发现感染性钉螺年份	最近一次查到感染性钉螺年份
环境类型	环境处数/处	沟渠	塘堰	水田	旱地	滩地	其他						
沟渠	7	7	0	0	0	0	0	19 020	2 220	1956	1978	—	—
塘堰	2	0	2	0	0	0	0	3 330	530	1956	1978	—	—
水田	0	0	0	0	0	0	0	0	0	—	—	—	—
旱地	0	0	0	0	0	0	0	0	0	—	—	—	—
滩地	1	0	0	0	0	1	0	1 130	250	1956	1978	—	—
其他	0	0	0	0	0	0	0	0	0	—	—	—	—
合计	10	7	2	0	0	1	0	23 480	3 000	1956	1978	—	—

表 3-51　慈溪市 III 类钉螺孳生环境演变类型基本情况

历史环境		现在环境处数/处						累计环境面积/m²	历史累计有螺面积/m²	首次发现钉螺年份	最近一次查到钉螺年份	首次发现感染性钉螺年份	最近一次查到感染性钉螺年份
环境类型	环境处数/处	沟渠	塘堰	水田	旱地	滩地	其他						
沟渠	2	2	0	0	0	0	0	1 240	220	1956	1978	—	—
塘堰	1	0	1	0	0	0	0	840	340	1956	1978	—	—
水田	0	0	0	0	0	0	0	0	0	—	—	—	—
旱地	0	0	0	0	0	0	0	0	0	—	—	—	—
滩地	0	0	0	0	0	0	0	0	0	—	—	—	—
其他	0	0	0	0	0	0	0	0	0	—	—	—	—
合计	3	2	1	0	0	0	0	2 080	560	1956	1978	—	—

（二）钉螺分布调查

1. 调查概况　对慈溪市 37 处环境开展现况调查,合计环境面积为 65 130m²,均无螺,见表 3-52。

表 3-52　慈溪市不同流行类型环境螺情现况调查基本情况

流行类型	调查环境处数/处	有螺环境处数/处	感染性有螺环境处数/处	环境面积/m²	现有螺面积/m²	感染性钉螺面积/m²
水网型	0	0	0	0	0	0
山丘型	37	0	0	65 130	0	0
合计	37	0	0	65 130	0	0

慈溪市主要历史钉螺孳生植被类型为杂草,其面积为 35 180m²,占总面积的 54.02%,见表 3-53。

表 3-53　慈溪市不同植被类型环境螺情现况调查基本情况

植被类别	调查环境处数/处	有螺环境处数/处	感染性有螺环境处数/处	环境面积/m²	现有螺面积/m²	感染性钉螺面积/m²
杂草	19	0	0	35 180	0	0
芦苇	0	0	0	0	0	0

植被类别	调查环境 处数/处	有螺环境 处数/处	感染性有螺环境 处数/处	环境面积/m²	现有螺面积/m²	感染性钉螺 面积/m²
树林	4	0	0	7 570	0	0
水稻	6	0	0	6 730	0	0
旱地作物	8	0	0	15 650	0	0
其他	0	0	0	0	0	0
合计	37	0	0	65 130	0	0

慈溪市主要历史钉螺孳生环境类型为沟渠,其面积为 52 550m²,占总面积的 80.68%,见表 3-54。

表 3-54　慈溪市不同环境类型螺情现况调查基本情况

环境类型	调查环境 处数/处	有螺环境 处数/处	感染性有螺环境 处数/处	环境面积/m²	现有螺面积/m²	感染性钉螺 面积/m²
沟渠	28	0	0	52 550	0	0
塘堰	8	0	0	11 450	0	0
水田	0	0	0	0	0	0
旱地	0	0	0	0	0	0
滩地	1	0	0	1 130	0	0
其他	0	0	0	0	0	0
合计	37	0	0	65 130	0	0

2. 现场调查结果　本次调查对全市历史有螺环境及可疑钉螺孳生环境采用环境抽查法进行了现场调查,共调查 8 527 框,未查获钉螺,见表 3-55。

表 3-55　慈溪市不同流行类型环境钉螺调查结果

流行类型	系统抽样						环境抽查					
	调查 框数/ 框	活螺 框数/ 框	捕获 螺数/ 只	活螺 数/只	感染性 钉螺 框数/框	感染 螺数/ 只	调查 框数/ 框	活螺 框数/ 框	捕获 螺数/ 只	活螺 数/只	感染性 钉螺 框数/框	感染 螺数/ 只
水网型	0	0	0	0	0	0	0	0	0	0	0	0
山丘型	0	0	0	0	0	0	8 527	0	0	0	0	0
合计	0	0	0	0	0	0	8 527	0	0	0	0	0

本次调查不同植被类型环境中环境面积最大的为杂草,故调查框数最多的植被类型也为杂草,见表 3-56、表 3-57。

表 3-56　慈溪市不同植被类型环境钉螺调查结果

植被类别	系统抽样						环境抽查					
	调查 框数/ 框	活螺 框数/ 框	捕获 螺数/ 只	活螺 数/只	感染性 钉螺 框数/框	感染 螺数/ 只	调查 框数/ 框	活螺 框数/ 框	捕获 螺数/ 只	活螺 数/只	感染性 钉螺 框数/框	感染 螺数/ 只
杂草	0	0	0	0	0	0	4 974	0	0	0	0	0
芦苇	0	0	0	0	0	0	0	0	0	0	0	0
树林	0	0	0	0	0	0	1 301	0	0	0	0	0

续表

植被类别	系统抽样						环境抽查					
	调查框数/框	活螺框数/框	捕获螺数/只	活螺数/只	感染性钉螺框数/框	感染螺数/只	调查框数/框	活螺框数/框	捕获螺数/只	活螺数/只	感染性钉螺框数/框	感染螺数/只
水稻	0	0	0	0	0	0	679	0	0	0	0	0
旱地作物	0	0	0	0	0	0	1 573	0	0	0	0	0
其他	0	0	0	0	0	0	0	0	0	0	0	0
合计	0	0	0	0	0	0	8 527	0	0	0	0	0

表 3-57　慈溪市不同环境类型钉螺调查结果

环境类型	系统抽样						环境抽查					
	调查框数/框	活螺框数/框	捕获螺数/只	活螺数/只	感染性钉螺框数/框	感染螺数/只	调查框数/框	活螺框数/框	捕获螺数/只	活螺数/只	感染性钉螺框数/框	感染螺数/只
沟渠	0	0	0	0	0	0	5 851	0	0	0	0	0
塘堰	0	0	0	0	0	0	2 562	0	0	0	0	0
水田	0	0	0	0	0	0	0	0	0	0	0	0
旱地	0	0	0	0	0	0	0	0	0	0	0	0
滩地	0	0	0	0	0	0	114	0	0	0	0	0
其他	0	0	0	0	0	0	0	0	0	0	0	0
合计	0	0	0	0	0	0	8 527	0	0	0	0	0

慈溪市原属于山丘型血吸虫病流行区,经过几代血防人的努力,于 1985 年达到血吸虫病传播阻断标准,此后进入全面监测巩固阶段:每年均会下发慈溪市螺情监测通知,要求每个镇(街道)开展春、秋季查螺(以春季为主),每个镇查螺面积不少于 10 000m²;对历史有螺环境重点查螺,对当年及前一年新发现的流动人口血吸虫病查病阳性病例所在居住地,开展周边可疑钉螺孳生环境调查,通过查重点、查历史、查可疑,全面铺展血吸虫病查螺工作,自 1978 年后均未查到过钉螺。根据本次调查结果显示,慈溪市的历史流行区和历史有螺范围较小,因近年来持续查到输入性传染源,所以对原有螺区周边环境开展扩大查螺。绝大部分环境植被类型为杂草,主要的环境类型为沟渠。慈溪市虽然目前无螺,但根据调查显示,一旦有输入性钉螺,极易造成孳生。近些年,随着"森林慈溪"建设的推进,慈溪市每年均有平原绿化新增以及大量苗木引入,2018 年全市新增平原绿化 2 000 亩(1 亩 ≈ 666.67m²)、山地林相优化 500 亩、中幼林抚育 1 500亩,修复提升海防林 550 亩。其中,道林镇、新浦镇通过省级森林城镇验收。园林建设在为慈溪美化增色添彩的同时,输入性钉螺的潜在危险也不可忽视,需要血防人员持续关注,以及与农林、水利部门的联防联控。

本次调查不仅摸清了历史有螺地点的环境演变及钉螺孳生情况,更回溯了慈溪市光辉的血防历史,锻炼了年轻一代的血防技术人员。

由于熟悉血防业务的大多为年纪较大人员,在运用电子信息时花费了大量精力。慈溪市末次发现钉螺已是 1978 年,很多当初的血防人员,已退休或更换岗位,单凭纸质资料摸索历史有螺点十分困难。流动人口增多,血防工作量大。随着慈溪经济的不断发展,流动人口逐年递增,2017 年登记在册的流动人口为102.9 万人,2018 年递增为 109.41 万人。为了巩固血防成果,慈溪市每年主动查病(流动人口)4 000 余人,流动人口的持续增加以及不固定性给查病工作带来了大量困难。因此,需加强队伍建设,每年开展查螺实地操作培训,保持血防队伍技术力量;同时提升血防信息系统功能,增强数据分析、导入等功能,减轻血防人员重复性工作;增加血防产出,利用监测数据,产出分析报告,为政府血防提供依据。

祝梦雨 邵丽文 刘云
慈溪市疾病预防控制中心

第八节 奉化区血吸虫病螺情调查报告

奉化区隶属于浙江省宁波市,位于浙江省东部沿海,宁波市南部,东濒象山港、隔港,与象山县相望,南连宁海县,西接新昌县、嵊州市和余姚市,北交海曙区、鄞州区。陆域面积 1 277km²,下辖 6 个镇、5 个街道,户籍人口 48 万。

奉化区历史上曾经是血吸虫病轻度流行区。全区曾有 9 个乡镇(按原 31 个乡镇统计)65 个村流行血吸虫病,历史累计有螺面积 652 370m²,历史累计病人 3 425 人。奉化区最早有资料记载查到钉螺是在 1928 年,陈方之等 4 位寄生虫病学者在奉化县城东南门外的田沟中找到钉螺,钉螺内尾蚴寄生率达到 30%。20 世纪 50 年代中期开始,奉化区开始了血吸虫病防治工作的历程,经历了从摸索经验、以点带面到全面开展,从疫情不清、被动防控到全面掌握螺情、病情,从少数专业人员孤军作战到群防群治的过程。奉化区血防工作经历了 3 个阶段:1956—1958 年为宣传发动阶段,1964—1966 年为重整旗鼓阶段,1970—1987 年为消灭血吸虫病阶段。在这 3 个阶段中,通过组建队伍、深入宣传、培训干部、点面结合、查灭钉螺、积极防治,血防工作取得了显著成效,奉化区于 1971 年达到血吸虫病传播控制标准,1987 年达到血吸虫病传播阻断标准。为了珍惜来之不易的血防成果,区地方病防治领导小组办公室制订了《消灭血吸虫病后监测方案》,1988 年起全区血防工作进入巩固监测阶段,建立了两级查螺制度,实施交叉查螺,加强查螺质控,实行分类指导。奉化区虽然自 1995 年未曾发现钉螺,但仍依照全省血吸虫病监测方案要求,结合实际情况,坚持每年开展查螺与查病等血吸虫病监测工作,保质保量完成任务,巩固血防成果。

一、调查与质控

为准确掌握奉化区历史有螺环境、可疑钉螺孳生环境,奉化区根据《浙江省卫计委关于开展浙江省钉螺调查工作的通知》和《浙江省血防中心关于下发〈浙江省钉螺调查实施细则〉的通知》(浙血防〔2016〕8 号)的要求,开展了锦屏街道、岳林街道、江口街道、萧王庙街道、西坞街道、莼湖镇、尚田镇 7 个历史有螺镇(街道)(按现行 11 个镇街道统计)60 个历史流行村的钉螺现况调查,包括对血吸虫病历史螺情的回顾性调查,建立螺情数据库等。

为做好本次钉螺调查工作,2016 年 8 月,区疾控中心调查人员参加了省血防中心组织开展的全省钉螺调查工作现场技术培训班,学习了地理信息采集和查螺图账制图等操作技能,掌握了本次钉螺调查工作的细则,为区钉螺调查工作顺利开展奠定了基础。随后,区疾控中心对参与钉螺调查的工作人员进行了培训,具体内容包括钉螺调查内容与方法、调查范围、数据整理要求与质控措施等。为保证调查工作质量,所有调查人员在培训后进行测试,合格后方可参与钉螺调查工作。现场调查由区疾控中心专业人员负责开展。2017 年 5 月,宁波市级疾病预防控制中心专家对奉化区的钉螺调查工作进行检查指导。同时,奉化区也积极与省血防中心进行沟通交流,及时解决调查中发现的问题,并最终规范、按时地完成了本次调查工作。

二、结果和讨论

(一)钉螺孳生环境调查

1. 历史钉螺孳生概况 奉化区本次共调查登记钉螺孳生环境 112 处,累计调查环境面积 1 371 855m²,其中水网型环境 108 处,占总环境数 96.43%,调查面积为 1 350 555m²,占总调查面积 98.45%;山丘型环境 4 处,累计环境面积 21 300m²。奉化区历史累计有螺面积 652 370m²,其中水网型和山丘型分别为637 711m² 和 14 659m²,分别占 97.29% 和 2.71%。全区于 1950 最早在水网型地区发现钉螺,于 1995 年在水网型地区最后一次查到钉螺。未有资料查证奉化区首次发现感染性钉螺和最后一次查到感染性钉螺年份资料。详表3-58。

表3-58 奉化区钉螺孳生环境调查基本情况

流行类型	环境处数/处	累计环境面积/m²	历史累计有螺面积/m²	首次发现钉螺年份	最近一次查到钉螺年份	首次发现感染性钉螺年份	最近一次查到感染性钉螺年份
水网型	108	1 350 555	637 711	1950	1995	—	—
山丘型	4	21 300	14 659	1964	1986	—	—
合计	112	1 371 855	652 370	1950	1995	—	—

2. 钉螺孳生环境演变情况 奉化区于1995年后未查到钉螺,目前全区无Ⅰ类钉螺孳生环境。

奉化区Ⅱ类钉螺孳生环境共20处,其中沟渠和其他环境(河道)均为9处,各占总环境数的45.00%;累计环境面积144 850m²,其中其他(河道)和环境沟渠环境分别为99 100m²和41 550m²,各占68.32%和28.71%;历史累计有螺面积68 435m²,其中其他(河道)和环境沟渠分别为43 957m²和22 378m²,各占64.33%和32.75%。首次于1950年在河道环境中发现钉螺,最后一次发现钉螺在1986年。详见表3-59。

表3-59 奉化区Ⅱ类钉螺孳生环境演变类型基本情况

历史环境		现在环境处数/处						累计环境面积/m²	历史累计有螺面积/m²	首次发现钉螺年份	最近一次查到钉螺年份	首次发现感染性钉螺年份	最近一次查到感染性钉螺年份
环境类型	环境处数/处	沟渠	塘堰	水田	旱田	滩地	其他						
沟渠	9	9	0	0	0	0	0	41 550	22 378	1960	1986	—	—
塘堰	0	0	0	0	0	0	0	0	0	—	—	—	—
水田	1	0	0	1	0	0	0	2 700	700	1964	1986	—	—
旱田	0	0	0	0	0	0	0	0	0	—	—	—	—
滩地	1	0	0	0	0	1	0	1 500	1 400	1964	1986	—	—
其他	9	0	0	0	0	0	9	99 100	43 957	1950	1986	—	—
合计	20	9	0	1	0	1	9	144 850	68 435	1950	1986	—	—

奉化区Ⅲ类钉螺孳生环境共50处,其中其他(指河道)、沟渠和水田分别为34处、11处和5处,各占总环境数的68.00%、22.00%和10.00%;累计环境面积579 205m²,其中其他(河道)、水田和沟渠分别为506 575m²、43 500m²和29 130m²,各占总环境面积的87.47%、7.51%和5.02%;历史累计有螺面积213 549m²,其中其他(河道)、沟渠和水田分别为164 058m²、24 797m²和24 694m²,各占76.82%、11.62%和11.56%。首次于1950年在水田和河道环境发现钉螺,最后一次于1995年在河道环境发现钉螺。详见表3-60。

表3-60 奉化区Ⅲ类钉螺孳生环境演变类型基本情况

历史环境		现在环境处数/处						累计环境面积/m²	历史累计有螺面积/m²	首次发现钉螺年份	最近一次查到钉螺年份	首次发现感染性钉螺年份	最近一次查到感染性钉螺年份
环境类型	环境处数/处	沟渠	塘堰	水田	旱田	滩地	其他						
沟渠	11	11	0	0	0	0	0	29 130	24 797	1960	1986		
塘堰	0	0	0	0	0	0	0	0	0				
水田	5	0	0	0	4	0	1	43 500	24 694	1950	1986		

续表

历史环境		现在环境处数/处						累计环境面积/m²	历史累计有螺面积/m²	首次发现钉螺年份	最近一次查到钉螺年份	首次发现感染性钉螺年份	最近一次查到感染性钉螺年份
环境类型	环境处数/处	沟渠	塘堰	水田	旱田	滩地	其他						
旱田	0	0	0	0	0	0	0	0	0	—	—	—	—
滩地	0	0	0	0	0	0	0	0	0	—	—	—	—
其他	34	0	0	0	0	0	34	506 575	164 058	1950	1995	—	—
合计	50	11	0	0	4	0	35	579 205	213 549	1950	1995	—	—

奉化区Ⅳ类钉螺孳生环境共42处,以水田为主,占80.95%(34处/42处),占累计环境面积91.65%(593 700m²/647 800m²),占历史累计有螺面积94.87%(351 366m²/370 386m²)。Ⅳ类环境的现在环境中其他环境(指彻底环境改造后成为房屋、道路等)和旱田分别为27处和15处,各占64.29%和35.71%。详见表3-61。

表3-61 奉化区Ⅳ类钉螺孳生环境演变类型基本情况

历史环境		现在环境处数/处						累计环境面积/m²	历史累计有螺面积/m²	首次发现钉螺年份	最近一次查到钉螺年份	首次发现感染性钉螺年份	最近一次查到感染性钉螺年份
环境类型	环境处数/处	沟渠	塘堰	水田	旱田	滩地	其他						
沟渠	4	0	0	0	0	0	4	5 500	4 280	1950	1986	—	—
塘堰	0	0	0	0	0	0	0	0	0	—	—	—	—
水田	34	0	0	0	15	0	19	593 700	351 366	1950	1986	—	—
旱田	0	0	0	0	0	0	0	0	0	—	—	—	—
滩地	0	0	0	0	0	0	0	0	0	—	—	—	—
其他	4	0	0	0	0	0	4	48 600	14 740	1950	1995	—	—
合计	42	0	0	0	15	0	27	647 800	370 386	1950	1995	—	—

(二)钉螺分布调查

1. 调查概况 奉化区共调查环境112处,累计调查环境面积1 316 486m²。其中,水网型环境调查108处,占96.43%,累计调查环境面积1 295 286m²,占98.39%;山丘型环境调查4处,累计环境面积21 200m²。未发现有螺环境。详见表3-62。

表3-62 奉化区不同流行类型环境螺情现况调查基本情况

流行类型	调查环境处数/处	调查环境构成比/%	有螺环境处数/处	有螺环境面积/m²	有螺环境构成比/%	现有钉螺面积/m²
水网型	108	96.43	0	1 295 286	98.39	0
山丘型	4	3.57	0	21 200	1.61	0
合计	112	100.00	0	1 316 486	100.00	0

奉化区共调查不同植被类型环境112处,累计调查环境面积1 316 486m²,未发现有螺环境。调查环境中覆盖植被以其他类型为主(草皮和苗木地),占总环境数的68.75%(77处/112处),环境面积占81.43%(1 072 001m²/1 316 486m²),见表3-63。

表 3-63　奉化区不同植被类型环境螺情现况调查基本情况

植被类别	调查环境处数/处	有螺环境处数/处	感染性有螺环境处数/处	环境面积/m²	现有螺面积/m²	感染性钉螺面积/m²
杂草	18	0	0	133 235	0	0
芦苇	0	0	0	0	0	0
树林	0	0	0	0	0	0
水稻	1	0	0	2 900	0	0
旱地作物	16	0	0	108 350	0	0
其他	77	0	0	1 072 001	0	0
合计	112	0	0	1 316 486	0	0

奉化区历史有螺环境以其他环境(河道)类型为主。河道环境类型占调查环境总数的 63.39%(71 处/112 处),环境面积占 84.93%(1 118 151m²/1 316 486m²),见表 3-64。

表 3-64　奉化区不同环境类型螺情现况调查基本情况

环境类型	调查环境处数/处	有螺环境处数/处	感染性有螺环境处数/处	环境面积/m²	现有螺面积/m²	感染性钉螺面积/m²
沟渠	20	0	0	67 315	0	0
塘堰	0	0	0	0	0	0
水田	1	0	0	2 900	0	0
旱田	19	0	0	126 720	0	0
滩地	1	0	0	1 400	0	0
其他	71	0	0	1 118 151	0	0
合计	112	0	0	1 316 486	0	0

2. 现场调查结果　奉化区调查采取环境抽查法,共调查 40 164 框。其中水网型调查 39 224 框,山丘型调查 940 框,分别占 97.66% 和 2.34%,未发现有活螺框数,见表 3-65。

表 3-65　奉化区不同流行类型环境钉螺调查结果

流行类型	系统抽样						环境抽查					
	调查框数/框	活螺框数/框	捕获螺数/只	活螺数/只	感染性钉螺框数/框	感染螺数/只	调查框数/框	活螺框数/框	捕获螺数/只	活螺数/只	感染性钉螺框数/框	感染螺数/只
水网型	0	0	0	0	0	0	39 224	0	0	0	0	0
山丘型	0	0	0	0	0	0	940	0	0	0	0	0
合计	0	0	0	0	0	0	40 164	0	0	0	0	0

奉化区不同植被类别环境抽查法共调查 40 164 框,未发现有活螺框数/框。其中,其他植被类别(草皮和苗木地)调查 26 675 框,杂草调查 8 679 框,分别占 66.42% 和 21.61%。详见表 3-66。

奉化区不同环境类型环境抽查法共调查 40 164 框,未发现有活螺框数。其中,其他环境(河道)类型调查 29 110 框,沟渠调查 5 422 框,分别占 72.48% 和 13.50%。详见表 3-67。

· 108 ·

表 3-66　奉化区不同植被类型环境钉螺调查结果

植被类别	系统抽样						环境抽查					
	调查框数/框	活螺框数/框	捕获螺数/只	活螺数/只	感染性钉螺框数/框	感染螺数/只	调查框数/框	活螺框数/框	捕获螺数/只	活螺数/只	感染性钉螺框数/框	感染螺数/只
杂草	0	0	0	0	0	0	8 679	0	0	0	0	0
芦苇	0	0	0	0	0	0	0	0	0	0	0	0
树林	0	0	0	0	0	0	0	0	0	0	0	0
水稻	0	0	0	0	0	0	164	0	0	0	0	0
旱地作物	0	0	0	0	0	0	4 646	0	0	0	0	0
其他	0	0	0	0	0	0	26 675	0	0	0	0	0
合计	0	0	0	0	0	0	40 164	0	0	0	0	0

表 3-67　奉化区不同环境类型钉螺调查结果

环境类型	系统抽样						环境抽查					
	调查框数/框	活螺框数/框	捕获螺数/只	活螺数/只	感染性钉螺框数/框	感染螺数/只	调查框数/框	活螺框数/框	捕获螺数/只	活螺数/只	感染性钉螺框数/框	感染螺数/只
沟渠	0	0	0	0	0	0	5 422	0	0	0	0	0
塘堰	0	0	0	0	0	0	0	0	0	0	0	0
水田	0	0	0	0	0	0	164	0	0	0	0	0
旱田	0	0	0	0	0	0	5 188	0	0	0	0	0
滩地	0	0	0	0	0	0	280	0	0	0	0	0
其他	0	0	0	0	0	0	29 110	0	0	0	0	0
合计	0	0	0	0	0	0	40 164	0	0	0	0	0

奉化区本次对 7 个历史有螺镇 60 个历史流行村 112 处环境进行螺情调查,未发现钉螺。钉螺孳生环境演变类型结果显示,奉化区目前已无 I 类环境存在,II 类、III 类和IV类分别为 20 处、50 处和 42 处,累计面积分别为 144 850m²、579 205m² 和 647 800m²。其中 II 类和 III 类环境的历史环境类型和现在相比基本没有改变。IV类环境中历史环境 4 处沟渠均演变为其他,历史环境 34 处水田演变为 15 处旱田和 19 处其他。大部分环境特征并未发生改变,仍然有钉螺孳生的可能。现场调查钉螺发现,奉化区 112 处环境中 77 处为其他植被类型(草皮与苗木地),71 处为其他环境类型(河道),因此在今后的查螺工作中,草本苗木种植区域和河道环境是查螺的重点。此外,奉化区部分邻近县市仍有钉螺孳生,由于水系相通,台风期间邻近县市的钉螺可能会随着水流冲刷或附着于漂浮物上借水流向奉化区扩散,输入性钉螺可能发生。因此,奉化区每年的查螺工作不能有丝毫松懈,同时对与有螺县水系相通的地区重点开展钉螺监测工作,防止输入性钉螺的发生。

近年来,按照全省血防工作计划与安排,结合实际情况,奉化区将应查螺地区分成 5 大块,每年清查一块;每年春季将查螺工作作为当前的一项重要工作来抓,通过强化组织领导、加强业务培训、精心组织安排、强化监督指导、落实工作经费,确保每年的查螺工作落到实处;同时,注意与查螺队员交流工作情况,及时答疑解惑,并解决查螺工作中存在的困难,确保查螺工作质量。2014—2018 年累计查螺面积为 0.55km²,未发现钉螺。到 2019 年,奉化区已连续 24 年未发现钉螺。同时,奉化区对来自血吸虫病传播未阻断地区的外来人口开展血吸虫病查病工作,2014—2018 年累计查病 2 513 人,未发现输入性血吸虫病病人。上述结果表明,奉化区血吸虫病监测巩固工作开展卓有成效,血防成果巩固。

但是由于奉化区已多年未查到钉螺,部分查螺队员存在麻痹大意思想,同时查螺队员以老队员为主,年轻人员不多,查螺队伍青黄不接。因此,开展查螺队员,特别是年轻队员业务培训势在必行,提高查螺队员的危机意识及业务能力,同时加强钉螺监测的督导,提高查螺工作质量。

血吸虫病防治是一项长期的系统工程,在新形势下的血防工作中,应以《血吸虫病防治条例》为指引,通过完善血防工作机制,保障血防工作经费,培训血防工作人员,规范血防技术措施,落实血防各项工作来进一步巩固血防工作成果。

冯伟　周福军　汪玺　杜飞行　李益
奉化区疾病预防控制中心

第四章　嘉兴市血吸虫病螺情调查报告

第一节　全市血吸虫病螺情调查报告

嘉兴市坐落于浙江省东北部、长江三角洲杭嘉湖平原腹地,总面积 4 275.05km²,区域内地势平坦,河道纵横交叉,密布成网,是典型的平原水网型地貌。目前下设 2 个市辖区(南湖区、秀洲区)、3 个县级市(海宁市、平湖市、桐乡市)、2 个县(嘉善县、海盐县)。嘉兴市自古为繁华富庶之地,素有"鱼米之乡""丝绸之府"美誉,是一座具有"江南水韵"之名的国家历史文化名城。这座人杰地灵、政治底蕴深厚、人文景观荟萃的城市,却曾经是全国血吸虫病最严重的流行地区之一。

中华人民共和国成立前,嘉兴市血吸虫病流行猖獗,"条条河浜有钉螺,村村户户有病人"是对当时血吸虫病流行情况最真实的写照。田园荒芜、哀鸿遍野是饱受"瘟神"摧残中华大地的缩影。嘉兴市血吸虫病流行历史悠久,明清时期已有记载。1908 年嘉兴福音医院院长美籍医生凡纳勃(W.H.Venable)首次从 4 名患者粪便中检出血吸虫卵。20 世纪 50 年代普查发现,全市累计有血吸虫病病人 127.3 万人,平均感染率达 40.68%,部分乡、村的感染率高达 90% 以上。在各级党委、政府的领导下,在各有关部门的通力合作下,几代血防人上下一心,代代薪火相传,通过日复一日的不懈努力,经过近半个世纪的反复防治,嘉兴市于 1979 年达到血吸虫病传播控制标准,1994 年达到血吸虫病传播阻断标准,2016 年通过血吸虫病消除标准复核,从 1978 年起,连续 40 年无急性血吸虫病病人,1985 年起连续 30 多年未发现新感染的本地病人,血吸虫病防治工作取得了辉煌的成就。

一、调查与质控

钉螺作为日本血吸虫的唯一中间宿主,其生长、繁殖与分布在血吸虫病流行与传播中起着重要作用。为及时摸清钉螺分布现状、分析钉螺分布特点和变化规律,为制订有效的血吸虫病防治策略提供科学依据,2016—2017 年,根据《浙江省卫计委关于开展浙江省钉螺调查工作的通知》和《浙江省血防中心关于下发〈浙江省钉螺调查实施细则〉的通知》(浙血防[2016]8 号)要求,嘉兴市在全市 7 个县(市、区)、71 个乡镇街道、868 个村(包括 1 个非历史有螺村)开展了钉螺调查工作,调查环境包括现有钉螺环境、历史有螺环境及可疑钉螺孳生环境。通过查阅历年防治资料、统计年报、资料汇编、血防志、历年螺点出现情况、查螺图、历年查螺登记账等资料,掌握现有钉螺环境、历史有螺环境、可疑钉螺孳生环境等相关情况,并结合现场调查结果进行补充。

按照浙江省血防中心的统一部署,嘉兴市于 2017 年 3 月举办嘉兴市钉螺调查工作启动会议暨业务培训班,邀请浙江省血防中心专家对县(市、区)血防业务人员进行专题培训。辖区各县(市、区)先后举办了"钉螺调查现场工作培训班"。通过逐级培训,全市血防专业人员对钉螺调查工作有了深入了解,并掌握了地理信息的采集和查螺图账制图等操作技能。4—5 月开展各种形式的钉螺调查指导,对基层医疗单位开展现场环境调查、GPS 环境精确定位与测绘,绘制钉螺孳生环境分布的电子地图和查阅血防历史账册等工作指导,及时发现并解决钉螺调查工作中存在的问题,交流试点工作经验,为全面铺开钉螺调查工作打下了扎实基础。及时召开总结会,确保钉螺调查工作按时保质保量完成。2017 年 12 月嘉兴市顺利完成钉螺专项调查工作。

二、结果和讨论

（一）钉螺孳生环境调查

1. 历史钉螺孳生概况 从各县（市、区）历年防治资料、资料汇编、血防志等收集和整理螺情信息，掌握全市历史钉螺发生情况。调查显示，嘉兴市血吸虫病流行类型均为水网型，全市 7 个县（市、区）、71 个乡镇街道、868 个村（包括 1 个非历史有螺村）开展了钉螺调查工作，共调查 27 826 处环境。全市历史有螺面积为 201 011 207m²，首次发现钉螺年份为 1923 年（美国学者 E.C.Faust 和 H.E.Meleney 发现），1951 年起当地政府陆续开展钉螺监测工作；首次发现钉螺面积为 83.02km²；最近一次查到钉螺年份为 2017 年，首次发现感染性钉螺年份为 1930 年，最近一次查到感染性钉螺年份为 1985 年。

2. 钉螺孳生环境演变情况 通过查阅资料和现场调查，了解钉螺孳生环境基本信息及演变情况，根据当前有无钉螺及孳生条件将钉螺孳生环境分为 5 类，再依据其在血防工作中的重要性进行排序。本次共调查 27 826 处环境，其中塘堰、其他、沟渠、水田、滩地和旱地等现有环境类型的环境处数分别 9 453 处、8 019 处、6 740 处、3 415 处、165 处和 34 处。按环境演变类型分为 Ⅰ、Ⅱ、Ⅲ、Ⅳ 和 Ⅴ 类环境，即现有钉螺环境、孳生环境未改变的历史有螺环境、孳生环境被人为部分改变的历史有螺环境、孳生环境被人为彻底改变的历史有螺环境和可疑钉螺孳生环境。调查环境数依次从高到低分别为 Ⅱ 类环境 13 090 处、Ⅲ 类环境 7 963 处、Ⅴ 类环境 3 415 处、Ⅳ 类环境 3 346 处和 Ⅰ 类环境 12 处。嘉兴市通过各级政府、相关部门及一代一代血防人半个多世纪的反复防治，伴随着"美丽嘉兴""健康嘉兴""文明嘉兴"的建设，全市合理规划城镇区域，全面进行环境整治，大力实施"百村示范、千村整治""万里清水河道整治"等示范工程，通过水利"五水共治"、改水改厕及农村面源污染整治等措施，使越来越多的河道、沟渠实现了护岸硬化，很多容易孳生钉螺的杂草地、树林等得到有效整改，全市血吸虫病流行区的原有钉螺孳生环境发生了很大的变化，得到了较好的改善。嘉兴市虽然 Ⅰ 类有螺环境已经很少，但 Ⅱ 类、Ⅲ 类和 Ⅴ 类环境仍然不少，钉螺很有可能卷土重来，需继续加强监测。

（二）钉螺分布调查

对现有钉螺环境、历史有螺环境和可疑钉螺孳生环境进行螺情调查。在钉螺调查过程中，对所有开展调查的环境，记录当时环境类型、植被类型等信息。按植被种类对调查环境进行分类，杂草、其他、水稻、树林、旱地作物和芦苇环境分别为 23 686 处、2 419 处、770 处、484 处、273 处和 194 处；全市本次调查钉螺面积 74.52km²，现有螺面积 7 930m²，其中有螺县为嘉善（4 100m²）、平湖（350m²）和秀洲（3 480m²），未发现感染性钉螺；系统抽样调查框数 8 994 984 框，系统抽样活螺框数 168 框，系统抽样捕获螺数 1 709 只，系统抽样活螺数 1 709 只；环境抽查调查框数 18 757 657 框，环境抽查活螺框数 314 框，环境抽查捕获螺数 3 375 只，环境抽查活螺数 3 375 只。

全市现有钉螺面积分布最多的植被类型为杂草、树林，有螺环境类型主要为河道、塘堰、沟渠或旱地。调查结果提示，受产业结构调整、农林业种植方式改变和生态建设的影响，适合钉螺孳生环境不断增加；由于苗木移栽或销售后出现的树坑未及时回填和平整，树林常年积水，容易引起钉螺孳生。同时，由于长期未进行翻垦，杂草丛生、野树茂盛，产生钉螺生存的最佳环境，工人在作业过程中通过生产工具、护着树根的泥土和汽车轮胎等易造成钉螺扩散。由于长期未对已硬化的沟渠等环境进行清理和维护措施，造成沟底存积大量淤泥或沟渠破损，导致杂草丛生，从而造成钉螺孳生和扩散。许多河道两岸植被茂盛、杂草丛生，且地势较低，容易孳生钉螺，部分杂草和植被大部分时间被水淹没，钉螺不容易被发现，导致不能将所有钉螺杀灭。

本次调查发现，嘉兴市现有有螺环境主要分布在嘉善、平湖和秀洲。地区分布差异主要是因为嘉兴市属于血吸虫水网型流行地区，河道纵横交错，环境适宜钉螺孳生，而嘉善、平湖、秀洲与其他省份之间河道相通，随着涨潮、落潮及河水流动，有螺滩漂浮物可做长距离和跨河转移，为钉螺扩散、转移创造了条件。约有 40% 的钉螺在土层内，要彻底查清非常困难，因此出现低密度和小面积残存钉螺实属难免。

综上所述，此次钉螺调查范围广、覆盖全面，是对嘉兴市历史有螺环境的阶段性的归纳和总结。通过钉螺历史和现状分布的全面彻底调查，掌握了全市血吸虫病历史流行村现有钉螺环境、历史有螺环境和可疑环境情况,将对全市制订有效的血吸虫病防制策略发挥积极的指导作用。全市部分历史有螺环境已经彻底改造为房屋、道路、硬化地面等其他环境,但对现有有螺环境的进一步分析发现,仍然存在钉螺分布,因此,还应特别加强嘉善、平湖和秀洲地区的查灭螺工作力度。此次调查中,由于人员变动、资料遗失,影响了钉螺调查进度和质量。残存螺点持续存在,螺点环境复杂,药物灭螺与水产养殖、环境保护等矛盾突出,治理较困难。建议稳定队伍、加强能力建设,加快落实钉螺调查数据库和电子地图的档案化进程,逐步实现图、账、册电子化,为现场查螺工作服务。把血防工作融入"美丽嘉兴""健康嘉兴""文明嘉兴"的建设中,实施综合巩固策略,续写绿水青山的壮丽诗篇。

数十年的螺情监测充分表明,血防工作的长期性、艰巨性和常抓不懈的必要性,坚守每一个日夜,倾洒每一滴汗水,情系每一次螺情,继续几十年如一日保质保量地做好血防工作和螺情监测,是一代一代血防人的使命。回首过去,展望未来,任重而道远。血吸虫病防治是一项长期而艰巨的社会系统工程,关系到人民群众长远福祉和经济社会可持续稳定发展。功在当代,利在千秋。

(感谢本次调查中给予支持和辛勤付出的嘉兴市各级机构、组织及个人!)

向泽林　顾伟玲　谢亮

嘉兴市疾病预防控制中心

第二节　南湖区血吸虫病螺情调查报告

浙江省嘉兴市南湖区位于浙江省东北部、长江三角洲杭嘉湖平原腹地,总面积 426km²,以平原为主,区域内地势平坦,河道纵横交叉,密布成网,是典型的平原水网型地貌。

南湖区曾是全国血吸虫病最严重流行地区之一。据 20 世纪 50 年代的一次调查,在辖区内 30 个乡的 22.4 万农民中,感染血吸虫病的有 12.7 万人,占 56.7%。血吸虫病曾是南湖区最严重的地方性疾病,中华人民共和国成立前流行猖獗,曾给广大人民群众的健康、生命、生产及生活带来了严重影响,到处可见"寡妇村""死人浜""坟地岗""荒田漾",确是一片"千村薜荔人遗矢,万户萧疏鬼唱歌"的悲惨景象。那时步云乡(现南湖区大桥镇)流传着这样的歌谣:"步云墙头村,环境阴森森;晚血侏儒症,夺命又绝孙;荒田加破屋,野地闹哭声。"

一、调查与质控

为及时摸清钉螺分布现状,分析钉螺分布特点和变化规律,制订有效的血吸虫病防制策略提供科学依据,2016—2017 年,根据《浙江省卫计委关于开展浙江省钉螺调查工作的通知》和《浙江省血防中心关于下发〈浙江省钉螺调查实施细则〉的通知》(浙血防[2016]8 号)精神,南湖区开展了钉螺全面调查工作。

按照省血防中心的统一部署,南湖区血防人员参与了嘉兴市 2017 年 3 月举办的钉螺调查工作启动会议暨业务培训班,血防监测能力得到提升,掌握了地理信息的采集和查螺图账制图等操作技能,并及时召开总结会,交流试点工作经验,为全面铺开钉螺调查工作打下扎实基础;为做好辖区血防和钉螺调查工作,巩固取得的血防成果,在全区钉螺调查工作开展期间,对基层医疗单位开展现场环境调查、GPS 环境精确定位与测绘,绘制钉螺孳生环境分布的电子地图和查阅血防历史账册等指导,及时解决钉螺调查工作中存在的问题,确保钉螺调查工作按时保质保量完成。

二、结果和讨论

(一)钉螺孳生环境调查

经调查整理,目前全区 12 个镇(街道)74 个历史血吸虫病流行村共有 Ⅰ~Ⅳ 类环境 964 处,累计环境面积 27 767 717m²;1923 年首次发现钉螺,历史累计钉螺面积 27 714 658m²;最近一次查到钉螺是 2007 年;首次发现感染性钉螺是 1930 年,最近一次查到感染性钉螺年份是 1961 年;不存在 Ⅰ 类钉螺孳生环境演变类型。详见表 4-1。

表 4-1　南湖区钉螺孳生环境调查基本情况

流行类型	环境处数/处	累计环境面积/m²	历史累计有螺面积/m²	首次发现钉螺年份	最近一次查到钉螺年份	首次发现感染性钉螺年份	最近一次查到感染性钉螺年份
水网型	964	27 767 717	27 714 658	1923	2007	1930	1961
山丘型	0	0	0	—	—	—	—
合计	964	27 767 717	27 714 658	1923	2007	1930	1961

南湖区现有Ⅱ类钉螺孳生环境 672 处,累计环境面积 17 104 516m²,历史累计有螺面积 17 100 141m²,首次发现钉螺年份为 1923 年,最近一次查到钉螺是 2007 年,首次发现感染性钉螺年份为 1930 年,最近一次查到感染性钉螺年份为 1961 年,见表 4-2。

表 4-2　南湖区Ⅱ类钉螺孳生环境演变类型基本情况

历史环境 环境类型	历史环境 环境处数/处	现在环境处数/处 沟渠	现在环境处数/处 塘堰	现在环境处数/处 水田	现在环境处数/处 旱地	现在环境处数/处 滩地	现在环境处数/处 其他	累计环境面积/m²	历史累计有螺面积/m²	首次发现钉螺年份	最近一次查到钉螺年份	首次发现感染性钉螺年份	最近一次查到感染性钉螺年份
沟渠	145	143	0	0	0	0	2	4 405 643	4 402 268	1923	1982	1957	1961
塘堰	2	0	2	0	0	0	0	4 900	4 900	1966	1966	—	—
水田	378	73	2	167	3	5	128	9 904 804	9 903 804	1923	2007	1930	1961
旱地	0	0	0	0	0	0	0	0	0	—	—	—	—
滩地	0	0	0	0	0	0	0	0	0	—	—	—	—
其他	147	0	0	0	1	0	146	2 789 169	2 789 169	1956	1981	1956	1961
合计	672	216	4	167	4	5	276	17 104 516	17 100 141	1923	2007	1930	1961

南湖区现有Ⅲ类钉螺孳生环境 177 处,累计环境面积 4 502 179m²,历史累计有螺面积 4 495 613m²,1923 年首次发现钉螺,最近一次查到钉螺是 1981 年,首次发现感染性钉螺年份为 1955 年,最近一次查到感染性钉螺年份为 1961 年,见表 4-3。

表 4-3　南湖区Ⅲ类钉螺孳生环境演变类型基本情况

历史环境 环境类型	历史环境 环境处数/处	现在环境处数/处 沟渠	现在环境处数/处 塘堰	现在环境处数/处 水田	现在环境处数/处 旱地	现在环境处数/处 滩地	现在环境处数/处 其他	累计环境面积/m²	历史累计有螺面积/m²	首次发现钉螺年份	最近一次查到钉螺年份	首次发现感染性钉螺年份	最近一次查到感染性钉螺年份
沟渠	1	0	0	1	0	0	0	83 627	83 627	1956	1976	1956	1961
塘堰	4	2	2	0	0	0	0	79 526	72 960	1923	1981	1955	1961
水田	161	78	15	5	1	0	62	4 194 712	4 194 712	1923	1980	1957	1961
旱地	0	0	0	0	0	0	0	0	0	—	—	—	—
滩地	0	0	0	0	0	0	0	0	0	—	—	—	—
其他	11	0	0	10	0	0	1	144 314	144 314	1923	1972	1957	1961
合计	177	80	17	16	1	0	63	4 502 179	4 495 613	1923	1981	1955	1961

南湖区现有Ⅳ类钉螺孳生环境 115 处,累计环境面积 6 161 022m²,历史累计有螺面积 6 118 904m²。1923 年首次发现钉螺,最近一次查到钉螺是 1991 年。首次发现感染性钉螺年份为 1950 年,最近一次查到感染性钉螺年份为 1961 年。其中,部分河浜已填埋变成旱地或用于建造厂房,大部分为河道两岸的全部硬化处理。详见表 4-4。

· 114 ·

表 4-4 南湖区Ⅳ类钉螺孳生环境演变类型情况

历史环境		现在环境处数/处						累计环境面积/m²	历史累计有螺面积/m²	首次发现钉螺年份	最近一次查到钉螺年份	首次发现感染性钉螺年份	最近一次查到感染性钉螺年份
环境类型	环境处数/处	沟渠	塘堰	水田	旱地	滩地	其他						
沟渠	2	0	0	0	1	0	1	102 144	102 144	1956	1977	1956	1961
塘堰	1	0	1	0	0	0	0	115 620	115 620	1923	1972	1957	1961
水田	77	2	0	1	5	0	69	5 055 465	5 013 347	1923	1991	1954	1961
旱地	0	0	0	0	0	0	0	0	0	—	—	—	—
滩地	0	0	0	0	0	0	0	0	0	—	—	—	—
其他	35	0	0	0	0	0	35	887 793	887 793	1923	1979	1950	1961
合计	115	2	1	1	6	0	105	6 161 022	6 118 904	1923	1991	1950	1961

（二）钉螺分布调查

1. 调查概况 在南湖区全部 12 个镇（街道）74 个历史血吸虫病流行村开展不同流行类型环境螺情现况调查，调查环境处数 964 处，累计环境面积 4 745 690m²，未查到有螺环境，未发现感染性有螺环境，见表 4-5。

表 4-5 南湖区不同流行类型环境螺情现况调查基本情况

流行类型	调查环境处数/处	有螺环境处数/处	感染性有螺环境处数/处	环境面积/m²	现有螺面积/m²	感染性钉螺面积/m²
水网型	964	0	0	4 745 690	0	0
山丘型	0	0	0	0	0	0
合计	964	0	0	4 745 690	0	0

调查的 964 处环境中，植被类型为杂草的有 439 处，芦苇有 6 处，树林有 24 处，水稻有 175 处，旱地作物有 8 处，其余 312 处环境大多为石驳岸及少部分演变为厂房用地。环境面积 4 745 690m²，本次调查未发现有螺环境，未发现感染性钉螺。详见表 4-6。

表 4-6 南湖区不同植被类型环境螺情现况调查基本情况

植被类别	调查环境处数/处	有螺环境处数/处	感染性有螺环境处数/处	环境面积/m²	现有螺面积/m²	感染性钉螺面积/m²
杂草	439	0	0	1 815 760	0	0
芦苇	6	0	0	34 085	0	0
树林	24	0	0	370 765	0	0
水稻	175	0	0	869 590	0	0
旱地作物	8	0	0	37 835	0	0
其他	312	0	0	1 617 655	0	0
合计	964	0	0	4 745 690	0	0

本次共调查不同类型环境共 964 处，其中沟渠环境 298 处，塘堰 22 处，水田 184 处，旱地 11 处，滩地 5 处，其他 444 处，环境面积共 4 745 690m²。本次调查未发现有螺环境，未发现感染性钉螺。详见表 4-7。

表 4-7　南湖区不同环境类型螺情现况调查基本情况

环境类型	调查环境处数/处	有螺环境处数/处	感染性有螺环境处数/处	环境面积/m²	现有螺面积/m²	感染性钉螺面积/m²
沟渠	298	0	0	1 426 694	0	0
塘堰	22	0	0	126 167	0	0
水田	184	0	0	998 015	0	0
旱地	11	0	0	35 140	0	0
滩地	5	0	0	9 680	0	0
其他	444	0	0	2 149 994	0	0
合计	964	0	0	4 745 690	0	0

2. 现场调查结果对水网型流行区钉螺开展环境抽查调查，共调查框数 972 664 框，未发现活螺框数，见表 4-8。

表 4-8　南湖区不同流行类型环境钉螺调查结果

流行类型	系统抽样						环境抽查					
	调查框数/框	活螺框数/框	捕获螺数/只	活螺数/只	感染性钉螺框数/框	感染螺数/只	调查框数/框	活螺框数/框	捕获螺数/只	活螺数/只	感染性钉螺框数/框	感染螺数/只
水网型	0	0	0	0	0	0	972 664	0	0	0	0	0
山丘型	0	0	0	0	0	0	0	0	0	0	0	0
合计	0	0	0	0	0	0	972 664	0	0	0	0	0

不同植被类型环境钉螺调查结果显示，共放置环境调查框数 972 664 框，未发现活螺框数，未捕获到螺，未查到感染性钉螺，见表 4-9。

表 4-9　南湖区不同植被类型环境钉螺调查结果

植被类别	系统抽样						环境抽查					
	调查框数/框	活螺框数/框	捕获螺数/只	活螺数/只	感染性钉螺框数/框	感染螺数/只	调查框数/框	活螺框数/框	捕获螺数/只	活螺数/只	感染性钉螺框数/框	感染螺数/只
杂草	0	0	0	0	0	0	371 683	0	0	0	0	0
芦苇	0	0	0	0	0	0	8 780	0	0	0	0	0
树林	0	0	0	0	0	0	144 307	0	0	0	0	0
水稻	0	0	0	0	0	0	308 004	0	0	0	0	0
旱地作物	0	0	0	0	0	0	11 767	0	0	0	0	0
其他	0	0	0	0	0	0	128 123	0	0	0	0	0
合计	0	0	0	0	0	0	972 664	0	0	0	0	0

不同环境类型钉螺调查结果显示，共放置环境调查框数 972 664 框，未发现活螺框数，未捕获到螺，未查到感染性钉螺，见表 4-10。

南湖区作为嘉兴市历史水网型血吸虫病流行的重点区域，辖区内包括 12 个乡镇（街道）、74 个血吸虫病流行村，流行村人口 273 682 人。在各级党委、政府的领导下，在各有关部门的通力合作下，经过近半个世纪反复防治，于 1979 年达到血吸虫病传播控制标准，1993 年达到血吸虫病传播阻断标准，2016 年通过血吸虫病消除复核，血吸虫病防治工作取得了辉煌的成就。

表4-10 南湖区不同环境类型钉螺调查结果

环境类型	系统抽样						环境抽查					
	调查框数/框	活螺框数/框	捕获螺数/只	活螺数/只	感染性钉螺框数/框	感染螺数/只	调查框数/框	活螺框数/框	捕获螺数/只	活螺数/只	感染性钉螺框数/框	感染螺数/只
沟渠	0	0	0	0	0	0	243 532	0	0	0	0	0
塘堰	0	0	0	0	0	0	35 972	0	0	0	0	0
水田	0	0	0	0	0	0	340 177	0	0	0	0	0
旱地	0	0	0	0	0	0	10 318	0	0	0	0	0
滩地	0	0	0	0	0	0	1 937	0	0	0	0	0
其他	0	0	0	0	0	0	340 728	0	0	0	0	0
合计	0	0	0	0	0	0	972 664	0	0	0	0	0

通过对南湖区钉螺孳生环境的现场调查,结合现代信息技术,对辖区内每处环境的变迁情况、分布特点等信息建立数据库;利用数据连接,对所有钉螺孳生环境进行查询、更新和核实,有利于调查人员掌握钉螺孳生环境的动态变化。本次调查及时摸清了钉螺分布现状,掌握了钉螺分布特点和变化规律,为制订有效的血吸虫病防制策略提供了科学依据。

由于部分基层血防专业人员新老交替,新人从事血防时间短,对血防工作历史状况不熟悉,对查阅资料、现场工作指导、当地环境的历史状态等都不太了解,给工作带来被动;部分血防老员工由于年纪偏大,不能胜任电子化工作,不易接受创新的工作内容和工作方法,影响工作进度。同时,因年份久远及行政区域调整,部分乡镇(街道)医疗单位撤并、搬迁等原因,造成血防历史资料丢失,从而影响钉螺调查进度和质量。本次钉螺调查工作经过大量人力和物力的投入,摸清了全区现有钉螺环境、历史有螺环境和可疑钉螺孳生环境的情况,并绘制了直观的电子地图,但在实际应用中,仍需将电子地图处理后制作成纸质地图用于查螺。因此建议:一是要稳定队伍、加强能力建设。全面抓好队伍建设,使其保持相对的稳定,并要利用各种机会进行全面的培训和教育,特别需加强对新血防专管员的培训,使血防战线的年轻人能尽快成长,做好新老员工的工作交接;同时也希望上级业务部门多组织开展业务培训,以提高队伍素质。二是要加快落实钉螺调查数据库和电子地图的档案化进程,将电子地图应用到实际工作中;建立统一标准,加强数据库和电子地图的管理和使用。南湖区虽然已将钉螺调查的数据库和电子地图进行血防档案电子化管理,并在螺情调查中发现环境新增、减少和查出有螺环境及时进行更新,绘制新的电子地图,并截图保存,但无法将地图直接按年份绘制后保存。三是要加强部门间协作,如对苗木地的"检疫",及早发现可疑区域,有力推进血防监测点工作。

回首过去,展望未来,任重而道远,血吸虫病防治是一项长期而艰巨的社会系统工程,关系到人民群众长远福祉和经济社会可持续稳定发展。功在当代,利在千秋。

顾琦俊　向泽林　亓云鹏　田敏
南湖区疾病预防控制中心

第三节　秀洲区血吸虫病螺情调查报告

嘉兴市秀洲区位于长江三角洲的杭嘉湖平原,浙江省东北部,是嘉兴市主城区之一。1983年嘉兴撤地建市,在原嘉兴县农村部分建立嘉兴市郊区,1999年更名为秀洲区,2000年嘉兴市对市本级实施行政区划调整,形成秀洲区现在的行政区域范围,总面积547.7km²,平原面积占88.1%,水域面积占10.7%,丘陵占1.2%,区域内地势平坦,河道纵横交叉,密布成网,是典型的平原水网型地貌。

秀洲区曾是全国10个血吸虫病最严重流行县之一,历史上全区有7个镇(街道)120个村流行血吸虫病,流行区人口为 35.58 万人,累计查出钉螺面积 28 176 759m²,累计血吸虫病患者 17.80 万人,其中晚期病人 5 472 人,累计病牛 10 953 头。在各级党委、政府的领导下,各有关部门通力合作,经过半个多世纪的反复防治,秀洲区于 1979 年达到血吸虫病传播控制标准,1993 年达到血吸虫病传播阻断标准,2016 年通过血吸虫病消除复核,血吸虫病防治工作取得辉煌成就。

一、调查与质控

为及时摸清钉螺分布现状,分析钉螺分布特点和变化规律,为制订有效的血吸虫病防治策略提供科学依据,2016—2017 年,根据《浙江省卫计委关于开展浙江省钉螺调查工作的通知》和《浙江省血防中心关于下发〈浙江省钉螺调查实施细则〉的通知》(浙血防〔2016〕8 号)精神,秀洲区对 7 个镇(街道)120 个历史血吸虫病流行村开展钉螺调查工作。

秀洲区疾控中心多次派专业人员参加全省钉螺调查培训和数据资料审核工作,并按照省血防中心统一部署,先后举办"全区钉螺调查现场工作培训班"和"全区钉螺调查数据库审核和电子地图绘制工作培训班",使全区血防专业人员对钉螺调查工作重要性有了初步认识,并掌握了地理信息的采集和查螺图账制图等操作技能。秀洲区前期在 5 个镇各选择一个行政村开展钉螺调查试点工作,并及时召开总结会,交流试点工作经验,为全面落实钉螺调查工作打下扎实基础。为确保现场调查数据的准确,秀洲区给各镇(街道)配发手持 GPS 定位仪,确保电子地图绘制准确。随着工作不断深入,区疾控中心认真抓好工作质量和进度,并派专业人员赴各镇(街道)进行现场调查、电子地图绘制的培训和指导,对各镇(街道)上报的钉螺调查数据库、电子矢量地图和环境照片等信息数据由专人审核把关;各镇(街道)医疗卫生单位积极做好政府领导参谋,抽调医务人员和村干部组成钉螺调查专业队;为还原钉螺分布真实历史资料,区疾控中心组织各镇(街道)查阅大量历史查灭螺和螺点登记图账资料,经过全体参与调查人员的不懈努力,克服了时间紧、任务重、工作难度大等困难,加班加点地开展钉螺调查工作,完成全区数据审核工作,建立了以村为单位的螺情数据库,制作了电子矢量地图和环境照片。

秀洲区卫健局把血防工作纳入院长(中心主任)目标责任制考核。区地方病防治领导小组办公室每年定期组织对各镇(街道)血防工作进行督导检查,掌握全区血防工作和钉螺调查工作进展情况,督导检查覆盖率 100%。区疾控中心对基层医疗单位及时进行血防历史账册查阅、现场环境调查、GPS 环境精确定位与测绘和钉螺孳生环境分布电子地图绘制等工作指导,现场指导率 100%,对存在的问题有针对性地解决,确保按时保质保量完成各项工作。

二、结果和讨论

(一)钉螺孳生环境调查

1. 历史钉螺孳生概况 秀洲区有 7 个镇(街道)120 个历史血吸虫病流行村,流行类型均为水网型,累计有螺面积 28.18km²。据《嘉兴县血防资料汇编》记载,1923 年 3 月,美国福斯特(E.C.Faust)和梅伦奈(H.E.Meleney)两位学者在嘉兴圣心医院克劳福(Crawfora)医生陪同下,在原嘉兴县杨庙镇(现在嘉善县)小浜中检获数千只钉螺,其中数只钉螺经北京实验室人工感染,证实是传染血吸虫病的中间宿主。这应是原嘉兴县首次由外国人记录发现钉螺和感染性钉螺的年份。国内学者陈方之、李赋京 1930 年在嘉兴朱庵村开展钉螺感染率调查,结果为 25%,这应是首次由国内学者在嘉兴发现感染性钉螺的年份;1930—1961 年分别在原嘉兴县的净湘、曹庄、东栅、百花及嘉兴镇等地开展 10 次钉螺阳性率调查,钉螺阳性率最高是在 1938 年,为 45.60%,最近一次记录感染性钉螺是 1961 年。1949 年 5 月嘉兴解放后,由军事代表接管原"浙西地方病防治所",当年开展钉螺感染率调查工作,数据显示全年平均感染率为 5.31%(1 860 只/35 045 只),最高是在当年 9 月,感染率为 10.47%(144 只/1 376 只),最低是次年 2 月,2.56%(121 只/4 734 只)。

由于行政区域调整,上述开展钉螺感染率调查的乡镇现在都属于南湖区范围,而从历史查灭螺资料中查实,秀洲区钉螺孳生环境处数 4 847 处,累计历史环境面积 28 327 819m²,依照具体村和孳生环境的有螺情况史料记载,首次发现钉螺年份最早是 1958 年,最晚 2017 年。2012 年新塍镇万民村 5 年 1 次的春季螺情调查发现残存钉螺,沿水系追本溯源,发现上游运河农场的苗木地大面积孳生钉螺,经现场勘察和省市复核,确认有螺环境 87 处,有螺面积达 216 300m²,活螺密度为 55.77 只/0.1m²,有螺框出现率为 67.84%,活螺率 100%,未发现感染性钉螺。最近一次查到钉螺是 2017 年在新塍镇运河农场。通过连续几年的扩大、巩固和环境改造灭螺,经考核未发现活螺。残存钉螺易沿水系蔓延,造成螺情大范围扩散。这是水网型流行区螺情的特点之一。详见表 4-11。

表 4-11　秀洲区钉螺孳生环境调查基本情况

流行类型	环境处数/处	累计环境面积/m²	历史累计有螺面积/m²	首次发现钉螺年份	最近一次查到钉螺年份	首次发现感染性钉螺年份	最近一次查到感染性钉螺年份
水网型	4 847	28 327 819	28 176 759	1958	2017	—	—
山丘型	0	0	0	—	—	—	—
合计	4 847	28 327 819	28 176 759	1958	2017	—	—

2. 钉螺孳生环境演变情况

(1) Ⅰ类钉螺孳生环境演变情况:2014—2017 年,秀洲区分别在新塍镇康和桥村和运河农场 2 个流行村查到钉螺,查出 Ⅰ类(现有钉螺环境)钉螺孳生环境 7 处,历史环境类型与现在环境类型未发生改变。按不同环境类型分类比例分别为沟渠 42.86%(3 处/7 处)、水田 14.28%(1 处/7 处)、旱地 42.86%(3 处/7 处),环境以沟渠和旱地最多,其次是水田。历史累计有螺面积以旱地面积为最高,占 75.22%(3 370m²/4 480m²);其次为沟渠面积占 20.31%(910m²/4 480m²)。详见表 4-12。

表 4-12　秀洲区Ⅰ类钉螺孳生环境演变类型基本情况

历史环境		现在环境处数/处						累计环境面积/m²	历史累计有螺面积/m²	首次发现钉螺年份	最近一次查到钉螺年份	首次发现感染性钉螺年份	最近一次查到感染性钉螺年份
环境类型	环境处数/处	沟渠	塘堰	水田	旱地	滩地	其他						
沟渠	3	3	0	0	0	0	0	910	910	1958	2017	—	—
塘堰	0	0	0	0	0	0	0	0	0	—	—	—	—
水田	1	0	0	1	0	0	0	200	200	1958	2015	—	—
旱地	3	0	0	0	3	0	0	3 370	3 370	1958	2017	—	—
滩地	0	0	0	0	0	0	0	0	0	—	—	—	—
其他	0	0	0	0	0	0	0	0	0	—	—	—	—
合计	7	3	0	1	3	0	0	4 480	4 480	1958	2017	—	—

(2) Ⅱ类钉螺孳生环境演变情况:秀洲区Ⅱ类(孳生环境未改变的历史有螺环境)钉螺孳生环境处数 1 787 处。按历史环境类型分类比例分别为沟渠 8.84%(158 处/1 787 处)、塘堰 0.39%(7 处/1 787 处)、水田 27.92%(499 处/1 787 处)、旱地 0.17%(3 处/1 787 处)、其他(河道)62.68%(1 120 处/1 787 处),历史环境类型由高到低依次为其他(河道)、水田、沟渠、塘堰和旱地。按现有环境类型分类比例分别为沟渠 8.95%(160 处/1 787 处)、塘堰 27.98%(500 处/1 787 处)、水田 0.39%(7 处/1 787 处)、旱地 0.06%(1 处/1 787 处)、其他(河道)62.62%(1 119 处/1 787 处),现有环境类型从高到低依次为其他(河道)、塘堰、沟渠、水田和旱地。随着种养殖方式转变,原水田种植环境大量被改为塘堰水产养殖。Ⅱ类钉螺孳生环境累计环境面积和历史累计有螺面积分别为 3 659 436m² 和 3 619 696m²,其中其他(河道)累计环境面积和历史累计有螺面积最多,分别为 63.34%(2 317 750m²/3 659 436m²)和 64.02%(2 317 340m²/3 619 696m²)。详见表 4-13。

表 4-13　秀洲区Ⅱ类钉螺孳生环境演变类型基本情况

历史环境		现在环境处数/处						累计环境面积/m²	历史累计有螺面积/m²	首次发现钉螺年份	最近一次查到钉螺年份	首次发现感染性钉螺年份	最近一次查到感染性钉螺年份
环境类型	环境处数/处	沟渠	塘堰	水田	旱地	滩地	其他						
沟渠	158	158	0	0	0	0	0	178 960	178 960	1958	2012	—	—
塘堰	7	1	6	0	0	0	0	2 310	2 310	1959	1966	—	—
水田	499	1	494	4	0	0	0	1 112 496	1 110 266	1958	2012	—	—
旱地	3	0	0	2	1	0	0	47 920	10 820	1958	2013	—	—
滩地	0	0	0	0	0	0	0	0	0	—	—	—	—
其他	1 120	0	0	1	0	0	1 119	2 317 750	2 317 340	1958	2012	—	—
合计	1 787	160	500	7	1	0	1 119	3 659 436	3 619 696	1958	2013	—	—

（3）Ⅲ类钉螺孳生环境演变情况：秀洲区Ⅲ类钉螺孳生环境（孳生环境被人为部分改变的历史有螺环境）处数为 2 424 处。按历史环境类型分类比例分别为沟渠 83.50%（2 024 处/2 424 处）、塘堰 0.37%（9 处/2 424 处）、水田 1.90%（46 处/2 424 处）、旱地 0.16%（4 处/2 424 处）、其他（河道）14.07%（341 处/2 424 处），历史环境类型从高到低依次分别为沟渠、其他（河道）、水田、塘堰和旱地。按现有环境类型分类比例分别为沟渠 83.46%（2 023 处/2 424 处）、塘堰 2.23%（54 处/2 424 处）、水田 0.08%（2 处/2 424 处）、旱地 0.16%（4 处/2 424 处）、其他（河道）14.07%（341 处/2 424 处），现有环境类型由高到低依次分别为沟渠、其他（河道）、塘堰、旱地和水田。随着种养殖方式转变，原水田种植环境被改为塘堰水产养殖。Ⅲ类钉螺孳生环境累计环境面积和历史累计有螺面积分别为 3 683 980m² 和 3 682 510m²，其中沟渠累计环境面积和历史累计有螺面积最多，分别为 78.04%（2 874 810m²/3 683 980m²）和 78.03%（2 873 340m²/3 682 510m²）。详见表 4-14。

表 4-14　秀洲区Ⅲ类钉螺孳生环境演变类型基本情况

历史环境		现在环境处数/处						累计环境面积/m²	历史累计有螺面积/m²	首次发现钉螺年份	最近一次查到钉螺年份	首次发现感染性钉螺年份	最近一次查到感染性钉螺年份
环境类型	环境处数/处	沟渠	塘堰	水田	旱地	滩地	其他						
沟渠	2 024	2 023	0	0	1	0	0	2 874 810	2 873 340	1958	2013	—	—
塘堰	9	0	9	0	0	0	0	4 010	4 010	1959	1966	—	—
水田	46	0	45	1	0	0	0	121 230	121 230	1958	2012	—	—
旱地	4	0	0	1	3	0	0	3 970	3 970	1958	2012	—	—
滩地	0	0	0	0	0	0	0	0	0	—	—	—	—
其他	341	0	0	0	0	0	341	679 960	679 960	1958	2004	—	—
合计	2 424	2 023	54	2	4	0	341	3 683 980	3 682 510	1958	2013	—	—

（4）Ⅳ类钉螺孳生环境演变情况：秀洲区Ⅳ类（孳生环境被人为彻底改变的历史有螺环境）钉螺孳生环境处数为 574 处。按历史环境类型分类比例分别为沟渠 7.14%（41 处/574 处）、水田 91.29%（524 处/574 处）、其他（河道）1.57%（9 处/574 处），历史环境类型以水田最多，其次为沟渠和其他（河道）。按现有环境类型分类比例分别为沟渠 0.52%（3 处/574 处）、水田 5.92%（34 处/574 处）、其他（厂房、住宅小区、公路）93.56%（537 处/574 处），现有环境类型最多为彻底环境改造后的其他环境，其次是水田和沟渠。Ⅳ类钉螺孳生环境累计环境面积和历史累计有螺面积相同，均为 20 870 073m²，其中水田累计环境面积和历史累计有螺面积最多，均为 98.04%（20 460 811m²/20 870 073m²），见表 4-15。

表 4-15　秀洲区Ⅳ类钉螺孳生环境演变类型情况

历史环境		现在环境处数/处						累计环境面积/m²	历史累计有螺面积/m²	首次发现钉螺年份	最近一次查到钉螺年份	首次发现感染性钉螺年份	最近一次查到感染性钉螺年份
环境类型	环境处数/处	沟渠	塘堰	水田	旱地	滩地	其他						
沟渠	41	3	0	34	0	0	4	57 200	57 200	1958	1966	—	—
塘堰	0	0	0	0	0	0	0	0	0	—	—	—	—
水田	524	0	0	0	0	0	524	20 460 811	20 460 811	1958	2005	—	—
旱地	0	0	0	0	0	0	0	0	0	—	—	—	—
滩地	0	0	0	0	0	0	0	0	0	—	—	—	—
其他	9	0	0	0	0	0	9	352 062	352 062	1958	1966	—	—
合计	574	3	0	34	0	0	537	20 870 073	20 870 073	1958	2005	—	—

（5）Ⅴ类钉螺孳生环境：秀洲区Ⅴ类可疑钉螺孳生环境处数为 55 处，累计环境面积为 109 900m²。

（二）钉螺分布调查

1. 调查概况

（1）基本情况：秀洲区在 7 个镇（街道）120 个历史血吸虫病流行村开展螺情现况调查，调查环境处数 4 847 处，累计现有环境面积 7 587 724m²，查到有螺环境处数 7 处，现有螺面积 3 480m²，未发现感染性有螺环境，见表 4-16。

表 4-16　秀洲区水网型环境螺情现况调查基本情况

流行类型	调查环境处数/处	有螺环境处数/处	感染性有螺环境处数/处	环境面积/m²	现有螺面积/m²	感染性钉螺面积/m²
水网型	4 847	7	0	7 587 724	3 480	0
山丘型	0	0	0	0	0	0
合计	4 847	7	0	7 587 724	3 480	0

（2）不同植被类型环境螺情现况调查情况：对 120 个流行村开展不同植被类型环境螺情现况调查，共调查环境处数 4 847 处。按植被类别分类占比环境处数分别为杂草 88.16%（4 273 处/4 847 处）、树林 0.35%（17 处/4 847 处）、水稻 0.87%（42 处/4 847 处）、旱地作物 0.02%（1 处/4 847 处）、其他 10.60%（514 处/4 847 处），植被类别由高到低依次分别为杂草、其他、水稻、树林和旱地作物。2014—2017 年查到有螺环境处数 7 处，环境处数最多的是杂草和树林植被类别，各有 3 处，各占 42.86%（3 处/7 处），其次是水稻植被类别，占 14.28%（1 处/7 处）。本次钉螺调查环境面积 7 587 724m²，植被类别以杂草为最多，占 96.30%（7 306 764m²/7 587 724m²），其次是其他和树林，分别为 2.90%（220 220m²/7 587 724m²）和 0.72%（54 440m²/7 587 724m²）。现有钉螺面积 3 480m²，植被类别以树林为主，占 75.57%（2 630m²/3 480m²），其次是杂草和水稻植被，分别为 18.68%（650m²/3 480m²）和 5.75%（200m²/3 480m²）。未发现感染性钉螺。详见表 4-17。

表 4-17　秀洲区不同植被类型环境螺情现况调查情况

植被类别	调查环境处数/处	有螺环境处数/处	感染性有螺环境处数/处	环境面积/m²	现有螺面积/m²	感染性钉螺面积/m²
杂草	4 273	3	0	7 306 764	650	0
芦苇	0	0	0	0	0	0
树林	17	3	0	54 440	2 630	0
水稻	42	1	0	5 690	200	0

续表

植被类别	调查环境 处数/处	有螺环境 处数/处	感染性有螺环境 处数/处	环境面积/m²	现有螺面积/m²	感染性钉螺 面积/m²
旱地作物	1	0	0	610	0	0
其他	514	0	0	220 220	0	0
合计	4 847	7	0	7 587 724	3 480	0

（3）不同环境类型螺情现况调查情况：对 120 个流行村开展不同环境类型螺情现况调查，共调查环境处数 4 847 处，按环境类型分类占比环境处数分别为沟渠 45.28%（2 195 处/4 847 处）、塘堰 12.19%（591 处/4 847 处）、水田 0.91%（44 处/4 847 处）、旱地 0.17%（8 处/4 847 处）、其他 41.45%（2 009 处/4 847 处），环境类型以沟渠最多，其次分别是其他、塘堰、水田和旱地。2014—2017 年查到有螺环境处数 7 处，沟渠和旱地环境类型的环境处数最多，各有 3 处，各占 42.86%（3 处/7 处），其次是水田环境类型占 14.28%（1 处/7 处）。本次钉螺调查环境面积 7 587 724m²，环境以其他为最多，占 42.31%（3 210 532m²/7 587 724m²），其次是沟渠和塘堰，分别为 40.19%（3 049 139m²/7 587 724m²）和 16.58%（1 258 403m²/7 587 724m²）。现有钉螺面积 3 480m²，环境类型以旱地为主，占 75.57%（2 630m²/3 480m²），其次是沟渠和水田环境，分别为 18.68%（650m²/3 480m²）和 5.75%（200m²/3 480m²）。未发现感染性钉螺。详见表 4-18。

表 4-18　秀洲区不同环境类型螺情现况调查情况

环境类型	调查环境 处数/处	有螺环境 处数/处	感染性有螺环境 处数/处	环境面积/m²	现有螺面积/m²	感染性钉螺 面积/m²
沟渠	2 195	3	0	3 049 139	650	0
塘堰	591	0	0	1 258 403	0	0
水田	44	1	0	20 580	200	0
旱地	8	3	0	49 070	2 630	0
滩地	0	0	0	0	0	0
其他	2 009	0	0	3 210 532	0	0
合计	4 847	7	0	7 587 724	3 480	0

2. 现场调查结果

（1）钉螺调查结果：秀洲区钉螺现场调查结果显示，系统抽样和环境抽查调查框数分别为 1 502 169 框和 2 973 028 框，活螺框数分别为 93 框和 58 框，捕获螺数分别为 802 只和 1 014 只，未查到感染性钉螺，见表 4-19。

表 4-19　秀洲区不同流行类型环境钉螺调查结果

流行类型	系统抽样						环境抽查					
	调查 框数/ 框	活螺 框数/ 框	捕获 螺数/ 只	活螺 数/只	感染性 钉螺 框数/框	感染 螺数/ 只	调查 框数/ 框	活螺 框数/ 框	捕获 螺数/ 只	活螺 数/只	感染性 钉螺 框数/框	感染 螺数/ 只
水网型	1 502 169	93	802	802	0	0	2 973 028	58	1 014	1 014	0	0
山丘型	0	0	0	0	0	0	0	0	0	0	0	0
合计	1 502 169	93	802	802	0	0	2 973 028	58	1 014	1 014	0	0

（2）不同植被类型环境钉螺调查结果：秀洲区对不同植被类型环境钉螺调查结果显示，杂草植被类别钉螺调查框数最多，分别占系统抽样和环境抽查框数的 99.79%（1 499 037 框/1 502 169 框）和 99.79%

（2 966 854框/2 973 028框），其次是树林植被类别，分别占系统抽样和环境抽查框数的0.09%（1 379框/1 502 169框）和0.09%（2 686框/2 973 028框）；系统抽样活螺框数树林植被类别最多，占56.99%（53框/93框），其次是杂草植被类别，占39.78%（37框/93框）；环境抽查活螺框数杂草植被类别最多，占55.17%（32框/58框），其次是树林植被类别，占43.10%（25框/58框）；杂草植被类别捕获螺数最多，分别占系统抽样和环境抽查数的80.55%（646只/802只）和92.90%（942只/1 014只），其次是树林植被类别，分别占系统抽样和环境抽查数的18.33%（147只/802只）和6.90%（70只/1 014只）；未查到感染性钉螺。详见表4-20。

表4-20　秀洲区不同植被类型环境钉螺调查结果

植被类别	系统抽样						环境抽查					
	调查框数/框	活螺框数/框	捕获螺数/只	活螺数/只	感染性钉螺框数/框	感染螺数/只	调查框数/框	活螺框数/框	捕获螺数/只	活螺数/只	感染性钉螺框数/框	感染螺数/只
杂草	1 499 037	37	646	646	0	0	2 966 854	32	942	942	0	0
芦苇	0	0	0	0	0	0	0	0	0	0	0	0
树林	1 379	53	147	147	0	0	2 686	25	70	70	0	0
水稻	1 029	3	9	9	0	0	2 044	1	2	2	0	0
旱地作物	123	0	0	0	0	0	244	0	0	0	0	0
其他	601	0	0	0	0	0	1 200	0	0	0	0	0
合计	1 502 169	93	802	802	0	0	2 973 028	58	1 014	1 014	0	0

（3）不同环境类型钉螺调查结果：秀洲区对不同环境类型钉螺调查结果显示，沟渠环境类型钉螺调查框数最多，分别占系统抽样和环境抽查框数的41.60%（624 835框/1 502 169框）和41.82%（1 243 398框/2 973 028框），其次是其他环境类型，分别占系统抽样和环境抽查框数的40.58%（609 562框/1 502 169框）和40.56%（1 205 992框/2 973 028框）；系统抽样中，旱地环境类型活螺框数最多，占56.99%（53框/93框），其次为沟渠环境类型，占39.78%（37框/93框）；环境抽查中，活螺框数沟渠环境类型最多，占55.17%（32框/58框），其次是旱地环境类型，占43.10%（25框/58框）；沟渠环境类型捕获螺数最多，分别占系统抽样和环境抽查数的80.55%（646只/802只）和92.90%（942只/1 014只），其次是旱地环境类型，分别占系统抽样和环境抽查数的18.33%（147只/802只）和6.90%（70只/1 014只）；未查到感染性钉螺。详见表4-21。

表4-21　秀洲区不同环境类型钉螺调查结果

环境类型	系统抽样						环境抽查					
	调查框数/框	活螺框数/框	捕获螺数/只	活螺数/只	感染性钉螺框数/框	感染螺数/只	调查框数/框	活螺框数/框	捕获螺数/只	活螺数/只	感染性钉螺框数/框	感染螺数/只
沟渠	624 835	37	646	646	0	0	1 243 398	32	942	942	0	0
塘堰	263 468	0	0	0	0	0	515 100	0	0	0	0	0
水田	4 008	3	9	9	0	0	8 000	1	2	2	0	0
旱地	296	53	147	147	0	0	538	25	70	70	0	0
滩地	0	0	0	0	0	0	0	0	0	0	0	0
其他	609 562	0	0	0	0	0	1 205 992	0	0	0	0	0
合计	1 502 169	93	802	802	0	0	2 973 028	58	1 014	1 014	0	0

（4）系统抽样螺情统计：2014—2017 年秀洲区系统抽样螺情统计结果显示，活螺密度算术均数为 0.006 6 只/0.1m²，最大值 24.440 0 只/0.1m²，最小值 0 只/0.1m²；有螺框出现率算术均数为 0.049 1%，最大值 62.963 0%，最小值 0%。详见表 4-22。

表 4-22　秀洲区不同流行类型环境系统抽样螺情统计指标

流行类型	活螺密度/（只·0.1m⁻²）				有螺框出现率/%			
	算术均数	最大值	最小值	中位数	算术均数	最大值	最小值	中位数
水网型	0.006 6	24.440 0	0	0	0.049 1	62.963 0	0	0
山丘型	0	0	0	0	0	0	0	0
合计	0.006 6	24.440 0	0	0	0.049 1	62.963 0	0	0

（5）不同植被类型环境系统抽样螺情统计：秀洲区钉螺调查中，按不同植被类型环境系统抽样螺情统计结果显示，树林植被类型的活螺密度和有螺框出现率算术均数最大，其次是水稻植被类型；杂草植被类型的活螺密度最大值最大，其次是树林植被类型；树林植被类型有螺框出现率最大值最大，其次是杂草植被类型。详见表 4-23。

表 4-23　秀洲区不同植被类型环境系统抽样螺情统计指标

植被类别	活螺密度/（只·0.1m⁻²）				有螺框出现率/%			
	算术均数	最大值	最小值	中位数	算术均数	最大值	最小值	中位数
杂草	0.005 9	24.440 0	0	0	0.019 7	48.000 0	0	0
芦苇	0	0	0	0	0	0	0	0
树林	0.162 0	1.666 7	0	0	6.250 9	62.963 0	0	0
水稻	0.075 0	0.600 0	0	0	2.500 0	20.000 0	0	0
旱地作物	0	0	0	0	0	0	0	0
其他	0	0	0	0	0	0	0	0
合计	0.006 6	24.440 0	0	0	0.049 1	62.963 0	0	0

（6）不同环境类型系统抽样螺情统计：秀洲区钉螺调查按不同环境类型系统抽样螺情统计结果显示，旱地环境类型的活螺密度和有螺框出现率算术均数最大，其次是水田环境类型；沟渠环境类型的活螺密度最大值最大，其次是旱地环境类型；旱地环境类型有螺框出现率最大值最大，其次是沟渠环境类型。详见表 4-24。

表 4-24　秀洲区不同环境类型系统抽样螺情统计指标

环境类型	活螺密度/（只·0.1m⁻²）				有螺框出现率/%			
	算术均数	最大值	最小值	中位数	算术均数	最大值	最小值	中位数
沟渠	0.011 3	24.440 0	0	0	0.038 1	48.000 0	0	0
塘堰	0	0	0	0	0	0	0	0
水田	0.060 0	0.600 0	0	0	2.000 0	20.000 0	0	0
旱地	0.344 2	1.666 7	0	0	13.283 1	62.963 0	0	0
滩地	0	0	0	0	0	0	0	0
其他	0	0	0	0	0	0	0	0
合计	0.006 6	24.440 0	0	0	0.049 1	62.963 0	0	0

嘉兴市秀洲区属水网型血吸虫病流行区，曾是全国血吸虫病最严重流行区和钉螺分布区。据《嘉兴

许府志》乡村篇记载,当地血吸虫病流行至少有 400 多年历史,流行十分猖獗,危害非常严重,毁灭村庄 286 个,血吸虫病感染死亡 2.99 万人,田地荒芜 2.89 万亩,群众将这些村庄称为"死人浜""荒田漾"。1948 年《大公报》刊登原嘉兴县流行血吸虫病的严重情况。1949 年 5 月嘉兴解放后,由军事代表张子畏接收了原"浙西地方病防治所",于当年开展钉螺感染率调查工作;1952 年建立嘉兴县血防站,钉螺调查工作逐步扩大;1956—1957 年对嘉兴县部分乡镇(现位于南湖区)河浜、水沟和农田开展钉螺调查,发现有螺河浜、水沟均占调查总数的 50% 以上,有螺农田占调查总数的 21%,1956 年调查原嘉兴县(除市区外)血吸虫病感染率高达 56.91%。当时全县农村村落为河浜所环绕,钉螺处处密布,居民不能回避疫水,群众对血吸虫病流行范围归结为"村村河浜有钉螺,家家户户有病人"。至 1958 年,秀洲区基本查清了钉螺的分布范围和流行特点,并逐步建立血防查灭螺、查治病等档案资料;1994 年转入巩固监测阶段后,残存钉螺时有复现,有螺面积也出现反复。

本次调查显示,秀洲区已彻底环境改造的历史有螺面积 20.87km²,占全部历史有螺面积的 74.07%;其余Ⅰ类、Ⅱ类和Ⅲ类环境除了原先水田环境大范围改变为塘堰水产养殖外,其他整体历史有螺环境特征未发生改变,仍然较适合钉螺孳生,而且河道、塘堰、沟渠等环境纵横给查螺和药物灭螺带来一定困难。

调查结果显示,2014—2017 年秀洲区现有钉螺分布最多的环境类型是旱地和沟渠,钉螺分布最多的植被类型是树林和杂草,结果提示,受产业结构调整、农林业种植方式的改变和生态建设的影响,适合钉螺孳生环境不断增加,树林由于传统耕作方式在苗木移栽或销售后出现的树坑未及时回填和平整,常年积水容易引起钉螺孳生;林地由于长期未进行翻垦,杂草丛生、野树疯长,是钉螺生存的最佳环境;工人在作业过程中通过生产工具、护着树根的泥土和汽车轮胎等易造成钉螺扩散。部分虽已硬化的沟渠等环境,由于长期未进行清理和维护,造成沟底存积大量淤泥或沟渠破损等,导致杂草丛生而造成钉螺孳生和扩散。另外,钉螺作为自然界的一种生物,要彻底查清非常困难,约有 40% 的钉螺在土层内,这些钉螺在平常查螺工作中较难发现。所以,出现低密度和小面积残存钉螺实属难免。因此,要加强查螺员培训,提高查螺质量和能力,发现螺情及时采取灭螺措施,有效控制钉螺面积,防止大面积钉螺复现发生。

通过钉螺历史和现状分布的全面彻底调查,掌握了全区血吸虫病历史流行村现有钉螺环境、历史有螺环境和可疑环境情况,将对秀洲区制订有效的血吸虫病防治策略发挥积极的指导作用。但由于部分基层血防专业人员新老交替,新人对血防工作历史状况不熟悉,同时部分乡镇医疗单位因行政区域调整撤并、搬迁等原因,血防历史资料丢失,从而影响钉螺调查进度和质量。下一步将加强螺情数据库和电子地图的管理和使用,对螺情调查中发现环境新增、减少和查出有螺环境及时进行更新,并应用到实际工作中,针对性的采取螺情控制措施。

(感谢全区各镇/街道、村民委/社区和各医疗卫生单位给予的大力支持!感谢所有参加钉螺孳生环境调查的工作人员!)

朱培华　沈月根　顾谢君　徐惠庆　骆田斌
秀洲区疾病预防控制中心

第四节　嘉善县血吸虫病螺情调查报告

嘉善县地处杭嘉湖平原,始建于明朝宣德五年(1430 年),因"地嘉人善、民风淳朴"而得名"嘉善",位于嘉兴市东北部、苏浙沪两省一市交汇处,境域轮廓呈田字形,东邻上海市青浦、金山两区,南连平湖市、嘉兴市南湖区,西接嘉兴市秀洲区,北靠江苏省苏州市吴江区和上海市青浦区。县域面积 506km²,辖 3 个街道 6 个镇,118 个行政村,全县常住人口 38.8 万,流动人口 30 万左右。县域面积中 14% 为水域面积,属太湖水系,平均海拔 4m,是典型的平原水网型地区。

嘉善县境内大小河流众多,水流缓慢,气候湿润,土地肥沃,适宜钉螺孳生,历史上曾是全国十大严重流行县之一。在党和政府的坚强领导下,经过全县人民几十年的艰苦奋斗和综合防治,嘉善县于 1971 年基本消灭血吸虫病,1985 年经专家考核审定,全县达到血吸虫病传播阻断标准,2016 年通过国家维持血吸虫病消除状态工作复核。

一、调查与质控

为进一步掌握嘉善县钉螺分布情况，根据《浙江省卫计委关于开展浙江省钉螺调查工作的通知》和《浙江省血防中心关于下发〈浙江省钉螺调查实施细则〉的通知》（浙血防〔2016〕8号）要求，嘉善县于2016年10月—2017年6月从嘉善县档案馆、各镇（街道）历年防治资料、资料汇编以及老一辈血防工作者等处收集、整理、汇总嘉善县螺情资料，并对全县9个镇（街道）118个流行村开展钉螺调查。

县疾控中心钉螺调查人员参加省级血吸虫病防治中心组织的培训，并按要求对乡镇参与钉螺调查的人员开展二次培训，结合现场实地操作，要求调查员熟悉实地情况，依据环境记录登记表，核实记录环境类型、现有应查面积等信息，并由有关领导和技术骨干组成的专门队伍直接参加现场工作。实施过程中深入乡镇进行技术指导、督导和质量考核，做好数据核实工作，并将钉螺调查工作纳入年底考核，对成绩显著的予以表彰，对于完成任务不好、工作质量不高的给以通报批评。

二、结果和讨论

（一）钉螺孳生环境调查

1. 历史钉螺孳生概况　嘉善县有9个镇（街道），118个历史血吸虫病流行村，流行类型均为水网型，钉螺孳生环境数2 532处，累计环境面积66 572 904m²，历史累计有螺面积66 520 299m²。首次发现钉螺年份为1953年，最近一次是2016年在惠民街道枫南村查到钉螺，螺点位于惠民街道枫南村三里荡河道附近（枫泾公墓对面，2012年螺点东侧），经现场勘查，有螺面积约2 000m²。详见表4-25。

表4-25　嘉善县钉螺孳生环境调查基本情况

流行类型	环境处数/处	累计环境面积/m²	历史累计有螺面积/m²	首次发现钉螺年份	最近一次查到钉螺年份	首次发现感染性钉螺年份	最近一次查到感染性钉螺年份
水网型	2 532	66 572 904	66 520 299	1953	2016	—	—
山丘型	0	0	0	—	—	—	—
合计	2 532	66 572 904	66 520 299	1953	2016	—	—

2. 钉螺孳生环境演变情况

（1）Ⅰ类钉螺孳生环境演变情况：嘉善县现有Ⅰ类钉螺孳生环境2处（占总环境处数0.08%），均为塘堰，累计环境面积241 005m²，历史累计有螺面积189 230m²（占总历史累计有螺面积0.29%），2处螺点均在惠民街道枫南村。首次发现钉螺的年份为1957年，最近查到钉螺的年份为2016年。未发现感染性钉螺。详见表4-26。

表4-26　嘉善县Ⅰ类钉螺孳生环境演变类型基本情况

历史环境		现在环境处数/处						累计环境面积/m²	历史累计有螺面积/m²	首次发现钉螺年份	最近一次查到钉螺年份	首次发现感染性钉螺年份	最近一次查到感染性钉螺年份
环境类型	环境处数/处	沟渠	塘堰	水田	旱地	滩地	其他						
沟渠	0	0	0	0	0	0	0	0	0	—	—	—	—
塘堰	0	0	0	0	0	0	0	0	0	—	—	—	—
水田	2	0	2	0	0	0	0	241 005	189 230	1957	2016	—	—
旱地	0	0	0	0	0	0	0	0	0	—	—	—	—
滩地	0	0	0	0	0	0	0	0	0	—	—	—	—
其他	0	0	0	0	0	0	0	0	0	—	—	—	—
合计	2	0	2	0	0	0	0	241 005	189 230	1957	2016	—	—

（2）Ⅱ类钉螺孳生环境演变情况：嘉善县Ⅱ类钉螺孳生环境共1 562处（占总环境处数61.69%），累计环境面积27 480 974m²，历史累计有螺面积27 480 144m²（占总历史累计有螺面积41.31%），历史环境以沟渠为主，1 251处（占Ⅱ类钉螺孳生环境处数的80.09%），面积17 308 211m²（占Ⅱ类钉螺孳生环境面积62.98%）。首次发现钉螺的年份为1953年，最近查到钉螺的年份为2007年，均未发现感染性钉螺。详见表4-27。

表4-27　嘉善县Ⅱ类钉螺孳生环境演变类型基本情况

历史环境		现在环境处数/处						累计环境面积/m²	历史累计有螺面积/m²	首次发现钉螺年份	最近一次查到钉螺年份	首次发现感染性钉螺年份	最近一次查到感染性钉螺年份
环境类型	环境处数/处	沟渠	塘堰	水田	旱地	滩地	其他						
沟渠	1 251	1 134	101	5	0	0	11	17 309 041	17 308 211	1953	2007	—	—
塘堰	179	2	172	0	5	0	0	4 814 346	4 814 346	1956	1975	—	—
水田	117	0	24	86	2	0	5	4 610 134	4 610 134	1953	1979	—	—
旱地	4	0	4	0	0	0	0	108 045	108 045	1956	1971	—	—
滩地	5	0	0	4	0	0	1	378 952	378 952	1956	1972	—	—
其他	6	1	5	0	0	0	0	260 456	260 456	1956	1972	—	—
合计	1 562	1 137	306	95	7	0	17	27 480 974	27 480 144	1953	2007	—	—

（3）Ⅲ类钉螺孳生环境演变情况：嘉善县Ⅲ类钉螺孳生环境共5处（占总环境处数0.20%），历史环境为塘堰1处、水田4处，现演变为塘堰1处、水田1处、其他环境3处。从环境演变情况可以看出，虽然部分环境改变，仍适宜钉螺孳生。累计环境面积386 250m²，历史累计有螺面积386 250m²（占总历史累计有螺面积0.58%），首次发现钉螺的年份为1955年，最近查到钉螺的年份为1966年，均未发现感染性钉螺。详见表4-28。

表4-28　嘉善县Ⅲ类钉螺孳生环境演变类型基本情况

历史环境		现在环境处数/处						累计环境面积/m²	历史累计有螺面积/m²	首次发现钉螺年份	最近一次查到钉螺年份	首次发现感染性钉螺年份	最近一次查到感染性钉螺年份
环境类型	环境处数/处	沟渠	塘堰	水田	旱地	滩地	其他						
沟渠	0	0	0	0	0	0	0	0	0	—	—	—	—
塘堰	1	0	1	0	0	0	0	42 150	42 150	1959	1966	—	—
水田	4	0	0	1	0	0	3	344 100	344 100	1955	1966	—	—
旱地	0	0	0	0	0	0	0	0	0	—	—	—	—
滩地	0	0	0	0	0	0	0	0	0	—	—	—	—
其他	0	0	0	0	0	0	0	0	0	—	—	—	—
合计	5	0	1	1	0	0	3	386 250	386 250	1955	1966	—	—

（4）Ⅳ类钉螺孳生环境演变情况：嘉善县Ⅳ类钉螺孳生环境共963处（占总环境处数38.03%），累计环境面积38 464 675m²，历史累计有螺面积38 464 675m²（占总历史累计有螺面积57.82%），首次发现钉螺的年份为1953年，最近查到钉螺的年份为1979年，均未发现感染性钉螺。历史环境主要为沟渠，586处（占Ⅳ类钉螺孳生环境处数60.85%）。由于城市化建设、五水共治等原因，部分沟渠、水田等被硬化，已经不适合钉螺生存。详见表4-29。

表 4-29　嘉善县Ⅳ类钉螺孳生环境演变类型基本情况

历史环境		现在环境处数/处						累计环境面积/m²	历史累计有螺面积/m²	首次发现钉螺年份	最近一次查到钉螺年份	首次发现感染性钉螺年份	最近一次查到感染性钉螺年份
环境类型	环境处数/处	沟渠	塘堰	水田	旱地	滩地	其他						
沟渠	586	543	32	3	0	0	8	14 782 958	14 782 958	1953	1979	—	—
塘堰	130	1	129	0	0	0	0	4 018 010	4 018 010	1955	1975	—	—
水田	241	0	10	198	0	0	33	19 412 649	19 412 649	1953	1979	—	—
旱地	1	0	1	0	0	0	0	22 366	22 366	1956	1971	—	—
滩地	2	0	0	1	0	0	1	54 259	54 259	1955	1971	—	—
其他	3	0	0	0	0	0	3	174 433	174 433	1956	1966	—	—
合计	963	544	172	202	0	0	45	38 464 675	38 464 675	1953	1979	—	—

(二)钉螺分布调查

1. 调查概况

(1)不同流行类型环境钉螺分布情况:根据不同流行类型环境螺情现况调查,嘉善县本次调查环境数为 2 532 处,流行类型均为水网型,其中有螺环境 2 处,环境面积 10 573 925m²,现有螺面积为 4 100m²,未发现感染性钉螺面积,见表 4-30。

表 4-30　嘉善县不同流行类型环境螺情现况调查基本情况

流行类型	调查环境处数/处	有螺环境处数/处	感染性有螺环境处数/处	环境面积/m²	现有螺面积/m²	感染性钉螺面积/m²
水网型	2 532	2	0	10 573 925	4 100	0
山丘型	0	0	0	0	0	0
合计	2 532	2	0	10 573 925	4 100	0

(2)不同植被类型环境钉螺分布情况:根据不同植被类型环境螺情现况调查,嘉善县本次调查环境数为 2 532 处,环境面积 10 573 925m²,其中植被类型环境处数最多为杂草环境(2 064 处,占 81.52%),但环境面积最多的为水稻(4 594 582m²,占 43.45%),其次是杂草(4 362 147m²,占 41.25%);有螺环境 2 处都分布在杂草环境,现有螺面积为 4 100m²,未发现感染性钉螺面积。详见表 4-31。

表 4-31　嘉善县不同植被类型环境螺情现况调查基本情况

植被类别	调查环境处数/处	有螺环境处数/处	感染性有螺环境处数/处	环境面积/m²	现有螺面积/m²	感染性钉螺面积/m²
杂草	2 064	2	0	4 362 147	4 100	0
芦苇	62	0	0	92 200	0	0
树林	11	0	0	240 950	0	0
水稻	256	0	0	4 594 582	0	0
旱地作物	28	0	0	200 606	0	0
其他	111	0	0	1 083 440	0	0
合计	2 532	2	0	10 573 925	4 100	0

(3)不同环境类型钉螺分布情况:根据不同环境类型螺情现况,嘉善县本次调查环境 2 532 处,环境面积 10 573 925m²。环境类型处数最多为沟渠环境(1 681 处,占 66.39%),其次为塘堰环境(481 处,占 19.00%),但环境面积最多为水田(4 797 998m²,占 45.38%),其次是沟渠(3 238 447m²·占 30.63%)和塘堰

（1 299 140m²,占12.29%）;有螺环境2处,现有螺面积4 100m²,均为塘堰,均未发现感染性钉螺面积。详见表4-32。

表4-32　嘉善县不同环境类型螺情现况调查基本情况

环境类型	调查环境处数/处	有螺环境处数/处	感染性有螺环境处数/处	环境面积/m²	现有螺面积/m²	感染性钉螺面积/m²
沟渠	1 681	0	0	3 238 447	0	0
塘堰	481	2	0	1 299 140	4 100	0
水田	298	0	0	4 797 998	0	0
旱地	7	0	0	10 940	0	0
其他	65	0	0	1 227 400	0	0
合计	2 532	2	0	10 573 925	4 100	0

2. 现场调查结果

（1）不同流行类型环境钉螺调查结果:嘉善县不同流行类型环境钉螺调查结果显示,系统抽样共调查589 084框,有螺框50框,捕获钉螺425只,均为活螺;环境抽查共1 179 368框,有螺框200框,捕获钉螺1 778只,均为活螺;经解剖未发现感染性钉螺;发现钉螺的环境流行类型均为水网型。详见表4-33。

表4-33　嘉善县不同流行类型环境钉螺调查结果

流行类型	系统抽样						环境抽查					
	调查框数/框	活螺框数/框	捕获螺数/只	活螺数/只	感染性钉螺框数/框	感染螺数/只	调查框数/框	活螺框数/框	捕获螺数/只	活螺数/只	感染性钉螺框数/框	感染螺数/只
水网型	589 084	50	425	425	0	0	1 179 368	200	1 778	1 778	0	0
山丘型	0	0	0	0	0	0	0	0	0	0	0	0
合计	589 084	50	425	425	0	0	1 179 368	200	1 778	1 778	0	0

（2）不同植被类型环境钉螺调查结果:嘉善县不同植被类型环境钉螺调查结果显示,系统抽样共调查589 084框,有螺框50框,捕获钉螺425只,均为活螺;环境抽查共1 179 368框,有螺框200框,捕获钉螺1 778只,均为活螺;经解剖均未发现感染性钉螺;调查框数最多的植被类型为杂草,调查491 244框（占83.39%）,发现钉螺的环境植被类型均为杂草。详见表4-34。

表4-34　嘉善县不同植被类型环境钉螺调查结果

植被类别	系统抽样						环境抽查					
	调查框数/框	活螺框数/框	捕获螺数/只	活螺数/只	感染性钉螺框数/框	感染螺数/只	调查框数/框	活螺框数/框	捕获螺数/只	活螺数/只	感染性钉螺框数/框	感染螺数/只
杂草	491 244	50	425	425	0	0	982 950	200	1 778	1 778	0	0
芦苇	10 454	0	0	0	0	0	20 908	0	0	0	0	0
树林	6 060	0	0	0	0	0	12 120	0	0	0	0	0
水稻	58 654	0	0	0	0	0	118 046	0	0	0	0	0
旱地作物	2 172	0	0	0	0	0	4 344	0	0	0	0	0
其他	20 500	0	0	0	0	0	41 000	0	0	0	0	0
合计	589 084	50	425	425	0	0	1 179 368	200	1 778	1 778	0	0

（3）不同环境类型钉螺调查结果：嘉善县不同环境类型钉螺调查结果显示，系统抽样共调查 589 084 框，有螺框 50 框，捕获钉螺 425 只，均为活螺；环境抽查共 1 179 368 框，有螺框 200 框，捕获钉螺 1 778 只，均为活螺；经解剖均未发现感染性钉螺；调查框数最多的环境类型为沟渠 309 601 框（占 52.56%），其次是塘堰 162 004 框（占 27.50%），发现钉螺的环境类型均为塘堰。详见表 4-35。

表 4-35　嘉善县不同环境类型钉螺调查结果

环境类型	系统抽样						环境抽查					
	调查框数/框	活螺框数/框	捕获螺数/只	活螺数/只	感染性钉螺框数/框	感染螺数/只	调查框数/框	活螺框数/框	捕获螺数/只	活螺数/只	感染性钉螺框数/框	感染螺数/只
沟渠	309 601	0	0	0	0	0	619 645	0	0	0	0	0
塘堰	162 004	50	425	425	0	0	324 028	200	1 778	1 778	0	0
水田	79 463	0	0	0	0	0	159 663	0	0	0	0	0
旱地	1 588	0	0	0	0	0	3 176	0	0	0	0	0
其他	36 428	0	0	0	0	0	72 856	0	0	0	0	0
合计	589 084	50	425	425	0	0	1 179 368	200	1 778	1 778	0	0

（4）不同流行类型环境系统抽样螺情统计指标：不同流行类型环境系统抽样螺情统计指标显示，嘉善县活螺密度最大值为 0.017 5 只/0.1m^2，最小值为 0，算术均数为 0.000 014 只/0.1m^2；有螺框出现率最大值为 0.164%，最小值为 0，算术均数为 0.000 163%；均为水网型。详见表 4-36。

表 4-36　嘉善县不同流行类型环境系统抽样螺情统计指标

流行类型	活螺密度/(只·0.1m^{-2})				有螺框出现率/%			
	算术均数	最大值	最小值	中位数	算术均数	最大值	最小值	中位数
水网型	0	0.017 5	0	0	0.000 2	0.164 0	0	0
山丘型	0	0	0	0	0	0	0	0
合计	0	0.017 5	0	0	0.000 2	0.164 0	0	0

（5）不同植被类型环境系统抽样螺情统计指标：不同流行类型环境系统抽样螺情统计指标显示，嘉善县活螺密度最大值为 0.017 5 只/0.1m^2，最小值为 0，算术均数为 0.000 014 只/0.1m^2；有螺框出现率最大值为 0.164%，最小值为 0，算术均数为 0.000 163%。发现钉螺的环境植被类型均为杂草。详见表 4-37。

表 4-37　嘉善县不同植被类型环境系统抽样螺情统计指标

植被类别	活螺密度/(只·0.1m^{-2})				有螺框出现率/%			
	算术均数	最大值	最小值	中位数	算术均数	最大值	最小值	中位数
杂草	0	0.017 5	0	0	0.000 2	0.164 0	0	0
芦苇	0	0	0	0	0	0	0	0
树林	0	0	0	0	0	0	0	0
水稻	0	0	0	0	0	0	0	0
旱地作物	0	0	0	0	0	0	0	0
其他	0	0	0	0	0	0	0	0
合计	0	0.017 5	0	0	0.000 2	0.164 0	0	0

（6）不同环境类型系统抽样螺情统计指标：不同流行类型环境系统抽样螺情统计指标显示，嘉善县活螺密度最大值为 0.017 5 只/0.1m²，最小值为 0，算术均数为 0.000 014 只/0.1m²；有螺框出现率最大值为 0.164%，最小值为 0，算术均数为 0.000 163%。发现钉螺的环境类型均为塘堰。详见表 4-38。

表 4-38　嘉善县不同环境类型系统抽样螺情统计指标

环境类型	活螺密度/(只·0.1m⁻²)				有螺框出现率/%			
	算术均数	最大值	最小值	中位数	算术均数	最大值	最小值	中位数
沟渠	0	0	0	0	0	0	0	0
塘堰	0.000 1	0.017 5	0	0	0.000 8	0.164 0	0	0
水田	0	0	0	0	0	0	0	0
旱地	0	0	0	0	0	0	0	0
滩地	0	0	0	0	0	0	0	0
其他	0	0	0	0	0	0	0	0
合计	0	0.017 5	0	0	0.000 2	0.164 0	0	0

综上所述，2016—2017 年嘉善县调查钉螺孳生环境处数 2 532 处，流行类型均为水网型，累计环境面积 66.57km²，历史累计有螺面积 66.52km²。首次发现钉螺年份为 1953 年，最近一次查到钉螺年份为 2016 年。从此次调查结果得出，Ⅳ类环境面积最多（占 57.82%）。由于城市发展需要"美丽乡村"建设，部分历史有螺环境用于建造楼房、公路，大部分河道两岸做全部硬化处理，不适宜钉螺孳生，导致查螺环境数减少。Ⅱ类环境也占 41.31%，其中环境类型以水田（占 45.38%）、沟渠（占 30.63%）、塘堰（占 12.29%）为主，主要植被为杂草（占 41.25%）和水稻（占 43.45%），且发现现有螺环境的植被类型均为杂草，环境类型均为塘堰，有螺环境有螺框出现率低、活螺密度低。有螺环境存在的原因可能是确定螺点的范围偏小，未完全向四周延伸，且地势较低，植被茂盛，大部分时间被水淹没，活螺密度低，有螺框出现率低，钉螺不容易被发现，导致不能将所有钉螺灭杀，灭螺质量有待进一步提高，同时提示这些环境为查螺重点。

本次调查发现，近年来，嘉善县的钉螺全部集中在枫南村，其境内河流纵横交错，环境相当复杂，查螺难度较高，且钉螺密度较低，查出难度较大。嘉善县周边平湖、金山等地近年来持续查到钉螺，嘉善县与这些县市区毗邻，河道、沟渠等钉螺生长繁殖的外环境基本类似，钉螺交叉的可能性非常大，因此在今后的工作中，要结合农田水利建设，开展环境改造工作，以彻底根除钉螺孳生环境，确保不出现本地急性感染、新感染血吸虫病病人和感染性钉螺。

此次调查也暴露出一些工作中存在的问题：历史资料遗失，导致螺情信息不全；参与钉螺调查专业人员对历史螺情不熟，对部分工作无从下手；随着血防战线老同志的退休，血防专业人员的队伍正在悄然发生变化，某些乡镇查螺队员老年化严重，青黄不接。因此，应该全面抓好队伍建设，使其保持相对的稳定，并要利用各种机会进行全面的培训和教育，使血防战线的年轻人尽快成长，同时加强对历史资料的收集保存工作。

徐东升　陈丽艳　颜新廷
嘉善县疾病预防控制中心

第五节　海盐县血吸虫病螺情调查报告

海盐县位于杭嘉湖平原，隶属嘉兴市。东濒杭州湾，西南邻海宁市，北连平湖市和秀洲区、南湖区。全县陆地总面积 534.73km²（其中河道、湖泊等水域面积 96.26km²），海湾面积 537.90km²。境内河道纵横，总长 1 860.70km，骨干河流有盐平塘河、盐嘉塘河、白洋河等。1976 年建设的杭嘉湖出海排涝工程在县域内有 2 个主要出海口，长山河成为后期人工开挖的主要河道。全县地形似一个顶角朝南的等腰三角形，大致可分为三部分:南部为平原孤丘区,东部为平原海涂区,西部为平原水网区,水网区总面积约占全县的2/3。全县户籍人口382 097人,常住人口约446 799人。经济发展为全国百强县之一,人均GDP为131 763元,城镇居民人均可支配收入59 172元,农村居民人均可支配收入34 853元。旅游和核电产业为县域特色产业。

海盐县是历史血吸虫病重流行区,全县105个行政村中有98个为流行村,累计查出钉螺面积13 428 756m²,血吸虫病病人101 638人(其中晚期血吸虫病病人5 328人),人群感染率高达30%以上,病牛2 099头。在党和政府的领导下,依靠广大群众和专业防治人员的共同努力、积极防治,海盐县在1972年达到血吸虫病传播控制标准,1992年达到传播阻断标准,1993年起进入全面监测阶段,至今已连续30多年未查到钉螺。

一、调查与质控

为进一步掌握海盐县钉螺分布情况,为制订血吸虫病防治策略提供科学依据,根据《浙江省卫计委关于开展浙江省钉螺调查工作的通知》和《浙江省血防中心关于下发〈浙江省钉螺调查实施细则〉的通知》(浙血防[2016]8号)精神,海盐县于2016年8月—2017年6月,对全县98个历史血吸虫病流行村(按乡镇合并后的行政村)的现有钉螺环境、历史有螺环境和可疑钉螺孳生环境开展螺情调查工作。

在开展钉螺调查工作之前,海盐县指派相关专业人员多次参加省血防中心组织的钉螺调查工作培训,及时掌握GPS信息采集和螺情图制作等实际操作;随后组织了2次县本级的工作培训,并按辖区责任原则以试点的方式对调查工作要求进行熟悉。到2016年年底,海盐县已基本完成5个镇4个街道9个村的调查。进入2017年后,钉螺调查工作全面铺开,到6月中旬,完成98个流行村的调查工作。县卫计局和地方病防治办公室对此项工作进行多次检查和督导;各辖区血防专员负责调查资料收集、信息表填报、环境条块照片拍摄和报送;县疾控中心负责历史螺点数据的电子化图账绘制,并对调查数据进行审核和上报,确保钉螺调查工作如期完成。

二、结果和讨论

(一)钉螺孳生环境调查

1. 历史钉螺孳生概况 全县98个历史流行村共调查钉螺孳生环境1 687处,包括河道环境655处、渠道环境314处、池塘环境718处,总面积14 389 868m²;其中历史有螺环境1 141处,历史无螺可疑孳生环境546处,历史累计有螺面积13 428 756m²;全县首次发现钉螺为1951年,首次发现感染性钉螺为1956年,最近一次查到钉螺为1987年,最后一次发现感染钉螺是1973年。详见表4-39。

表4-39 海盐县钉螺孳生环境调查基本情况

流行类型	环境处数/处	累计环境面积/m²	历史累计有螺面积/m²	首次发现钉螺年份	最近一次查到钉螺年份	首次发现感染性钉螺年份	最近一次查到感染性钉螺年份
水网型	1 687	14 389 868	13 428 756	1951	1987	1956	1973
山丘型	0	0	0	—	—	—	—
合计	1 687	14 389 868	13 428 756	1951	1987	1956	1973

2. 钉螺孳生环境演变情况 全县没有Ⅰ类环境。Ⅱ类环境中,塘堰环境17处,环境面积51 770m²,历史累计有螺面积51 770m²;其他环境33处(河道),环境面积448 383m²,历史累计有螺面积428 995m²;合计环境50处,环境面积500 153m²,历史累计有螺面积480 765m²,占全县历史有螺环境和历史累计有螺面积的4.38%和3.58%。Ⅲ类环境合计691处,环境面积8 162 148m²,历史累计有螺面积7 840 537m²,占全县历史有螺环境和历史累计有螺面积的60.56%和58.39%。Ⅱ类和Ⅲ类历史环境类型与现在基本保持一致,以其他(河道)、塘堰为主。Ⅳ类环境合计400处,环境面积5 209 581m²,历史累计有螺面积5 107 454m²,占全县历史有螺环境和历史累计有螺面积的35.06%和38.03%。详见表4-40~表4-42。

表 4-40 海盐县Ⅱ类钉螺孳生环境演变类型基本情况

历史环境		现在环境处数/处						累计环境面积/m²	历史累计有螺面积/m²	首次发现钉螺年份	最近一次查到钉螺年份	首次发现感染性钉螺年份	最近一次查到感染性钉螺年份
环境类型	环境处数/处	沟渠	塘堰	水田	旱地	滩地	其他						
沟渠	0	0	0	0	0	0	0	0	0	—	—	—	—
塘堰	17	0	17	0	0	0	0	51 770	51 770	1957	1987	—	—
水田	0	0	0	0	0	0	0	0	0	—	—	—	—
旱地	0	0	0	0	0	0	0	0	0	—	—	—	—
滩地	0	0	0	0	0	0	0	0	0	—	—	—	—
其他	33	0	0	0	0	0	33	448 383	428 995	1958	1987	1959	1962
合计	50	0	17	0	0	0	33	500 153	480 765	1957	1987	1959	1962

表 4-41 海盐县Ⅲ类钉螺孳生环境演变类型基本情况

历史环境		现在环境处数/处						累计环境面积/m²	历史累计有螺面积/m²	首次发现钉螺年份	最近一次查到钉螺年份	首次发现感染性钉螺年份	最近一次查到感染性钉螺年份
环境类型	环境处数/处	沟渠	塘堰	水田	旱地	滩地	其他						
沟渠	19	17	0	0	0	0	2	179 750	176 047	1958	1987	1958	1958
塘堰	212	0	210	0	0	0	2	244 457	240 566	1957	1987	1960	—
水田	0	0	0	0	0	0	0	0	0	—	—	—	—
旱地	0	0	0	0	0	0	0	0	0	—	—	—	—
滩地	0	0	0	0	0	0	0	0	0	—	—	—	—
其他	460	0	0	0	0	0	460	7 737 941	7 423 924	1951	1987	1956	1973
合计	691	17	210	0	0	0	464	8 162 148	7 840 537	1951	1987	1956	1973

表 4-42 海盐县Ⅳ类钉螺孳生环境演变类型基本情况

历史环境		现在环境处数/处						累计环境面积/m²	历史累计有螺面积/m²	首次发现钉螺年份	最近一次查到钉螺年份	首次发现感染性钉螺年份	最近一次查到感染性钉螺年份
环境类型	环境处数/处	沟渠	塘堰	水田	旱地	滩地	其他						
沟渠	270	200	0	0	1	0	69	4 984 070	4 882 243	1956	1987	1956	1965
塘堰	121	0	28	0	1	0	92	174 465	174 165	1957	1987	1958	1965
水田	0	0	0	0	0	0	0	0	0	—	—	—	—
旱地	0	0	0	0	0	0	0	0	0	—	—	—	—
滩地	0	0	0	0	0	0	0	0	0	—	—	—	—
其他	9	0	0	0	0	0	9	51 046	51 046	1959	1987	1960	1962
合计	400	200	28	0	2	0	170	5 209 581	5 107 454	1956	1987	1956	1965

Ⅴ类环境(可疑钉螺孳生环境)主要分布在县域南部,以澉浦镇、通元镇和秦山街道,共有546处,其中澉浦镇162处,通元镇189处,秦山街道166处,沈荡镇24处,百步镇、于城镇各2处;环境类型以池塘为主。

以上结果显示,大部分历史有螺环境仍处于适宜钉螺孳生的环境。这些环境以其他(河道)、塘堰为主,仍容易孳生钉螺,因此Ⅱ、Ⅲ类环境将是今后每年血防查螺工作的重点。

(二)钉螺分布调查

1. 调查概况 海盐县历史疫情为水网型,调查钉螺易孳生环境1 687处,面积为2 781 242m²,有螺面积为 0。按植被类型分：杂草 1 290 处，面积 2 773 650m²；旱地作物 4 处，面积为 0；其他植被类型 393 处，面积为 7 592m²。按环境类型分：沟渠 249 处，面积 40 413m²；塘堰 638 处，面积为 120 527m²；旱地 2 处，面积为 0；其他环境（河道）798 处，面积为 2 620 302m²。调查概况见表 4-43~ 表 4-45。

表 4-43 海盐县不同流行类型环境螺情现况调查基本情况

流行类型	调查环境处数/处	有螺环境处数/处	感染性有螺环境处数/处	环境面积/m²	现有螺面积/m²	感染性钉螺面积/m²
水网型	1 687	0	0	2 781 242	0	0
山丘型	0	0	0	0	0	0
合计	1 687	0	0	2 781 242	0	0

表 4-44 海盐县不同植被类型环境螺情现况调查基本情况

植被类别	调查环境处数/处	有螺环境处数/处	感染性有螺环境处数/处	环境面积/m²	现有螺面积/m²	感染性钉螺面积/m²
杂草	1 290	0	0	2 773 650	0	0
芦苇	0	0	0	0	0	0
树林	0	0	0	0	0	0
水稻	0	0	0	0	0	0
旱地作物	4	0	0	0	0	0
其他	393	0	0	7 592	0	0
合计	1 687	0	0	2 781 242	0	0

表 4-45 海盐县不同环境类型螺情现况调查基本情况

环境类型	调查环境处数/处	有螺环境处数/处	感染性有螺环境处数/处	环境面积/m²	现有螺面积/m²	感染性钉螺面积/m²
沟渠	249	0	0	40 413	0	0
塘堰	638	0	0	120 527	0	0
水田	0	0	0	0	0	0
旱地	2	0	0	0	0	0
滩地	0	0	0	0	0	0
其他	798	0	0	2 620 302	0	0
合计	1 687	0	0	2 781 242	0	0

2. 现场调查结果 海盐县以环境抽查法对县域范围内历史有螺和可疑钉螺孳生环境开展调查，共抽查 55 447 框，其中沟渠 1 030 框，塘堰 5 977 框，其他环境（河道）48 440 框；植被以杂草类环境分布为主，共 55 052 框，其他植被环境 395 框；未发现钉螺。详见表 4-46~ 表 4-48。

表 4-46 海盐县不同流行类型环境钉螺调查结果

流行类型	系统抽样						环境抽查					
	调查框数/框	活螺框数/框	捕获螺数/只	活螺数/只	感染性钉螺框数/框	感染螺数/只	调查框数/框	活螺框数/框	捕获螺数/只	活螺数/只	感染性钉螺框数/框	感染螺数/只
水网型	0	0	0	0	0	0	55 447	0	0	0	0	0
山丘型	0	0	0	0	0	0	0	0	0	0	0	0
合计	0	0	0	0	0	0	55 447	0	0	0	0	0

表 4-47 海盐县不同植被类型环境钉螺调查结果

植被类别	系统抽样						环境抽查					
	调查框数/框	活螺框数/框	捕获螺数/只	活螺数/只	感染性钉螺框数/框	感染螺数/只	调查框数/框	活螺框数/框	捕获螺数/只	活螺数/只	感染性钉螺框数/框	感染螺数/只
杂草	0	0	0	0	0	0	55 052	0	0	0	0	0
芦苇	0	0	0	0	0	0	0	0	0	0	0	0
树林	0	0	0	0	0	0	0	0	0	0	0	0
水稻	0	0	0	0	0	0	0	0	0	0	0	0
旱地作物	0	0	0	0	0	0	0	0	0	0	0	0
其他	0	0	0	0	0	0	395	0	0	0	0	0
合计	0	0	0	0	0	0	55 447	0	0	0	0	0

表 4-48 海盐县不同环境类型钉螺调查结果

环境类型	系统抽样						环境抽查					
	调查框数/框	活螺框数/框	捕获螺数/只	活螺数/只	感染性钉螺框数/框	感染螺数/只	调查框数/框	活螺框数/框	捕获螺数/只	活螺数/只	感染性钉螺框数/框	感染螺数/只
沟渠	0	0	0	0	0	0	1 030	0	0	0	0	0
塘堰	0	0	0	0	0	0	5 977	0	0	0	0	0
水田	0	0	0	0	0	0	0	0	0	0	0	0
旱地	0	0	0	0	0	0	0	0	0	0	0	0
滩地	0	0	0	0	0	0	0	0	0	0	0	0
其他	0	0	0	0	0	0	48 440	0	0	0	0	0
合计	0	0	0	0	0	0	55 447	0	0	0	0	0

综上所述,海盐县作为历史上的血吸虫病高流行区,钉螺分布广泛,人群感染率曾经达到30%以上,主要分布于西北部的水稻种植区,本次调查历史钉螺分布情况再次验证历史血吸虫病传播的范围。

通过本次调查,海盐县钉螺可孳生环境分布主要为其他(河道),符合水网型特点,但随着水利及航道建设,每年均对一定范围的河道进行护岸硬化,孳生面积将不断减少。沟渠变化最大,全县已基本完成沟渠的硬化和暗化,尤其是城镇化进程加快,大量原有沟渠环境都进行了填埋。以塘堰为主要孳生地的环境分布于县域南部几个街道(镇)。这类环境中随着五水共治及农村面源污染整治,水质情况已大为好转,部分进行了湿地化建设,越来越适宜钉螺生存;而且周边县区(嘉善县、秀洲区)依然有钉螺发现,相距仅30~40km;水系分布属于太湖流域,上游区域有钉螺存在,为保障太湖流域免受水患,南排出海工程在县域内有2个重要出海口,承载着大量上游来水,加之以苗木为主的植物交易和水运因素,表明海盐县存在着输入性钉螺的危险,Ⅱ类、Ⅲ类环境将是今后血防螺情监测的重点。

海盐县最后一次发现钉螺在1987年,到完成本次调查的2017年,已经有30年未查到钉螺,也未发现输入性急性血吸虫病感染者,已经达到和持续保持血吸虫消除标准。

许军华 宋建强
海盐县疾病预防控制中心

第六节　海宁市血吸虫病螺情调查报告

海宁市地处长江三角洲的杭嘉湖平原,位于浙江省嘉兴市东南部,东邻海盐县,南濒钱塘江,与绍兴上虞区、杭州萧山区隔江相望,西接杭州余杭区、江干区下沙,北连桐乡市、嘉兴秀洲区。内陆面积 700.5km²,其中平原占 87.94%,山丘占 1.81%,水域占 10.25%。

海宁市下辖 12 个流行镇(街道),除黄湾镇钱江村为非流行村外,其余 178 个村均为流行村,流行村人口 53.3 万人,历史上属水网型血吸虫病流行区。经过近几十年的积极防治,海宁市于 1985 年消灭了最后一个螺点,1991 年达到血吸虫病传播阻断标准。近年来,随着社会、经济发展,城镇化、工业化的不断推进,原历史有螺环境也已发生不同程度变化。

一、调查与质控

为进一步掌握钉螺孳生环境变迁和钉螺分布情况,2016 年 8 月—2017 年 6 月,根据《浙江省卫计委关于开展浙江省钉螺调查工作的通知》和《浙江省血防中心关于下发〈浙江省钉螺调查实施细则〉的通知》(浙血防[2016]8 号)的要求,海宁市开展了辖区内钉螺全面调查,调查环境包括历史有螺环境、可疑钉螺孳生环境。通过调查,海宁市全面掌握了钉螺分布现状,为今后血吸虫病防治工作提供了基线资料和依据。

市疾控中心负责对各镇(街道)卫生院(社区卫生服务中心)钉螺调查工作人员进行统一培训,2016 年 8 月举办钉螺现场调查工作启动会议暨培训班,介绍钉螺调查方案、实施细则、查螺图账的电子化规范流程;在国家级监测点(双山村)先行试点完成表、图、照片,并报省血防中心审核通过后,于 2016 年 10 月举办海宁市钉螺调查电子图账规范化培训班,以监测点所在村为例,详细讲解查螺图账的电子化规范流程;2017 年 3 月再次举办海宁市钉螺调查项目工作推进会,对全市钉螺调查工作进行阶段性总结,审核钉螺调查数据库和电子矢量图存在问题,并进行汇总及反馈,为本次调查工作的顺利完成做好了技术保障。

市疾控中心作为本次调查工作技术指导部门,积极履行指导职责,在每家单位完成首个村的资料收集后,派出专业人员赴各镇(街道)卫生院现场进行一对一、手把手的实践指导;基层每提交一个村资料后及时审核、纠错,发现共性问题及时反馈到工作群内,举一反三,逐步规范,督导覆盖率达到 100%,确保工作进度和质量。

二、结果和讨论

(一)钉螺孳生环境调查

海宁市属水网型血吸虫病流行区。2016—2017 年,海宁市对全市 4 个街道、8 个镇的 178 个历史流行村开展了钉螺调查工作,共调查 9 815 处环境(含 V 类环境),累计环境面积为 15 952 539m²,历史累计有螺面积为 10 229 080m²,首次发现钉螺和感染性钉螺的时间均为 1954 年,最近一次发现钉螺和感染性钉螺的时间均为 1984 年,见表 4-49。

表 4-49　海宁市钉螺孳生环境调查基本情况

流行类型	环境处数/处	累计环境面积/m²	历史累计有螺面积/m²	首次发现钉螺年份	最近一次查到钉螺年份	首次发现感染性钉螺年份	最近一次查到感染性钉螺年份
水网型	9 815	15 952 539	10 229 080	1954	1984	1954	1984
山丘型	0	0	0	—	—	—	—
合计	9 815	15 952 539	10 229 080	1954	1984	1954	1984

全市 1985 年后无螺,目前无 I 类钉螺孳生环境。

7 490 处历史有螺环境中,II 类环境(钉螺孳生环境未发生改变)有 6 951 处,占历史有螺环境的

92.80%，历史累计有螺面积 4 698 464m²，占历史累计有螺面积的 45.93%。历史环境中，沟渠 422 处（现有环境数为 469 处），塘堰 4 288 处（现有环境数 4 490 处），水田 179 处（现有环境数 0 处），旱地 8 处（现有环境数 0 处），滩地 1 处（现有环境数 1 处），其他环境（河道）2 053 处（现有环境数 1 991 处）。其中，历史水田和旱地环境类型现在都演变为塘堰、沟渠、其他环境（河道），主要是由于传统种植模式发生改变（原水稻种植改为塘堰水产养殖）以及兴修水利灌溉设施，从而使历史环境有了一定的改变，但适宜钉螺孳生的条件没变。详见表 4-50。

表 4-50　海宁市 Ⅱ 类钉螺孳生环境演变类型基本情况

历史环境		现在环境处数/处						累计环境面积/m²	历史累计有螺面积/m²	首次发现钉螺年份	最近一次查到钉螺年份	首次发现感染性钉螺年份	最近一次查到感染性钉螺年份
环境类型	环境处数/处	沟渠	塘堰	水田	旱地	滩地	其他						
沟渠	422	421	0	0	0	0	1	134 010	127 563	1958	1975	1958	1975
塘堰	4 288	2	4 284	0	0	0	2	957 370	919 156	1954	1980	1954	1980
水田	179	21	157	0	0	0	1	1 183 830	592 239	1958	1976	1958	1976
旱地	8	8	0	0	0	0	0	920	850	1958	1974	1958	1974
滩地	1	0	0	0	0	1	0	5 000	5 000	1958	1972	1958	1972
其他	2 053	17	49	0	0	0	1 987	3 475 601	3 053 656	1954	1984	1954	1984
合计	6 951	469	4 490	0	0	1	1 991	5 756 731	4 698 464	1954	1984	1954	1984

Ⅲ 类环境（钉螺孳生环境部分改变）有 447 处，占历史有螺环境的 5.97%，历史累计有螺面积 349 389m²，占历史累计有螺面积的 3.42%。历史环境中，沟渠 31 处（现有环境数 31 处），塘堰 234 处（现有环境数 248 处），水田 6 处（现有环境数 0 处），其他环境（河道）176 处（现有环境数 168 处）。Ⅲ 类环境中，历史沟渠环境基本与现在相同，水田全部变为塘堰，有一小部分河道也变为塘堰，原因同 Ⅱ 类环境。详见表 4-51。

表 4-51　海宁市 Ⅲ 类钉螺孳生环境演变类型基本情况

历史环境		现在环境处数/处						累计环境面积/m²	历史累计有螺面积/m²	首次发现钉螺年份	最近一次查到钉螺年份	首次发现感染性钉螺年份	最近一次查到感染性钉螺年份
环境类型	环境处数/处	沟渠	塘堰	水田	旱地	滩地	其他						
沟渠	31	31	0	0	0	0	0	16 160	14 240	1958	1975	1958	1975
塘堰	234	0	234	0	0	0	0	50 920	49 210	1954	1976	1954	1976
水田	6	0	6	0	0	0	0	2 740	2 740	1958	1970	1958	1970
旱地	0	0	0	0	0	0	0	0	0	—	—	—	—
滩地	0	0	0	0	0	0	0	0	0	—	—	—	—
其他	176	0	8	0	0	0	168	310 262	283 199	1954	1981	1954	1981
合计	447	31	248	0	0	0	168	380 082	349 389	1954	1981	1954	1981

Ⅳ 类环境（钉螺孳生环境彻底改变）有 92 处，占历史有螺环境的 1.23%，历史累计有螺面积 5 181 227m²，占历史累计有螺面积的 50.65%。Ⅳ 类环境中，原历史环境中的其他是指河道，通过环境改造；现在环境中的其他是指公路、厂房或住宅区等。大部分 Ⅳ 类环境目前都已彻底改造完毕。详见表 4-52。

Ⅴ 类环境（可疑钉螺孳生环境）有 2 325 处，现有环境面积 639 000m²。

表 4-52　海宁市Ⅳ类钉螺孳生环境演变类型基本情况

历史环境		现在环境处数/处						累计环境面积/m²	历史累计有螺面积/m²	首次发现钉螺年份	最近一次查到钉螺年份	首次发现感染性钉螺年份	最近一次查到感染性钉螺年份
环境类型	环境处数/处	沟渠	塘堰	水田	旱地	滩地	其他						
沟渠	0	0	0	0	0	0	0	0	0	—	—	—	—
塘堰	2	0	2	0	0	0	0	128 000	52 551	1958	1974	1958	1974
水田	39	0	0	0	1	0	38	3 638 960	2 238 075	1954	1981	1954	1981
旱地	4	0	1	0	0	0	3	250 440	217 504	1958	1973	1958	1973
滩地	0	0	0	0	0	0	0	0	0	—	—	—	—
其他	47	0	0	0	0	0	47	4 967 376	2 673 097	1954	1980	1954	1980
合计	92	0	3	0	1	0	88	8 984 776	5 181 227	1954	1981	1954	1981

（二）钉螺分布调查

1. 调查概况　海宁市 2016—2017 年在全市所有历史流行村开展了钉螺调查工作,共调查环境 9 815 处,环境面积 11 736 690m²,未发现钉螺,见表 4-53。

表 4-53　海宁市不同流行类型环境螺情现况调查基本情况

流行类型	调查环境处数/处	有螺环境处数/处	感染性有螺环境处数/处	环境面积/m²	现有螺面积/m²	感染性钉螺面积/m²
水网型	9 815	0	0	11 736 690	0	0
山丘型	0	0	0	0	0	0
合计	9 815	0	0	11 736 690	0	0

根据查螺环境中的植被类型分析,查螺环境最多的植被类型是杂草,共 9 259 处(占 94.34%),芦苇 24 处(占 0.24%),树林 304 处(占 3.10%),水稻 1 处(占 0.01%),旱地作物 2 处(占 0.02%),其他植被 225 处(占 2.29%),各种植被类型均未有钉螺孳生,见表 4-54。

表 4-54　海宁市不同植被类型环境螺情现况调查基本情况

植被类别	调查环境处数/处	有螺环境处数/处	感染性有螺环境处数/处	环境面积/m²	现有螺面积/m²	感染性钉螺面积/m²
杂草	9 259	0	0	6 094 290	0	0
芦苇	24	0	0	13 070	0	0
树林	304	0	0	294 510	0	0
水稻	1	0	0	40 500	0	0
旱地作物	2	0	0	240	0	0
其他	225	0	0	5 294 080	0	0
合计	9 815	0	0	11 736 690	0	0

按照环境类型分析,查螺环境最多的类型为塘堰 6 491 处(占 66.13%);其次是其他(河道)2 609 处(占 26.58%),沟渠 713 处(占 7.27%),旱地 1 处(占 0.01%),滩地 1 处(占 0.01%)。各类环境均未查到钉螺。详见表 4-55。

表 4-55 海宁市不同环境类型螺情现况调查基本情况

环境类型	调查环境处数/处	有螺环境处数/处	感染性有螺环境处数/处	环境面积/m²	现有螺面积/m²	感染性钉螺面积/m²
沟渠	713	0	0	177 840	0	0
塘堰	6 491	0	0	1 377 450	0	0
水田	0	0	0	0	0	0
旱地	1	0	0	32 000	0	0
滩地	1	0	0	4 000	0	0
其他	2 609	0	0	10 145 400	0	0
合计	9 815	0	0	11 736 690	0	0

2. **现场调查结果** 海宁属水网型血吸虫病流行区,本次调查采用系统抽样法调查 709 343 框,环境抽查法调查 1 442 953 框,均未查到钉螺,见表 4-56。

表 4-56 海宁市不同流行类型环境钉螺调查结果

流行类型	系统抽样						环境抽查					
	调查框数/框	活螺框数/框	捕获螺数/只	活螺数/只	感染性钉螺框数/框	感染螺数/只	调查框数/框	活螺框数/框	捕获螺数/只	活螺数/只	感染性钉螺框数/框	感染螺数/只
水网型	709 343	0	0	0	0	0	1 442 953	0	0	0	0	0
山丘型	0	0	0	0	0	0	0	0	0	0	0	0
合计	709 343	0	0	0	0	0	1 442 953	0	0	0	0	0

按环境中的主要植被类型分,无论是系统抽样还是环境抽查法,调查框数最多的是杂草型植被,其次是树林、其他植被、芦苇、旱地作物,系统抽样和环境抽查法均未查到钉螺,见表 4-57。

表 4-57 海宁市不同植被类型环境钉螺调查结果

植被类别	系统抽样						环境抽查					
	调查框数/框	活螺框数/框	捕获螺数/只	活螺数/只	感染性钉螺框数/框	感染螺数/只	调查框数/框	活螺框数/框	捕获螺数/只	活螺数/只	感染性钉螺框数/框	感染螺数/只
杂草	636 516	0	0	0	0	0	1 295 780	0	0	0	0	0
芦苇	2 601	0	0	0	0	0	5 154	0	0	0	0	0
树林	46 959	0	0	0	0	0	94 923	0	0	0	0	0
水稻	0	0	0	0	0	0	0	0	0	0	0	0
旱地作物	50	0	0	0	0	0	96	0	0	0	0	0
其他	23 217	0	0	0	0	0	47 000	0	0	0	0	0
合计	709 343	0	0	0	0	0	1 442 953	0	0	0	0	0

按环境类型分,无论是系统抽样还是环境抽查法,调查框数最多的类型是其他(河道),其次是塘堰、沟渠、滩地,系统抽样和环境抽查法均未查到钉螺,见表 4-58。

表 4-58　海宁市不同环境类型钉螺调查结果

环境类型	系统抽样						环境抽查					
	调查框数/框	活螺框数/框	捕获螺数/只	活螺数/只	感染性钉螺框数/框	感染螺数/只	调查框数/框	活螺框数/框	捕获螺数/只	活螺数/只	感染性钉螺框数/框	感染螺数/只
沟渠	31 312	0	0	0	0	0	62 013	0	0	0	0	0
塘堰	173 496	0	0	0	0	0	343 079	0	0	0	0	0
水田	0	0	0	0	0	0	0	0	0	0	0	0
旱地	0	0	0	0	0	0	0	0	0	0	0	0
滩地	801	0	0	0	0	0	1 600	0	0	0	0	0
其他	503 734	0	0	0	0	0	1 036 261	0	0	0	0	0
合计	709 343	0	0	0	0	0	1 442 953	0	0	0	0	0

海宁市属水网型血吸虫病流行区,全市 12 个镇(街道),除黄湾镇钱江村为非流行村外,其余 178 个村均为流行村,流行村人口 53.3 万人。累计查出钉螺面积 10.23km²,血吸虫病病人 148 810 人,其中晚期病人 3 542 人,累计病牛 264 头。半个多世纪以来,在各级党委和政府的正确领导下,经过有关部门和广大群众的艰苦努力,海宁市血吸虫病防治工作取得了巨大的成就,于 1979 年宣布全县基本消灭血吸虫病,1983 年起粪检查不到血吸虫病阳性病人,1985 年起查不到钉螺,1991 年达到血吸虫病传播阻断标准。1992 年转入巩固监测阶段以来,全市未发现本地急性感染和新感染病人,也没有发现钉螺。

海宁市通过本次对历史有螺环境的现场调查,结合现代化信息技术将辖区内的历史有螺环境、可疑钉螺孳生环境逐一开展变迁情况、分布特点的信息数据库建立,使得历史有螺环境在电子地图上有了直观体现。利用数据信息可对历史有螺环境进行查询,并实现历史有螺资料信息的电子化,方便历史资料的保存、查询、更新、核实,更有利于掌握辖区内历史有螺环境的动态变化情况。

本次调查显示,海宁市虽然有螺环境彻底改造面积达 5.18km²,占全部历史累计有螺面积的 50.65%,但是只占历史有螺环境数的 1.23%,仍有 98.77% 的历史有螺环境数未改变或部分改变,且环境类型以塘堰和河道为主,说明虽然随着城镇的工业化、城镇化,但主要水体类型并未随着时代变迁而改变,部分环境尚保留原有面貌,仍然适合钉螺孳生。资料显示,海宁市自 1985 年消灭最后一个螺点,至今未再查到钉螺,说明全市长期维持在血吸虫病消除状态。随着社会经济发展、环境综合治理、包括城镇化和工业化的进程等各类因素影响,以及历代血防人在查灭螺工作中付出的努力,海宁市血吸虫病防治成果得到巩固。

海宁市虽然长期保持无螺状况,但钉螺仍可能通过多种途径引入:经济发展伴随着人员流动、外来苗木植物夹带引入风险,同时地处太湖流域水网地带下游,而周边县市近年来时有发现钉螺,使得上游区域的水生植物、漂浮物等可能流入本地。此外,随着对生态和湿地保护的日益重视,海宁市推进了"五水共治"中"保供水"重要项目,如"长水塘生态湿地建设"。血吸虫病的中间宿主钉螺也是一种湿地生物,在钉螺的常规防治中常使用化学防治和改变生态环境的措施来达到控制钉螺的目的,对湿地生态系统必然会产生一定的影响,而湿地的植物大部分由外来引入,极有可能来自血吸虫病未阻断地区,随着植物夹带而使钉螺引入,极易造成钉螺在湿地环境中的快速繁殖。这说明钉螺输入仍存较大风险。针对当前形势,海宁市不仅要管好现有历史有螺环境,还要及时发现、甄别适宜钉螺孳生的新环境和可疑环境,并及时收集相关信息,为今后开展精准的螺情监测提供全面、客观、科学依据。

此次调查取得了显著成果,保存了历史资料,使珍贵的历史资料实现了电子化。但调查过程中也有很多方面的不足之处:一是各镇(街道)由于血防资料保存年份久远、单位搬迁等原因造成个别镇(街道)血防纸质资料遗缺,导致环境调查信息少数调查内容不够完善;二是随着行政区划合并,造成统计资料追溯难,衔接难给整理历史资料造成难度;三是由于老一辈血防人员退休及流失,新进血防工作人员不熟悉血防历史工作,导致对历史有螺环境相关信息的整理面临着一定困难。此次钉螺调查是海宁市有史以来第一次对本地区螺情实施信息化工作,调查范围广、覆盖全面,是对历史有螺环境的阶段性归纳和总结,要充分利用本次调查产生的电子资料、地图,将收集到的信息运用到今后的查螺工作中,实现真正意义上的精准防控、实时反馈。

丁丰　王娟芬　程茜　高雨　郑琼琳
海宁市疾病预防控制中心

第七节　平湖市血吸虫病螺情调查报告

平湖市位于东海之滨,浙江省东北部,地处长江三角洲、杭嘉湖平原东北部,嘉兴市东部,东北部与上海市金山区接壤,南濒杭州湾。境内地势平坦,河网密布,河流遍及城乡,属典型的平原水网型地区。

平湖市历史上曾是血吸虫病重流行区之一,累计血吸虫病病人 239 083 人,其中晚期血吸虫病病人 7 185 人,历史累计有螺面积 27 500 494m²,累计查出患病耕牛 8 522 头。在历届党委、政府的领导下,经过几十年的科学防治,平湖市于 1979 年达到血吸虫病传播控制标准,1994 年达到传播阻断标准,2016 年通过消除标准复核。由于血吸虫病是一种易反复的寄生虫病,稍有松懈或监测、巩固措施不力,疫情就会反复。作为血吸虫病消除地区,近年来平湖市辖区仍陆续发现少量残存的血吸虫中间宿主——钉螺的孳生环境,对此积极采取“查灭残存钉螺和防控外来传染源为重点的综合性巩固策略”,进一步巩固血防成果。

一、调查与质控

为系统掌握钉螺分布情况,进一步巩固血防成果,根据《浙江省卫计委关于开展浙江省钉螺调查工作的通知》和《浙江省血防中心关于下发〈浙江省钉螺调查实施细则〉的通知》要求,平湖市于 2016 年 9 月—2017 年 6 月在全市 10 个镇(街道)127 个村(包括 1 个历史有病无螺村)全面开展钉螺调查,从各镇(街道)历年血防防治资料、资料汇编、血防志等历史资料中收集和整理螺情信息,按照现有钉螺环境、历史有螺环境、可疑钉螺孳生环境进行分类统计。

为了高质量完成钉螺调查任务,平湖市组建了一支钉螺调查队,并开展专项培训两次,明确调查要求和注意事项,调查员结合现场查螺,熟悉实地情况,依据环境实况记录登记表,并核实记录环境类型、现有应查螺面积等信息。调查工作开展过程中,疾控中心派技术人员现场质控,并指导绘制环境分布矢量图。

二、结果和讨论

(一)钉螺孳生环境调查

1. 历史钉螺孳生概况　平湖市目前有钉螺孳生环境 3 001 处,均为水网型。累计环境面积 28 271 773m²,历史累计钉螺面积 27 500 494m²。1956 年首次发现钉螺,最近一次查到钉螺是 2016 年。详见表 4-59。

表 4-59　平湖市钉螺孳生环境调查基本情况

流行类型	环境处数/处	累计环境面积/m²	历史累计有螺面积/m²	首次发现钉螺年份	最近一次查到钉螺年份	首次发现感染性钉螺年份	最近一次查到感染性钉螺年份
水网型	3 001	28 271 773	27 500 494	1956	2016	—	—
山丘型	0	0	0	—	—	—	—
合计	3 001	28 271 773	27 500 494	1956	2016	—	—

2. 钉螺孳生环境演变情况

(1) I 类钉螺孳生环境演变情况:平湖市现有 I 类环境 3 处,有螺环境类型均为河道,累计环境面积 13 962m²,历史累计有螺面积 6 992m²,1966 年首次发现钉螺,最近一次查到钉螺是 2016 年。2016 年查到的有螺环境为河道,实有面积 100m²,捕获钉螺 25 只,未发现感染性钉螺。详见表 4-60。

因当时数据库里没有河道、河浜选项，所以涉及河道、河浜的数据统计时均归入其他项，表4-60~表4-63内的其他类型均为河道、河浜。

表4-60　平湖市Ⅰ类钉螺孳生环境演变类型基本情况

历史环境		现在环境处数/处						累计环境面积/m²	历史累计有螺面积/m²	首次发现钉螺年份	最近一次查到钉螺年份	首次发现感染性钉螺年份	最近一次查到感染性钉螺年份
环境类型	环境处数/处	沟渠	塘堰	水田	旱地	滩地	其他						
沟渠	0	0	0	0	0	0	0	0	0	—	—	—	—
塘堰	0	0	0	0	0	0	0	0	0	—	—	—	—
水田	0	0	0	0	0	0	0	0	0	—	—	—	—
旱地	0	0	0	0	0	0	0	0	0	—	—	—	—
滩地	0	0	0	0	0	0	0	0	0	—	—	—	—
其他	3	0	0	0	0	0	3	13 962	6 992	1966	2016	—	—
合计	3	0	0	0	0	0	3	13 962	6 992	1966	2016	—	—

（2）Ⅱ类钉螺孳生环境演变情况：平湖市现有Ⅱ类钉螺孳生环境2 064处，占总累计环境的68.78%，累计环境面积19 378 842m²，历史累计有螺面积19 242 820m²。其中，历史环境为塘堰现演变为河道的1处，历史累计有螺面积6 402m²，1964年首次发现钉螺，最近一次查到钉螺为1970年。历史环境类型为河道、河浜的有2 063处，累计环境面积19 372 440m²，历史累计有螺面积19 236 418m²，其中历史环境为河浜现演变为旱地的3处，其余2 060处环境仍然为河道，历史累计有螺面积19 242 820m²，1956年首次发现钉螺，最近一次查到钉螺是2013年。详见表4-61。

表4-61　平湖市Ⅱ类钉螺孳生环境演变类型基本情况

历史环境		现在环境处数/处						累计环境面积/m²	历史累计有螺面积/m²	首次发现钉螺年份	最近一次查到钉螺年份	首次发现感染性钉螺年份	最近一次查到感染性钉螺年份
环境类型	环境处数/处	沟渠	塘堰	水田	旱地	滩地	其他						
沟渠	0	0	0	0	0	0	0	0	0	—	—	—	—
塘堰	1	0	0	0	0	0	1	6 402	6 402	1964	1970	—	—
水田	0	0	0	0	0	0	0	0	0	—	—	—	—
旱地	0	0	0	0	0	0	0	0	0	—	—	—	—
滩地	0	0	0	0	0	0	0	0	0	—	—	—	—
其他	2 063	0	0	0	3	0	2 060	19 372 440	19 236 418	1956	2013	—	—
合计	2 064	0	0	0	3	0	2 061	19 378 842	19 242 820	1956	2013	—	—

（3）Ⅲ类钉螺孳生环境演变情况：平湖市现有Ⅲ类钉螺孳生环境275处，占总累计环境的9.16%，环境类型均为河道，累计环境面积3 738 547m²，历史累计有螺面积3 723 505m²，1956年首次发现钉螺，最近一次查到钉螺是1980年，见表4-62。环境类型为河道两岸的部分硬化，尚具备钉螺孳生的基本条件。

（4）Ⅳ类钉螺孳生环境演变情况：平湖市现有Ⅳ类钉螺孳生环境286处，占总累计环境的9.53%。其中，284处环境类型为河道，累计环境面积4 600 882m²，历史累计有螺面积4 510 567m²，1956年首次发现钉螺，最近一次查到钉螺是2003年。现河道两岸全部硬化处理，已不具备钉螺孳生条件。1处塘堰和1处旱地已填埋处理用于建造厂房，也不具备钉螺孳生条件。详见表4-63。

表 4-62　平湖市 III 类钉螺孳生环境演变类型基本情况

历史环境		现在环境处数/处						累计环境面积/m²	历史累计有螺面积/m²	首次发现钉螺年份	最近一次查到钉螺年份	首次发现感染性钉螺年份	最近一次查到感染性钉螺年份
环境类型	环境处数/处	沟渠	塘堰	水田	旱地	滩地	其他						
沟渠	0	0	0	0	0	0	0	0	0	—	—	—	—
塘堰	0	0	0	0	0	0	0	0	0	—	—	—	—
水田	0	0	0	0	0	0	0	0	0	—	—	—	—
旱地	0	0	0	0	0	0	0	0	0	—	—	—	—
滩地	0	0	0	0	0	0	0	0	0	—	—	—	—
其他	275	0	0	0	0	0	275	3 738 547	3 723 505	1956	1980	—	—
合计	275	0	0	0	0	0	275	3 738 547	3 723 505	1956	1980	—	—

表 4-63　平湖市 IV 类钉螺孳生环境演变类型基本情况

历史环境		现在环境处数/处						累计环境面积/m²	历史累计有螺面积/m²	首次发现钉螺年份	最近一次查到钉螺年份	首次发现感染性钉螺年份	最近一次查到感染性钉螺年份
环境类型	环境处数/处	沟渠	塘堰	水田	旱地	滩地	其他						
沟渠	0	0	0	0	0	0	0	0	0	—	—	—	—
塘堰	1	0	0	0	0	0	1	13 680	13 680	—	1966	—	—
水田	0	0	0	0	0	0	0	0	0	—	—	—	—
旱地	1	0	0	0	0	0	1	2 930	2 930	1964	1969	—	—
滩地	0	0	0	0	0	0	0	0	0	—	—	—	—
其他	284	0	0	5	11	0	268	4 600 882	4 510 567	1956	2003	—	—
合计	286	0	0	5	11	0	270	4 617 492	4 527 177	1956	2003	—	—

（5）V 类钉螺可疑孳生环境演变情况：原螺区周边 V 类钉螺可疑孳生环境 373 处，累计环境面积 522 900m²，大部分为河道环境。

（二）钉螺分布调查

1. 调查概况　平湖市属于典型平原水网型血吸虫病流行区，本次调查环境 3 001 处，共计 4 696 549m²。发现有螺环境 3 处，实际有螺面积 350m²，其中 2014 年有螺环境 2 处，查到钉螺面积 250m²；2016 年有螺环境 1 处，查到钉螺面积 100m²，未发现有感染性钉螺。详见表 4-64。

表 4-64　平湖市不同流行类型环境螺情现况调查基本情况

流行类型	调查环境处数/处	有螺环境处数/处	感染性有螺环境处数/处	环境面积/m²	现有螺面积/m²	感染性钉螺面积/m²
水网型	3 001	3	0	4 696 549	350	0
山丘型	0	0	0	0	0	0
合计	3 001	3	0	4 696 549	350	0

（1）不同植被类型钉螺分布情况：调查的 3 001 处环境中，植被类型为杂草的有 2 596 处，芦苇 22 处，树林 16 处，水稻 4 处，旱地作物 44 处，其余 319 处环境大多为石驳岸及少部分演变为厂房用地。本次调查发现有螺环境 3 处，植被均为杂草，经解剖未发现有血吸虫感染性钉螺。详见表 4-65。

表 4-65 平湖市不同植被类型环境螺情现况调查基本情况

植被类别	调查环境 处数/处	有螺环境 处数/处	感染性有螺环境 处数/处	环境面积/m²	现有螺面积/m²	感染性钉螺 面积/m²
杂草	2 596	3	0	3 932 779	350	0
芦苇	22	0	0	52 320	0	0
树林	16	0	0	28 850	0	0
水稻	4	0	0	100	0	0
旱地作物	44	0	0	24 220	0	0
其他	319	0	0	658 280	0	0
合计	3 001	3	0	4 696 549	350	0

（2）不同环境类型钉螺分布情况：本次共调查不同类型环境 3 001 处，其中河道环境 2 969 处（因数据库没有河道、河浜选项，所以数据统计归入其他项），环境面积 4 677 549m²；旱地 27 处，环境面积 19 000m²，水田 5 处。调查中发现有螺环境 3 处，环境类型均为河道，实际有螺面积 350m²，未发现有感染性钉螺。详见表 4-66。

表 4-66 平湖市不同环境类型螺情现况调查基本情况

环境类型	调查环境 处数/处	有螺环境 处数/处	感染性有螺环境 处数/处	环境面积/m²	现有螺面积/m²	感染性钉螺 面积/m²
沟渠	0	0	0	0	0	0
塘堰	0	0	0	0	0	0
水田	5	0	0	0	0	0
旱地	27	0	0	19 000	0	0
滩地	0	0	0	0	0	0
其他	2 969	3	0	4 677 549	350	0
合计	3 001	3	0	4 696 549	350	0

2. 现场调查结果

（1）调查结果概况：本次调查系统抽样调查框数 735 869 框，发现有螺框 25 框，捕获钉螺 482 只，均为活螺；环境抽查 1 475 114 框，发现有螺框 56 框，捕获钉螺 583 只，均为活螺；未发现感染性钉螺。详见表 4-67。

表 4-67 平湖市不同流行类型环境钉螺调查结果

流行类型	系统抽样						环境抽查					
	调查 框数/ 框	活螺 框数/ 框	捕获 螺数/ 只	活螺 数/只	感染性 钉螺 框数/框	感染 螺数/ 只	调查 框数/ 框	活螺 框数/ 框	捕获 螺数/ 只	活螺 数/只	感染性 钉螺 框数/框	感染 螺数/ 只
水网型	735 869	25	482	482	0	0	1 475 114	56	583	583	0	0
山丘型	0	0	0	0	0	0	0	0	0	0	0	0
合计	735 869	25	482	482	0	0	1 475 114	56	583	583	0	0

（2）不同植被类型钉螺调查结果：本次调查所发现的钉螺孳生环境植被类型大部分为杂草和芦苇，发现钉螺的植被类型均为杂草，见表 4-68。

表 4-68　平湖市不同植被类型环境钉螺调查结果

植被类别	系统抽样						环境抽查					
	调查框数/框	活螺框数/框	捕获螺数/只	活螺数/只	感染性钉螺框数/框	感染螺数/只	调查框数/框	活螺框数/框	捕获螺数/只	活螺数/只	感染性钉螺框数/框	感染螺数/只
杂草	710 671	25	482	482	0	0	1 422 883	56	583	583	0	0
芦苇	10 465	0	0	0	0	0	20 928	0	0	0	0	0
树林	5 770	0	0	0	0	0	11 540	0	0	0	0	0
水稻	0	0	0	0	0	0	0	0	0	0	0	0
旱地作物	0	0	0	0	0	0	1 024	0	0	0	0	0
其他	8 963	0	0	0	0	0	18 739	0	0	0	0	0
合计	735 869	25	482	482	0	0	1 475 114	56	583	583	0	0

（3）不同环境类型钉螺调查结果：本次调查所发现的钉螺孳生环境和现有螺环境类型均为河道（因数据库没有河道、河浜选项，所以数据统计均归入其他项），见表 4-69。

表 4-69　平湖市不同环境类型钉螺调查结果

环境类型	系统抽样						环境抽查					
	调查框数/框	活螺框数/框	捕获螺数/只	活螺数/只	感染性钉螺框数/框	感染螺数/只	调查框数/框	活螺框数/框	捕获螺数/只	活螺数/只	感染性钉螺框数/框	感染螺数/只
沟渠	0	0	0	0	0	0	0	0	0	0	0	0
塘堰	0	0	0	0	0	0	0	0	0	0	0	0
水田	0	0	0	0	0	0	352	0	0	0	0	0
旱地	292	0	0	0	0	0	584	0	0	0	0	0
滩地	0	0	0	0	0	0	0	0	0	0	0	0
其他	735 577	25	482	482	0	0	1 474 178	56	583	583	0	0
合计	735 869	25	482	482	0	0	1 475 114	56	583	583	0	0

（4）不同植被和环境类型螺情统计结果：不同环境类型系统抽样螺情统计结果显示，平湖市平原水网型活螺密度算术均数 0.000 2 只/0.1m^2，有螺框出现率算术均数 0.001 0%。不同植被类型和不同环境类型的环境系统抽样螺情统计结果显示，河道杂草环境是目前主要的有螺环境。详见表 4-70~ 表 4-72。

钉螺是血吸虫病传播和流行的关键因素之一，螺情调查是查灭残存钉螺的重要措施。本次调查发现，平湖市目前共有 I ~ V 类环境 3 001 处，累计环境面积 28.27km^2，其中历史有螺环境 2 628 处，历史累计钉螺面积 27.50km^2，大部分钉螺孳生环境类型为河道，符合平原水网型血吸虫病流行区的基本特征。

表 4-70　平湖市不同流行类型环境系统抽样螺情统计指标

流行类型	活螺密度/(只·0.1m^{-2})				有螺框出现率/%			
	算术均数	最大值	最小值	中位数	算术均数	最大值	最小值	中位数
水网型	0.000 2	0.366 6	0	0	0.001 0	1.446 9	0	0
山丘型	0	0	0	0	0	0	0	0
合计	0.000 2	0.366 6	0	0	0.001 0	1.446 9	0	0

表 4-71　平湖市不同植被类型环境系统抽样螺情统计指标

植被类别	活螺密度/(只·0.1m⁻²)				有螺框出现率/%			
	算术均数	最大值	最小值	中位数	算术均数	最大值	最小值	中位数
杂草	0.000 2	0.366 6	0	0	0.001 1	1.446 9	0	0
芦苇	0	0	0	0	0	0	0	0
树林	0	0	0	0	0	0	0	0
水稻	0	0	0	0	0	0	0	0
旱地作物	0	0	0	0	0	0	0	0
其他	0	0	0	0	0	0	0	0
合计	0.000 2	0.366 6	0	0	0.001 0	1.446 9	0	0

表 4-72　平湖市不同环境类型系统抽样螺情统计指标

环境类型	活螺密度/(只·0.1m⁻²)				有螺框出现率/%			
	算术均数	最大值	最小值	中位数	算术均数	最大值	最小值	中位数
沟渠	0	0	0	0	0	0	0	0
塘堰	0	0	0	0	0	0	0	0
水田	0	0	0	0	0	0	0	0
旱地	0	0	0	0	0	0	0	0
滩地	0	0	0	0	0	0	0	0
其他	0.000 2	0.366 6	0	0	0.001 0	1.446 9	0	0
合计	0.000 2	0.366 6	0	0	0.001 0	1.446 9	0	0

　　钉螺分布调查中累计发现残存螺点 3 处,位于平湖市广陈镇三红村和前港村。三红村与前港村毗邻,流经的前港东河(流经新埭镇石桥村,广陈镇高新村、前港村、三红村)与上海塘连接,曾于 2010 年查到约 10 000m² 有螺面积。该河道为通潮河,潮涨潮落,河岸边杂草芦苇荆芥丛生,非常适合钉螺孳生;河岸边及河道内有水生植物和垃圾等漂浮物流动,有可能导致钉螺迁移和扩散;河道环境较复杂,水系相通,难免存在漏查和查漏现象。2014 年发现 2 个残存螺点,钉螺面积 250m²,螺点分别位于广陈镇三红村前港东河大落汇桥东桥堍,有螺环境为河岸边的芦苇滩,面积 100m²,捕获钉螺 40 只;三红村东潘栅港(前港东河支流)北岸一处低田,面积 150m²,捕获钉螺 1 000 只。2016 年查到 1 个残存螺点,钉螺面积 100m²,捕获钉螺 25只,螺点位于广陈镇前港村前港集镇南郭家塘南岸。郭家塘为前港东河的一级支流,有螺环境为河岸边的芦苇滩。所有钉螺采用压碎镜检法检测,经解剖观察均为活螺,未发现感染性钉螺。发现的有螺环境类型为河道,螺点植被类型均为杂草,螺点所处河道水系均与前港东河相通,螺点表现为有螺面积小、密度低、散在分布的特点。由于河道为通潮河,潮涨潮落,灭螺效果不易巩固,给查灭螺工作带来了较大困难。今后平湖市将加强对钉螺孳生环境的螺情监测,减少漏查和查漏情况;发现残存螺点后,及时在有螺环境设立警示标志,并对螺点周围群众做好宣传教育工作,避免人为造成钉螺扩散。该河水系与上海金山相连,环境复杂,因此应继续坚持开展毗邻地区联防联控查螺活动,提高查灭螺工作质量。

　　目前平湖市现有 Ⅱ 类钉螺孳生环境 2 064 处,累计环境面积 19.38km²,环境类型多为河道;Ⅲ 类钉螺孳生环境 275 处,累计环境面积 3.74km²,环境类型为河道两岸的部分硬化;Ⅳ 类钉螺孳生环境 286 处,累计环境面积 4.62km²,其中部分河浜已填埋变成旱地或用于建造厂房,大部分为河道两岸的全部硬化处理,减少了钉螺孳生的环境。调查的 3 001 处环境中,植被为杂草的有 2 596 处,芦苇 22 处,树林 16 处,水稻 4 处,旱地作物 44 处;其余 319 处环境大多为石驳岸,少部分演变为厂房用地。86.50% 的钉螺孳生环境植被为杂草,水网地区水源充足,气候湿润温和,为钉螺的生存、繁殖提供了优越的条件。近年来,平湖市五水共治政府工程取得显著成效,生态环境的进一步的改善,加上“美丽乡村”建设,河岸绿化、青山绿水、生态养殖等活动使得环境更有利于钉螺生长和繁殖,也为查螺灭螺工作带来一定的困难。

本次通过对平湖市钉螺孳生环境的历史数据的收集和梳理,结合现场调查情况,运用现代信息技术,将辖区内每处环境的变迁情况、分布特点等信息建立数据库,利用数据连接,对所有钉螺孳生环境进行查询、更新和核实,有利于掌握钉螺孳生环境的动态变化,为今后巩固血防成果和科学防治血吸虫病打下坚实的基础。

(感谢平湖市各镇、街道血防管理人员为本次调查所付出的辛勤努力!)

马青青 郭林杰 蒋雪峰 陆晓娟
平湖市疾病预防控制中心

第八节 桐乡市血吸虫病螺情调查报告

嘉兴市桐乡市位于浙江省北部,杭嘉湖平原腹地。西北靠近太湖,与湖州市吴兴区接壤,北及江苏省桃源镇,东北交嘉兴市秀洲区,南临海宁市,西连湖州市德清县,西南与杭州市余杭区交界,全市总面积约723km²。

桐乡市原是典型的水网型血吸虫病重度流行区,历史累计有螺面积 27 441 161m²、钉螺最高密度达 363 只/0.1m²,钉螺阳性率最高达 8.13%。历史累计血吸虫病病人 18 万余人,其中晚期血吸虫病病人 5 078 人。据《浙江省桐乡县血吸虫病流行情况和防治工作资料汇编(1949—1979)》记载,桐乡市第一个血吸虫病确诊病例见于 1924 年。最早记载桐乡市为血吸虫病流行区的是 1924 年出版的美国寄生虫病学教授福斯特(E.C.Faust)著《血吸虫病的研究》一书,明确标出桐乡(TunghSiang)和石门(Shin Man)两地为阳性区域。我国寄生虫病学者陈方之等于 1928 年曾来桐乡市崇德、石门、桐乡、炉头、亭子镇等地调查,发现感染性钉螺,其自然感染率为 3%~5%。1952 年 9 月和 1953 年 6 月,桐乡市先后在原桐乡、崇德两地正式成立血吸虫病防治站。经过几十年的努力,桐乡市在 1993 年达到血吸虫病传播阻断标准,1994 年进入血吸虫病巩固监测阶段。

一、调查与质控

为进一步掌握钉螺孳生环境变迁和钉螺分布情况,2016 年 8 月起根据《浙江省卫计委关于开展浙江省钉螺调查工作的通知》和《浙江省血防中心关于下发〈浙江省钉螺调查实施细则〉的通知》(浙血防[2016]8 号)的要求,桐乡市结合实际情况开展钉螺调查工作,由市疾控中心负责指导和落实推进,各镇(街道)社区卫生服务中心负责责任区域内的调查。

市疾控中心首先组织血防专管员开展工作培训,指导各地对历史资料进行整理登记。培训完成后,濮院镇作为试点镇,在桐乡市疾控中心指导下,先期开展调查工作,走访老地病人员、查阅资料、现场调查。到 2016 年年底该镇红旗漾村、永越村、永乐村 3 个村基本完成试点调查工作,为全市全面推进工作奠定了扎实的基础和参考经验。2017 年桐乡市钉螺调查工作整体推进培训工作会议上,濮院镇做了钉螺调查工作"试点经验"交流报告,分享了工作体会,同时也提高了全市各镇(街道)工作的积极性。随着试点工作的成功开展,桐乡市全面推开本项工作,市疾控中心分成 3 个工作小组,包干到人,下基层一线指导调查,并建立了"钉螺调查线上讨论群",线上线下无障碍即时沟通交流,各地完成一个村调查提交一个村资料,疾控中心及时审核一个村的资料,对存在的共性问题在工作群里进行反馈,既督促各地工作进度,又指出普遍性问题,以便少走弯路,不犯同样错误,提高工作质量。至 2017 年 6 月底,桐乡市顺利完成梧桐街道、凤鸣街道、龙翔街道、崇福镇、濮院镇、乌镇、高桥镇、洲泉镇、石门镇、屠甸镇、河山镇、大麻镇等 12 个镇(街道)153 个流行村的调查工作,全面评估、摸清和掌握了全市的螺情。

二、结果和讨论

(一)钉螺孳生环境调查

1. 历史钉螺孳生概况 桐乡市为水网型血吸虫病流行区,12 个乡镇(街道)153 个行政村共调查钉螺孳生环境 4 980 处,累计环境面积 34 684 232m²;历史累计有螺面积 27 441 161m²;首次发现钉螺和感染性钉螺均为 1951 年,最近一次查到钉螺为 2003 年,最后一次发现感染性钉螺为 1985 年。详见表 4-73。

表 4-73 桐乡市钉螺孳生环境调查基本情况

流行类型	环境处数/处	累计环境面积/m²	历史累计有螺面积/m²	首次发现钉螺年份	最近一次查到钉螺年份	首次发现感染性钉螺年份	最近一次查到感染性钉螺年份
水网型	4 980	34 684 232	27 441 161	1951	2003	1951	1985
山丘型	0	0	0	—	—	—	—
合计	4 980	34 684 232	27 441 161	1951	2003	1951	1985

2. 钉螺孳生环境演变情况 桐乡市在 2003 年最后一次查到钉螺后,至项目结束,未发现螺点,无有螺环境(即Ⅰ类环境)。Ⅱ类环境共 4 处,累计环境面积和历史累计有螺面积均为 12 000m²。其中塘堰、滩地环境分别为 3 处和 1 处,累计环境面积分别为 10 550m² 和 1 450m²,历史累计有螺面积分别为 10 550m² 和 1 450m²。首次发现钉螺在 1970 年,末次查到钉螺在 1974 年。详见表 4-74。

表 4-74 桐乡市Ⅱ类钉螺孳生环境演变类型基本情况

历史环境		现在环境处数/处						累计环境面积/m²	历史累计有螺面积/m²	首次发现钉螺年份	最近一次查到钉螺年份	首次发现感染性钉螺年份	最近一次查到感染性钉螺年份
环境类型	环境处数/处	沟渠	塘堰	水田	旱地	滩地	其他						
沟渠	0	0	0	0	0	0	0	0	0	—	—	—	—
塘堰	3	0	3	0	0	0	0	10 550	10 550	1970	1974	1970	1974
水田	0	0	0	0	0	0	0	0	0	—	—	—	—
旱地	0	0	0	0	0	0	0	0	0	—	—	—	—
滩地	1	0	0	0	0	1	0	1 450	1 450	1970	1974	1970	1974
其他	0	0	0	0	0	0	0	0	0	—	—	—	—
合计	4	0	3	0	0	1	0	12 000	12 000	1970	1974	1970	1974

Ⅲ类环境 3 944 处,环境面积 16 253 179m²,历史有螺面积 14 003 190m²,历史环境以塘堰和沟渠为主,分别占 46.58%(1 837 处/3 944 处)和 33.42%(1 318 处/3 944 处),现有环境与历史环境比较变化不大。累计环境面积和历史累计有螺面积均以水田为主,分别占 70.44%(11 448 592m²/16 253 179m²)和 74.61%(10 447 411m²/14 003 190m²)。详见表 4-75。

表 4-75 桐乡市Ⅲ类钉螺孳生环境演变类型基本情况

历史环境		现在环境处数/处						累计环境面积/m²	历史累计有螺面积/m²	首次发现钉螺年份	最近一次查到钉螺年份	首次发现感染性钉螺年份	最近一次查到感染性钉螺年份
环境类型	环境处数/处	沟渠	塘堰	水田	旱地	滩地	其他						
沟渠	1 318	1 312	0	3	0	0	3	1 582 824	1 176 971	1951	2003	1951	1985
塘堰	1 837	2	1 825	4	0	0	6	3 176 134	2 354 309	1951	2003	1951	1985
水田	595	0	11	555	1	4	24	11 448 592	10 447 411	1952	2003	1952	1985
旱地	4	1	1	0	2	0	0	9 510	5 425	1953	1980	1976	1980
滩地	152	0	0	0	1	150	1	24 825	10 300	1953	2003	1953	1979
其他	38	0	0	0	0	0	38	11 294	8 774	1953	2003	1953	1985
合计	3 944	1 315	1 837	562	4	154	72	16 253 179	14 003 190	1951	2003	1951	1985

Ⅳ类环境共 916 处,以水田、塘堰和沟渠为主,分别占 54.15%(496 处/916 处)、23.34%(223 处/916 处)和 19.87%(182 处/916 处)。Ⅳ类环境累计面积和历史有螺面积分别为 18 268 075m² 和 13 425 971m²,均以水田为主,比例分别为 96.05% 和 95.72%。首次于 1951 年在水田环境中发现钉螺,末次于 1988 年在水田和其他环境中查到钉螺。详见表 4-76。

表 4-76 桐乡市Ⅳ类钉螺孳生环境演变类型基本情况

历史环境		现在环境处数/处						累计环境面积/m²	历史累计有螺面积/m²	首次发现钉螺年份	最近一次查到钉螺年份	首次发现感染性钉螺年份	最近一次查到感染性钉螺年份
环境类型	环境处数/处	沟渠	塘堰	水田	旱地	滩地	其他						
沟渠	182	78	0	0	23	0	81	441 175	326 912	1956	1985	1956	1985
塘堰	223	0	120	0	10	0	93	213 193	189 803	1956	1985	1956	1985
水田	496	0	1	31	178	0	286	17 546 427	12 851 186	1951	1988	1951	1985
旱地	1	0	0	1	0	0	0	3 000	1 520	1976	1980	1976	1980
滩地	4	0	0	0	0	3	1	8 600	5 070	1956	1979	1956	1979
其他	10	0	0	0	0	0	10	55 680	51 480	1953	1988	1953	1975
合计	916	78	121	32	211	3	471	18 268 075	13 425 971	1951	1988	1951	1985

Ⅴ类环境主要分布在市西南部,以洲泉镇、高桥镇为主,共有 116 处,其中洲泉镇 47 处,高桥镇 46 处,崇福镇 18 处,大麻镇 5 处,类型以塘堰为主。

(二)钉螺分布调查

1. 调查概况　桐乡市对 12 个镇(街道)153 个流行村共 4 980 处历史有螺环境和可疑环境进行调查,共计面积 32 399 997m²,没有查到钉螺。4 980 处环境中,植物类型为杂草的有 3 756 处,占 75.61%;生长其他植被和杂草的环境面积分别占 44.60% 和 33.91%。环境类型以其他环境和水田为主,见表 4-77~表 4-79。

表 4-77 桐乡市不同流行类型环境螺情现况调查基本情况

流行类型	调查环境处数/处	有螺环境处数/处	感染性有螺环境处数/处	环境面积/m²	现有螺面积/m²	感染性钉螺面积/m²
水网型	4 980	0	0	32 399 997	0	0
山丘型	0	0	0	0	0	0
合计	4 980	0	0	32 399 997	0	0

表 4-78 桐乡市不同植被类型环境螺情现况调查基本情况

植被类别	调查环境处数/处	调查环境处数百分比/%	有螺环境处数/处	环境面积/m²	环境面积百分比/%	现有钉螺面积/m²
杂草	3 765	75.61	0	10 987 777	33.91	0
芦苇	80	1.61	0	135 890	0.42	0
树林	112	2.25	0	677 980	2.09	0
水稻	292	5.86	0	4 896 889	15.11	0
旱地作物	186	3.73	0	1 252 570	3.87	0
其他	545	10.94	0	14 448 891	44.60	0
合计	4 980	100	0	32 399 997	100	0

表 4-79　桐乡市不同环境类型螺情现况调查基本情况

环境类型	调查环境 处数/处	调查环境处数 百分比/%	有螺环境处数/处	环境面积/m²	调查环境 百分比/%	现有钉螺面积/m²
沟渠	1 435	28.82	0	1 717 644	5.30	0
塘堰	2 021	40.58	0	3 272 929	10.10	0
水田	601	12.07	0	11 322 726	34.95	0
旱地	215	4.32	0	1 900 449	5.86	0
滩地	159	3.19	0	28 120	0.09	0
其他	549	11.02	0	14 158 129	43.70	0
合计	4 980	100.00	0	32 399 997	100.00	0

2. 现场调查结果　本次钉螺调查对历史有螺和可疑钉螺孳生环境,系统抽样调查机械框 5 458 519 框,环境抽查调查环境框 10 659 083 框,均未发现钉螺。调查的植被类型以杂草和其他植被为主,调查的环境类型以水田和其他环境类型为主。现场调查结果见表 4-80~ 表 4-82。

表 4-80　桐乡市不同流行类型环境钉螺调查结果

流行类型	系统抽样						环境抽查					
	调查 框数/ 框	活螺 框数/ 框	捕获 螺数/ 只	活螺 数/只	感染性 钉螺 框数/框	感染 螺数/ 只	调查 框数/ 框	活螺 框数/ 框	捕获 螺数/ 只	活螺 数/只	感染性 钉螺 框数/框	感染 螺数/ 只
水网型	5 458 519	0	0	0	0	0	10 659 083	0	0	0	0	0
山丘型	0	0	0	0	0	0	0	0	0	0	0	0
合计	5 458 519	0	0	0	0	0	10 659 083	0	0	0	0	0

表 4-81　桐乡市不同植被类型环境钉螺调查结果

植被类别	系统抽样						环境抽查					
	调查 框数/ 框	活螺 框数/ 框	捕获 螺数/ 只	活螺 数/只	感染性 钉螺 框数/框	感染 螺数/ 只	调查 框数/ 框	活螺 框数/ 框	捕获 螺数/ 只	活螺 数/只	感染性 钉螺 框数/框	感染 螺数/ 只
杂草	2 235 086	0	0	0	0	0	4 258 345	0	0	0	0	0
芦苇	27 257	0	0	0	0	0	54 354	0	0	0	0	0
树林	135 708	0	0	0	0	0	271 192	0	0	0	0	0
水稻	979 387	0	0	0	0	0	1 913 670	0	0	0	0	0
旱地作物	244 160	0	0	0	0	0	489 352	0	0	0	0	0
其他	1 836 921	0	0	0	0	0	3 672 170	0	0	0	0	0
合计	5 458 519	0	0	0	0	0	10 659 083	0	0	0	0	0

表 4-82　桐乡市不同环境类型钉螺调查结果

环境类型	系统抽样						环境抽查					
	调查 框数/ 框	活螺 框数/ 框	捕获 螺数/ 只	活螺 数/只	感染性 钉螺 框数/框	感染 螺数/ 只	调查 框数/ 框	活螺 框数/ 框	捕获 螺数/ 只	活螺 数/只	感染性 钉螺 框数/框	感染 螺数/ 只
沟渠	348 151	0	0	0	0	0	657 619	0	0	0	0	0
塘堰	676 721	0	0	0	0	0	1 272 991	0	0	0	0	0
水田	2 277 909	0	0	0	0	0	4 426 987	0	0	0	0	0

续表

环境类型	系统抽样						环境抽查					
	调查框数/框	活螺框数/框	捕获螺数/只	活螺数/只	感染性钉螺框数/框	感染螺数/只	调查框数/框	活螺框数/框	捕获螺数/只	活螺数/只	感染性钉螺框数/框	感染螺数/只
旱地	373 873	0	0	0	0	0	748 280	0	0	0	0	0
滩地	4 621	0	0	0	0	0	8 778	0	0	0	0	0
其他	1 777 244	0	0	0	0	0	3 544 428	0	0	0	0	0
合计	5 458 519	0	0	0	0	0	10 659 083	0	0	0	0	0

桐乡市对辖区内 12 个历史有螺镇(街道)153 个历史流行村 4 980 处环境进行了钉螺调查,结果没有发现钉螺。桐乡市目前钉螺环境以Ⅲ类和Ⅳ类环境为主。钉螺孳生环境的植被类型以杂草、其他为主,兼有水稻、树林、芦苇等植被。由于城郊拆迁、农村耕作方式转变和兴修水利工程等因素,较多以往钉螺孳生环境被人为改变,部分彻底改变,湿地得到硬化。部分改变的环境类型相互之间不断融合、过渡、演化,使钉螺孳生环境变得更复杂。通过填土建造房子或开发,彻底改变的环境已失去钉螺孳生条件,特别是近几年,全市的应查面积在减少。但同时,桐市近几年新开发了多个大型湿地公园等项目,面积大、环境复杂,且苗木大量移植等存在钉螺输入风险,给血防工作带来严峻挑战。环境类型不断变化,图、账、册等历史资料需要在轮查中更新调整。通过本次钉螺调查,逐步实现图、账、册电子化,为现场工作提供了更规范便捷的工具。

桐乡市原有 36 个乡(镇)、273 个村流行血吸虫病,历史累计钉螺面积 27.44km²,病人 183 376 例,曾是全省血吸虫病重度流行县之一。桐乡市在 1993 年达到血吸虫病传播阻断标准,1994 年进入巩固监测阶段。2003 年,桐乡市在濮院镇与秀洲洪合镇毗邻地段查到钉螺。该螺点北与嘉兴市劳改农场田地接壤,东与嘉兴劳改农场以分水港河(河面宽 8~10m)相隔,螺点中心地段位于该村民小组田块沟渠,最高密度为 38 只/0.1m² 钉螺,总有螺面积 7 164m²,其中桐乡市境内 3 932m²(沟渠有螺面积 312m²,田块有螺面积 3 500m²,沿边沟有螺面积 120m²),于当年采取了土埋、药物、拆造等综合措施,灭螺面积 9 770m²,螺情得到控制。近年来,濮院镇红旗漾村作为国家级监测点,每年组织春季查螺,均未有钉螺复现。

2019 年 4 月,濮院镇在 5 年轮查的新濮村发现钉螺,有螺面积 410m²,主要分布在东西横向水沟右侧的全段 90m 和相邻部分麦田、南北纵向水沟 70m 内,其他相邻沟渠未发现钉螺,其中沟渠查螺 490m²,查到有螺面积 160m²;麦田查螺 13 320m²,查到有螺面积 250m²;最高活螺密度为 30 只/0.1m²,现场共采集钉螺 2 500 只,活螺率 100%,经解剖未发现阳性钉螺。濮院镇新濮村历史累计有螺面积 1.26km²,末次灭螺时间 1988 年,最近一次轮查年份是 2014 年,当年未发现钉螺。该区域曾在 31 年前开展过灭螺,初步判定该螺点为残存螺点。查到钉螺后,在当地政府的组织下,用灭螺胺进行 3 次喷洒,灭螺面积 1 790m²,随后该区域进行了推土整改,平整覆土 40cm 以上,彻底改变了环境类型。对本地、外来流动人员开展血清学监测,检测 186 人,发现血清学阳性 1 人,粪检阴性,进行了扩大化治疗。

桐乡市钉螺孳生环境多样,调查期间虽未发现钉螺,但在后续监测工作中发现了残存螺点,且流动人口逐年增加,存在着血吸虫病重新传播流行的风险。因此,桐乡市将一如既往地按照全省血吸虫病监测方案,结合实际情况,继续加强血吸虫病监测工作,提高血防重要性认识,巩固血防成果。

祝水清　许皓　王国华　张红芳　钱华
桐乡市疾病预防控制中心

第五章　湖州市血吸虫病螺情调查报告

第一节　全市血吸虫病螺情调查报告

湖州市地处浙江省北部,东邻嘉兴,南接杭州,西依天目山,北濒太湖,与无锡、苏州隔湖相望,是环太湖地区因湖而得名的城市,紧邻江苏、安徽两省,现辖德清、长兴、安吉三县和吴兴、南浔两区。东部为水乡平原,西部以山地、丘陵为主,俗称"五山一水四分田"。域内 5 820.13km²,主要河流有西苕溪、东苕溪、頔塘、双林塘、泗安塘等;平原河网湖荡密布,山区建有山塘水库。全市年平均气温 12.2~17.3℃,年降水量761~1 780mm。

血吸虫病是严重危害人民身体健康、阻碍社会经济发展的重大传染病之一。湖州市所辖的吴兴区、南浔区、德清县、长兴县和安吉县等 5 个县(区)曾流行血吸虫病。流行区人口 80 万余人,历史病人 78 902人(其中晚期病人 1 121 人),累计历史有螺面积 53 483 280m²。经过几十年的综合防治,湖州市 1987 年达到血吸虫病传播控制标准,1995 年达到传播阻断标准,1996 年转入巩固监测阶段,2016 年达到血吸虫病消除目标,之后继续保持"无急性病人、无新感染病人(畜)和无感染性钉螺"的"三无"局面,血防成果显著。

一、调查与质控

为进一步掌握全市钉螺分布情况,为制订血吸虫病防治策略提供科学依据,根据《浙江省卫计委关于开展浙江省钉螺调查工作的通知》和《浙江省血防中心关于下发〈浙江省钉螺调查实施细则〉的通知》(浙血防〔2016〕8 号)精神,湖州市各县(区)开展了钉螺调查工作,对历史有螺环境、现有钉螺环境和可疑钉螺孳生环境进行系统梳理和回顾性调查,并进行螺情现况调查。

市、县(区)疾控中心指派专人参加省血吸虫病防治中心组织的钉螺调查相关专项培训。市疾控中心分别举办了全市钉螺调查培训班和全市血防查灭螺技术师资培训班,对各县(区)疾控中心和乡镇血防骨干人员培训 94 人次。各县(区)对各乡镇血防工作人员、信息技术人员、分管院长等进行钉螺调查专项培训和动员,所有调查人员必须经过培训,经测试合格后方可参与钉螺调查工作。市卫计局组织市疾控中心专业人员对全市钉螺调查工作进行检查,市疾控中心还对安吉县钉螺调查培训进行现场指导,对南浔区和德清县疾控中心血防人员进行"一对一"指导。各县区疾控中心组织人员不定期对辖区各乡镇进行检查和督导,及时解决调查中发现的问题。

二、结果和讨论

(一)钉螺孳生环境调查

1. 历史钉螺孳生概况　湖州市历史钉螺分布于 5 个县(区),45 个乡镇(街道),422 个行政村,历史累计钉螺面积为 53 483 280m²。流行区分水网型和山丘型。山丘型历史累计钉螺面积 51 589 372m²,占 96.46%;水网型历史累计钉螺面积 1 893 908m²,占 3.54%。南浔区仅有水网型流行区,历史累计有螺面积 266 720m²,占全市历史累计有螺面积 0.50%。安吉县仅有山丘型流行区,历史累计有螺面积25 255 260m²,占全市历史累计有螺面积 47.22%。水网型和山丘型混合的县区包括:吴兴区,历史累计有螺面积 1 867 130m²,占全市历史累计有螺面积 3.49%;德清县,历史累计有螺面积 6 727 510m²,占全市历史累计有螺面积 12.58%;长兴县,历史累计有螺面积 19 366 660m²,占全市历史累计有螺面积 36.21%。历史钉螺孳生环境 5 773 处,最多为安吉县 3 182 处,其次为长兴县 1 560 处。全市首次发现钉螺和感染性钉螺年份分别为 1950 年(长兴县)和 1958 年(德清县),最近一次发现感染性钉螺的年份为 1974 年(安吉县)。

2. 钉螺孳生环境演变情况 5 773 处历史钉螺孳生环境中,历史环境类型分别为沟渠 1 593 处、塘堰 1 060 处、水田 1 862 处、旱地 833 处、滩地 213 处、其他 212 处。经过长时间环境演变,现环境类型为沟渠 1 005 处、塘堰 764 处、水田 434 处、旱地 1 906 处、滩地 86 处、其他 1 578 处。

按环境演变情况分,现有钉螺环境(Ⅰ类环境)92 处,占 1.59%;历史环境类型以沟渠为主,依次为沟渠 44 处、水田 29 处、旱地 18 处和滩地 1 处;现环境类型以沟渠、旱地为主,依次为沟渠 39 处、旱地 36 处、水田 9 处和滩地 8 处。

环境未改变的环境(Ⅱ类环境)1 221 处,占 21.15%,历史环境类型以沟渠为主,依次为沟渠 432 处、塘堰 351 处、水田 300 处、旱地 70 处、滩地 35 处和其他 33 处;现环境类型以沟渠、塘堰和水田为主,依次为沟渠 418 处、塘堰 358 处、水田 214 处、旱地 148 处、滩地 29 处和其他 54 处。环境部分改变(Ⅲ类环境)2 903 处,占 50.29%,历史环境类型以水田为主,依次为水田 963 处、沟渠 712 处、旱地 507 处、塘堰 485 处、滩地 121 处和其他 115 处;现环境类型以旱地、沟渠和塘堰为主,依次为旱地 1 439 处、沟渠 526 处、塘堰 396 处、其他 297 处、水田 204 处、滩地 41 处。Ⅰ类、Ⅱ类和Ⅲ类历史环境中的水田环境均大范围进行了水改旱,成为旱地环境。环境彻底改变(Ⅳ类环境)1 557 处,占 26.97%。历史环境类型以水田为主主,依次为水田 570 处、沟渠 405 处、旱地 238 处、塘堰 224 处、其他 64 处和滩地 56 处;现环境类型以其他和旱地类型为主,依次为其他 1 227 处、旱地 283 处、沟渠 22 处、塘堰 10 处、滩地 8 处和水田 7 处。历史有螺环境基本上改造为钉螺无法孳生的房屋、道路等环境。调查显示,在历史钉螺孳生环境演变过程中,环境彻底改变的仅占总数的 26.97%。因此,适宜钉螺孳生的环境大部分依然存在,多分布在未开发利用的地区,具有范围广、面积大、环境复杂、分散等特点,一旦有外来钉螺引入或钉螺从毗邻环境扩散而来,就会重新形成钉螺孳生地。这是各县区做好钉螺监测的重点环境。

(二)钉螺分布调查

2016—2017 年,湖州市在 5 个血吸虫病流行县(区)开展了钉螺现况调查,涉及 45 个乡镇 423 个行政村(包括 1 个非历史有螺村)的 5 773 处环境,调查环境面积共 61 356 878m²。现有钉螺主要分布于长兴县、安吉县和德清县 3 个县。全市共发现有螺环境 92 处,分布于 3 个流行县的 10 个乡镇(街道)27 个村,有螺面积为 116 790m²,均为山丘型环境。其中,有螺环境数最多的为长兴县 61 处(占 66.30%),其次为安吉县 20 处(占 21.74%),德清县 11 处(占 11.96%);现有螺面积最多的是长兴县 98 300m²(占 84.17%),其次为安吉县 12 410m²(占 10.63%),德清县 6 080m²(占 5.20%)。

在 92 处有螺环境中,按不同植被类型分布:杂草 51 处(占 55.43%),有螺面积 78 365m²(占 67.10%);树林 21 处(占 22.82%),有螺面积 22 375m²(占 19.16%);旱地作物 8 处(占 8.70%),有螺面积 7 710m²(占 6.60%);其他(小苗木)8 处(占 8.70%),有螺面积 2 340m²(占 2.00%);芦苇 3 处(占 3.26%),有螺面积 4 500m²(占 3.85%);水稻 1 处(占 1.09%),有螺面积 1 500m²(占 1.29%)。按不同环境类型钉螺分布:沟渠 39 处(占 42.39%),有螺面积 53 280m²(占 45.62%);旱地 36 处(占 39.13%),有螺面积 46 100m²(占 39.47%);水田 9 处(占 9.78%),有螺面积 10 560m²(占 9.04%);滩地 8 处(占 8.70%),有螺面积 6 850m²(占 5.87%)。

全市采用系统抽样结合环境抽查进行钉螺调查。系统抽样共查螺 157 066 框,发现活螺框 1 622 框,查获活螺 4 387 只,活螺平均密度为 0.027 9 只/0.1m²,平均活螺框出现率为 1.032 7%;环境抽查 984 267 框,发现活螺框 1 693 框,查获活螺 5 216 只。按不同植被类型系统抽样螺情分析,活螺平均密度最高为芦苇 0.336 7 只/0.1m²,其次为其他(苗木)0.143 4 只/0.1m²,平均活螺框出现率最高为芦苇 29.333 3%,其再次为其他(苗木)3.600 5%。按不同环境类型,活螺平均密度最高为沟渠 0.201 3 只/0.1m²,其次为滩地 0.069 4 只/0.1m²;平均活螺框出现率最高为沟渠 6.444 7%,其次为滩地 3.207 5%。全市未发现血吸虫感染性钉螺。

综上分析可以看出,湖州市主要的有螺环境类型是沟渠和田地,环境内土地抛荒、沟渠废弃、苗木种植导致杂草丛生,极易引起钉螺孳生和蔓延,特别是苗木地环境树荫环绕,土地长期不翻耕,形成钉螺孳生的良好环境,有螺环境钉螺密度较高。长兴和德清县部分有螺环境分布在水库上游的滩地,由于饮用水源保护等原因,药物灭螺手段受到严格限制,有螺环境压缩较困难,且钉螺易随水系扩散。这些是湖州市螺情防控的重点和难点,应尽可能多部门合作争取项目,进行环境改造灭螺。

本次全市钉螺调查显示,湖州市未发现血吸虫感染性钉螺,血防成果巩固,继续"维持血吸虫病消除状态",但大多数历史流行乡镇达到消除血吸虫病状态多年,存在对血吸虫病防治的松懈麻痹思想,建议进一步提高各级政府对血吸虫病防治工作长期性和艰巨性的认识,加强血吸虫病监测工作,巩固全市血吸虫病消除成果。全市历史钉螺孳生环境依然大量存在,残存钉螺复现的风险极高。本次调查建立了全市钉螺分布数据库,使我们全面掌握了全市钉螺分布状况及钉螺孳生环境的治理重点,下一步将继续采取"以查灭残存钉螺和防控外来传染源为主的综合性巩固策略",提高查螺工作质量,避免漏查和查漏,尤其是加强对Ⅰ类、Ⅱ类和Ⅲ类重点环境的查螺工作,做到及时掌握钉螺分布、变化情况,并结合实际制订科学合理的灭螺方案,最大限度地降低钉螺密度,减少钉螺扩散,结合环境改造等措施压缩钉螺面积。调查中也发现,部分新入职血防专管员鉴别及查灭螺能力有所欠缺,下一步将结合学习《血吸虫病防治条例》《血吸虫病消除工作规范》和各相关技术方案等,做到职责明确,专业技术过硬,加强对基层血防专业人员查灭螺技术、医疗机构临床医生血吸虫病诊断、检验人员检测能力的培训,规范开展各项血吸虫病防治工作。

沈建勇　付云　李军伟

湖州市疾病预防控制中心

第二节　吴兴区血吸虫病螺情调查报告

"江表大郡,吴兴为首",吴兴区位于浙江省北部杭嘉湖平原,是湖州市中心城市所在地,先后获得联合国人居中心授予的最佳人居城市,以及国家卫生城市、国家园林城市等荣誉称号。吴兴区总面积871.90km²,户籍人口68万。其境内的老虎潭水库位于东苕溪支流埭溪上,功能以防洪为主,结合供水,兼顾灌溉等综合利用,供水范围覆盖吴兴区和南浔区大部,已成为湖州百万市民名副其实的"大水缸"。

吴兴区属山丘型轻度血吸虫病流行区,血防工作始于1952年的调查摸底和试点,经历了全面防治阶段(1956—1977年)、基本消灭阶段(1978—1979年)、消灭达标阶段(1980—1985年)。在区委、区政府高度重视下,水利、农业、林业、财政、国土资源等部门密切配合,依靠各级专业机构和广大群众,血防工作取得了显著成绩。全区1972年达到血吸虫病传播控制标准,1984年达到血吸虫病传播阻断标准,2016年通过血吸虫病消除复核,至今保持无本地急性血吸虫病感染病人、新感染病人(畜)和感染性钉螺。

一、调查与质控

为进一步掌握全区钉螺分布情况,为制订血吸虫病防治策略提供科学依据,根据《浙江省卫计委关于开展浙江省钉螺调查工作的通知》和《浙江省血防中心关于下发〈浙江省钉螺调查实施细则〉的通知》(浙血防[2016]8号)的要求,吴兴区于2016—2017年在9个乡镇(街道)的10家社区服务中心管辖范围内,对67个历史血吸虫病流行村开展钉螺调查。由于全区自2008年开始未查到过钉螺,所以本次共调查历史有螺环境457处。

为进一步做好全区钉螺调查工作,保证工作质量,区疾控中心多次积极参加全省钉螺调查技术培训和技能强化。2016年9月27日,区疾控中心组织举办"全区钉螺调查技术培训班",各社区卫生服务中心(卫生院)血吸虫病防治工作分管领导、公卫科长及具体业务人员共28人参加。培训分理论培训和电子查螺图账实践技能操作两个环节。在理论培训环节,区疾控中心对全省钉螺调查实施细则、绘制钉螺分布电子地图、GPS及其使用技术、钉螺调查要求与表格填写说明、钉螺调查数据库建立要求等方面进行详细解读。在现场操作环节,老师和学员们从钉螺环境地理信息采集到信息表填写以及规范制作、保存电子查螺图账等一一进行了操作,针对疑难问题进行了交流、探讨。此次培训为高质量做好全区钉螺调查工作提供了有力技术支撑。2017年3月28日,吴兴区组织各乡镇业务人员参加了湖州市疾控中心举办的湖州市血吸虫病钉螺调查技术培训班,对查灭螺技术、钉螺调查相关要求和技能进行了再巩固再提高,并解决了一些实际工作中碰到的问题。

为及时掌握全区各乡镇(街道)钉螺调查工作进度,督促各乡镇进一步完成阶段性工作任务,吴兴区疾控中心于2016年11月2日—12月12日对各有关单位进行了检查,针对存在的问题,及时提出整改,确保如期完成钉螺调查工作。各乡镇(街道)血防工作人员负责调查资料的收集,信息表的填报,环境条块照片的拍摄,并对历史螺点数据进行电子查螺图账的绘制,区疾控中心负责对调查数据进行审核和上报。

二、结果和讨论

(一)钉螺孳生环境调查

1. 历史钉螺孳生概况　吴兴区钉螺孳生环境主要分水网型和山丘型两种流行类型,历史累计有螺面积1 867 130m²,以山丘型环境为主,环境数和历史累计钉螺面积占全区的82.93%和91.04%。历史有螺村和环境数最多的为杨家埠镇,占29.85%和55.14%;历史累计钉螺面积最多的为埭溪镇,占47.24%,其次为杨家埠镇,占33.79%。首次发现钉螺年份为1954年,最后一次查到钉螺为2007年,在埭溪镇乔溪村方山十亩丘发现2个螺点,有螺面积450m²,位于老虎潭水库上游约2km处,有螺框出现率为36.11%,活螺密度为4.03只/0.1m²,经实验室检查未发现感染性钉螺。详见表5-1、表5-2。

表5-1　吴兴区钉螺孳生环境调查基本情况

流行类型	环境处数/处	累计环境面积/m²	历史累计有螺面积/m²	首次发现钉螺年份	最近一次查到钉螺年份	首次发现感染性钉螺年份	最近一次查到感染性钉螺年份
水网型	78	173 006	167 248	1954	1978	—	—
山丘型	379	1 831 999	1 699 882	1956	2007	—	—
合计	457	2 005 005	1 867 130	1954	2007	—	—

表5-2　吴兴区各流行乡镇钉螺孳生环境调查基本情况

乡镇(街道)	调查村数	流行村数构成比/%	环境处数/处	环境处数构成比/%	累计环境面积/m²	历史累计有螺面积/m²	历史累计有螺面积构成比/%	首次发现钉螺年份	最近一次查到钉螺年份
八里店镇	8	11.93	26	5.69	13 129	13 069	0.70	1956	1972
滨湖街道	7	10.45	47	10.28	92 750	76 544	4.10	1956	1979
埭溪镇	6	8.96	46	10.07	899 460	882 088	47.24	1956	2007
道场乡	6	8.96	13	2.84	51 902	50 764	2.72	1956	1973
妙西镇	6	8.96	18	3.94	187 151	94 046	5.04	1965	1966
环渚乡	9	13.43	42	9.19	48 027	47 972	2.57	1956	1979
月河街道	4	5.97	12	2.63	71 255	71 255	3.82	1954	1970
织里镇	1	1.49	1	0.22	5 000	440	0.02	1955	1965
杨家埠镇	20	29.85	252	55.14	636 331	630 952	33.79	1956	1978
合计	67	100	457	100	2 005 005	1 867 130	100	1954	2007

2. 钉螺孳生环境演变情况　全区自2008年开始未查到过钉螺,因此无Ⅰ类现有螺环境。457处历史有螺环境中,Ⅱ类环境有68处,历史累计有螺面积160 292m²,环境数和历史累计有螺面积分别占全区的14.88%和8.58%,各环境类型的演变情况基本变化不大,以沟渠及其相邻的田地为主;Ⅲ类环境211处,历史累计有螺面积为841 077m²,分别占全区的46.17%和45.05%,原先大部分水田和沟渠环境由于水改旱和土地大范围平整等原因,转变为旱地环境,2007年全区末次有螺环境为水田及其相邻的沟渠环境,虽进行了沟渠硬化、水改旱等环境改造,但整体上仍适宜钉螺孳生;Ⅳ类环境178处,历史有螺面积为

865 761m²,分别占全区的 38.95% 和 46.37%,大多数历史钉螺孳生环境变为不适宜钉螺孳生的房屋、道路等其他环境。详见表 5-3~ 表 5-5。

表 5-3　吴兴区Ⅱ类钉螺孳生环境演变类型基本情况

历史环境		现在环境处数/处						累计环境面积/m²	历史累计有螺面积/m²	首次发现钉螺年份	最近一次查到钉螺年份	首次发现感染性钉螺年份	最近一次查到感染性钉螺年份
环境类型	环境处数/处	沟渠	塘堰	水田	旱地	滩地	其他						
沟渠	39	34	0	0	3	0	2	66 480	64 630	1956	1979	—	—
塘堰	9	2	7	0	0	0	0	20 890	20 790	1956	1978	—	—
水田	6	0	0	6	0	0	0	38 245	38 245	1956	1978	—	—
旱地	4	0	0	0	4	0	0	6 710	5 310	1956	1978	—	—
滩地	4	1	0	0	0	2	1	17 150	17 150	1956	1978	—	—
其他	6	0	0	0	0	0	6	63 535	14 167	1957	1970	—	—
合计	68	37	7	6	7	2	9	213 010	160 292	1956	1979	—	—

表 5-4　吴兴区Ⅲ类钉螺孳生环境演变类型基本情况

历史环境		现在环境处数/处						累计环境面积/m²	历史累计有螺面积/m²	首次发现钉螺年份	最近一次查到钉螺年份	首次发现感染性钉螺年份	最近一次查到感染性钉螺年份
环境类型	环境处数/处	沟渠	塘堰	水田	旱地	滩地	其他						
沟渠	90	27	2	1	47	2	11	194 761	183 859	1955	2007	—	—
塘堰	21	4	2	0	7	0	8	76 357	74 458	1956	1978	—	—
水田	55	6	3	1	38	3	4	436 742	428 914	1956	2007	—	—
旱地	19	0	0	0	17	0	2	113 296	74 562	1956	1978	—	—
滩地	14	1	0	0	7	3	3	66 589	60 244	1956	1979	—	—
其他	12	0	0	0	0	0	12	19 520	19 040	1956	1972	—	—
合计	211	38	7	2	116	8	40	907 265	841 077	1955	2007	—	—

表 5-5　吴兴区Ⅳ类钉螺孳生环境演变类型基本情况

历史环境		现在环境处数/处						累计环境面积/m²	历史累计有螺面积/m²	首次发现钉螺年份	最近一次查到钉螺年份	首次发现感染性钉螺年份	最近一次查到感染性钉螺年份
环境类型	环境处数/处	沟渠	塘堰	水田	旱地	滩地	其他						
沟渠	88	1	0	0	5	0	82	99 361	99 096	1954	1979	—	—
塘堰	11	0	0	0	0	0	11	16 670	16 670	1954	1979	—	—
水田	17	0	0	0	2	0	15	588 296	581 259	1956	1979	—	—
旱地	38	0	0	0	4	0	34	103 405	95 275	1956	1979	—	—
滩地	21	0	0	0	7	0	14	23 477	19 940	1956	1979	—	—
其他	3	0	0	0	0	0	3	53 521	53 521	1954	1970	—	—
合计	178	1	0	0	18	0	159	884 730	865 761	1954	1979	—	—

(二)钉螺分布调查

1. 调查概况　吴兴区对血吸虫病历史流行的 9 个乡镇(街道)67 个行政村开展钉螺现况调查,共登记钉螺孳生环境 457 处,现孳生地环境面积为 2 003 717m²,未发现有螺环境。全区部分历史有螺环境已经彻底改造成为房屋、道路等其他环境,目前钉螺孳生地环境主要为旱地、沟渠和塘堰等,孳生地植被主要为杂草、旱地作物和树林。详见表5-6~ 表5-8。

表5-6　吴兴区不同流行类型环境螺情现况调查基本情况

流行类型	调查环境处数/处	有螺环境处数/处	感染性有螺环境处数/处	环境面积/m²	现有螺面积/m²	感染性钉螺面积/m²
水网型	78	0	0	171 868	0	0
山丘型	379	0	0	1 831 849	0	0
合计	457	0	0	2 003 717	0	0

表5-7　吴兴区不同植被类型环境螺情现况调查基本情况

植被类别	调查环境处数/处	有螺环境处数/处	感染性有螺环境处数/处	环境面积/m²	现有螺面积/m²	感染性钉螺面积/m²
杂草	172	0	0	1 039 491	0	0
芦苇	2	0	0	9 665	0	0
树林	16	0	0	124 322	0	0
水稻	4	0	0	3 569	0	0
旱地作物	57	0	0	277 995	0	0
其他	206	0	0	548 675	0	0
合计	457	0	0	2 003 717	0	0

表5-8　吴兴区不同环境类型螺情现况调查基本情况

环境类型	调查环境处数/处	有螺环境处数/处	感染性有螺环境处数/处	环境面积/m²	现有螺面积/m²	感染性钉螺面积/m²
沟渠	76	0	0	229 941	0	0
塘堰	14	0	0	86 570	0	0
水田	8	0	0	61 033	0	0
旱地	141	0	0	516 103	0	0
滩地	10	0	0	85 400	0	0
其他	208	0	0	1 024 670	0	0
合计	457	0	0	2 003 717	0	0

2. 现场调查结果　2014—2016 年在全区开展钉螺春季轮查,对全部历史有螺环境开展系统抽样结合环境抽查法查螺。系统抽样共调查机械框 52 180 框,其中水网型 17 585 框(33.70%),山丘型 34 595 框(66.30%);环境抽查共调查环境框 124 411 框,其中水网型 38 060 框(30.59%),山丘型 86 351 框(69.41%)。主要监测的环境类型是其他环境、旱地和沟渠,植被类型是其他植被、杂草和旱地作物,均未发现钉螺。详见表5-9~ 表5-11。

表5-9　吴兴区不同流行类型环境钉螺调查结果

流行类型	系统抽样						环境抽查					
	调查框数/框	活螺框数/框	捕获螺数/只	活螺数/只	感染性钉螺框数/框	感染螺数/只	调查框数/框	活螺框数/框	捕获螺数/只	活螺数/只	感染性钉螺框数/框	感染螺数/只
水网型	17 585	0	0	0	0	0	38 060	0	0	0	0	0
山丘型	34 595	0	0	0	0	0	86 351	0	0	0	0	0
合计	52 180	0	0	0	0	0	124 411	0	0	0	0	0

表 5-10　吴兴区不同植被类型环境钉螺调查结果

植被类别	系统抽样						环境抽查					
	调查框数/框	活螺框数/框	捕获螺数/只	活螺数/只	感染性钉螺框数/框	感染螺数/只	调查框数/框	活螺框数/框	捕获螺数/只	活螺数/只	感染性钉螺框数/框	感染螺数/只
杂草	15 698	0	0	0	0	0	37 620	0	0	0	0	0
芦苇	206	0	0	0	0	0	492	0	0	0	0	0
树林	1 391	0	0	0	0	0	6 939	0	0	0	0	0
水稻	21	0	0	0	0	0	86	0	0	0	0	0
旱地作物	13 390	0	0	0	0	0	30 054	0	0	0	0	0
其他	21 474	0	0	0	0	0	49 220	0	0	0	0	0
合计	52 180	0	0	0	0	0	124 411	0	0	0	0	0

表 5-11　吴兴区不同环境类型钉螺调查结果

环境类型	系统抽样						环境抽查					
	调查框数/框	活螺框数/框	捕获螺数/只	活螺数/只	感染性钉螺框数/框	感染螺数/只	调查框数/框	活螺框数/框	捕获螺数/只	活螺数/只	感染性钉螺框数/框	感染螺数/只
沟渠	10 305	0	0	0	0	0	22 934	0	0	0	0	0
塘堰	1 875	0	0	0	0	0	4 038	0	0	0	0	0
水田	1 502	0	0	0	0	0	3 010	0	0	0	0	0
旱地	16 659	0	0	0	0	0	43 859	0	0	0	0	0
滩地	3 121	0	0	0	0	0	6 043	0	0	0	0	0
其他	18 718	0	0	0	0	0	44 527	0	0	0	0	0
合计	52 180	0	0	0	0	0	124 411	0	0	0	0	0

　　钉螺调查工作如期完成。分析发现,吴兴区历史钉螺孳生地主要集中在埭溪镇和杨家埠镇。湖州市最大饮用水源老虎潭水库位于埭溪镇历史螺区,目前库区上下游以苗木种植为主,环境主要是苗木地之间的沟渠,属于Ⅲ类环境。2015 年埭溪镇芳山村设立国家级血吸虫监测点。该村位于老虎潭水库上游,经系统连续监测,未发现钉螺。杨家埠镇位于湖州市城西属南太湖新区,历史有螺村和环境数最多,历史有螺面积占全区历史累计钉螺面积的 33.79%。近两年,城市化进程较快,大部分历史钉螺孳生环境变为不适应钉螺孳生的房屋、道路等其他环境,其次还有一些旱地和沟渠环境。在全区的历史有螺环境中,仅有46.37% 的环境得到彻底改造,仍有半数以上的环境杂草丛生、苗木种植,适宜钉螺孳生,一旦有外来钉螺引入或钉螺从毗邻环境扩散而来,就会重新形成钉螺孳生地。这是吴兴区血吸虫病螺情监测的重点,因此应继续加强查灭螺,防止钉螺复现,特别是重点乡镇埭溪镇和杨家埠镇的螺情监测工作,同时防止苗木钉螺输入及血吸虫病等输入性疫情。

　　由于吴兴区已经消灭血吸虫病及未发现钉螺多年,对血吸虫病防治有一定的松懈,血防经费投入与实际经费需求差距仍较大,部分新入职血防专管员鉴别及查灭螺能力有所欠缺,历史有螺孳生环境的查灭螺工作质量有待进一步提高,随着流动人口数量增多,存在输入血吸虫病病人(畜),血吸虫病重新传播流行的威胁仍未消除。建议进一步加强政府领导,从思想上提高血防工作的认识,落实相关经费,开展部门合作,加强重点钉螺易孳生环境的查螺工作,提高专业人员查灭螺技能和临床医务人员血吸虫病诊断和鉴别能力,巩固血吸虫病消除成果。

陈利强　潘琴琴　于利英

吴兴区疾病预防控制中心

第三节　南浔区血吸虫病螺情调查报告

南浔区属于浙江省湖州市辖区,地处长江三角洲中心,东接苏州吴江区和嘉兴桐乡市,南连德清县,西北与吴兴区接壤,北濒太湖,隔湖与无锡相望,总面积702km²,地势低平,河网密布,属典型的水网平原。318国道和湖盐公路贯通全境,京杭运河和长湖申航道穿境而过。苏南运河(镇江谏壁—常州—南浔)贯穿江苏经济最发达的常州、镇江、无锡、苏州等县市,沟通了长江、太湖水系,与上海、浙江等周边地区的省际河流相连。浙江段(南浔—杭州)沟通了太湖水系和钱塘江水系,终年可通机动船舶。气候属北亚热带季风气候区,湿润温和,四季分明,年平均气温在15.5~16℃。年平均雨日142~155d,平均降水量在1 050~1 850mm。动植物资源丰富,栽培植物以水稻、大麦、小麦、豆类、油菜为主,内动物种类繁多,以盛产淡水鱼而闻名遐迩。

南浔区作为浙江省54个血吸虫病流行县(市、区)之一,开展系统防治工作60余年,经历了不同的防治阶段,采取了不同的防治对策和措施,取得了显著的防治效果。南浔区1972年达到血吸虫病传播控制标准,1984年达到传播阻断标准,2016年达到血吸虫病消除目标。

一、调查与质控

为进一步掌握钉螺分布情况,分析评估血吸虫病传播风险,为制订符合实际的疫情监测方案和规划提供科学依据,根据《浙江省卫计委关于开展浙江省钉螺调查工作的通知》和《浙江省血防中心关于下发〈浙江省钉螺调查实施细则〉的通知》(浙血防〔2016〕8号)的要求,南浔区于2017年在4个镇48个水网型血吸虫病历史流行村开展钉螺调查。

区疾控中心多次组织专业人员参加省血防中心举办的钉螺调查培训班和推进会。2017年3月28日,辖区各乡镇参与钉螺调查的专业人员赴湖州市疾控中心,参加血吸虫病钉螺调查技术培训班,掌握调查技术要求,规范各项操作。4月10日,湖州市疾控中心专家对区钉螺调查工作进行检查和督导,对钉螺调查进展慢的乡镇钉螺调查资料电子化归档中存在的问题进行指导讲解,提高调查人员对钉螺调查软件的操作能力,敦促其按时完成钉螺调查工作。

二、结果和讨论

(一)钉螺孳生环境调查

1. 历史钉螺孳生概况　南浔区共对4个乡镇48个血吸虫病流行村的295处历史有螺环境进行调查,调查历史环境面积共278 635m²,流行类型均为水网型。其中,练市镇是全区血防的重点乡镇,历史累计钉螺面积占全区的92%。2015年至今,练市镇新华村作为国家血吸虫病监测点开展本地螺情和输入性病情监测,未发现钉螺和输入性疫情。南浔区于1956年首次发现钉螺,最近一次查到钉螺年份为1992年,历史有螺面积为266 720m²。详见表5-12。

表5-12　南浔区钉螺孳生环境调查基本情况

流行类型	环境处数/处	累计环境面积/m²	历史累计有螺面积/m²	首次发现钉螺年份	最近一次查到钉螺年份	首次发现感染性钉螺年份	最近一次查到感染性钉螺年份
水网型	295	278 635	266 720	1956	1992	—	—
山丘型	0	0	0	—	—	—	—
合计	295	278 635	266 720	1956	1992	—	—

2. 钉螺孳生环境演变情况　全区共调查环境总数295处,均为历史有螺环境,无现有钉螺环境和可疑钉螺孳生环境。历史有螺环境中以Ⅲ类环境为主,环境处数189处(占64.07%),历史累计钉螺面积为155 986m²(占58.48%);其次为Ⅳ类环境80处(占27.12%),历史累计钉螺面积为107 930m²(占40.47%);

Ⅱ类环境较少,共 26 处(占 8.81%),历史累计钉螺面积为 2 804m²(占 1.05%)。Ⅱ类和Ⅲ类钉螺孳生地历史环境与现在环境相比变化不大,环境类型基本一致,均以塘堰为主。Ⅳ类环境中,历史上的塘堰、沟渠环境已彻底环境改造成为旱地和其他。详见表 5-13~ 表 5-15。

表 5-13　南浔区Ⅱ类钉螺孳生环境演变类型基本情况

| 历史环境 | | 现在环境处数/处 | | | | | | 累计环境面积/m² | 历史累计有螺面积/m² | 首次发现钉螺年份 | 最近一次查到钉螺年份 | 首次发现感染性钉螺年份 | 最近一次查到感染性钉螺年份 |
环境类型	环境处数/处	沟渠	塘堰	水田	旱地	滩地	其他						
沟渠	3	3	0	0	0	0	0	510	510	1956	1980	—	—
塘堰	23	0	21	0	0	0	2	2 294	2 294	1956	1980	—	—
水田	0	0	0	0	0	0	0	0	0	—	—	—	—
旱地	0	0	0	0	0	0	0	0	0	—	—	—	—
滩地	0	0	0	0	0	0	0	0	0	—	—	—	—
其他	0	0	0	0	0	0	0	0	0	—	—	—	—
合计	26	3	21	0	0	0	2	2 804	2 804	1956	1980	—	—

表 5-14　南浔区Ⅲ类钉螺孳生环境演变类型基本情况

| 历史环境 | | 现在环境处数/处 | | | | | | 累计环境面积/m² | 历史累计有螺面积/m² | 首次发现钉螺年份 | 最近一次查到钉螺年份 | 首次发现感染性钉螺年份 | 最近一次查到感染性钉螺年份 |
环境类型	环境处数/处	沟渠	塘堰	水田	旱地	滩地	其他						
沟渠	3	3	0	0	0	0	0	210	210	1956	1980	—	—
塘堰	184	0	184	0	0	0	0	157 226	152 776	1956	1992	—	—
水田	0	0	0	0	0	0	0	0	0	—	—	—	—
旱地	0	0	0	0	0	0	0	0	0	—	—	—	—
滩地	2	0	0	0	0	2	0	3 000	3 000	1956	1980	—	—
其他	0	0	0	0	0	0	0	0	0	—	—	—	—
合计	189	3	184	0	0	2	0	160 436	155 986	1956	1992	—	—

表 5-15　南浔区Ⅳ类钉螺孳生环境演变类型基本情况

| 历史环境 | | 现在环境处数/处 | | | | | | 累计环境面积/m² | 历史累计有螺面积/m² | 首次发现钉螺年份 | 最近一次查到钉螺年份 | 首次发现感染性钉螺年份 | 最近一次查到感染性钉螺年份 |
环境类型	环境处数/处	沟渠	塘堰	水田	旱地	滩地	其他						
沟渠	13	0	0	0	2	0	11	7 075	7 075	1956	1980	—	—
塘堰	65	0	3	0	52	1	9	105 120	97 655	1956	1992	—	—
水田	0	0	0	0	0	0	0	0	0	—	—	—	—
旱地	0	0	0	0	0	0	0	0	0	—	—	—	—
滩地	2	0	0	0	1	1	0	3 200	3 200	1956	1980	—	—
其他	0	0	0	0	0	0	0	0	0	—	—	—	—
合计	80	0	3	0	55	2	20	115 395	107 930	1956	1992	—	—

(二)钉螺分布调查

1. 调查概况　对南浔区 4 个乡(镇)、48 个行政村的 295 处环境开展全面普查,结果显示流行类型均为水网型,调查环境面积 278 573m²,未发现有螺环境和感染性有螺环境,见表 5-16。

表 5-16　南浔区不同流行类型环境螺情现况调查基本情况

流行类型	调查环境处数/处	有螺环境处数/处	感染性有螺环境处数/处	环境面积/m²	现有螺面积/m²	感染性钉螺面积/m²
水网型	295	0	0	278 573	0	0
山丘型	0	0	0	0	0	0
合计	295	0	0	278 573	0	0

调查环境不同植被类型螺情现况分析显示,环境数和环境面积最多的植被类型均为杂草,分别占59.32% 和 55.71%,其次为其他植被,分别占 37.63% 和 41.66%,未发现有螺环境和感染性钉螺,见表 5-17。

表 5-17　南浔区不同植被类型环境螺情现况调查基本情况

植被类别	调查环境处数/处	有螺环境处数/处	感染性有螺环境处数/处	环境面积/m²	现有螺面积/m²	感染性钉螺面积/m²
杂草	175	0	0	155 184	0	0
芦苇	0	0	0	0	0	0
树林	4	0	0	310	0	0
水稻	0	0	0	0	0	0
旱地作物	5	0	0	7 030	0	0
其他	111	0	0	116 049	0	0
合计	295	0	0	278 573	0	0

调查环境不同环境类型螺情现况分析显示,环境数和环境面积最多的环境类型均为塘堰,分别占70.51% 和 59.59%,其次为旱地,分别占 18.64% 和 29.99%,未发现有螺环境和感染性钉螺,见表 5-18。

表 5-18　南浔区不同环境类型螺情现况调查基本情况

环境类型	调查环境处数/处	有螺环境处数/处	感染性有螺环境处数/处	环境面积/m²	现有螺面积/m²	感染性钉螺面积/m²
沟渠	6	0	0	720	0	0
塘堰	208	0	0	165 998	0	0
水田	0	0	0	0	0	0
旱地	55	0	0	83 555	0	0
滩地	4	0	0	6 640	0	0
其他	6	0	0	21 660	0	0
合计	295	0	0	278 573	0	0

2. 现场调查结果　现场采用环境抽查法调查全部历史有螺环境,根据环境特点和钉螺孳生习性,部分环境采用系统抽样结合环境抽查法调查。其中,系统抽样调查共调查 1 583 框,环境抽查法共调查85 292 框,未捕获到活螺和感染性钉螺,见表 5-19。

不同植被类型环境钉螺调查分析结果显示,环境植被类型以杂草为主,其次为其他植被和旱地作物,未捕获到活螺和感染性钉螺,见表 5-20。

不同环境类型钉螺调查分析结果显示,环境类型以塘堰为主,其次为旱地和其他环境,均未查到活螺和感染性钉螺,见表 5-21。

表 5-19 南浔区不同流行类型环境钉螺调查结果

流行类型	系统抽样						环境抽查					
	调查框数/框	活螺框数/框	捕获螺数/只	活螺数/只	感染性钉螺框数/框	感染螺数/只	调查框数/框	活螺框数/框	捕获螺数/只	活螺数/只	感染性钉螺框数/框	感染螺数/只
水网型	1 583	0	0	0	0	0	85 292	0	0	0	0	0
山丘型	0	0	0	0	0	0	0	0	0	0	0	0
合计	1 583	0	0	0	0	0	85 292	0	0	0	0	0

表 5-20 南浔区不同植被类型环境钉螺调查结果

植被类别	系统抽样						环境抽查					
	调查框数/框	活螺框数/框	捕获螺数/只	活螺数/只	感染性钉螺框数/框	感染螺数/只	调查框数/框	活螺框数/框	捕获螺数/只	活螺数/只	感染性钉螺框数/框	感染螺数/只
杂草	0	0	0	0	0	0	69 668	0	0	0	0	0
芦苇	0	0	0	0	0	0	0	0	0	0	0	0
树林	0	0	0	0	0	0	610	0	0	0	0	0
水稻	0	0	0	0	0	0	0	0	0	0	0	0
旱地作物	555	0	0	0	0	0	2 517	0	0	0	0	0
其他	1 028	0	0	0	0	0	12 497	0	0	0	0	0
合计	1 583	0	0	0	0	0	85 292	0	0	0	0	0

表 5-21 南浔区不同环境类型钉螺调查结果

环境类型	系统抽样						环境抽查					
	调查框数/框	活螺框数/框	捕获螺数/只	活螺数/只	感染性钉螺框数/框	感染螺数/只	调查框数/框	活螺框数/框	捕获螺数/只	活螺数/只	感染性钉螺框数/框	感染螺数/只
沟渠	0	0	0	0	0	0	1 260	0	0	0	0	0
塘堰	681	0	0	0	0	0	75 260	0	0	0	0	0
水田	0	0	0	0	0	0	0	0	0	0	0	0
旱地	555	0	0	0	0	0	4 898	0	0	0	0	0
滩地	0	0	0	0	0	0	532	0	0	0	0	0
其他	347	0	0	0	0	0	3 342	0	0	0	0	0
合计	1 583	0	0	0	0	0	85 292	0	0	0	0	0

南浔区已经消灭血吸虫病,多年未发现钉螺,对血吸虫病防治有一定的松懈。随着社会经济的高速发展,南浔区外来务工人员及流动人口数量增多,存在输入性血吸虫病病人(畜),血吸虫病重新传播流行的威胁仍未消除,因此要加强组织领导,完善监测工作机制,将监测工作纳入绩效考核范畴,落实监测预警和风险评估,以国家级血吸虫病监测点工作为基础,以点带面促进全区血吸虫病的监测工作。

南浔区历史钉螺孳生环境类型以塘堰为主,环境面积比例较大,大部分塘堰环境已经通过环境改造,但现场监测发现塘堰岸边苔藓杂草丛生、淤泥堆积或出现不同程度破损,因此环境尚具备钉螺孳生的基本条件,这是今后血吸虫病螺情监测的重点,应加强对Ⅱ、Ⅲ类重点环境的监测巡查,特别是水流出入口,防止钉螺复现,对破损的塘堰要及时进行修补完善,并结合环境整治、国家大型工程等项目对环境进行整改,尽可能使钉螺孳生环境彻底改变。

鉴于基层一线许多新入职的血防专业人员从未接触过钉螺,鉴别及查灭螺能力有所欠缺,因此要进一步加强技术指导和质量控制,对基层血防工作人员开展方案解读、现场调查、数据系统报告等方面的技术培训和指导,并定期开展督导。

邹勇 杨丽萍 李丽 刘彬辉 彭财伟
南浔区疾病预防控制中心

第四节 德清县血吸虫病螺情调查报告

德清县位于长江三角洲杭嘉湖平原西部,辖 4 个街道、8 个镇。陆域面积 937.95km²,东西跨度 55.95km,南北跨度 29.92km。德清县属低山丘陵区,地势自西向东倾斜,西部为天目山余脉,群山连绵,林木葱郁,东部为平原水乡,中部为丘陵。气候属亚热带湿润季风区,温暖湿润,四季分明,年平均气温 13~16℃,多年平均降水量 1 379mm。2018 年,德清县实现地区生产总值 517 亿元,增长 8%;财政总收入 100.8 亿元,增长 20.4%,其中地方财政收入 59.1 亿元,增长 21.5%;城镇、农村居民人均可支配收入分别提高到 54 863 元和 32 723 元,增长 8.7% 和 9.7%。辖区内有一座以防洪为主,结合灌溉、发电等综合利用的大(二)型水库——对河口水库,为全县居民主要饮用水水源。

血吸虫病是一种严重危害人民身体健康、影响经济社会发展的重大传染病。历史上德清县以山丘型流行类型为主。经过几十年积极防治,德清县于 1992 年达到传播阻断标准后转入巩固监测阶段。近年来,随着社会经济发展,城镇化、工业化不断推进,原历史有螺环境通过环境改造发生了不同程度的变化。2015 年春季,原筏头乡上皋坞村再次发现钉螺。

一、调查与质控

为进一步掌握钉螺分布情况,为制订血吸虫病防治策略措施提供科学依据,根据《浙江省卫计委关于开展浙江省钉螺调查工作的通知》和《浙江省血防中心关于下发〈浙江省钉螺调查实施细则〉的通知》(浙血防〔2016〕8 号)的要求,德清县于 2016—2017 年开展了钉螺调查工作。

此次钉螺调查工作覆盖全县 4 个镇(街道)27 个血吸虫病历史流行村,调查范围包括辖区内山丘型和水网型流行类型,环境包括现有钉螺环境、历史有螺环境和可疑钉螺孳生环境。开展工作之前,德清县指派专人参加省血防中心及湖州市组织的钉螺调查专项培训,并对辖区内各乡镇血防工作人员、信息技术人员、分管院长进行专项培训和动员。所有调查人员均经过培训且经测试合格后参与钉螺调查工作。工作开展期间,县疾控中心组织人员不定期对各乡镇进行检查和现场指导,及时解决调查中发现的问题,同时开展样本复核工作。

二、结果和讨论

(一)钉螺孳生环境调查

1. 历史钉螺孳生概况 本次共调查环境处数共 279 处,大部分环境已发生演变。据相关资料查阅,德清县首次发现钉螺年份为 1958 年,最近一次查到钉螺年份为 2016 年。环境处数以山丘为主,275 处,占 98.57%;历史累计有螺面积 6 727 510m²,山丘型和水网型分别占 99.42%、0.58%。详见表 5-22。

表 5-22 德清县钉螺孳生环境调查基本情况

流行类型	环境处数/处	累计环境面积/m²	历史累计有螺面积/m²	首次发现钉螺年份	最近一次查到钉螺年份	首次发现感染性钉螺年份	最近一次查到感染性钉螺年份
水网型	4	41 330	39 090	1965	1965	—	—
山丘型	275	8 591 782	6 688 420	1958	2016	1965	1965
合计	279	8 633 112	6 727 510	1958	2016	1965	1965

2. 钉螺孳生环境演变情况　Ⅰ类历史环境（现有钉螺环境）11处,占历史有螺环境的3.94%,均为水田环境,历史有螺面积19 793m²,占全县历史累计有螺面积的0.29%,演变为水田2处、旱地2处、滩地7处。2016年查出有螺面积6 080m²。详见表5-23。

表5-23　德清县Ⅰ类钉螺孳生环境演变类型基本情况

历史环境		现在环境处数/处						累计环境面积/m²	历史累计有螺面积/m²	首次发现钉螺年份	最近一次查到钉螺年份	首次发现感染性钉螺年份	最近一次查到感染性钉螺年份
环境类型	环境处数/处	沟渠	塘堰	水田	旱地	滩地	其他						
沟渠	0	0	0	0	0	0	0	0	0	—	—	—	—
塘堰	0	0	0	0	0	0	0	0	0	—	—	—	—
水田	11	0	0	2	2	7	0	28 745	19 793	1965	2016	1965	1965
旱地	0	0	0	0	0	0	0	0	0	—	—	—	—
滩地	0	0	0	0	0	0	0	0	0	—	—	—	—
其他	0	0	0	0	0	0	0	0	0	—	—	—	—
合计	11	0	0	2	2	7	0	28 745	19 793	1965	2016	1965	1965

　　Ⅱ类环境（孳生环境未改变的历史有螺环境）123处,占全县历史有螺环境的44.09%,历史有螺面积2 679 373m²,占总历史累计有螺面积的39.83%。历史有螺面积以水田、沟渠为主,分别占76.97%、16.78%。演变后环境以水田、旱地为主,各为53处和42处,沟渠环境变化不大。详见表5-24。

表5-24　德清县Ⅱ类钉螺孳生环境演变类型基本情况

历史环境		现在环境处数/处						累计环境面积/m²	历史累计有螺面积/m²	首次发现钉螺年份	最近一次查到钉螺年份	首次发现感染性钉螺年份	最近一次查到感染性钉螺年份
环境类型	环境处数/处	沟渠	塘堰	水田	旱地	滩地	其他						
沟渠	21	20	0	1	0	0	0	522 882	449 488	1958	1981	1965	1965
塘堰	4	0	2	0	2	0	0	106 000	92 236	1965	1972	1965	1965
水田	94	1	0	51	38	0	4	2 998 078	2 062 358	1958	1982	1965	1965
旱地	2	0	0	1	1	0	0	16 639	5 483	1965	1976	1965	1965
滩地	2	0	0	0	1	1	0	76 500	69 808	1965	1978	1965	1965
其他	0	0	0	0	0	0	0	0	0	—	—	—	—
合计	123	21	2	53	42	1	4	3 720 099	2 679 373	1958	1982	1965	1965

　　Ⅲ类历史环境（孳生环境被人为部分改变的历史有螺环境）105处,累计有螺面积2 923 628m²,占全县历史有螺环境和历史累计有螺面积的37.63%和43.46%。历史有螺面积以水田、沟渠为主,分别占89.69%、4.52%。现环境处数以旱地为主,共61处,其中有57处由水田演变而来。详见表5-25。

表5-25　德清县Ⅲ类钉螺孳生环境演变类型基本情况

历史环境		现在环境处数/处						累计环境面积/m²	历史累计有螺面积/m²	首次发现钉螺年份	最近一次查到钉螺年份	首次发现感染性钉螺年份	最近一次查到感染性钉螺年份
环境类型	环境处数/处	沟渠	塘堰	水田	旱地	滩地	其他						
沟渠	12	9	0	0	0	0	3	145 180	132 258	1958	1982	1965	1965
塘堰	4	0	2	0	0	0	2	2 830	2 091	1958	1979	—	—
水田	82	2	1	8	57	3	11	3 192 762	2 622 199	1958	1981	1965	1965

续表

历史环境		现在环境处数/处						累计环境面积/m²	历史累计有螺面积/m²	首次发现钉螺年份	最近一次查到钉螺年份	首次发现感染性钉螺年份	最近一次查到感染性钉螺年份
环境类型	环境处数/处	沟渠	塘堰	水田	旱地	滩地	其他						
旱地	4	0	0	0	4	0	0	155 000	112 477	1965	1978	1965	1965
滩地	0	0	0	0	0	0	0	0	0	—	—	—	—
其他	3	0	0	0	0	0	3	59 000	54 603	1965	1973	—	—
合计	105	11	3	8	61	3	19	3 554 772	2 923 628	1958	1982	1965	1965

Ⅳ类历史环境（孳生环境被人为彻底改变的历史有螺环境）40处，占全县历史有螺环境的14.34%，历史有螺面积1 104 716m²，占历史累计有螺面积的16.42%。历史有螺面积以水田、沟渠、旱地为主，分别占58.41%、9.90%、3.75%；现环境处数以其他和旱地为主。详见表5-26。

表5-26　德清县Ⅳ类钉螺孳生环境演变类型基本情况

历史环境		现在环境处数/处						累计环境面积/m²	历史累计有螺面积/m²	首次发现钉螺年份	最近一次查到钉螺年份	首次发现感染性钉螺年份	最近一次查到感染性钉螺年份
环境类型	环境处数/处	沟渠	塘堰	水田	旱地	滩地	其他						
沟渠	4	0	0	0	2	0	2	124 400	109 391	1965	1981	—	—
塘堰	6	0	1	0	1	0	4	21 650	16 840	1958	1971	—	—
水田	22	0	0	0	11	0	11	792 696	645 280	1965	1979	1965	1965
旱地	4	0	0	0	1	0	3	58 100	41 388	1958	1977	—	—
滩地	0	0	0	0	0	0	0	0	0	—	—	—	—
其他	4	0	0	0	0	0	4	332 650	291 817	1965	1981	—	—
合计	40	0	1	0	15	0	24	1 329 496	1 104 716	1958	1981	1965	1965

调查发现，德清县有279处历史环境，经过城镇化工业化等环境改造工程，部分历史流行环境已发生改变。其中，沟渠37处、塘堰14处、水田209处、旱地10处、滩地2处、其他7处，经过城镇化工业化等环境改造工程，已变为现在的沟渠32处、塘堰6处、水田63处，旱地的120处，滩地11处，其他47处。但部分环境仍具备钉螺孳生基本条件，容易发生钉螺复现。

（二）钉螺分布调查

1. 调查概况　2016年，德清县共4个镇（街道）开展了27个行政村查螺工作，共查螺7 837 080m²，发现有螺环境11处，有螺面积6 080m²，未发现感染性钉螺，见表5-27。

表5-27　德清县不同流行类型环境螺情现况调查基本情况

流行类型	调查环境处数/处	有螺环境处数/处	感染性有螺环境处数/处	环境面积/m²	现有螺面积/m²	感染性钉螺面积/m²
水网型	4	0	0	41 330	0	0
山丘型	275	11	0	7 795 750	6 080	0
合计	279	11	0	7 837 080	6 080	0

（1）不同植被类型环境钉螺分布情况：按照有螺环境的植被类型分析，有螺环境分布为杂草（3 565m²）和树林（2 515m²），分别占58.63%、41.37%，其余环境未发现钉螺，见表5-28。

表 5-28　德清县不同植被类型环境螺情现况调查基本情况

植被类别	调查环境处数/处	有螺环境处数/处	感染性有螺环境处数/处	环境面积/m²	现有螺面积/m²	感染性钉螺面积/m²
杂草	67	7	0	1 420 595	3 565	0
芦苇	0	0	0	0	0	0
树林	26	4	0	584 705	2 515	0
水稻	57	0	0	2 072 295	0	0
旱地作物	87	0	0	2 539 144	0	0
其他	42	0	0	1 220 341	0	0
合计	279	11	0	7 837 080	6 080	0

（2）不同环境类型钉螺分布情况：现有钉螺环境 11 处，分布以滩地（5 050m²）为主，其次为水田（810m²）和旱地（220m²），分别占 83.06%、13.32%、3.62%，其余环境未发现钉螺，见表 5-29。

表 5-29　德清县不同环境类型螺情现况调查基本情况

环境类型	调查环境处数/处	有螺环境处数/处	感染性有螺环境处数/处	环境面积/m²	现有螺面积/m²	感染性钉螺面积/m²
沟渠	32	0	0	666 597	0	0
塘堰	6	0	0	84 230	0	0
水田	63	2	0	1 930 864	810	0
旱地	120	2	0	3 740 699	220	0
滩地	11	7	0	179 255	5 050	0
其他	47	0	0	1 235 435	0	0
合计	279	11	0	7 837 080	6 080	0

2. 现场调查结果　德清县钉螺环境流行类型以山丘型为主，系统抽样机械框有螺 334 框，捕获活螺 655 只，捕获活螺环境植被主要为杂草和树林，分别占 67.33%、32.67%；环境抽查环境框有螺 236 框，捕获活螺 462 只，杂草和树木分别占 65.80%、34.20%。对捕获的 1 117 只活螺进行解剖，未发现感染性钉螺。从植被类型分析，捕获钉螺密度最大的植被类型主要为树林（活螺密度为 1.624 1/0.1m²），其次为杂草（活螺密度为 0.306 9/0.1m²）。从环境类型分析，捕获钉螺密度最大的为旱地（活螺密度为 1.042 0/0.1m²），其次为水田（活螺密度为 0.986 8/0.1m²）、滩地（活螺密度为 0.090 8/0.1m²）。详见表 5-30~表 5-35。

表 5-30　德清县不同流行类型环境钉螺调查结果

流行类型	系统抽样						环境抽查					
	调查框数/框	活螺框数/框	捕获螺数/只	活螺数/只	感染性钉螺框数/框	感染螺数/只	调查框数/框	活螺框数/框	捕获螺数/只	活螺数/只	感染性钉螺框数/框	感染螺数/只
水网型	0	0	0	0	0	0	105	0	0	0	0	0
山丘型	10 445	334	655	655	0	0	42 320	236	462	462	0	0
合计	10 445	334	655	655	0	0	42 425	236	462	462	0	0

表 5-31　德清县不同植被类型环境钉螺调查结果

植被类别	系统抽样						环境抽查					
	调查框数/框	活螺框数/框	捕获螺数/只	活螺数/只	感染性钉螺框数/框	感染螺数/只	调查框数/框	活螺框数/框	捕获螺数/只	活螺数/只	感染性钉螺框数/框	感染螺数/只
杂草	5 950	248	441	441	0	0	15 066	159	304	304	0	0
芦苇	0	0	0	0	0	0	0	0	0	0	0	0
树林	835	86	214	214	0	0	4 940	77	158	158	0	0
水稻	0	0	0	0	0	0	5 136	0	0	0	0	0
旱地作物	3 660	0	0	0	0	0	15 719	0	0	0	0	0
其他	0	0	0	0	0	0	1 564	0	0	0	0	0
合计	10 445	334	655	655	0	0	42 425	236	462	462	0	0

表 5-32　德清县不同环境类型钉螺调查结果

环境类型	系统抽样						环境抽查					
	调查框数/框	活螺框数/框	捕获螺数/只	活螺数/只	感染性钉螺框数/框	感染螺数/只	调查框数/框	活螺框数/框	捕获螺数/只	活螺数/只	感染性钉螺框数/框	感染螺数/只
沟渠	0	0	0	0	0	0	2 756	0	0	0	0	0
塘堰	0	0	0	0	0	0	1 057	0	0	0	0	0
水田	146	90	142	142	0	0	5 565	58	99	99	0	0
旱地	3 704	44	135	135	0	0	22 383	39	120	120	0	0
滩地	6 595	200	378	378	0	0	7 067	139	243	243	0	0
其他	0	0	0	0	0	0	3 597	0	0	0	0	0
合计	10 445	334	655	655	0	0	42 425	236	462	462	0	0

表 5-33　德清县不同流行类型环境系统抽样螺情统计指标

流行类型	活螺密度/(只·0.1m⁻²)				有螺框出现率/%			
	算术均数	最大值	最小值	众位数	算术均数	最大值	最小值	众位数
水网型	0	0	0	0	0	0	0	0
山丘型	0.559 5	3.444 4	0	0.033 5	22.698 9	100.000 0	0	2.101 0
合计	0.559 5	3.444 4	0	0.033 5	22.698 9	100.000 0	0	2.101 0

表 5-34　德清县不同植被类型环境系统抽样螺情统计指标

植被类别	活螺密度/(只·0.1m⁻²)				有螺框出现率/%			
	算术均数	最大值	最小值	众位数	算术均数	最大值	最小值	众位数
杂草	0.306 9	1.246 4	0	0.046 0	18.822 4	69.565 2	0	2.967 3
芦苇	0	0	0	0	0	0	0	0
树林	1.624 1	3.444 4	0.030 5	1.510 9	53.150 9	100.000 0	2.235 8	55.183 9
水稻	0	0	0	0	0	0	0	0
旱地作物	0	0	0	0	0	0	0	0
其他	0	0	0	0	0	0	0	0
合计	0.559 5	3.444 4	0	0.033 5	22.698 9	100.000 0	0	2.101 0

表 5-35　德清县不同环境类型系统抽样螺情统计指标

环境类型	活螺密度/(只·0.1m⁻²)				有螺框出现率/%			
	算术均数	最大值	最小值	众位数	算术均数	最大值	最小值	众位数
沟渠	0	0	0	0	0	0	0	0
塘堰	0	0	0	0	0	0	0	0
水田	0.986 8	1.246 4	0.727 3	0.986 8	62.055 3	69.565 2	54.545 5	62.055 3
旱地	1.042 0	3.444 4			33.333 3	100.000 0		
滩地	0.090 8	0.347 9	0	0.033 5	4.884 1	17.534 2		2.101 0
其他	0	0	0	0	0	0	0	0
合计	0.559 5	3.444 4	0	0.033 5	22.698 9	100.000 0	0	2.101 0

综上所述,德清县历史有螺环境山丘型 275 处,水网型 4 处,以山丘型流行类型为主,累计环境面积 8 633 112m²,历史有螺面积 6 727 510m²;1958 年首次发现钉螺,1965 年首次发现感染性钉螺,通过血防查灭螺工作,1965 年后均未查到感染性钉螺。调查发现,德清县历史钉螺孳生环境类型以水田为主,环境演变类型主要为Ⅱ类和Ⅲ类环境,历史流行环境大部分改变过,部分环境仍具备钉螺孳生基本条件,需继续做好外来输入风险的控制。Ⅰ类环境由原来的水田演变为滩地为主,水田、旱地其次。莫干山镇(包括原筏头乡)以旅游业为主,工业化改造相对较少,其中原筏头乡上皋坞村于 2015 年春季在猫头山附近再次发现无感染性钉螺,有螺总面积为 6 496m²,其中呈片状分布的面积为 1 980m²,点状分布的面积为 4 516m²。该地区为对河口水库集雨区,以滩地、树林为主,因外来苗木输入种植引起钉螺再次孳生。近几年,德清县对该螺区投入大量的财力、人力进行黑地膜覆盖法、开沟沥水覆土法等应急灭螺。同时,莫干山镇也纳入了国家血吸虫病监测点。做好相关查灭螺工作,对德清县血防工作的开展具有重大意义。

此次钉螺调查工作是对德清县 4 个镇(街道)27 个血吸虫病流行村的 279 个历史有螺环境的一次系统性回溯核实,建立了完整的钉螺分布数据库以及环境地理信息资料,其结果为全县巩固消除血吸虫病进程中制订钉螺控制策略和措施提供了科学依据。德清县将以此次钉螺调查结果为导向,做好以下六项工作:一是对河口水库有螺环境治理工作结合五水共治、农业综合开发和血防工作,统一规划、综合治理,实施环境改造工程,彻底改变钉螺孳生环境,保护对河口水库水源安全,促进农林经济发展。二是在水库库尾的九王斗畈片、路湾畈片,根据地形及区域来水量布设新干(支)河,采取引水沥干、低洼地填高平整、旧河道填埋等综合性工程措施,改造有螺环境。三是有螺区域苗木地采用物理方法灭螺,外运或销售苗木需检验检疫。四是加强人群病情监测,对有螺地段周边地区 6 岁以上的全部常住居民进行筛查。对全县流动人口,尤其是来自疫区的人群进行重点筛查。五是加强家畜病情监测,对有螺地段周边地区放养的牛、马、羊、猪等家畜全部进行普查。六是采取各种形式大力开展血吸虫病防治知识的宣传教育。有螺地段周边村和相关部门要组织开展各种宣传活动,发放血防知识宣传资料。有螺地段公路边设置警示牌,加强管理,禁止无关人员进入。

徐海涛　施利杰　张一鸣　林春艳
德清县疾病预防控制中心

第五节　长兴县血吸虫病螺情调查报告

长兴县位于浙江省北部、苏浙皖三省交界处,辖 9 个镇 2 个乡 4 个街道,总面积 1 430km²,户籍人口 64.2 万。全县气候宜人,多山区,三面环山一臂挡太湖,山林面积 94.41 万亩,森林覆盖率 46%。

长兴县曾是山丘型血吸虫病流行区,历史累计钉螺面积 19.367km²,历史累计血吸虫病病人 28 406 人,其中晚期血吸虫病病人 198 人,病牛 2 303 头。据历史资料记载,长兴县某村落民国初有 40 多户近百人,但由于血吸虫病流行猖獗,至中华人民共和国成立前夕,全村剩 8 户 17 人,其中 7 户为寡妇,景象甚为凄惨,群众称该地有五多:膨胀病人多、寡妇人家多、招婿入赘多、领养继承多、荒田荒地多。通过查灭钉螺、查治病人、查治家畜、联防联控等措施多管齐下,长兴县血吸虫病防治工作取得了巨大成效,于1986年达到血吸虫病传播控制标准,之后螺情有小幅回升,但1990年后增加工作力度,钉螺面积压缩,1995年达到血吸虫病传播阻断标准,1996年转入巩固监测阶段,迄今保持无本地新感染血吸虫病病人(畜)、无急性血吸虫病病人和感染性钉螺。但近年来,长兴县钉螺面积一直徘徊在30 000~60 000m²,是当前浙江省血防重点县之一,且地处苏浙皖三省交界,人(畜)流动频繁,而江苏、安徽两省部分地区尚未阻断血吸虫病流行,可能向本地输入血吸虫病病人(畜),存在血吸虫病重新传播流行的威胁。

一、调查与质控

为彻底摸清、掌握长兴县钉螺分布情况,为科学制订血吸虫病防治策略措施提供依据,根据《浙江省卫计委关于开展浙江省钉螺调查工作的通知》和《浙江省血防中心关于下发〈浙江省钉螺调查实施细则〉的通知》(浙血防[2016]8号)要求,长兴县在煤山镇、槐坎乡、白岘乡、小浦镇、泗安镇、和平镇、林城镇、雉城街道、太湖街道、李家巷镇、吕山乡、洪桥镇、虹星桥镇、画溪街道和龙山街道等14个历史流行乡镇街道158个历史流行村开展了钉螺调查工作。

为保证本次钉螺调查项目的工作质量,长兴县疾控中心指派专人参加省、市钉螺调查专项培训,随后对各乡镇血防工作人员、信息技术人员、分管院长等进行钉螺调查专项培训和动员,并要求所有调查人员必须经过培训,经测试合格后方可参与钉螺调查工作。同时,县疾控中心积极发挥技术指导职能,以派驻专项督导组驻点指导等形式,加强对各乡镇/街道钉螺调查工作的技术指导和督导,确保调查工作高质量推进。省血吸虫病防治中心和湖州市疾病预防控制中心多次对长兴县钉螺调查工作进行现场检查和指导,及时解决调查中发现的问题。

二、结果和讨论

(一)钉螺孳生环境调查

1. 历史钉螺孳生概况　长兴县血防工作始于1952年,1952—1956年全县仅限于重点调查,血防资料不全;1956年后,血防工作深入开展,查灭螺力度加大,调查范围逐步扩大,特别是通过1964—1966年和1970年以后这两个阶段大规模防治运动,至1971年查出钉螺面积8.68km²,灭螺面积9.27km²,均达到历史最高水平。随着查灭螺工作力度加大,钉螺面积逐年下降。长兴县血吸虫病查病工作在1955年后开展,通过全县病人普查和集体治疗等大规模防治,查病人数开始增加,到20世纪70年代,查病28万余人,查出病人数随之增加,年均3 000人以上;1980年后,随着吡喹酮的临床应用,疗效大大提高,病人数逐年下降。1970—1973年,由卫生部组织、农业部门配合,共查牛10 429头次,发现阳性病牛1 125头,治疗997头;1974年后,耕牛查病划归农业部门负责,并随着人群查病工作力度的加大而同步加大,同时农业部门先后采取查病培训班、从卫生部门抽调查病能手等方式提高耕牛查病质量;自1976年起,坚持每年对疫区及疫区周围的耕牛开展普查普治,病牛数大幅下降。至1983年,全县粪检查不到病牛。1975年长兴县与苏皖两省的溧阳、宜兴、广德、郎溪地区组成三省五县市血防联防片,开展血防联防协作活动,并取得了显著的效果。

长兴县本次共对14个历史流行乡镇(街道)158个历史流行村1 560处环境进行调查,累计环境面积26 000 700m²,其中山丘型和水网型分别调查1 319处和241处,各占84.55%和15.45%,环境面积分别为24 243 090m²和1 757 610m²,各占93.24%和6.76%。首次发现钉螺年份为1950年。详见表5-36。

表5-36　长兴县钉螺孳生环境调查基本情况

流行类型	环境处数/处	累计环境面积/m²	历史累计有螺面积/m²	首次发现钉螺年份	最近一次查到钉螺年份	首次发现感染性钉螺年份	最近一次查到感染性钉螺年份
水网型	241	1 757 610	1 420 850	1956	1999	—	—
山丘型	1 319	24 243 090	17 945 810	1950	2016	—	—
合计	1 560	26 000 700	19 366 660	1950	2016	—	—

2. 钉螺孳生环境演变情况　长兴县本次调查的 1 560 处环境中,旱地、塘堰、沟渠、其他、水田和滩地环境的历史累计有螺环境面积分别为 6.51km²、3.40km²、2.16km²、4.03km²、2.61km² 和 56 300m²。

（1）Ⅰ类钉螺孳生环境演变情况:长兴县Ⅰ类环境共计 61 处,历史环境以沟渠、旱地和水田为主,分别为 32 处、16 处和 13 处,各占 52.46%、26.23% 和 21.31%;累计环境面积分别为 57 900m²、46 200m² 和 31 500m²,各占 42.70%、34.07% 和 23.23%;历史累计有螺面积分别为 57 150m²、41 660m² 和 30 000m²,各占 44.37%、32.34%、23.29%。现在环境仍以沟渠、旱地和水田为主,分别为 30 处、25 处和 6 处,各占 49.18%、40.98% 和 9.84%。详见表 5-37。

表 5-37　长兴县Ⅰ类钉螺孳生环境演变类型基本情况

历史环境		现在环境处数/处						累计环境面积/m²	历史累计有螺面积/m²	首次发现钉螺年份	最近一次查到钉螺年份	首次发现感染性钉螺年份	最近一次查到感染性钉螺年份
环境类型	环境处数/处	沟渠	塘堰	水田	旱地	滩地	其他						
沟渠	32	30	0	0	2	0	0	57 900	57 150	1956	2016	—	—
塘堰	0	0	0	0	0	0	0	0	0	—	—	—	—
水田	13	0	0	6	7	0	0	31 500	30 000	1959	2016	—	—
旱地	16	0	0	0	16	0	0	46 200	41 660	1956	2016	—	—
滩地	0	0	0	0	0	0	0	0	0	—	—	—	—
其他	0	0	0	0	0	0	0	0	0	—	—	—	—
合计	61	30	0	6	25	0	0	135 600	128 810	1956	2016	—	—

（2）Ⅱ类钉螺孳生环境演变情况:长兴县Ⅱ类环境共 374 处,历史累计有螺面积 3 374 030m²,历史环境除了少部分水田水改旱成为旱地外,环境类型整体变化不大,累计环境面积以水田、旱地和塘堰为主,分别为 1 900 940m²、1 083 280m² 和 744 390m²,各占 48.58%、27.68% 和 19.02%。现环境类型以塘堰、沟渠和旱地为主,分别为 157 处、105 处和 72 处,各占 41.98%、28.07% 和 19.25%。首次和最近一次查到钉螺年份分别为 1950 年和 2013 年,见表 5-38。

表 5-38　长兴县Ⅱ类钉螺孳生环境演变类型基本情况

历史环境		现在环境处数/处						累计环境面积/m²	历史累计有螺面积/m²	首次发现钉螺年份	最近一次查到钉螺年份	首次发现感染性钉螺年份	最近一次查到感染性钉螺年份
环境类型	环境处数/处	沟渠	塘堰	水田	旱地	滩地	其他						
沟渠	105	104	0	0	1	0	0	154 150	126 550	1950	2013	—	—
塘堰	159	1	157	0	0	0	1	744 390	738 660	1950	2005	—	—
水田	56	0	0	31	25	0	0	1 900 940	1 708 920	1958	2013	—	—
旱地	44	0	0	0	44	0	0	1 083 280	771 150	1956	2013	—	—
滩地	2	0	0	0	1	1	0	5 850	5 850	1970	2008	—	—
其他	8	0	0	0	1	0	7	24 800	22 900	1953	1983	—	—
合计	374	105	157	31	72	1	8	3 913 410	3 374 030	1950	2013	—	—

（3）Ⅲ类钉螺孳生环境演变情况:长兴县Ⅲ类环境共计 954 处,历史环境类型主要为旱地 393 处、沟渠 187 处、水田 187 处和塘堰 147 处,各占 41.19%、19.60%、19.60% 和 15.41%;历史累计有螺环境分别为 2 051 855m²、353 740m²、3 886 660m² 和 4 633 540m²,各占 18.33%、3.16%、34.72% 和 41.39%;累计环境面

积分别为 3 224 875m²、571 060m²、5 853 850m² 和 5 564 620m²,各占 20.83%、3.69%、37.81% 和 35.94%。现有环境类型以旱地、沟渠和塘堰为主,分别为 570 处、153 处和 135 处,各占 59.75%、16.04% 和 14.15%。首次和最近一次查到钉螺年份分别为 1950 年和 2013 年。详见表 5-39。

表 5-39　长兴县Ⅲ类钉螺孳生环境演变类型基本情况

历史环境		现在环境处数/处						累计环境面积/m²	历史累计有螺面积/m²	首次发现钉螺年份	最近一次查到钉螺年份	首次发现感染性钉螺年份	最近一次查到感染性钉螺年份
环境类型	环境处数/处	沟渠	塘堰	水田	旱地	滩地	其他						
沟渠	187	150	3	3	29	0	2	571 060	353 740	1956	2012	——	——
塘堰	147	0	120	11	16	0	0	5 564 620	4 633 540	1951	1994	——	——
水田	187	1	3	31	142	1	9	5 853 850	3 886 660	1956	2013	——	——
旱地	393	2	5	17	365	0	4	3 224 875	2 051 855	1956	2013	——	——
滩地	38	0	4	14	18	1	1	266 510	266 510	1965	1971	——	——
其他	2	0	0	0	0	0	2	1 230	1 230	1950	1968	——	——
合计	954	153	135	76	570	2	18	15 482 145	11 193 535	1950	2013		

（4）Ⅳ类钉螺孳生环境演变情况:长兴县Ⅳ类环境共 171 处,历史环境类型以旱地和水田为主,分别为 62 处和 42 处,各占 36.26% 和 24.56%;历史累计有螺面积,水田占 43.14%(2 014 950m²/4 670 285m²),旱地占 28.55%(1 333 126m²/4 670 285m²);累计环境面积,水田占 28.24%(2 666 300m²/6 469 545m²),旱地占 22.45%(1 826 796m²/6 469 545m²)。现在环境类型以其他环境为主,占 81.29%(139 处/171 处)。详见表 5-40。

表 5-40　长兴县Ⅳ类钉螺孳生环境演变类型基本情况

历史环境		现在环境处数/处						累计环境面积/m²	历史累计有螺面积/m²	首次发现钉螺年份	最近一次查到钉螺年份	首次发现感染性钉螺年份	最近一次查到感染性钉螺年份
环境类型	环境处数/处	沟渠	塘堰	水田	旱地	滩地	其他						
沟渠	29	4	0	0	3	0	22	72 410	55 020	1957	2009	——	——
塘堰	21	0	3	0	0	0	18	418 500	324 880	1956	1985	——	——
水田	42	0	0	1	2	3	36	2 666 300	2 014 950	1958	2009	——	——
旱地	62	0	0	0	16	0	46	1 826 796	1 333 126	1958	2007	——	——
滩地	7	0	0	0	0	0	7	33 040	33 040	1965	1987	——	——
其他	10	0	0	0	0	0	10	1 452 499	909 269	1965	2009	——	——
合计	171	4	3	1	21	3	139	6 469 545	4 670 285	1956	2009		

（二）钉螺分布调查

1. 调查概况

（1）不同流行类型环境螺情现况:长兴县共计调查 1 560 处钉螺孳生环境,山丘型和水网型分别有 1 319 处和 241 处,各占 84.55% 和 15.45%;环境面积分别为 24 070 090m² 和 1 757 410m²,各占 93.20% 和 6.80%。其中,现有螺环境 61 处,有螺面积 98 300m²,均为山丘型环境,主要集中在合溪水库上游煤山镇,无感染性有螺环境。详见表 5-41。

表 5-41　长兴县不同流行类型环境螺情现况调查基本情况

流行类型	调查环境处数/处	有螺环境处数/处	感染性有螺环境处数/处	环境面积/m²	现有螺面积/m²	感染性钉螺面积/m²
水网型	241	0	0	1 757 410	0	0
山丘型	1 319	61	0	24 070 090	98 300	0
合计	1 560	61	0	25 827 500	98 300	0

（2）不同植被类型环境螺情现况：按照有螺环境中的主要植被类型分析，全县 1 560 处钉螺孳生环境调查的植被类型主要为杂草和树木，分别为 651 处和 562 处，各占调查环境数的 41.73% 和 36.03%；环境面积分别为 110 896 640m² 和 6 473 000m²，各占 42.19% 和 25.06%。其中，有螺环境植被类型主要为杂草，占 67.21%（41 处/61 处），有螺面积为 72 100m²，占 73.35%。详见表 5-42。

表 5-42　长兴县不同植被类型环境螺情现况调查基本情况

植被类别	调查环境处数/处	有螺环境处数/处	感染性有螺环境处数/处	环境面积/m²	现有螺面积/m²	感染性钉螺面积/m²
杂草	651	41	0	10 896 640	72 100	0
芦苇	14	3	0	39 250	4 500	0
树林	562	12	0	6 473 000	15 500	0
水稻	65	0	0	845 303	0	0
旱地作物	105	4	0	1 074 526	5 700	0
其他	163	1	0	6 498 781	500	0
合计	1 560	61	0	25 827 500	98 300	0

（3）不同环境类型螺情现况：按照环境类型分类，长兴县 1 560 处钉螺孳生环境主要为旱地（688 处）、塘堰（295 处）和沟渠（292 处），各占 44.10%、18.91% 和 18.72%；环境面积分别为旱地 9 732 222m²、塘堰 6 249 410m² 和沟渠 6 105 565m²，各占 37.68%、24.20% 和 23.64%。其中，现有螺环境分别为沟渠 30 处、旱地 25 处和水田 6 处，各占 49.18%、40.98%、9.84%，现有螺面积分别为 46 500m²、42 300m² 和 9 500m²，各占 47.31%、43.03% 和 9.66%。详见表 5-43。

表 5-43　长兴县不同环境类型螺情现况调查基本情况

环境类型	调查环境处数/处	有螺环境处数/处	感染性有螺环境处数/处	环境面积/m²	现有螺面积/m²	感染性钉螺面积/m²
沟渠	292	30	0	662 920	46 500	0
塘堰	295	0	0	6 249 410	0	0
水田	114	6	0	2 897 853	9 500	0
旱地	688	25	0	9 732 222	42 300	0
滩地	6	0	0	179 530	0	0
其他	165	0	0	6 105 565	0	0
合计	1 560	61	0	25 827 500	98 300	0

2. 现场调查结果

（1）不同流行类型环境钉螺调查结果：本次钉螺调查系统抽样 81 614 框，其中山丘型和水网型环境各有 79 314 框和 2 300 框，分别占 97.18% 和 2.82%；环境抽查 503 204 框，其中山丘型和水网型环境各有 469 244 框和 33 960 框，分别占 93.25% 和 6.75%。在山丘型环境中发现有螺框 2 018 框，其中系统抽样和环境抽查为 1 034 框和 984 框，分别捕获 2 480 只和 2 652 只钉螺，共计 5 132 只，其中活螺 4 867 只，未发现感染性钉螺。详见表5-44。

表5-44 长兴县不同流行类型环境钉螺调查结果

流行类型	系统抽样						环境抽查					
	调查框数/框	活螺框数/框	捕获螺数/只	活螺数/只	感染性钉螺框数/框	感染螺数/只	调查框数/框	活螺框数/框	捕获螺数/只	活螺数/只	感染性钉螺框数/框	感染螺数/只
水网型	2 300	0	0	0	0	0	33 960	0	0	0	0	0
山丘型	79 314	1 034	2 480	2 480	0	0	469 244	984	2 652	2 387	0	0
合计	81 614	1 034	2 480	2 480	0	0	503 204	984	2 652	2 387	0	0

（2）不同植被类型环境钉螺调查结果：调查显示，杂草中的活螺框数和活螺数最多，分别占全县的74.33%（1 500框/2 018框）和75.88%（3 693只/4 867只）。在种植树林、芦苇、旱地作物和其他作物的环境中也查到钉螺。详见表5-45。

表5-45 长兴县不同植被类型环境钉螺调查结果

植被类别	系统抽样						环境抽查					
	调查框数/框	活螺框数/框	捕获螺数/只	活螺数/只	感染性钉螺框数/框	感染螺数/只	调查框数/框	活螺框数/框	捕获螺数/只	活螺数/只	感染性钉螺框数/框	感染螺数/只
杂草	32 829	705	1 849	1 849	0	0	185 982	795	1 991	1 844	0	0
芦苇	300	88	101	101	0	0	1 572	22	138	138	0	0
树林	41 805	201	441	441	0	0	260 465	124	376	331	0	0
水稻	1 000	0	0	0	0	0	14 610	0	0	0	0	0
旱地作物	4 850	35	80	80	0	0	31 375	41	143	70	0	0
其他	830	5	9	9	0	0	9 200	2	4	4	0	0
合计	81 614	1 034	2 480	2 480	0	0	503 204	984	2 652	2 387	0	0

（3）不同环境类型钉螺调查结果：调查显示，沟渠环境中活螺框数和活螺数最多，分别占全县的58.92%（1 189框/2 018框）和64.15%（3 122只/4 867只）；在旱地和水田环境中也查到钉螺，活螺框数分别占全县的30.53%（616框/2 018框）和10.55%（213框/2 018框），捕获活螺数分别占全县的26.71%（1 300只/4 867只）和9.14%（445只/4 867只）。详见表5-46。

表5-46 长兴县不同环境类型钉螺调查结果

环境类型	系统抽样						环境抽查					
	调查框数/框	活螺框数/框	捕获螺数/只	活螺数/只	感染性钉螺框数/框	感染螺数/只	调查框数/框	活螺框数/框	捕获螺数/只	活螺数/只	感染性钉螺框数/框	感染螺数/只
沟渠	8 329	554	1 523	1 523	0	0	55 505	635	1 599	1 599	0	0
塘堰	2 300	0	0	0	0	0	55 829	0	0	0	0	0
水田	6 950	123	190	190	0	0	41 370	90	255	255	0	0
旱地	64 035	357	767	767	0	0	341 490	259	798	533	0	0
滩地	0	0	0	0	0	0	1 740	0	0	0	0	0
其他	0	0	0	0	0	0	7 270	0	0	0	0	0
合计	81 614	1 034	2 480	2 480	0	0	503 204	984	2 652	2 387	0	0

（4）不同流行类型环境系统抽样螺情统计：长兴县钉螺调查显示，活螺密度最大值为1.125 0只/0.1m²，平均活螺密度为0.125 7只/0.1m²；有螺框出现率最大值为70.000 0%，平均有螺框出现率为5.548 4%。详见表5-47。

表5-47　长兴县不同流行类型环境系统抽样螺情统计指标

流行类型	活螺密度/（只·0.1m⁻²）				有螺框出现率/%			
	算术均数	最大值	最小值	中位数	算术均数	最大值	最小值	中位数
水网型	0	0	0	0	0	0	0	0
山丘型	0.140 5	1.125 0	0	0.048 0	6.201 1	70.000 0	0	3.200 0
合计	0.125 7	1.125 0	0		5.548 4	70.000 0	0	

（5）不同植被类型环境系统抽样螺情统计：长兴县钉螺调查活螺框所处植被类别中，平均活螺密度较高的植被类型依次为芦苇0.431 1只/0.1m²、杂草0.122 0只/0.1m²、树林0.117 0只/0.1m²、旱地作物0.113 3只/0.1m²，平均有螺框出现率最高的为芦苇（39.333 3%），见表5-48。

表5-48　长兴县不同植被类型环境系统抽样螺情统计指标

植被类别	活螺密度（只·0.1m⁻²）				有螺框出现率/%			
	算术均数	最大值	最小值	中位数	算术均数	最大值	最小值	中位数
杂草	0.122 0	1.125 0	0	0	4.437 7	24.000 0	0	0
芦苇	0.431 1	0.720 0	0.153 3	0.420 0	39.333 3	70.000 0	10.000 0	38.000 0
树林	0.117 0	0.720 0	0	0	5.439 4	42.000 0	0	0
水稻	0	0	0	0	0	0	0	0
旱地作物	0.113 3	0.440 0	0	0	5.666 7	32.000 0	0	0
其他	0.100 0	0.300 0	0	0	5.555 6	16.666 7	0	0
合计	0.125 7	1.125 0	0	0	5.548 4	70.000 0	0	0

（6）不同环境类型系统抽样螺情统计：长兴县钉螺调查活螺框所处环境类型中，平均活螺密度较高的环境类型依次为沟渠0.189 4只/0.1m²、旱地0.118 3只/0.1m²和水田0.104 9只/0.1m²；平均有螺框出现率较高的依次为水田8.052 1%、沟渠6.793 8%和旱地5.354 8%。详见表5-49。

表5-49　长兴县不同环境类型系统抽样螺情统计指标

环境类型	活螺密度/（只·0.1m⁻²）				有螺框出现率/%			
	算术均数	最大值	最小值	中位数	算术均数	最大值	最小值	中位数
沟渠	0.189 6	1.125 0	0	0.161 3	6.793 8	17.500 0	0	6.333 3
塘堰	0	0	0	0	0	0	0	0
水田	0.104 9	0.720 0	0	0	8.052 1	70.000 0	0	0
旱地	0.118 4	0.725 0	0	0	5.354 8	42.000 0	0	0
滩地	0	0	0	0	0	0	0	0
其他	0	0	0	0	0	0	0	0
合计	0.125 7	1.125 0	0	0	5.548 4	70.000 0	0	0

长兴县本次钉螺调查结果发现，全县目前仍有Ⅰ类环境61处，有螺面积98 300m²，主要集中在煤山镇，全部为苗木地或苗木地旁边沟。煤山镇为长兴县合溪水库上游。合溪水库是经国家发改委批准立项的大

型水利项目工程,于 2007 年 12 月正式动工,水库集雨区域面积 235km²,库区面积 12 231 亩(8 154 000m²),设计容量 111 000 000m³,总投资 12 亿元人民币。合溪水库集雨区域内的煤山镇和小浦镇历史有螺面积 7.43km²。该区域曾是血吸虫病重度流行区,历史累计有螺面积占全县的 44.36%。2009 年(工程实施前),全县有螺面积 103 400m²,全部集中在水库区域范围,其中水库上游集雨区 84 400m²(包括北溪入库口上游约 1km 处煤山镇新源村 5 000m²,南溪入库口上游约 1.5km 处的煤山镇抛渎岗村坞山塘村 3 500m²),北溪库尾 5 000m²,库区消落带 5 500m²,库底 2 700m²;坝基所在区域和大坝下游也分别查出钉螺面积 2 600m²和 3 200m²。有螺面积环境复杂,灭螺工作以药物灭螺为主。合溪水库工程的建设对长兴县血防工作提出严峻挑战。在县委县政府的高度重视下,长兴县以水库工程建设为契机,通过科学规划,部门密切配合,结合水库建设项目大力推进环境改造灭螺工程和水利小流域洄滩治理工程。经过多年努力,合溪水库上游灭螺、反复扩大灭螺面积超过 1 000km²,实施环境改造灭螺工程 25 处,改变有螺面积、历史有螺面积 768 400m²。目前,水库库区(包括库尾、库区消落带、坝址区)及水库下游已连续监测多年未发现钉螺;上游集雨区域有螺区、历史有螺区域钉螺孳生环境得到明显改变,有螺面积有效压缩,钉螺密度大幅降低,工作取得显著成效。但水库上游集雨区域地理环境、水系复杂,大量的山溪滩壁仍是钉螺孳生的好场所,药物灭螺难度大,效果差,依然存在残存钉螺沿水系向周边扩散的风险。

长兴县目前仍有Ⅱ类和Ⅲ类环境 1 328 处,累计环境面积 19.40km²,占全县累计环境面积的 74.60%。Ⅱ类环境部分水田改为旱地,植被类型由水稻改为旱地蔬菜;Ⅲ类环境部分旱地、沟渠和塘堰等进行环境改造后,植被类型由以前的杂草为主演变成现在的农作物和树林为主。Ⅱ类和Ⅲ类环境仍然适宜钉螺孳生。

由于长兴县历史螺区分布广泛,山区地理环境复杂,钉螺难以彻底消灭。随着长兴县经济文化建设水平飞速发展,近年来乡村旅游不断升温,且地处苏浙皖三省交界,外来传染源输入的可能性大大增加,存在血吸虫病重新传播流行的威胁,血吸虫病防治工作仍任重而道远。为进一步巩固全县血吸虫病防治成果,长兴县须继续加强钉螺监测,每年春秋两季开展钉螺调查,尤其是重点加强对与有螺水系相通环境的监测排摸,及时掌握钉螺的分布、变化情况,及时采取有效措施;制订科学合理的灭螺计划,尤其对生产生活区、流动人口集散地、家畜放牧环境等重点环境加大灭螺力度,最大限度地降低钉螺密度,减少钉螺扩散;强化以传染源控制为主的防治策略,加强对来自血吸虫病流行区的人群、家畜等可能的输入性传染源的监测,及早发现和控制传染源;加大综合治理力度,结合五水共治、小流域治理、河道整治、农业综合开发、林业生态林建设和土地整理等项目,对重点有螺环境优先安排环境改造工程项目,特别是对水库上游水系、有螺条块进行科学规划,分阶段实施环境改造,彻底改变钉螺孳生环境;切实加强苗木地和抛荒田地管理,防止杂草丛生,改变抛荒局面;加强健康教育,借助新媒体,利用各种宣传形式,采取各种不同的宣传方法,开辟宣传阵地,进行血防健康教育宣传,持续引导群众树立正确健康观,提高居民健康素养水平,同时加强《血吸虫病防治条例》宣传力度;加强专业队伍建设,及时补充新生力量,解决乡镇血防专业队伍人员断层问题,提升专业队伍实力,巩固血防成果。

许辉　秦家胜　李嘉炜

长兴县疾病预防控制中心

第六节　安吉县血吸虫病螺情调查报告

安吉县位于浙江省北部,隶属湖州市,素有"中国第一竹乡""中国白茶之乡""中国椅业之乡"之称,县域面积 1 886km²,七山一水二分地,户籍人口 46 万人,下辖 8 个镇 3 个乡 4 个街道 208 个行政村(社区)和 1 个国家级旅游度假区、1 个省级经济开发区,是中国"美丽乡村"发源地、全国首个生态县、联合国人居奖唯一获得县。

全县属山丘型血吸虫病流行县,累计历史钉螺面积 25.26km²,历史血吸虫病病人 34 917 人,其中晚期血吸虫病病人 541 人,病牛 2 801 头。几十年来,在党和政府的重视下,安吉县血吸虫病防治工作取得了巨大成绩,1992 年查到最后 2 例血吸虫新感染病人,1995 年达到血吸虫病传播阻断标准,2016 年通过血吸虫病消除标准复核,但今后仍需要继续采取"查灭残存钉螺和防控外来传染源为主的综合性防治策略"。

一、调查与质控

为进一步掌握钉螺分布情况,加快县内钉螺调查资料电子化管理进程,根据《浙江省卫计委关于开展浙江省钉螺调查工作的通知》和《浙江省血防中心关于下发〈浙江省钉螺调查实施细则〉的通知》(浙血防〔2016〕8 号)要求,安吉县于 2017 年对全县 14 个乡镇(街道)123 个村(包括 1 个非历史有螺村)开展钉螺调查。

县地方病防治领导小组下发文件,对全县各乡镇(街道)血防专管员开展上岗培训,要求所有调查人员必须经过专业培训,经测试合格后方可参与钉螺调查工作。县卫生部门成立技术指导小组,在调查现场进行专业指导,不定期地开展督导检查,并对调查进度进行全县通报。

二、结果和讨论

(一)钉螺孳生环境调查

1. 历史钉螺孳生概况 全县调查环境 3 182 处,全部为山丘型,历史累计有螺面积 25 255 260m²,首次发现钉螺和感染性钉螺年份分别为 1955 年和 1970 年,最近一次查到感染性钉螺年份是 1974 年,见表 5-50。

表 5-50 安吉县钉螺孳生环境调查基本情况

流行类型	环境处数/处	累计环境面积/m²	历史累计有螺面积/m²	首次发现钉螺年份	最近一次查到钉螺年份	首次发现感染性钉螺年份	最近一次查到感染性钉螺年份
水网型	0	0	0	—	—	—	—
山丘型	3 182	25 413 740	25 255 260	1955	2016	1970	1974
合计	3 182	25 413 740	25 255 260	1955	2016	1970	1974

2. 钉螺孳生环境演变情况

(1) Ⅰ类钉螺孳生环境演变情况:安吉县现有钉螺环境(Ⅰ类钉螺孳生环境)20 处,占总环境处数 0.63%,环境类型主要为沟渠,依次为沟渠 12 处、水田 5 处、旱地 2 处、滩地 1 处;累计环境面积 12 410m²,占总累计环境面积的 0.05%,演变类型累计环境面积最多的为沟渠,其次是水田和滩地。详见表 5-51。

表 5-51 安吉县Ⅰ类钉螺孳生环境演变类型基本情况

历史环境		现在环境处数/处						累计环境面积/m²	历史累计有螺面积/m²	首次发现钉螺年份	最近一次查到钉螺年份	首次发现感染性钉螺年份	最近一次查到感染性钉螺年份
环境类型	环境处数/处	沟渠	塘堰	水田	旱地	滩地	其他						
沟渠	12	9	0	0	3	0	0	7 540	7 540	1964	2016	—	—
塘堰	0	0	0	0	0	0	0	0	0	—	—	—	—
水田	5	0	0	1	4	0	0	2 260	2 260	1964	2016	—	—
旱地	2	0	0	0	2	0	0	810	810	1968	2016	—	—
滩地	1	0	0	0	0	1	0	1 800	1 800	1970	2015	—	—
其他	0	0	0	0	0	0	0	0	0	—	—	—	—
合计	20	9	0	1	9	1	0	12 410	12 410	1964	2016	—	—

（2）Ⅱ类钉螺孳生环境演变情况：环境未改变，仍适宜钉螺孳生的环境（即Ⅱ类钉螺孳生环境）630处（占19.80%），主要环境类型为沟渠，依次为沟渠264处、塘堰156处、水田144处、滩地27处、旱地20处、其他19处，见表5-52。

表5-52　安吉县Ⅱ类钉螺孳生环境演变类型基本情况

历史环境		现在环境处数/处						累计环境面积/m²	历史累计有螺面积/m²	首次发现钉螺年份	最近一次查到钉螺年份	首次发现感染性钉螺年份	最近一次查到感染性钉螺年份
环境类型	环境处数/处	沟渠	塘堰	水田	旱地	滩地	其他						
沟渠	264	249	2	1	0	1	11	935 113	934 113	1958	2013	1974	1974
塘堰	156	0	150	5	0	0	1	794 750	790 150	1957	2008	—	—
水田	144	3	5	114	15	5	2	1 540 504	1 540 504	1957	2010	—	—
旱地	20	0	6	2	11	1	0	101 963	101 963	1958	1988	—	—
滩地	27	0	8	0	0	18	1	456 820	456 820	1957	1979	—	—
其他	19	0	0	2	1	0	16	212 887	212 887	1964	1992	—	—
合计	630	252	171	124	27	25	31	4 042 037	4 036 437	1957	2013	1974	1974

（3）Ⅲ类钉螺孳生环境演变情况：环境部分改变，仍适宜钉螺孳生的环境（即Ⅲ类钉螺孳生环境）有1 444处（占45.38%），主要环境类型为水田，依次为水田639处、沟渠420处、塘堰129处、其他98处、旱地91处，滩地67处，见表5-53。

表5-53　安吉县Ⅲ类钉螺孳生环境演变类型基本情况

历史环境		现在环境处数/处						累计环境面积/m²	历史累计有螺面积/m²	首次发现钉螺年份	最近一次查到钉螺年份	首次发现感染性钉螺年份	最近一次查到感染性钉螺年份
环境类型	环境处数/处	沟渠	塘堰	水田	旱地	滩地	其他						
沟渠	420	319	2	5	49	3	42	1 908 645	1 894 675	1957	2010	1970	1973
塘堰	129	1	61	3	37	2	25	785 677	785 677	1955	2007	—	—
水田	639	1	1	100	468	0	69	7 844 345	7 801 835	1955	2012	—	—
旱地	91	0	0	3	67	2	18	385 376	385 376	1960	2011	—	—
滩地	67	0	0	1	42	13	11	602 039	602 039	1957	2013	—	—
其他	98	0	2	6	29	6	55	1 121 012	1 121 012	1957	2008	—	—
合计	1 444	321	67	118	692	26	220	12 647 094	12 590 614	1955	2013	1970	1973

（4）Ⅳ类钉螺孳生环境演变情况：环境彻底改变，已不适宜钉螺孳生（即Ⅳ类钉螺孳生环境）的有1 086处（占34.13%），主要环境类型为水田，依次为水田489处、沟渠269处、旱地134处、塘堰121处、其他47处、滩地26处，见表5-54。

表5-54　安吉县Ⅳ类钉螺孳生环境演变类型基本情况

历史环境		现在环境处数/处						累计环境面积/m²	历史累计有螺面积/m²	首次发现钉螺年份	最近一次查到钉螺年份	首次发现感染性钉螺年份	最近一次查到感染性钉螺年份
环境类型	环境处数/处	沟渠	塘堰	水田	旱地	滩地	其他						
沟渠	269	14	1	0	39	0	215	1 357 302	1 357 302	1958	2007	—	—
塘堰	121	1	1	0	15	0	104	359 764	359 414	1958	2002	—	—
水田	489	0	1	5	107	3	373	5 529 730	5 434 680	1956	2013	—	—

续表

历史环境		现在环境处数/处						累计环境面积/m²	历史累计有螺面积/m²	首次发现钉螺年份	最近一次查到钉螺年份	首次发现感染性钉螺年份	最近一次查到感染性钉螺年份
环境类型	环境处数/处	沟渠	塘堰	水田	旱地	滩地	其他						
旱地	134	0	0	1	7	0	126	544 427	544 427	1958	1999	—	—
滩地	26	0	0	0	3	0	23	302 819	302 819	1965	1989	—	—
其他	47	0	0	0	3	0	44	617 157	617 157	1964	2000	—	—
合计	1 086	15	3	6	174	3	885	8 711 199	8 615 799	1956	2013	—	—

（5）Ⅴ类钉螺孳生环境演变情况：Ⅴ类（可疑钉螺孳生）环境有2处（占0.06%），主要环境类型为沟渠。

（二）钉螺分布调查

1. 调查概况　全县共调查了20处有螺环境，有螺面积12 410m²。按不同植被类型钉螺分布情况看，有螺环境最多为其他（经核实主要为苗木），在20处有螺环境中占35%，其次为树林25%、旱地作物20%、杂草15%、水稻5%。有螺面积最多为树林，在12 410m²有螺面积中占35.13%，其次为杂草21.76%、旱地作物16.19%、其他（主要为苗木）14.83%、水稻12.09%。按不同环境类型钉螺分布情况看，有螺环境最多为沟渠和旱地（在20处中各占45%），其次为水田和滩地（各占5%）。有螺面积最多为沟渠（54.63%），其次为旱地（28.85%）、滩地（14.50%）、水田（2.02%）。详见表5-55~ 表5-57。

表 5-55　安吉县不同流行类型环境螺情现况调查基本情况

流行类型	调查环境处数/处	有螺环境处数/处	感染性有螺环境处数/处	环境面积/m²	现有螺面积/m²	感染性钉螺面积/m²
水网型	0	0	0	0	0	0
山丘型	3 182	20	0	25 410 008	12 410	0
合计	3 182	20	0	25 410 008	12 410	0

表 5-56　安吉县不同植被类型环境螺情现况调查基本情况

植被类别	调查环境处数/处	有螺环境处数/处	感染性有螺环境处数/处	环境面积/m²	现有螺面积/m²	感染性钉螺面积/m²
杂草	1 466	3	0	9 393 892	2 700	0
芦苇	3	0	0	8 645	0	0
树林	149	5	0	1 599 604	4 360	0
水稻	131	1	0	1 290 871	1 500	0
旱地作物	477	4	0	4 690 240	2 010	0
其他	956	7	0	8 426 756	1 840	0
合计	3 182	20	0	25 410 008	12 410	0

表 5-57　安吉县不同环境类型螺情现况调查基本情况

环境类型	调查环境处数/处	有螺环境处数/处	感染性有螺环境处数/处	环境面积/m²	现有螺面积/m²	感染性钉螺面积/m²
沟渠	599	9	0	2 766 937	6 780	0
塘堰	241	0	0	1 062 417	0	0
水田	249	1	0	2 725 939	250	0

环境类型	调查环境 处数/处	有螺环境 处数/处	感染性有螺环境 处数/处	环境面积/m²	现有螺面积/m²	感染性钉螺 面积/m²
旱地	902	9	0	8 613 684	3 580	0
滩地	55	1	0	634 118	1 800	0
其他	1 136	0	0	9 606 913	0	0
合计	3 182	20	0	25 410 008	12 410	0

2. 现场调查结果

（1）调查结果概况：共查螺 240 179 框，其中系统抽样 11 244 框，活螺框 254 框，活螺 1 252 只；环境抽查 228 935 框，活螺框 473 框，活螺 2 367 只。平均活螺密度 0.286 7 只/0.1m²，平均活螺框出现率为 5.258 6%。共发现钉螺 3 619 只。未检出感染性钉螺。详见表 5-58。

表 5-58　安吉县不同流行类型环境钉螺调查结果

流行类型	系统抽样						环境抽查					
	调查 框数/ 框	活螺 框数/ 框	捕获 螺数/ 只	活螺 数/只	感染性 钉螺 框数/框	感染 螺数/ 只	调查 框数/ 框	活螺 框数/ 框	捕获 螺数/ 只	活螺 数/只	感染性 钉螺 框数/框	感染 螺数/ 只
水网型	0	0	0	0	0	0	0	0	0	0	0	0
山丘型	11 244	254	1 252	1 252	0	0	228 935	473	2 367	2 367	0	0
合计	11 244	254	1 252	1 252	0	0	228 935	473	2 367	2 367	0	0

（2）不同植被、环境类型钉螺调查统计结果：不同植被类型平均活螺密度最高为树林 0.449 3 只/0.1m²，其次为旱地作物 0.446 8 只/0.1m²。平均活螺框出现率最高为其他（主要为苗木），占 9.440 8%；其次为树林，占 8.687 6%。不同环境类型活螺平均密度最高为滩地 0.557 7 只/0.1m²，其次为旱地 0.556 3 只/0.1m²，平均活螺框出现率最高为滩地 9.615 4%，其次为旱地 8.785 3%。调查统计结果见表 5-59~表 5-63。

表 5-59　安吉县不同植被类型环境钉螺调查结果

植被类别	系统抽样						环境抽查					
	调查 框数/ 框	活螺 框数/ 框	捕获 螺数/ 只	活螺 数/只	感染性 钉螺 框数/框	感染 螺数/ 只	调查 框数/ 框	活螺 框数/ 框	捕获 螺数/ 只	活螺 数/只	感染性 钉螺 框数/框	感染 螺数/ 只
杂草	3 339	70	344	344	0	0	101 768	140	718	718	0	0
芦苇	0	0	0	0	0	0	202	0	0	0	0	0
树林	1 324	78	374	374	0	0	15 257	156	750	750	0	0
水稻	3 857	20	82	82	0	0	16 265	35	139	139	0	0
旱地作物	1 832	29	214	214	0	0	46 912	41	302	302	0	0
其他	892	57	238	238	0	0	48 531	101	458	458	0	0
合计	11 244	254	1 252	1 252	0	0	228 935	473	2 367	2 367	0	0

表 5-60　安吉县不同环境类型钉螺调查结果

环境类型	系统抽样						环境抽查					
	调查框数/框	活螺框数/框	捕获螺数/只	活螺数/只	感染性钉螺框数/框	感染螺数/只	调查框数/框	活螺框数/框	捕获螺数/只	活螺数/只	感染性钉螺框数/框	感染螺数/只
沟渠	2 874	168	732	732	0	0	44 658	329	1 525	1 525	0	0
塘堰	589	0	0	0	0	0	12 825	0	0	0	0	0
水田	3 985	4	20	20	0	0	53 534	5	25	25	0	0
旱地	2 081	67	413	413	0	0	78 289	112	674	674	0	0
滩地	108	15	87	87	0	0	6 616	27	143	143	0	0
其他	1 607	0	0	0	0	0	33 013	0	0	0	0	0
合计	11 244	254	1 252	1 252	0	0	228 935	473	2 367	2 367	0	0

表 5-61　安吉县不同流行类型环境系统抽样螺情统计指标

流行类型	活螺密度/(只·0.1m^{-2})				有螺框出现率/%			
	算术均数	最大值	最小值	中位数	算术均数	最大值	最小值	中位数
水网型	0	0	0	0	0	0	0	0
山丘型	0.286 7	2.181 8	0	0	5.258 6	31.746 0	0	0
合计	0.286 7	2.181 8	0	0	5.258 6	31.746 0	0	0

表 5-62　安吉县不同植被类型环境系统抽样螺情统计指标

植被类别	活螺密度/(只·0.1m^{-2})				有螺框出现率/%			
	算术均数	最大值	最小值	中位数	算术均数	最大值	最小值	中位数
杂草	0.102 3	0.837 4	0	0	2.144 5	15.702 5	0	0
芦苇	0	0	0	0	0	0	0	0
树林	0.449 3	1.181 8	0	0.408 8	8.687 6	22.727 3	0	9.944 8
水稻	0.027 1	0.270 6	0	0	0.660 1	6.600 7	0	0
旱地作物	0.446 8	2.181 8	0	0	6.114 7	28.571 4	0	0
其他	0.418 1	1.500 0	0	0.300 0	9.440 8	31.746 0	0	5.000 0
合计	0.286 7	2.181 8	0	0	5.258 6	31.746 0	0	0

表 5-63　安吉县不同环境类型系统抽样螺情统计指标

环境类型	活螺密度/(只·0.1m^{-2})				有螺框出现率/%			
	算术均数	最大值	最小值	中位数	算术均数	最大值	最小值	中位数
沟渠	0.231 7	0.837 4	0	0.135 3	5.949 0	31.746 0	0	2.500 0
塘堰	0	0	0	0	0	0	0	0
水田	0.085 5	1.111 1	0	0	1.709 4	22.222 2	0	0
旱地	0.556 3	2.181 8	0	0	8.785 3	28.571 4	0	0
滩地	0.557 7	1.115 4	0	0.557 7	9.615 4	19.230 8	0	9.615 4
其他	0	0	0	0	0	0	0	0
合计	0.286 7	2.181 8	0	0	5.258 6	31.746 0	0	0

调查显示,在历史钉螺孳生环境演变过程中,环境彻底改变的仅占环境总数的34.13%。适宜钉螺的孳生环境大部分仍然存在,而当前现有钉螺孳生环境类型以沟渠为主。全县3 182处环境调查数据分析显示:一方面,在环境演变过程中,已彻底改变历史钉螺环境为8 615 799m²,仅占全县历史钉螺总面积的34.11%(8 615 799m²/25 255 260m²),而尚未改变的环境均散在分布于偏远山区,远离市中心和城镇,未开发利用,具有范围广、面积大、环境复杂、条块多且分散等特点,仍是钉螺复现的隐患之一。因此,每年仍有必要开展螺情监测。另一方面,本次调查发现有螺环境20处,均分布于5个乡镇(街道)7个行政村,结合近几年钉螺复现状况分析,重点在递铺街道南北庄村、梅溪镇红庙村、孝丰镇下汤村。不同植被和环境类型有螺情况调查显示,有螺环境植被最多处数为其他(主要为苗木),其次为树林;有螺环境类型面积最多为沟渠,其次是旱地。苗木树林植被和滩地旱地环境的活螺密度和有螺框出现率较高,有螺沟渠大多数分布在苗圃地里,被苗木、树林等植被所覆盖,这是钉螺最易孳生的场所。这3个乡镇(街道)的重点村中,当前钉螺的孳生环境以苗圃地、抛荒地及废弃沟渠为主要环境特点,这是今后查灭螺的重点区域和主攻方向。此次全县钉螺调查,未发现血吸虫感染性钉螺,显示安吉县血防成果巩固,继续"维持血吸虫病消除状态";首次建立了安吉县钉螺分布数据库和电子地图;全面掌握了安吉县钉螺分布状况,摸清了钉螺孳生环境的治理重点;发现历史钉螺孳生环境依然大量存在,残存钉螺复现的风险可能发生,对接中国"美丽乡村"建设,须推广血防综合治理工程,对历史有螺环境进行改造,进一步减少钉螺孳生环境数量。

安吉县是浙江省血防重点县之一,此次钉螺调查为制订全县"十四五"血吸虫病防治规划和今后防治工作提供了科学依据。目前存在的主要问题有:一是个别乡镇(街道)仍存在一定数量的残存钉螺,分布环境极为复杂,多为经过多种防治措施后遗留下来的难点地带,因此受残存钉螺复现和来自疫区的输入病例威胁,安吉县血吸虫病的传播风险依然存在;二是血防工作经过几代人的努力,已取得显著成绩,但近几年无新发血吸虫病感染病例,钉螺也仅存于几个乡镇,社会关注度逐年降低,因而各部门存在松懈麻痹思想;三是老一批血防专管员退休离岗及血防人员经常存在换岗的现象,新入职的血防专管员缺乏工作经验和专业知识不足。血防工作是一项社会系统工程,建议积极发挥各级地方病防治领导小组各成员部门的作用,加强协调,各司其职;加强血防队伍建设,举办多层次技术培训班,开展上岗专业培训,提高业务技术水平;继续坚持查灭残存钉螺和防控外来传染源为主的综合性防治策略,开展血吸虫病监测工作。

牟晓刚　王鑫佳　刘斌
安吉县疾病预防控制中心

第六章 绍兴市血吸虫病螺情调查报告

第一节 全市血吸虫病螺情调查报告

绍兴市(简称绍)位于长三角南翼、浙江省中北部、钱塘江口以南,东连宁波市,南临台州市和金华市,西接杭州市,北隔钱塘江与嘉兴市相望。陆域总面积为 8 279km²,其中市辖区总面积 2 942km²。下辖三区二市一县:越城区、柯桥区(原绍兴县)、上虞区(原上虞市)、诸暨市、嵊州市和新昌县。全市目前共有 118 个乡镇(街道),其中乡 15 个、镇 79 个、街道 24 个、居委会 508 个,行政村 2 176 个。全市地处浙西山地丘陵、浙东丘陵山地和浙北平原三大地貌的交接地带,地貌复杂(可概括为"四山三盆两江一平原")。绍兴市境内河道密布,湖泊众多,以"水乡泽国"享誉海内外。境内主要有汇入钱塘江的曹娥江、浦阳江、鉴湖水系;浙东运河东西横贯北部,与南北向河流沟通,交织成北部平原区河密率很高的河网水系。全市地处亚热带季风气候区,年平均温度 17.4℃左右,年平均降水量 1 439mm,年平均相对湿度 77%~80%。

血吸虫病曾是绍兴市流行广泛、危害严重的疾病之一。全市历史上 6 个区(县、市)均为流行区,历史流行区范围达 81 个乡镇 1 525 个村,流行区人口达 162 万余。全市历史累计钉螺面积达 63 968 570m²。累计发现血吸虫病病人 120 456 例,其中晚期血吸虫病病人 2 086 例。全市血吸虫病流行情况包括中度流行区 2 个,嵊州市和诸暨市;轻度流行区 4 个,越城区、柯桥区(原绍兴县)、上虞区(原上虞市)和新昌县。经过半个世纪、连续几代人的艰苦奋斗,绍兴市于 1981 年达到血吸虫病传播控制标准,1995 年达到传播阻断标准,1996 年转入巩固监测阶段,2016 年通过血吸虫病消除复核。

一、调查与质控

为准确掌握钉螺孳生环境变迁和钉螺分布情况,根据《浙江省卫计委关于开展浙江省钉螺调查工作的通知》和《浙江省血防中心关于下发〈浙江省钉螺调查实施细则〉的通知》(浙血防〔2016〕8 号)精神,绍兴市于 2016 年 8 月—2017 年 6 月开展了辖区钉螺全面调查。

绍兴市在 6 个血吸虫病历史流行区(县、市),包括越城区、柯桥区、上虞区、诸暨市、嵊州市和新昌县,共计 71 个乡镇街道、818 个村(包括 2 个非历史有螺村)展开现有钉螺环境、历史有螺环境和可疑钉螺孳生环境的螺情调查。市、区(县、市)疾控中心指派专人参加省血吸虫病防治中心组织的钉螺调查相关专项培训。市疾控中心举办钉螺现场调查技术专项培训班,覆盖市、县、乡三级血吸虫病防治专业人员,确保每位调查工作人员熟练掌握调查技能。市疾控中心对各区(县、市)钉螺调查工作进行检查指导,抽取嵊州、越城等 2 个市(区)进行现场督查,及时解决调查中发现的问题。该项工作完成情况和质量纳入责任单位绩效考核指标。

二、结果和讨论

(一)钉螺孳生环境调查

1. 历史钉螺孳生概况 绍兴市流行环境共计 5 133 处,其中水网型 287 处(占 5.59%)、山丘型 4 846 处(占 94.41%),因此流行类型以山丘型为主。越城区、柯桥区和上虞区流行类型为水网型和山丘型并存,诸暨市、嵊州市和新昌县流行类型仅为山丘型。绍兴市历史累计有螺面积 63 968 570m²。各区(县、市)按历史累计有螺面积大小排序依次为嵊州市、诸暨市、新昌县、柯桥区、越城区和上虞区。越城区首次发现钉螺及感染性钉螺在1949年,最近一次查到钉螺在2016年(嵊州市和新昌县),最近一次查到感染性钉螺在1979年(越城区和诸暨市)。

2. 钉螺孳生环境演变情况 绍兴市 I 类钉螺孳生环境存在于嵊州市和新昌县,历史环境合计271处,占5.28%,以沟渠和水田为主,分别占46.86%(127处/271处)和39.48%(107处/271处)。现在环境以沟渠、水田和旱地为主,分别占46.86%(127处/271处)、23.62%(64处/271处)和23.62%(64处/271处)。历史累计有螺面积以水田和沟渠为主,但由于社会经济的发展和产业结构调整,部分种植水稻的农民改种苗木等经济作物,原水田环境的34.55%(37处/107处)演变为旱地(此情况在以嵊州市多见)。首次发现钉螺年份为1952年,目前除塘堰外的其余环境类型都仍可查到钉螺。 I 类钉螺孳生环境中,1953年在嵊州市首次发现有感染性钉螺存在,最近一次查到感染性钉螺年份为1976年。

II 类钉螺孳生环境存在于柯桥区、上虞区、嵊州市、新昌县和诸暨市5个区(县、市),历史环境合计2 686处,原以水田和沟渠为主,分别占42.48%(1 141处/2 686处)和38.61%(1 037处/2 686处),现演变为以沟渠为主38.57%(1 036处/2 686处),原水田环境39.44%(450处/1 141处)演变为旱地(此类情况主要出现在嵊州市和新昌县)。历史累计有螺面积33 458 071m²,环境类型以水田、沟渠和旱地为主。

III 类钉螺孳生环境共计1 109处,原环境处数以沟渠为最多,占45.18%(508处/1 109处),其次为塘堰25.43%(282处/1 109处)和水田21.01%(233处/1 109处)。因城镇化建设,产业结构调整,各种环境类型演变为旱地的有257处,演变为其他环境的有11处,现环境处数以沟渠、旱地和塘堰为主,分别占32.46%(360处/1 109处)、25.52%(283处/1 109处)和23.26%(258处/1 109处);历史累计有螺面积14 697 076m²,环境类型以水田、沟渠和塘堰为主。

IV 类环境共计1 065处,占历史钉螺孳生环境的20.75%(1 065处/5 133处),累计环境面积15 653 571m²,历史累计有螺面积14 294 016m²,以水田、沟渠和塘堰为主,分别占比37.75%(402处/1 065处)、33.99%(362处/1 065处)和18.78%(200处/1 065处);现环境以其他环境为主,共1 012处,占95.02%(1 012处/1 065处)。

在越城区2个非历史有螺村开展 V 类可疑钉螺孳生环境查螺,共调查环境2处,累计环境面积290m²。

结果显示,在钉螺孳生环境演变过程中,已彻底改变的环境面积仅占20.75%,适宜钉螺孳生环境大部分依然存在,一旦有外来钉螺引入或钉螺从毗邻环境扩散而来,环境未彻底改造的区域就会重新形成钉螺孳生地,是各区(县、市)做好钉螺监测的重点环境。

(二)钉螺分布调查

本次调查不同流行类型环境5 133处,按不同流行类型环境、不同植被类型环境、不同环境类型分类,调查历史有螺环境和可疑钉螺孳生环境60 028 211m²,发现现有钉螺面积130 710m²,存在于嵊州市(90 330m²)和新昌县(40 380m²)两地,流行类型为山丘型。按有螺面积统计,植被类型主要为杂草、水稻和树林,分占59.75%、16.72%和15.27%;环境类型以沟渠、水田和旱地为主,分占48.87%、24.03%和18.31%。由于嵊州市和新昌县两地产业结构不同,嵊州市有螺环境植被类型以杂草和树林为主,环境类型以沟渠、旱地和水田为主;而新昌县有螺环境植被类型以杂草、水稻和树林为主,环境类型以水田、沟渠和滩地为主。

在越城区和柯桥区,对历史有螺环境采用环境抽查法调查;在上虞区、诸暨市、嵊州市和新昌县,采用系统抽样结合环境抽查法对历史有螺环境和现有螺环境进行调查。嵊州市和新昌县查到钉螺,流行类型均为山丘型;捕获的钉螺全部进行实验室解剖镜检,结果显示全市系统抽样和环境抽查均未查到感染性钉螺。全市系统抽样调查272 435框,捕获活螺3 956框,捕获钉螺10 388只,其中活螺10 178只;环境抽查1 679 229框,捕获活螺6 236框,捕获钉螺15 203只,其中活螺14 784只。活螺框数和捕获活螺数最多的植被类型为杂草,其中嵊州市以杂草为主,新昌县以水稻为主;活螺框数和捕获活螺数最多的环境类型为沟渠,其中嵊州市以沟渠为主,新昌县以水田为主。全市平均活螺密度为0.127 1只/0.1m²,平均有螺框出现率为4.35%;新昌县平均活螺密度和平均有螺框出现率最高,分别为0.232 4只/0.1m²和7.68%。嵊州市其他植被的平均活螺密度和平均有螺框出现率分别达0.795 9只/0.1m²和24.68%;新昌县水稻的平均活螺密度和平均有螺框出现率最高，分别达 0.405 2 只/0.1m^2 和 13.63%。嵊州市平均活螺密度和平均有螺框出现率最高的环境类型为滩地，分别达 1.676 5 只/0.1m^2 和 58.82%；新昌县平均活螺密度和平均有螺框出现率最高的环境类型为水田，分别达 0.451 0 只/0.1m^2 和 14.67%。

由此可见，绍兴市有螺环境主要位于山丘型流行区的嵊州市和新昌县两地的沟渠、水田和旱地。两地毗邻，水系连通，苗木业和水产养殖业发达，由于产业特点，钉螺极易孳生、蔓延，增加了灭螺难度。多年来，钉螺面积虽有压缩，但成效不显著。新昌钦寸水库坝址下游易形成草滩和湿地，适宜钉螺孳生，但水源保护区内药物灭螺工作难以实施，急需绿色环保可持续灭螺新方法，提高灭螺效果。

综上所述，全市 6 个血吸虫病历史流行区（县、市），共计 71 个乡镇街道、818 个村、5 133 处环境开展钉螺调查，未发现血吸虫感染性钉螺。但是在 5 133 处历史环境中，已彻底改变的环境面积仅占 20.75%，历史钉螺孳生环境依然大量存在，一旦有外来钉螺引入或钉螺从毗邻地区扩散而来，易出现新螺情，存在螺情回升风险；虽然目前未查见感染性钉螺，但外来人员较多，一旦有人群、家畜等输入性传染源进入有螺区域，血吸虫病疫情可能死灰复燃。另外，由于多数区（县、市）已持续多年无螺，有着多年血防经验的专业队伍逐渐退出舞台，新人员对血防工作不熟悉，各地存在业务水平不精、螺情、疫情风险意识逐渐淡薄的现象。为此，绍兴市将加强与农业、水利、林业等部门的协作，推广血防综合治理工程，彻底改变钉螺孳生环境；继续加强对往返血吸虫病流行地区的流动人口、家畜监测查病工作，及时发现和处置疫情，防止血吸虫病疫情死灰复燃；同时建议各级政府提高血防意识，保障经费投入力度，加强血防队伍建设，除增加人员编制、血防知识培训外，还要将辖区内的血防历程、历史钉螺孳生地范围、位置等应作为培训内容，确保血防工作稳定开展，继续维持血吸虫病消除状态。

方益荣　王吉玲　李杰
绍兴市疾病预防控制中心

第二节　越城区血吸虫病螺情调查报告

越城区位于钱塘江南岸，宁绍平原西部，地势从西南向东北倾斜，为平原水网地带，属于亚热带季风气候区，雨量充沛，空气湿润，温度适中。

越城区历史上共有 9 个乡镇（街道）65 个村流行血吸虫病，流行区人口 62 945 人，历史累计有螺面积 910 279m^2，历史累计血吸虫病病人数 5 360 人，现存晚期病人 3 人。越城区于 1971 年达到血吸虫病传播控制标准，1985 年达到血吸虫病传播阻断标准，1985 年转入巩固监测阶段，自 1987 年以来没有查到钉螺和发现本地新感染病人，血防成果巩固。

一、调查与质控

为进一步掌握钉螺分布情况，为制订血吸虫病防治策略措施提供科学依据，根据《浙江省卫计委关于开展浙江省钉螺调查工作的通知》和《浙江省血防中心关于下发〈浙江省钉螺调查实施细则〉的通知》（浙血防〔2016〕8 号）精神，越城区于 2016—2017 年开展全区钉螺调查，调查范围包括辖区内塔山街道、府山街道、城南街道、稽山街道、东湖街道、灵芝街道、鉴湖街道、东浦街道、马山镇、皋埠镇、陶堰镇、富盛镇等 12 个街道（乡镇）56 个村（包括 2 个非历史有螺村）73 处历史有螺环境和可疑钉螺孳生环境。

为做好本次调查工作，越城区疾控中心相关血防工作人员参加了省血吸虫病防治中心组织的钉螺调查培训，并对 12 个街道（乡镇）相关血防人员进行相应培训，包括历史资料查阅、现场环境调查、现场查螺、调查记录等内容。现场查螺前对查螺人员进行培训，包括查螺最佳时间、现场如何摆框、钉螺辨别、面积计算等内容。调查人员根据越城区历年防治资料、资料汇编、血防志等收集和整理螺情信息。由于越城区已属于无螺地区，在历史资料查阅汇总和现场调查记录方面力争做到内容填写完整、不遗漏。现场环境调查时配备当地历史血防人员作为向导，对调查点实地勘察，并做好环境基本信息、环境演变情况、环境编号等相应记录，确保资料收集内容完善。绍兴市疾控中心对越城区钉螺调查工作进行检查指导，对钉螺调查最终数据进行严格把关,对数据的录入、逻辑问题等方面都进行相应检查,并将最终结果上报至省血防中心。

二、结果和讨论

(一)钉螺孳生环境调查

1. 历史钉螺孳生概况 从历年防治资料、资料汇编、血防志等收集和整理螺情信息以及本次钉螺孳生环境调查结果来看,越城区内历史钉螺孳生环境共73处,其中水网型环境54处,山丘型环境19处,分别占73.97%和26.03%;累计环境面积共912 520m²,其中水网型和山丘型分别为785 174m²和127 346m²,各占86.05%和13.95%;历史累计有螺面积共910 279m²,其中水网型和山丘型分别为783 984m²和126 295m²,各占86.13%和13.87%;首次在1949年于山丘型地区发现钉螺,最近一次于1984年在水网型地区查到钉螺;首次查到感染性钉螺的年份为1949年,最近一次查到感染性钉螺年份为1979年。详见表6-1。

表6-1 越城区钉螺孳生环境调查基本情况

流行类型	环境处数/处	累计环境面积/m²	历史累计有螺面积/m²	首次发现钉螺年份	最近一次查到钉螺年份	首次发现感染性钉螺年份	最近一次查到感染性钉螺年份
水网型	54	785 174	783 984	1950	1984	1950	1979
山丘型	19	127 346	126 295	1949	1982	1949	1979
合计	73	912 520	910 279	1949	1984	1949	1979

2. 钉螺孳生环境演变情况 从历年防治资料、资料汇编、血防志等收集和整理螺情信息以及本次钉螺孳生环境调查均未在越城区内发现Ⅰ类和Ⅱ类钉螺孳生环境。

越城区辖区内历史存在Ⅲ类钉螺孳生环境共65处,其中水田41处(63.08%),沟渠15处(23.08%),塘堰7处(10.77%),旱地和滩地各1处(3.07%)。累计环境面积为883 338m²,其中以水田、沟渠和塘堰环境为主,分别为723 434m²、123 700m²和35 984m²,各占81.90%、14.00%和4.08%。历史累计有螺面积为881 387m²,以水田、沟渠和塘堰环境为主,分别为722 534m²、122 840m²和35 984m²,各占81.97%、13.93%和4.08%。现在环境中有旱地30处、塘堰11处、水田10处、滩地8处和沟渠6处,分别占46.15%、16.92%、15.39%、12.31%和9.23%。Ⅲ类钉螺孳生环境中,首次在1949年于旱地环境发现钉螺,最近一次在1984年于水田环境中查到钉螺,首次发现感染性钉螺年份为1949年,最近一次查到感染性钉螺年份为1979年。详见表6-2。

表6-2 越城区Ⅲ类钉螺孳生环境演变类型基本情况

历史环境		现在环境处数/处						累计环境面积/m²	历史累计有螺面积/m²	首次发现钉螺年份	最近一次查到钉螺年份	首次发现感染性钉螺年份	最近一次查到感染性钉螺年份
环境类型	环境处数/处	沟渠	塘堰	水田	旱地	滩地	其他						
沟渠	15	5	2	1	7	0	0	123 700	122 840	1958	1982	1958	1979
塘堰	7	0	7	0	0	0	0	35 984	35 984	1972	1979	1972	1979
水田	41	1	1	10	21	8	0	723 434	722 534	1950	1984	1950	1979
旱地	1	0	0	0	1	0	0	200	9	1949	1979	1949	1979
滩地	1	0	0	0	1	0	0	20	20	1972	1979	1972	1979
其他	0	0	0	0	0	0	0	0	0	—	—	—	—
合计	65	6	10	11	30	8	0	883 338	881 387	1949	1984	1949	1979

越城区辖区内历史存在Ⅳ类钉螺孳生环境6处,分别为水田5处、其他环境1处,各占83.33%和16.67%;累计环境面积为28 892m²,其中水田26 416m²,占91.35%;历史累计有螺面积为28 892m²;首次在

1954 年于水田环境和其他环境中发现钉螺,最近一次在 1979 年于水田环境查到钉螺;首次发现感染性钉螺年份为 1972 年,最近一次查到感染性钉螺年份为 1979 年。本次环境调查显示,6 处环境中有 2 处变为旱地,1 处变为塘堰,3 处为其他环境。详见表 6-3。

在越城区 2 个非历史有螺村开展 V 类可疑钉螺孳生环境查螺,共调查环境 2 处,累计环境面积 290m²。

表 6-3 越城区Ⅳ类钉螺孳生环境演变类型基本情况

历史环境		现在环境处数/处						累计环境面积/m²	历史累计有螺面积/m²	首次发现钉螺年份	最近一次查到钉螺年份	首次发现感染性钉螺年份	最近一次查到感染性钉螺年份
环境类型	环境处数/处	沟渠	塘堰	水田	旱地	滩地	其他						
沟渠	0	0	0	0	0	0	0	0	0	—	—	—	—
塘堰	0	0	0	0	0	0	0	0	0	—	—	—	—
水田	5	0	1	0	2	0	2	26 416	26 416	1954	1979	1972	1979
旱地	0	0	0	0	0	0	0	0	0	—	—	—	—
滩地	0	0	0	0	0	0	0	0	0	—	—	—	—
其他	1	0	0	0	0	0	1	2 476	2 476	1954	1964	—	—
合计	6	0	1	0	2	0	3	28 892	28 892	1954	1979	1972	1979

（二）钉螺分布调查

1. 调查概况 越城区 73 处调查环境中,环境面积 154 786m²,以水网型为主（54 处）,环境面积占 79.49%（123 047m²/154 786m²）,本次调查未发现钉螺,见表 6-4。

表 6-4 越城区不同流行类型环境螺情现况调查基本情况

流行类型	调查环境处数/处	调查环境处数百分比/%	有螺环境处数/处	环境面积/m²	环境面积百分比/%	现有钉螺面积/m²
水网型	54	73.97	0	123 047	79.49	0
山丘型	19	26.03	0	31 739	20.51	0
合计	73	100.00	0	154 786	100.00	0

从不同植被类型环境螺情现况调查结果来看,调查的 73 处环境中以杂草和旱地为主,分别为 48 处和 10 处,各占 65.75% 和 13.70%;杂草和旱地作物环境面积分别占 68.64%（106 252m²/154 786m²）和 14.79%（22 900m²/154 786m²）,见表 6-5。

表 6-5 越城区不同植被类型环境螺情现况调查基本情况

植被类别	调查环境处数/处	调查环境处数百分比/%	有螺环境处数/处	环境面积/m²	环境面积百分比/%	现有钉螺面积/m²
杂草	48	65.75	0	106 252	68.64	0
芦苇	4	5.48	0	4 275	2.77	0
树林	2	2.74	0	277	0.18	0
水稻	4	5.48	0	19 190	12.40	0
旱地作物	10	13.70	0	22 900	14.79	0
其他	5	6.85	0	1 892	1.22	0
合计	73	100.00	0	154 786	100.00	0

　　调查的73处环境类型以旱地、水田和塘堰为主,分别为34处、11处和11处,各占46.58%、15.07%、15.07%,其环境面积分别占56.56%(87 540m²/154 786m²)、20.09%(31 100m²/154 786m²)和10.51%(16 275m²/154 786m²),见表6-6。

表6-6　越城区不同环境类型螺情现况调查基本情况

环境类型	调查环境处数/处	调查环境处数百分比/%	有螺环境处数/处	环境面积/m²	环境面积百分比/%	现有钉螺面积/m²
沟渠	6	8.22	0	8 860	5.72	0
塘堰	11	15.07	0	16 275	10.51	0
水田	11	15.07	0	31 100	20.09	0
旱地	34	46.58	0	87 540	56.56	0
滩地	8	10.95	0	10 369	6.70	0
其他	3	4.11	0	642	0.42	0
合计	73	100.00	0	154 786	100.00	0

　　2. 现场调查结果　本次调查从不同流行类型进行环境分类,使用环境抽查法调查框数共10 970框,其中水网型占71.74%(7 870框/10 970框),山丘型占28.26%(3 100框/10 970框),调查环境覆盖植被以杂草为主,环境类型以旱地、水田和塘堰为主,均未发现钉螺。现场调查结果见表6-7~表6-9。

　　越城区12个街道(乡镇)56个村共调查环境73处,结果无Ⅰ类和Ⅱ类钉螺孳生环境,存在Ⅲ类和Ⅳ类钉螺孳生环境,分别为65处和6处,另有2处为晚期血吸虫病病人所在地区。随着城市发展改造,钉螺孳生环境发生很大演变,Ⅲ类钉螺孳生环境中,41处水田环境只剩下10处水田环境,21处已变为旱地环境,Ⅳ类钉螺孳生环境中,6处环境中有2处变为旱地,1处变为塘堰,3处为其他环境,钉螺易孳生环境有一定程度减少。

表6-7　越城区不同流行类型环境钉螺调查结果

流行类型	系统抽样						环境抽查					
	调查框数/框	活螺框数/框	捕获螺数/只	活螺数/只	感染性钉螺框数/框	感染螺数/只	调查框数/框	活螺框数/框	捕获螺数/只	活螺数/只	感染性钉螺框数/框	感染螺数/只
水网型	0	0	0	0	0	0	7 870	0	0	0	0	0
山丘型	0	0	0	0	0	0	3 100	0	0	0	0	0
合计	0	0	0	0	0	0	10 970	0	0	0	0	0

表6-8　越城区不同植被类型环境钉螺调查结果

植被类别	系统抽样						环境抽查					
	调查框数/框	活螺框数/框	捕获螺数/只	活螺数/只	感染性钉螺框数/框	感染螺数/只	调查框数/框	活螺框数/框	捕获螺数/只	活螺数/只	感染性钉螺框数/框	感染螺数/只
杂草	0	0	0	0	0	0	7 440	0	0	0	0	0
芦苇	0	0	0	0	0	0	970	0	0	0	0	0
树林	0	0	0	0	0	0	0	0	0	0	0	0
水稻	0	0	0	0	0	0	830	0	0	0	0	0
旱地作物	0	0	0	0	0	0	1 625	0	0	0	0	0
其他	0	0	0	0	0	0	105	0	0	0	0	0
合计	0	0	0	0	0	0	10 970	0	0	0	0	0

表 6-9　越城区不同环境类型钉螺调查结果

环境类型	系统抽样						环境抽查					
	调查框数/框	活螺框数/框	捕获螺数/只	活螺数/只	感染性钉螺框数/框	感染螺数/只	调查框数/框	活螺框数/框	捕获螺数/只	活螺数/只	感染性钉螺框数/框	感染螺数/只
沟渠	0	0	0	0	0	0	1 455	0	0	0	0	0
塘堰	0	0	0	0	0	0	2 085	0	0	0	0	0
水田	0	0	0	0	0	0	2 435	0	0	0	0	0
旱地	0	0	0	0	0	0	3 730	0	0	0	0	0
滩地	0	0	0	0	0	0	1 265	0	0	0	0	0
其他	0	0	0	0	0	0	0	0	0	0	0	0
合计	0	0	0	0	0	0	10 970	0	0	0	0	0

尽管辖区内钉螺孳生环境发生很大改变,但仍存在钉螺易孳生环境,因此,每年查螺工作仍不可松懈,应对水田、塘堰、沟渠、滩地等钉螺易孳生环境进行重点查螺。越城区按照浙江省血吸虫病监测巩固方案的要求,结合实际,每年安排查螺人员对辖区内历史有螺环境和可疑钉螺孳生环境进行现场查螺,各街道社区卫生服务中心(乡镇卫生院)对流动人口进行血吸虫病监测。2016—2018 年,越城区对国家监测点塔山街道塔山村开展连续性螺情监测工作,3 年内每年分别查螺 3 000m²、3 250m² 和 3 250m²,同时在东浦镇、城南街道、鉴湖镇、稽山街道、府山街道和东湖街道开展轮查。2016—2018 年共查螺 129 150m²,超额完成平均每年至少查螺 40 000m² 的任务,均未发现有螺环境。2016—2018 年越城区对来自全国未达到血吸虫病阻断标准县的流动人员进行血清学监测,分别检查血清样本 355 人份、565 人份和 752 人份,共计 1 672 人份,均未检出血清学阳性者。

近年来,越城区经济发展较快,流动人口剧增,同时越城区为平原水网地带,气候温和,非常适宜钉螺生长和繁殖,一旦有外来钉螺的输入,血防工作将面临严峻的考验,因此需持之以恒地做好螺情及输入性传染源的监测,尤其是加强对城市建设、绿化改造等可能带来的钉螺输入和家畜引进、外来务工人员等可能带来的传染源输入的监测工作。加强部门间联防联控,构筑"防火墙",定期召开联席会议,通报相关工作开展情况,制订防控措施,同时加强专业人员的技能培训,确保及时发现钉螺的被动"引进",巩固来之不易的血防成果。

毛龙飞　任乐　王羿睿
越城区疾病预防控制中心

第三节　柯桥区血吸虫病螺情调查报告

柯桥,历史悠久。1982 年 2 月 8 日,国务院公布绍兴为全国第一批 24 个历史文化名城之一。1983 年 7 月,国务院批准实行市管县体制,撤绍兴地区行政公署,设绍兴市(地级),撤县级市,恢复为绍兴县,驻市。2001 年,绍兴县政府迁至柯桥。2013 年 10 月,撤销绍兴县,设立绍兴市柯桥区。

绍兴市柯桥区位于长三角南翼,浙江省中北部。东与上虞区接界,东南和西南分别与嵊州市、诸暨市毗邻,西北部与杭州市萧山区接壤,北部濒海,腹部与越城区接壤。柯桥区境背靠会稽山,北濒海,呈西面高、东北低的阶梯形地势,山脉、平原、海岸兼有,山丘与平原间界线明显。柯桥区河流(水系)属曹娥江流域,分为小舜江和运河水系;小舜江水系至今未发现钉螺,也未发现血吸虫病病人;运河水系则为血吸虫病历史流行区。全区面积约 1 040km²,下辖 8 个街道、8 个镇,356 个行政村(居委会),2018 年末户籍人口为 673 747 人。柯桥区内有中国轻纺城,这是全国规模最大、设施齐备、经营品种最多的纺织品集散中心,也是亚洲最大的轻纺专业市场,国外、国内的流动人口众多。

柯桥区曾是血吸虫病中度流行地区,局部区域疫情严重,累计钉螺面积 5 871 241m²,历史血吸虫病病人 19 555 例,其中历史晚期病人 461 例,现存晚期病人 4 人,累计病牛 2 771 头。经过积极防治,柯桥区于 1971 年达到血吸虫病传播控制标准,1985 年达到血吸虫病传播阻断标准,之后转入监测巩固阶段,1987 年以来未查到钉螺和发现本地新感染病人。经多年的历史变迁、乡镇撤扩并、综合改造,目前全区有 12 个镇(街道)114 个村为血吸虫病历史流行村。

一、调查与质控

2016—2017 年,根据《浙江省卫计委关于开展浙江省钉螺调查工作的通知》和《浙江省血防中心关于下发〈浙江省钉螺调查实施细则〉的通知》(浙血防〔2016〕8 号)的要求,柯桥区组织血防老同志、血防专业人员对血吸虫病螺情进行调查,对所有历史螺点建立螺情电子数据库,为今后巩固血吸虫病消除成果起到了积极的指导作用。本次柯桥区钉螺调查范围涉及安昌、福全、湖塘、华舍、柯桥、柯岩、兰亭、漓渚、平水、齐贤、夏履、杨汛桥等 12 个历史有螺镇(街道),114 个行政村。

为全面、及时掌握柯桥区历史钉螺面积,并建立电子数据库,柯桥区采取了"三个一"策略开展钉螺调查工作。一是选择一个乡镇前期试点:选择历史上血吸虫病重灾区兰亭镇作为试点,集中人力、集中时间、集中指导完成调查工作,为全区顺利开展工作提供经验和思路。二是开展一期业务培训:根据试点工作和上级要求,2017 年 3 月 27 日,区疾控中心对相关镇街血吸虫病防治人员和信息管理员进行培训,内容包括浙江省钉螺调查实施细则、钉螺调查技术、查螺图账的电子化规范流程,统一了标准,为柯桥区顺利完成钉螺调查工作打下了坚实的基础。三是对每镇(街道)选择一个重点村居进行区级现场指导:从现场定位、数据采集、地图绘制等方面进行手把手地教,各镇(街道)通过以点带面完成其余村居工作。

二、结果和讨论

(一)钉螺孳生环境调查

1. 历史钉螺孳生概况　柯桥钉螺孳生环境主要有水网型和山丘型两种流行类型。本次调查登记钉螺孳生环境总计 254 处,其中水网型和山丘型的环境数分别为 107 处和 147 处,分别占总环境数的 42.13%和 57.87%。孳生地环境总面积为 6 738 874m²,其中水网型和山丘型分别为 1 191 446m² 和 5 547 428m²,分别占累计面积的 17.68% 和 82.32%。调查中发现,柯桥区钉螺孳生环境处数水网型和山丘型差不多,但环境面积以山丘型为主,占 82.32%。历史累计有螺面积水网型为 906 472m²,山丘型为 4 964 769m²,分别占 15.44% 和 84.56%,历史上有螺环境也主要为山丘型。最早发现钉螺年份为 1950 年,最近一次查到钉螺年份为 1987 年。1952 年,原绍兴县血吸虫病防治委员会成立。查出的最后一个流行村为平江镇红墙下村(1982 年)。1985 年,经省考核认定,绍兴县(现柯桥区)基本消灭血吸虫病(传播控制阶段)。1988 年至今未,柯桥区再发现钉螺。详见表 6-10。

表 6-10　柯桥区钉螺孳生环境调查基本情况

流行类型	环境处数/处	累计环境面积/m²	历史累计有螺面积/m²	首次发现钉螺年份	最近一次查到钉螺年份	首次发现感染性钉螺年份	最近一次查到感染性钉螺年份
水网型	107	1 191 446	906 472	1953	1983	1958	1958
山丘型	147	5 547 428	4 964 769	1950	1987	—	—
合计	254	6 738 874	5 871 241	1950	1987	1958	1958

2. 钉螺孳生环境演变情况　调查显示,柯桥区目前无 I 类钉螺孳生环境;II 类钉螺孳生环境 4 处,累计环境面积 18 700m²,占环境总面积的 0.27%,历史累计有螺面积 11 700m²,占总历史累计有螺面积的 0.20%;III 类钉螺孳生环境 112 处,累计环境面积 3 643 436m²,占环境总面积 54.07%,历史累计有螺面积 3 198 346m²,占总历史累计有螺面积的 54.47%;IV 类钉螺孳生环境 138 处,累计环境面积 3 076 738m²,占环境总面积 45.66%,历史累计有螺面积 2 661 195m²,占总历史累计有螺面积的 45.33%。III 类钉螺孳生环

境历史累计有螺面积和环境累计面积均最多,其次是Ⅳ类钉螺孳生环境,Ⅱ类钉螺孳生环境面积最少。Ⅱ类钉螺孳生环境主要为沟渠,Ⅲ类历史钉螺孳生环境以水田、沟渠为主,其次是旱地。由于生产生活方式改变,大部分水田环境通过水改旱演变为旱地和沟渠,但仍有大部分环境适合钉螺孳生,加上和柯桥区接壤的嵊州市、新昌县有螺,假如有外来钉螺输入,会造成钉螺在本区扩散。在今后的工作中,应加强对历史有螺环境进行监测,及时掌握螺情分布情况,第一时间发现并处置输入性钉螺。全区Ⅳ类钉螺孳生环境面积占环境总面积的45.66%,由于社会经济的发展和城市化,大部分历史有螺环境已经彻底改造成为房屋、道路等其他环境,不适合钉螺孳生。详见表6-11~表6-13。

表6-11 柯桥区Ⅱ类钉螺孳生环境演变类型基本情况

历史环境		现在环境处数/处						累计环境面积/m²	历史累计有螺面积/m²	首次发现钉螺年份	最近一次查到钉螺年份	首次发现感染性钉螺年份	最近一次查到感染性钉螺年份
环境类型	环境处数/处	沟渠	塘堰	水田	旱地	滩地	其他						
沟渠	4	4	0	0	0	0	0	18 700	11 700	1951	1985	—	—
塘堰	0	0	0	0	0	0	0	0	0	—	—	—	—
水田	0	0	0	0	0	0	0	0	0	—	—	—	—
旱地	0	0	0	0	0	0	0	0	0	—	—	—	—
滩地	0	0	0	0	0	0	0	0	0	—	—	—	—
其他	0	0	0	0	0	0	0	0	0	—	—	—	—
合计	4	4	0	0	0	0	0	18 700	11 700	1951	1985	—	—

表6-12 柯桥区Ⅲ类钉螺孳生环境演变类型基本情况

历史环境		现在环境处数/处						累计环境面积/m²	历史累计有螺面积/m²	首次发现钉螺年份	最近一次查到钉螺年份	首次发现感染性钉螺年份	最近一次查到感染性钉螺年份
环境类型	环境处数/处	沟渠	塘堰	水田	旱地	滩地	其他						
沟渠	44	38	0	1	3	0	2	1 023 858	882 046	1950	1986	—	—
塘堰	10	2	7	0	1	0	0	169 150	140 375	1953	1985	—	—
水田	55	9	2	10	34	0	0	2 417 428	2 147 805	1951	1986	—	—
旱地	3	0	0	1	2	0	0	33 000	28 120	1954	1982	—	—
滩地	0	0	0	0	0	0	0	0	0	—	—	—	—
其他	0	0	0	0	0	0	0	0	0	—	—	—	—
合计	112	49	9	12	40	0	2	3 643 436	3 198 346	1950	1986	—	—

表6-13 柯桥区Ⅳ类钉螺孳生环境演变类型基本情况

历史环境		现在环境处数/处						累计环境面积/m²	历史累计有螺面积/m²	首次发现钉螺年份	最近一次查到钉螺年份	首次发现感染性钉螺年份	最近一次查到感染性钉螺年份
环境类型	环境处数/处	沟渠	塘堰	水田	旱地	滩地	其他						
沟渠	37	0	0	0	2	0	35	222 405	173 672	1953	1980	—	—
塘堰	6	0	0	0	1	0	5	101 542	90 967	1954	1984	—	—
水田	86	0	0	0	14	0	72	2 671 791	2 347 237	1951	1987	1958	1958
旱地	8	0	0	0	1	0	7	78 900	47 960	1957	1971	—	—
滩地	1	0	0	0	0	0	1	2 100	1 359	1953	1965	—	—
其他	0	0	0	0	0	0	0	0	0	—	—	—	—
合计	138	0	0	0	18	0	120	3 076 738	2 661 195	1951	1987	1958	1958

（二）钉螺分布调查

1. 调查概况　柯桥区此次调查登记 254 处钉螺孳生环境,环境面积有 346 395m²;植被类型中杂草、芦苇、树林、水稻、旱地作物、其他植被等各类型均有,其中环境面积最多为杂草,一共有 73 处环境,环境面积 182 545m²;钉螺孳生环境类型中,沟渠环境类型最多,共有 53 处,环境面积 146 265m²;各类环境类型目前均未发现钉螺孳生。详见表 6-14~ 表 6-16。

表 6-14　柯桥区不同流行类型环境螺情现况调查基本情况

流行类型	调查环境处数/处	有螺环境处数/处	感染性有螺环境处数/处	环境面积/m²	现有螺面积/m²	感染性钉螺面积/m²
水网型	107	0	0	52 345	0	0
山丘型	147	0	0	294 050	0	0
合计	254	0	0	346 395	0	0

表 6-15　柯桥区不同植被类型环境螺情现况调查基本情况

植被类别	调查环境处数/处	有螺环境处数/处	感染性有螺环境处数/处	环境面积/m²	现有螺面积/m²	感染性钉螺面积/m²
杂草	73	0	0	182 545	0	0
芦苇	1	0	0	7 000	0	0
树林	20	0	0	51 296	0	0
水稻	6	0	0	36 440	0	0
旱地作物	32	0	0	68 634	0	0
其他	122	0	0	480	0	0
合计	254	0	0	346 395	0	0

表 6-16　柯桥区不同环境类型螺情现况调查基本情况

环境类型	调查环境处数/处	有螺环境处数/处	感染性有螺环境处数/处	环境面积/m²	现有螺面积/m²	感染性钉螺面积/m²
沟渠	53	0	0	146 265	0	0
塘堰	9	0	0	25 530	0	0
水田	12	0	0	60 040	0	0
旱地	58	0	0	113 330	0	0
滩地	0	0	0	0	0	0
其他	122	0	0	1 230	0	0
合计	254	0	0	346 395	0	0

2. 现场调查结果　对柯桥区历史有螺环境采用环境抽查法开展调查,环境调查 19 589 框,未捕获到钉螺。本次钉螺现场调查的环境植被类型中,最多的是杂草,其次是旱地作物。钉螺现场调查的环境类型中,调查最多的是沟渠类环境,其次是旱地。详见表 6-17~ 表 6-19。

表 6-17　柯桥区不同流行类型环境钉螺调查结果

流行类型	系统抽样						环境抽查					
	调查框数/框	活螺框数/框	捕获螺数/只	活螺数/只	感染性钉螺框数/框	感染螺数/只	调查框数/框	活螺框数/框	捕获螺数/只	活螺数/只	感染性钉螺框数/框	感染螺数/只
水网型	0	0	0	0	0	0	2 042	0	0	0	0	0
山丘型	0	0	0	0	0	0	17 547	0	0	0	0	0
合计	0	0	0	0	0	0	19 589	0	0	0	0	0

表 6-18　柯桥区不同植被类型环境钉螺调查结果

植被类别	系统抽样						环境抽查					
	调查框数/框	活螺框数/框	捕获螺数/只	活螺数/只	感染性钉螺框数/框	感染螺数/只	调查框数/框	活螺框数/框	捕获螺数/只	活螺数/只	感染性钉螺框数/框	感染螺数/只
杂草	0	0	0	0	0	0	13 360	0	0	0	0	0
芦苇	0	0	0	0	0	0	300	0	0	0	0	0
树林	0	0	0	0	0	0	1 890	0	0	0	0	0
水稻	0	0	0	0	0	0	1 225	0	0	0	0	0
旱地作物	0	0	0	0	0	0	2 754	0	0	0	0	0
其他	0	0	0	0	0	0	60	0	0	0	0	0
合计	0	0	0	0	0	0	19 589	0	0	0	0	0

表 6-19　柯桥区不同环境类型钉螺调查结果

环境类型	系统抽样						环境抽查					
	调查框数/框	活螺框数/框	捕获螺数/只	活螺数/只	感染性钉螺框数/框	感染螺数/只	调查框数/框	活螺框数/框	捕获螺数/只	活螺数/只	感染性钉螺框数/框	感染螺数/只
沟渠	0	0	0	0	0	0	11 582	0	0	0	0	0
塘堰	0	0	0	0	0	0	1 231	0	0	0	0	0
水田	0	0	0	0	0	0	2 009	0	0	0	0	0
旱地	0	0	0	0	0	0	4 557	0	0	0	0	0
滩地	0	0	0	0	0	0	0	0	0	0	0	0
其他	0	0	0	0	0	0	210	0	0	0	0	0
合计	0	0	0	0	0	0	19 589	0	0	0	0	0

柯桥区首次发现钉螺且拥有系统全面调查记录的年份为 1950 年。但早在 1917 年,绍兴福康医院(现绍兴第二医院)已有收治血吸虫病的历史记录。1923 年,美国学者福斯特(E.C.Faust)及梅伦奈(H.E.Meleney)在亭山乡陈家桥村发现血吸虫病中间宿主钉螺,检获日本裂体血吸虫尾蚴。1934 年,外籍学者罗赛及徐良董报道在柯桥区娄宫新桥头小溪、兰亭小溪及水田找到钉螺,柯桥区(原绍兴县)被定为山丘型血吸虫病流行区。此次调查结果显示,柯桥区现存钉螺可孳生环境仍存在,环境类型主要为沟渠,植被类型主要为杂草。钉螺孳生环境复杂、杂草丛生,历史有螺环境大部分未彻底改造,仍适宜钉螺孳生。柯桥区已连续 30 多年未发现钉螺和新感染病人,但周边嵊州、新昌等县(市)仍有钉螺孳生,同时因为轻纺城内从湖南、湖北、江西、安徽、江苏、四川、云南等省来柯桥区务工人员较多,加上从湖区务工回来和迁

（嫁）入的村民日益增多,存在血吸虫病重新传播流行的风险。由于多年没有查到钉螺和新发现病人,部分业务人员思想麻痹,业务水平不够精,查螺工作不够细致。因此,今后应加大查螺力度,结合水利、农业、林业等基本建设,在春季(3—5月)对历史有螺区未彻底改造的复杂环境,以往螺情不够稳定、有漏查可能的地段进行重点调查;要继续采取"查灭残存钉螺和防控外来传染源为重点的综合性巩固策略",加强对来自血吸虫病流行区的人群、家畜等可能的输入性传染源的监测,及早发现和控制传染源。本次钉螺现场调查未发现有螺环境,表明柯桥区巩固血防成果措施得当,要继续加强血吸虫病防治知识宣传,使更多的人了解血吸虫病防治知识,增强广大居民防控意识;加大血吸虫病防治人员业务培训力度,采用多种培训方式,如到有螺地区开展现场查螺培训,有助识别钉螺,并了解钉螺孳生环境;同时也要加强临床医生对血吸虫病诊断能力的提升。

何莉　董崇慧　夏思圆
柯桥区疾病预防控制中心

第四节　新昌县血吸虫病螺情调查报告

新昌县位于浙江省东部,曹娥江上游,东接奉化区、宁海县,南接天台县,西南邻东阳市,西北和北部与嵊州市毗连,是一个"八山半水分半田"的山区县,总面积 1 213km²,境内有黄泽江、新昌江、澄潭江三条主要溪流水系,年平均气温 16.7℃,无霜期平均 231.9d,年平均降水量 1 358.0mm。

新昌县历史上共有 9 个乡镇(街道)134 个村(社区)流行血吸虫病,疫区人口 11 万余人,历史血吸虫病病人 4 412 人(其中晚期病人 139 人),累计历史有螺面积 7 089 820m²。经过几十年的综合防治以及城镇化建设发展,新乡县于 1980 年达到血吸虫病传播控制标准,1995 年达到传播阻断标准,1996 年转入巩固监测阶段,到 2016 年已连续 35 年保持"无急性病人、无新感染病人(畜)、无感染性钉螺"的"三无"局面,并达到血吸虫病消除目标,血吸虫病历史流行区面貌发生了根本性变化。

一、调查与质控

为查清钉螺分布现状,分析钉螺分布特点和变化规律,为制订针对性的防治策略提供科学依据,2016—2017 年,根据《浙江省卫计委关于开展浙江省钉螺调查工作的通知》和《浙江省血防中心关于下发〈浙江省钉螺调查实施细则〉的通知》(浙血防[2016]8 号)的要求,新昌县在 9 个历史流行乡镇(街道)134 个行政村开展了钉螺调查工作。

全县采取"一个标准、一组人马、一杆到底"的工作模式,县疾控中心专门抽调 3 名人员组成调查组,一人负责经纬度定位、信息采集和电子地图绘制,一人负责现场环境针对性取景照相,一人负责历史资料清理与落实,人员职责明确、配合默契。调查组人员多次参加省血防中心组织的各项钉螺调查培训和推进会,及时掌握工作要求和操作技巧,测试合格后开展工作。省血吸虫病防治中心和绍兴市疾病预防控制中心对钉螺调查工作进行现场检查和指导,及时解决调查中发现的问题。

二、结果和讨论

(一)钉螺孳生环境调查

1. 历史钉螺孳生概况　新昌县属于山丘型血吸虫病流行区,本次调查 9 个历史流行乡镇(街道)134 个行政村 555 处环境,累计环境面积 8 179 460m²,首次发现钉螺年份为 1952 年,南明街道、羽林街道、大市聚镇和新林乡在 2014—2016 年仍查到钉螺。历史有螺环境数最多的为羽林街道,占总数的 34.96%;其次为七星街道,占 20.90%;南明街道占 17.48%。历史累计有螺面积最多的为羽林街道,占总面积的 37.93%;其次为七星街道,占 21.39%;南明街道占 18.16%;新林乡占 14.28%;大市聚镇 6.24%。据历史资料记载,新昌县发现感染性钉螺最早在 1954 年,最迟在 1964 年。详见表6-20。

表 6-20　新昌县钉螺孳生环境调查基本情况

乡镇（街道）	调查村数	流行村数构成比/%	环境处数/处	环境处数构成比/%	累计环境面积/m²	历史累计有螺面积/m²	历史累计有螺面积构成比/%	首次发现钉螺年份	最近一次查到钉螺年份
南明街道	21	15.67	97	17.48	1 461 500	1 287 760	18.16	1955	2014
羽林街道	42	31.34	194	34.96	3 094 910	2 689 180	37.93	1952	2016
七星街道	28	20.90	116	20.90	1 758 900	1 516 590	21.39	1955	2009
澄潭镇	3	2.24	6	1.08	6 800	6 040	0.09	1953	1980
梅渚镇	9	6.72	19	3.42	49 120	33 030	0.47	1952	2001
镜岭镇	5	3.73	11	1.98	39 300	22 230	0.31	1953	1973
大市聚镇	9	6.72	45	8.11	584 310	442 840	6.24	1958	2016
城南乡	2	1.49	9	1.62	89 000	79 950	1.13	1955	1972
新林乡	15	11.19	58	10.45	1 095 620	1 012 200	14.28	1955	2016
合计	134	100.00	555	100.00	8 179 460	7 089 820	100.00	1952	2016

2. 钉螺孳生环境演变情况　新昌县 555 处历史有螺环境中,现有钉螺孳生地(Ⅰ类环境)65 处(占 11.71%),环境未发生改变的历史有螺环境(Ⅱ类环境)270 处(占 48.65%),部分环境改变的历史有螺环境(Ⅲ类环境)20 处(占 3.60%),已彻底环境改变为不适宜钉螺孳生的历史有螺环境(Ⅳ类环境)200 处(占 36.04%),见表 6-21。

表 6-21　新昌县不同类型钉螺孳生环境演变情况

环境类型	Ⅰ类环境		Ⅱ类环境		Ⅲ类环境		Ⅳ类环境	
	原环境数/处	现环境数/处	原环境数/处	现环境数/处	原环境数/处	现环境数/处	原环境数/处	现环境数/处
沟渠	17	16	27	26	4	4	5	0
塘堰	1	2	4	5	1	3	4	0
水田	41	37	226	197	13	0	179	0
旱地	2	2	9	37	1	7	10	0
滩地	4	5	3	4	0	0	1	1
其他	0	3	1	1	1	6	1	199
合计	65	65	270	270	20	20	200	200

(1) Ⅰ类钉螺孳生环境演变情况:65 处(占 11.71%)现有钉螺孳生地(Ⅰ类环境)历史累计钉螺面积 52 810m²(占 0.75%),现环境类型以水田和沟渠为主,分别为 37 处(占 56.92%)和 16 处(占 24.62%),与历史有螺环境基本一致,见表 6-22。

表 6-22　新昌县Ⅰ类钉螺孳生环境演变类型基本情况

历史环境		现在环境处数/处						累计环境面积/m²	历史累计有螺面积/m²	首次发现钉螺年份	最近一次查到钉螺年份
环境类型	环境处数/处	沟渠	塘堰	水田	旱地	滩地	其他				
沟渠	17	16	0	0	0	0	1	11 640	9 740	1955	2016
塘堰	1	0	1	0	0	0	0	200	100	1973	2014
水田	41	0	1	36	1	2	1	45 810	34 880	1955	2016
旱地	2	0	0	1	1	0	0	180	140	1963	2016
滩地	4	0	0	0	0	3	1	9 700	7 950	1955	2016
其他	0	0	0	0	0	0	0	0	0	—	—
合计	65	16	2	37	2	5	3	67 530	52 810	1955	2016

（2）Ⅱ类钉螺孳生环境演变情况：270处（占48.65%）未发生环境改变的历史有螺环境（Ⅱ类环境），历史累计钉螺面积4 027 280m²（占56.80%），历史环境除了少部分水田水改旱成为旱地外，环境类型整体变化不大，现环境类型以水田、旱地和沟渠为主，见表6-23。

表6-23　新昌县Ⅱ类钉螺孳生环境演变类型基本情况

历史环境		现在环境处数/处						累计环境面积/m²	历史累计有螺面积/m²	首次发现钉螺年份	最近一次查到钉螺年份
环境类型	环境处数/处	沟渠	塘堰	水田	旱地	滩地	其他				
沟渠	27	26	1	0	0	0	0	109 910	98 760	1952	2013
塘堰	4	0	4	0	0	0	0	2 350	2 160	1953	1976
水田	226	0	0	196	29	1	0	4 451 090	3 833 650	1952	2013
旱地	9	0	0	1	8	0	0	39 500	33 440	1955	2013
滩地	3	0	0	0	0	3	0	52 000	45 320	1970	2011
其他	1	0	0	0	0	0	1	22 600	13 950	1978	1984
合计	270	26	5	197	37	4	1	4 677 450	4 027 280	1952	2013

（3）Ⅲ类钉螺孳生环境演变情况：20处（占3.60%）部分环境改变的历史有螺环境（Ⅲ类环境），历史累计钉螺面积268 890m²（占3.79%），环境类型由历史上的水田为主演变成以旱地和其他环境为主，见表6-24。

表6-24　新昌县Ⅲ类钉螺孳生环境演变类型基本情况

历史环境		现在环境处数/处						累计环境面积/m²	历史累计有螺面积/m²	首次发现钉螺年份	最近一次查到钉螺年份
环境类型	环境处数/处	沟渠	塘堰	水田	旱地	滩地	其他				
沟渠	4	4	0	0	0	0	0	11 100	7 760	1953	1984
塘堰	1	0	1	0	0	0	0	220	220	1964	1964
水田	13	0	2	0	6	0	5	281 000	242 800	1955	2001
旱地	1	0	0	0	1	0	0	2 000	1 870	1974	1976
滩地	0	0	0	0	0	0	0	0	0	—	—
其他	1	0	0	0	0	0	1	20 000	16 240	1958	1970
合计	20	4	3	0	7	0	6	314 320	268 890	1953	2001

（4）Ⅳ类钉螺孳生环境演变情况：200处（占36.04%）已彻底改变为不适宜钉螺孳生的历史有螺环境（Ⅳ类环境），历史累积钉螺面积2 740 840m²（占38.66%），基本上是原水田环境通过环境彻底改造后转变为目前房屋、道路等其他环境，见表6-25。

表6-25　新昌县Ⅳ类钉螺孳生环境演变类型基本情况

历史环境		现在环境处数/处						累计环境面积/m²	历史累计有螺面积/m²	首次发现钉螺年份	最近一次查到钉螺年份
环境类型	环境处数/处	沟渠	塘堰	水田	旱地	滩地	其他				
沟渠	5	0	0	0	0	0	5	7 060	6 540	1953	1999
塘堰	4	0	0	0	0	0	4	52 100	47 280	1955	1980
水田	179	0	0	0	0	1	178	3 018 900	2 650 850	1952	2013
旱地	10	0	0	0	0	0	10	26 300	21 520	1953	1982
滩地	1	0	0	0	0	0	1	7 800	7 650	1970	1986
其他	1	0	0	0	0	0	1	8 000	7 000	1975	1975
合计	200	0	0	0	0	1	199	3 120 160	2 740 840	1952	2013

综上所述,在历史有螺环境中,分别仅有 36.04% 的环境和 38.66% 的历史有螺环境彻底得到环境改造;其余环境均未得到彻底整治,环境特征未发生根本改变,以水田、旱地和沟渠为主,仍然适宜钉螺孳生和繁殖,容易发生钉螺复现。

(二)钉螺分布调查

1. 调查概况

(1)不同流行乡镇钉螺分布情况:Ⅰ类环境 65 处,有螺面积为 40 380m²,分布在 4 个乡镇(街道)15 个村,均为历史有螺环境复现,未发现感染性钉螺。其中羽林街道最多,涉及 10 个有螺村,有螺面积 36 130m²,占 89.47%;其次为新林乡有螺面积 2 530m²,占 6.27%。详见表 6-26。

表 6-26 新昌县不同流行乡镇螺情现况调查基本情况

乡镇(街道)	调查村数	有螺村数	调查环境处数/处	有螺环境处数/处	感染性有螺环境处数/处	环境面积/m²	现有螺面积/m²	感染性钉螺面积/m²
南明街道	21	1	97	2	0	1 401 830	1 130	0
羽林街道	42	10	194	53	0	2 911 650	36 130	0
七星街道	28	0	116	0	0	533 440	0	0
澄潭镇	3	0	6	0	0	6 800	0	0
梅渚镇	9	0	19	0	0	49 120	0	0
镜岭镇	5	0	11	0	0	39 300	0	0
大市聚镇	9	2	45	5	0	393 980	590	0
城南乡	2	0	9	0	0	89 000	0	0
新林乡	15	2	58	5	0	1 090 030	2 530	0
合计	134	15	555	65	0	6 515 150	40 380	0

(2)不同植被类型钉螺分布情况:按照有螺环境中的主要植被类型分析,有螺环境最多的植被类型是水稻,共 22 处(占 33.85%);其次是杂草 21 处(占 32.31%)、树林 11 处(占 16.92%)。杂草型植被有螺面积最大(16 050m²,占 39.75%),其次是水稻(14 570m²,占 36.08%)、树林(5 800m²,占 14.36%)。详见表 6-27。

表 6-27 新昌县不同植被类型环境螺情现况调查基本情况

植被类别	调查环境处数/处	有螺环境处数/处	有螺环境数构成/%	感染性有螺环境处数/处	环境面积/m²	现有螺面积/m²	现有螺面积构成/%	感染性钉螺面积/m²
杂草	60	21	32.31	0	249 400	16 050	39.75	0
芦苇	0	0	0	0	0	0	0	0
树林	101	11	16.92	0	1 546 530	5 800	14.36	0
水稻	139	22	33.85	0	2 455 110	14 570	36.08	0
旱地作物	44	8	12.31	0	496 450	2 620	6.49	0
其他	211	3	4.61	0	1 767 660	1 340	3.32	0
合计	555	65	100.00	0	6 515 150	40 380	100.00	0

(3)不同环境类型钉螺分布情况:65 处现有钉螺环境,环境类型以水田和沟渠为主,分别为 37 处(占 56.92%)和 16 处(占 24.62%),有螺面积分别为 21 230m²(占 52.58%)和 8 340m²(占 20.65%);滩地环境虽然有螺环境处数不多,但有螺面积较大。详见表 6-28。

表 6-28 新昌县不同环境类型螺情现况调查基本情况

环境类型	调查环境处数/处	有螺环境处数/处	有螺环境处数构成/%	感染性有螺环境处数/处	环境面积/m²	现有螺面积/m²	现有螺面积构成/%	感染性钉螺面积/m²
沟渠	46	16	24.62	0	118 950	8 340	20.65	0
塘堰	10	2	3.08	0	58 870	300	0.74	0
水田	234	37	56.92	0	4 004 270	21 230	52.58	0
旱地	46	2	3.08	0	488 520	800	1.98	0
滩地	10	5	7.69	0	81 500	8 160	20.21	0
其他	209	3	4.61	0	1 763 040	1 550	3.84	0
合计	555	65	100.00	0	6 515 150	40 380	100.00	0

（4）主要水系钉螺分布情况：历史上，新昌县钉螺沿新昌江、黄泽江、澄潭江3条主要水系呈片状分布，其中新昌江水系占历史累计有螺面积的51.14%，其次为黄泽江水系占48.21%。本次调查发现，新昌县现有螺面积主要分布在黄泽江水系，涉及羽林街道9个村、新林乡2个村和大市聚镇东郑村等12个有螺村，有螺面积34 020m²（占84.25%）；新昌江水系涉及羽林街道兰沿村、大市聚镇西王村和南明街道岙里头村3个有螺村，有螺面积6 360m²（占15.75%）。详见表6-29。

表 6-29 新昌县不同主要水系螺情现况调查基本情况

主要水系	调查环境处数/处	有螺环境处数/处	有螺环境处数构成比/%	环境面积/m²	现有螺面积/m²	现有螺面积构成/%	历史累计有螺面积/m²	历史累计有螺面积构成比/%
新昌江	296	12	18.46	2 692 970	6 360	15.75	3 625 670	51.14
黄泽江	224	53	81.54	3 742 960	34 020	84.25	3 417 790	48.21
澄潭江	35	0	0	79 220	0	0	46 360	0.65
合计	555	65	100.00	6 515 150	40 380	100.00	7 089 820	100.00

（5）钦寸水库库区钉螺分布情况：在建的浙江钦寸水库坝址地处新昌县羽林街道钦寸村，是一座以供水、防洪为主，兼顾灌溉和发电等综合利用的国家大（Ⅱ）型水库。水库上游集雨区、淹没区和坝址下游涉及历史有螺村27个，历史累计有螺面积2 320 060m²，占全县历史累计有螺面积的32.72%。本次调查出涉及水库区域有螺村7个，有螺环境17处，现有螺面积9 160m²，占全县的22.68%，主要分布在：坝址下游涉及羽林街道大明市村、藕岸村和王山村，有螺面积5 660m²（占61.79%）；上游集雨区涉及大市聚镇东郑村、新林乡上祝村2个现有螺村，有螺面积1 950m²（占21.29%）；水库淹没区涉及新林乡胡卜村和羽林街道钦寸村，水库蓄水后水淹灭螺形成天然阻螺屏障。详见表6-30。

表 6-30 钦寸水库库区螺情现况调查基本情况

流行村	调查环境处数/处	有螺环境处数/处	有螺环境处数构成/%	环境面积/m²	现有螺面积/m²	现有螺面积构成/%	历史累计有螺面积/m²	历史累计有螺面积构成比/%
上游集雨区	33	5	29.41	404 160	1 950	21.29	379 930	16.37
水库淹没区	54	3	17.65	970 550	1 550	16.92	973 900	41.98
坝址下游	46	9	52.94	1 105 800	5 660	61.79	966 230	41.65
合计	133	17	100.00	2 480 510	9 160	100.00	2 320 060	100.00

2. 现场调查结果

（1）不同乡镇（街道）钉螺调查结果：9个乡镇（街道）钉螺调查系统抽样 60 141 框，发现活螺框 509 框，捕获活螺 1 559 只；环境抽查 348 941 框，发现活螺框 349 框，捕获活螺 1 016 只。活螺框数和捕获活螺数最多的为羽林街道，分别占全县的 79.60% 和 75.88%。未发现感染性钉螺。详见表 6-31。

表 6-31　新昌县不同流行乡镇钉螺调查结果

乡镇（街道）	系统抽样						环境抽查					
	调查框数/框	活螺框数/框	捕获螺数/只	活螺数/只	感染性钉螺框数/框	感染螺数/只	调查框数/框	活螺框数/框	捕获螺数/只	活螺数/只	感染性钉螺框数/框	感染螺数/只
南明街道	721	21	174	174	0	0	52 975	13	39	39	0	0
羽林街道	6 263	430	1 248	1 229	0	0	139 300	253	729	725	0	0
七星街道	0	0	0	0	0	0	31 033	0	0	0	0	0
澄潭镇	0	0	0	0	0	0	1 356	0	0	0	0	0
梅渚镇	0	0	0	0	0	0	2 594	0	0	0	0	0
镜岭镇	0	0	0	0	0	0	2 180	0	0	0	0	0
大市聚镇	371	22	38	38	0	0	19 846	15	31	31	0	0
城南乡	0	0	0	0	0	0	894	0	0	0	0	0
新林乡	52 786	36	118	118	0	0	98 763	68	221	221	0	0
合计	60 141	509	1 578	1 559	0	0	348 941	349	1 020	1 016	0	0

（2）不同植被类型环境钉螺调查结果：按有螺环境不同植被类型分类显示，活螺框数和捕获活螺数最多的植被类型为水稻，分别占全县的 35.55% 和 34.37%；其次为杂草和树林，活螺框数分别占全县的 32.28% 和 19.46%，捕获活螺数分别占全县的 30.99% 和 22.06%。详见表 6-32。

表 6-32　新昌县不同植被类型环境钉螺调查结果

植被类别	系统抽样						环境抽查					
	调查框数/框	活螺框数/框	捕获螺数/只	活螺数/只	感染性钉螺框数/框	感染螺数/只	调查框数/框	活螺框数/框	捕获螺数/只	活螺数/只	感染性钉螺框数/框	感染螺数/只
杂草	8 148	159	439	437	0	0	29 909	118	362	361	0	0
芦苇	0	0	0	0	0	0	0	0	0	0	0	0
树林	12 452	101	375	364	0	0	82 945	66	205	204	0	0
水稻	5 690	188	565	563	0	0	111 044	117	323	322	0	0
旱地作物	1 202	43	138	135	0	0	23 444	34	89	88	0	0
其他	32 649	18	61	60	0	0	101 599	14	41	41	0	0
合计	60 141	509	1 578	1 559	0	0	348 941	349	1 020	1 016	0	0

（3）不同环境类型钉螺调查结果：按不同现环境类型分类显示，全县活螺框数和捕获活螺数最多的环境为水田，分别占 57.58% 和 58.56%；其次为沟渠和滩地，活螺框数分别占全县的 20.63% 和 12.35%，捕获活螺数分别占全县的 20.19% 和 11.81%。详见表 6-33。

表 6-33　新昌县不同环境类型钉螺调查结果

环境类型	系统抽样						环境抽查					
	调查框数/框	活螺框数/框	捕获螺数/只	活螺数/只	感染性钉螺框数/框	感染螺数/只	调查框数/框	活螺框数/框	捕获螺数/只	活螺数/只	感染性钉螺框数/框	感染螺数/只
沟渠	6 908	96	263	261	0	0	22 553	81	260	259	0	0
塘堰	95	10	13	13	0	0	1 761	4	8	8	0	0
水田	6 475	308	1 009	993	0	0	177 752	186	518	515	0	0
旱地	11 813	9	28	28	0	0	37 438	15	47	47	0	0
滩地	1 232	67	195	195	0	0	5 472	39	109	109	0	0
其他	33 618	19	70	69	0	0	103 965	24	78	78	0	0
合计	60 141	509	1 578	1 559	0	0	348 941	349	1 020	1 016	0	0

（4）不同乡镇螺情统计指标：全县平均活螺密度为 0.232 4 只/0.1m²，平均有螺框出现率为 7.679 8%。平均活螺密度较高的乡镇依次为南明街道（0.878 8 只/0.1m²）、羽林街道（0.414 5 只/0.1m²）和大市聚镇（0.262 0 只/0.1m²）；平均有螺框出现率较高的乡镇依次为羽林街道（14.236 2%）、大市聚镇（13.543 0%）和南明街道（10.606 1%）。详见表 6-34。

表 6-34　新昌县不同流行乡镇系统抽样螺情统计指标

乡镇（街道）	活螺密度/(只·0.1m⁻²)				有螺框出现率/%			
	算术均数	最大值	最小值	中位数	算术均数	最大值	最小值	中位数
南明街道	0.878 8	2.318 2	0	0.318 2	10.606 1	24.242 4	0	7.575 8
羽林街道	0.414 5	2.333 3	0	0.239 0	14.236 2	57.500 0	0	10.329 3
七星街道	0	0	0	0	0	0	0	0
澄潭镇	0	0	0	0	0	0	0	0
梅渚镇	0	0	0	0	0	0	0	0
镜岭镇	0	0	0	0	0	0	0	0
大市聚镇	0.262 0	0.647 1	0	0.224 8	13.543 0	23.809 5	0	15.796 7
城南乡	0	0	0	0	0	0	0	0
新林乡	0.018 9	0.417 9	0	0	0.572 5	13.432 8	0	0
合计	0.232 4	2.333 3	0	0.054 4	7.679 8	57.500 0	0	2.325 6

（5）不同植被类型螺情统计指标：平均活螺密度较高的植被类型依次为水稻（0.405 2 只/0.1m²）、树林（0.315 2 只/0.1m²）和旱地作物（0.270 4 只/0.1m²）；平均有螺框出现率较高的依次为水稻（13.634 9%）、树林（9.599 1%）和旱地作物（9.258 6%）。详见表 6-35。

表 6-35　新昌县不同植被类型环境系统抽样螺情统计指标

植被类别	活螺密度/(只·0.1m⁻²)				有螺框出现率/%			
	算术均数	最大值	最小值	中位数	算术均数	最大值	最小值	中位数
杂草	0.235 2	1.750 0	0	0.148 9	7.923 0	50.000 0	0	5.796 0
芦苇	0	0	0	0	0	0	0	0
树林	0.315 2	2.200 0	0	0.104 8	9.599 1	40.000 0	0	2.857 1

植被类别	活螺密度/（只·0.1m⁻²）				有螺框出现率/%			
	算术均数	最大值	最小值	中位数	算术均数	最大值	最小值	中位数
水稻	0.405 2	2.333 3	0	0.227 8	13.634 9	57.500 0	0	9.679 9
旱地作物	0.270 4	0.684 2	0	0.203 9	9.258 6	19.298 2	0	8.474 6
其他	0.020 1	0.272 7	0	0	0.768 5	15.151 5	0	0
合计	0.232 4	2.333 3	0	0.054 4	7.679 8	57.500 0	0	2.325 6

（6）不同环境类型螺情统计指标：平均活螺密度较高的环境类型依次为水田（0.451 0 只/0.1m²）、滩地（0.320 1 只/0.1m²）和沟渠（0.233 3 只/0.1m²），平均有螺框出现率较高的依次为水田（14.672 8%）、滩地（10.198 8%）和塘堰（9.816 6%），见表6-36。

表 6-36　新昌县不同环境类型系统抽样螺情统计指标

环境类型	活螺密度/（只·0.1m⁻²）				有螺框出现率/%			
	算术均数	最大值	最小值	中位数	算术均数	最大值	最小值	中位数
沟渠	0.233 3	1.750 0	0	0.127 0	7.734 0	50.000 0	0	5.494 5
塘堰	0.129 0	0.211 5	0.046 5	0.129 0	9.816 6	17.307 7	2.325 6	9.816 6
水田	0.451 0	2.333 3	0	0.238 1	14.672 8	57.500 0	0	10.822 5
旱地	0.035 4	0.250 0	0	0	1.489 1	12.500 0	0	0
滩地	0.320 1	0.600 0	0	0.371 4	10.198 8	19.047 6	0	13.432 8
其他	0.012 8	0.211 6	0	0	0.342 7	5.291 0	0	0
合计	0.232 4	2.333 3	0	0.054 4	7.679 8	57.500 0	0	2.325 6

综上所述，新昌县2014—2016年在南明街道、羽林街道、大市聚镇和新林乡的15个流行村查出有螺面积40 380m²，主要分布在羽林街道的10个流行村中，黄泽江水系为主要有螺水系，涉及12个现有螺村，其中有4个现有螺村（羽林街道大联村、新中村、王山村和新林乡上祝村）与嵊州市黄泽镇和金庭镇相邻，有螺面积12 270m²，占全县现有螺面积的近1/3。全县有螺环境类型主要为水田田后壁及相邻的沟渠、滩地，有螺环境植被类型主要为孳生的杂草和种植的水稻，同时随着苗木种植产业的发展，林地树木为钉螺的孳生提供了较好的生存环境，有螺框出现率和活螺密度也较高。结果提示，与嵊州市交界的羽林街道黄泽江流域为新昌县血吸虫病重点有螺区域，需要加强螺情风险预警监测，并与嵊州市加强联防联控，落实螺情防控力度。

在建的钦寸水库上游集雨区、淹没区和坝址下游查出有螺面积9 160m²，占全县有螺面积的近1/4，主要分布在坝址下游和上游集雨区。水库建成蓄水后，一方面，洪涝灾害的影响减轻，钉螺扩散的威胁下降，淹没区沉于水底，所处环境水淹灭螺，进一步减少钉螺可孳生环境，同时淹没区作为天然屏障，阻止了钉螺向下游扩散；另一方面，水库建设将减少水土流失，库区生物多样性得到发展，上游库尾将形成滩地环境，坝址下游地下水位抬高易形成草滩和湿地，钉螺可孳生环境将进一步扩大，同时水源保护区内有螺环境大规模药物灭螺工作将受到严格限制，因此存在着钉螺生长繁殖加速，钉螺扩散和有螺面积扩大的风险，要积极落实卫生学评价报告中的各项措施，防范钉螺扩散。

本次调查是对新昌县历史螺情的一次系统性回溯，建立了完整的钉螺分布数据库以及环境地理信息资料，其结果为全县巩固消除血吸虫病进程中的钉螺控制策略和措施的制订提供了科学依据，同时也为今后血吸虫病传播风险评估、精准血防措施的实施提供了较为准确的螺情资料。调查显示，新昌县适宜钉螺孳生环境分布广泛、环境类型复杂，一旦有外来钉螺引入或钉螺从毗邻地区扩散而来，就会重新出现新螺情,存在螺情回升风险;虽然目前未查见血吸虫感染性钉螺,但如果一旦有来自血吸虫病流行区的人群、家畜等输入性传染源进入有螺区域,就难以排除血吸虫病疫情死灰复燃的风险,消除血吸虫病的成果也可能毁于一旦。

建议将螺情指标始终作为反映血吸虫病疫情、评估防治成效的指标,继续加强历史有螺环境和适宜钉螺孳生环境的监测,提高查螺工作质量,避免漏查和查漏;要进一步查清钦寸水库库区特别是库尾、消落带及集雨区的钉螺分布情况,积极落实血吸虫病卫生学评价报告提出的对策和措施,根据不同有螺环境采用不同方法开展灭螺,规范操作确保灭螺质量;同时要加强苗木移栽后钉螺输入的监测工作;加大灭螺力度,加强与农业、水利、林业等部门的协作,推广血防综合治理工程,根据钉螺分布的环境特点,对历史有螺环境进行环境改造,进一步减少钉螺孳生环境数量。

陈宇浩　章加洪　赵祝英　黄和铨　潘佳
新昌县疾病预防控制中心

第五节　诸暨市血吸虫病螺情调查报告

诸暨市位于浙江省中北部,北邻杭州,东接绍兴,南临义乌,历史悠久、人文荟萃,是越国故地、西施故里。境内四周群山环抱,丘陵起伏,略呈凹陷盆地,一江纵贯其中,素有"七山一水二分田"之说。全市 27 个镇乡、街道,108 万户籍人口,其中有 14 个血吸虫病历史流行镇、街道,141 个流行村。

中华人民共和国成立前,血吸虫病在诸暨市广泛流行,严重危害广大人民群众的身体健康。中华人民共和国成立后,在党和政府的领导和支持下,通过几代血防人员几十年的努力,诸暨市于 1979 年达到基本消灭标准(传播控制标准),1994 年达到血吸虫病传播阻断标准,2016 年通过血吸虫病消除复核。20 世纪 80 年代开始,诸暨市未再出现本地感染血吸虫病病例,但输入性血吸虫病病例时有发现,最近 1 次发现输入性病例是 2009 年,来自血吸虫病疫区的外来务工者,给诸暨市的血吸虫病防治工作带来一定的压力。当前主要通过对来自血吸虫病疫区的外来务工人员进行病情监测发现传染源,但监测可能会遗漏病例,因此输入性传染源是可能存在的,钉螺调查和消灭的工作仍不能放松。最近 1 次发现钉螺年份为 2006 年,之后 10 余年来未发现钉螺。只有螺情、病情同时监测,疫情早发现早处置,才能巩固诸暨市的血吸虫病防控成果。

一、调查与质控

2016—2017 年,根据《浙江省卫计委关于开展浙江省钉螺调查工作的通知》和《浙江省血防中心关于下发〈浙江省钉螺调查实施细则〉的通知》(浙血防[2016]8 号)精神,诸暨市在 14 个血吸虫病历史流行镇、街道,141 个历史流行村开展钉螺调查工作。

为确保本次钉螺调查任务顺利完成,2016 年 9 月,诸暨市先在浣东街道进行试点调查,总结试点调查经验后,制订并下发适合本市实际的《诸暨市钉螺调查实施细则》(诸疾[2016]2 号),并于 2017 年 1 月召开全市钉螺调查业务培训会议;各镇、街道落实专人承担此项工作,明确调查任务和调查要求,于 2017 年 6 月 15 日前完成所有资料的审核、反馈、上报工作。

二、结果和讨论

(一)钉螺孳生环境调查

1. 历史钉螺孳生概况　通过对历史有螺环境合理的合并、拆分,本次共调查各类环境 1 561 处,均为山丘型,历史累计有螺环境 16 789 810m²。诸暨市首次发现钉螺年份为 1951 年,最近一次查到钉螺的年份为 2006 年,在陶朱街道唐山浮邱自然村蚂蚁塘周边菜地和沟渠处,当时有螺环境面积 1 500m²;首次发现感染性钉螺年份为 1952 年,最近一次查到感染性钉螺的年份为 1979 年。详见表 6-37。

表 6-37 诸暨市钉螺孳生环境调查基本情况

流行类型	环境处数/处	累计环境面积/m²	历史累计有螺面积/m²	首次发现钉螺年份	最近一次查到钉螺年份	首次发现感染性钉螺年份	最近一次查到感染性钉螺年份
山丘型	1 561	16 789 810	16 789 810	1951	2006	1952	1979
水网型	0	0	—	—	—	—	—
合计	1 561	16 789 810	16 789 810	1951	2006	1952	1979

2. 钉螺孳生环境演变情况 诸暨市近 10 年来未发现钉螺,暂无Ⅰ类环境(即现有钉螺环境),当前以Ⅱ、Ⅲ、Ⅳ类环境为主。现存Ⅱ类钉螺孳生环境 267 处,历史累计有螺面积 2 597 142m²,占总面积的 15.47%;Ⅲ类环境有 732 处,历史累计有螺面积 9 394 454m²,占总面积的 55.95%;Ⅳ类环境 562 处,历史累计有螺面积 4 798 214m²,占总面积的 28.58%。Ⅱ、Ⅲ类环境以水田为主,面积 9 610 466m²,占剩余可孳生钉螺环境面积的 80.14%。详见表 6-38~ 表 6-40。

表 6-38 诸暨市Ⅱ类钉螺孳生环境演变类型基本情况

历史环境 环境类型	历史环境 环境处数/处	现在环境处数/处 沟渠	现在环境处数/处 塘堰	现在环境处数/处 水田	现在环境处数/处 旱地	现在环境处数/处 滩地	现在环境处数/处 其他	累计环境面积/m²	历史累计有螺面积/m²	首次发现钉螺年份	最近一次查到钉螺年份	首次发现感染性钉螺年份	最近一次查到感染性钉螺年份
沟渠	131	131	0	0	0	0	0	186 859	186 859	1952	2006	1952	1978
塘堰	77	0	77	0	0	0	0	57 785	57 785	1952	2006	1952	1971
水田	43	0	0	43	0	0	0	2 248 138	2 248 138	1952	1980	1952	1974
旱地	4	0	0	0	4	0	0	17 300	17 300	1952	2006	1952	1952
滩地	12	0	0	0	0	12	0	87 060	87 060	1952	1991	1952	1969
其他	0	0	0	0	0	0	0	0	0	—	—	—	—
合计	267	131	77	43	4	12	0	2 597 142	2 597 142	1952	2006	1952	1978

表 6-39 诸暨市Ⅲ类钉螺孳生环境演变类型基本情况

历史环境 环境类型	历史环境 环境处数/处	现在环境处数/处 沟渠	现在环境处数/处 塘堰	现在环境处数/处 水田	现在环境处数/处 旱地	现在环境处数/处 滩地	现在环境处数/处 其他	累计环境面积/m²	历史累计有螺面积/m²	首次发现钉螺年份	最近一次查到钉螺年份	首次发现感染性钉螺年份	最近一次查到感染性钉螺年份
沟渠	382	257	27	38	60	0	0	1 415 377	1 415 377	1952	1992	1952	1979
塘堰	206	4	163	12	27	0	0	238 515	238 515	1952	1982	1952	1976
水田	105	0	19	48	38	0	0	7 362 328	7 362 328	1952	2006	1952	1975
旱地	5	0	0	0	5	0	0	2 305	2 305	1952	1978	1952	1971
滩地	34	0	7	18	2	7	0	375 929	375 929	1952	1975	1952	1975
其他	0	0	0	0	0	0	0	0	0	—	—	—	—
合计	732	261	216	116	132	7	0	9 394 454	9 394 454	1952	2006	1952	1979

表 6-40 诸暨市Ⅳ类钉螺孳生环境演变类型基本情况

历史环境 环境类型	历史环境 环境处数/处	现在环境处数/处 沟渠	现在环境处数/处 塘堰	现在环境处数/处 水田	现在环境处数/处 旱地	现在环境处数/处 滩地	现在环境处数/处 其他	累计环境面积/m²	历史累计有螺面积/m²	首次发现钉螺年份	最近一次查到钉螺年份	首次发现感染性钉螺年份	最近一次查到感染性钉螺年份
沟渠	274	0	0	0	0	0	274	873 733	873 733	1952	1994	1952	1979
塘堰	170	0	0	0	0	0	170	1 749 868	1 749 868	1952	1980	1952	1976

历史环境		现在环境处数/处						累计环境面积/m²	历史累计有螺面积/m²	首次发现钉螺年份	最近一次查到钉螺年份	首次发现感染性钉螺年份	最近一次查到感染性钉螺年份
环境类型	环境处数/处	沟渠	塘堰	水田	旱地	滩地	其他						
水田	88	0	0	0	0	0	88	2 001 625	2 001 625	1951	1995	1952	1971
旱地	13	0	0	0	0	0	13	8 090	8 090	1952	1981	1956	1974
滩地	17	0	0	0	0	0	17	164 898	164 898	1952	1972	1952	1971
其他	0	0	0	0	0	0	0	0	0	—	—	—	—
合计	562	0	0	0	0	0	562	4 798 214	4 798 214	1951	1995	1952	1979

（二）钉螺分布调查

本次调查不同流行类型环境 1 561 处,环境类型以水田为主,植被类型以水稻为主,系统抽样 32 251 框,环境抽查 251 081 框,环境面积 15 575 627m²,未发现残存钉螺和新发有螺环境。具体调查情况见表 6-41~ 表 5-46。

表 6-41　诸暨市不同流行类型环境螺情现况调查基本情况

流行类型	调查环境处数/处	有螺环境处数/处	感染性有螺环境处数/处	环境面积/m²	现有螺面积/m²	感染性钉螺面积/m²
山丘型	1 561	0	0	15 575 627	0	0
水网型	0	0	0	0	0	0
合计	1 561	0	0	15 575 627	0	0

表 6-42　诸暨市不同植被类型环境螺情现况调查基本情况

植被类型	调查环境处数/处	有螺环境处数/处	感染性有螺环境处数/处	环境面积/m²	现有螺面积/m²	感染性钉螺面积/m²
杂草	740	0	0	2 493 462	0	0
芦苇	9	0	0	18 608	0	0
树林	30	0	0	466 794	0	0
水稻	146	0	0	6 523 521	0	0
旱地作物	68	0	0	1 268 212	0	0
其他	568	0	0	4 805 030	0	0
合计	1 561	0	0	15 575 627	0	0

表 6-43　诸暨市不同环境类型环境螺情现况调查基本情况

植被类型	调查环境处数/处	有螺环境处数/处	感染性有螺环境处数/处	环境面积/m²	现有螺面积/m²	感染性钉螺面积/m²
沟渠	392	0	0	1 158 704	0	0
塘堰	293	0	0	159 566	0	0
水田	159	0	0	7 501 365	0	0
旱地	136	0	0	1 840 299	0	0
滩地	19	0	0	124 228	0	0
其他	562	0	0	4 791 465	0	0
合计	1 561	0	0	15 575 627	0	0

表 6-44　诸暨市不同流行类型环境钉螺调查结果

流行类型	系统抽样						环境抽查					
	调查框数/框	活螺框数/框	捕获螺数/只	活螺数/只	感染性钉螺框数/框	感染螺数/只	调查框数/框	活螺框数/框	捕获螺数/只	活螺数/只	感染性钉螺框数/框	感染螺数/只
山丘型	32 251	0	0	0	0	0	251 081	0	0	0	0	0
水网型	0	0	0	0	0	0	0	0	0	0	0	0
合计	32 251	0	0	0	0	0	251 081	0	0	0	0	0

表 6-45　诸暨市不同植被类型环境钉螺调查结果

植被类型	系统抽样						环境抽查					
	调查框数/框	活螺框数/框	捕获螺数/只	活螺数/只	感染性钉螺框数/框	感染螺数/只	调查框数/框	活螺框数/框	捕获螺数/只	活螺数/只	感染性钉螺框数/框	感染螺数/只
杂草	16 800	0	0	0	0	0	121 523	0	0	0	0	0
芦苇	150	0	0	0	0	0	4 155	0	0	0	0	0
树林	3 900	0	0	0	0	0	8 440	0	0	0	0	0
水稻	5 495	0	0	0	0	0	87 297	0	0	0	0	0
旱地作物	5 600	0	0	0	0	0	23 376	0	0	0	0	0
其他	306	0	0	0	0	0	6 290	0	0	0	0	0
合计	32 251	0	0	0	0	0	251 081	0	0	0	0	0

表 6-46　诸暨市不同环境类型环境钉螺调查结果

环境类型	系统抽样						环境抽查					
	调查框数	活螺框数/框	捕获螺数/只	活螺数/只	感染性钉螺框数/框	感染螺数/只	调查框数/框	活螺框数/框	捕获螺数/只	活螺数/只	感染性钉螺框数/框	感染螺数/只
沟渠	14 828	0	0	0	0	0	69 180	0	0	0	0	0
塘堰	1 579	0	0	0	0	0	45 666	0	0	0	0	0
水田	6 012	0	0	0	0	0	90 241	0	0	0	0	0
旱地	9 500	0	0	0	0	0	34 926	0	0	0	0	0
滩地	116	0	0	0	0	0	6 897	0	0	0	0	0
其他	216	0	0	0	0	0	4 171	0	0	0	0	0
合计	32 251	0	0	0	0	0	251 081	0	0	0	0	0

　　综上所述,诸暨市的地形地貌以丘陵为主,血吸虫病流行类型为山丘型。本次调查完成血吸虫病历史流行镇(街道)14 个,历史流行村 141 个,历史有螺面积 16.79km²。诸暨市近 10 年来未发现钉螺,暂无 I 类环境,当前以 II、III、IV 类环境为主,III 类环境最多。II 类、III 类环境中,以水田环境为主。中华人民共和国成立前诸暨市血吸虫病起源于何时,因缺少资料,尚待考证。根据 1924 年美国学者福斯特(E.C.Faust)和梅伦奈(H.E.Meleney)的调查报告,诸暨市在 1924 年已经发现血吸虫病和钉螺。1951 年,全市血吸虫病防治工作开始,螺情和病情开始有较为系统的记录,最早发现钉螺和感染性钉螺年份确定为 1951 年和 1952 年,最近一次发现钉螺孳生年份为 2006 年,目前维持无钉螺状态。

　　通过本次钉螺孳生环境调查核实,诸暨市历史有螺环境中有 12.00km² 环境仍适宜钉螺孳生,分布于 14 个镇(街道)117 个行政村,该数据远远高于 2015 年年底统计的剩余历史有螺环境面积,其中III 类环境最多。原因是在不同防治阶段,对于环境彻底改造的定义有一定差别。20 世纪七八十年代,通过农田基本建设、开新填旧、填埋等方式改造的环境就作为已彻底改变环境,而本次调查规定只有已不具备钉螺孳生条件的环境才能算作Ⅳ类环境,导致部分曾被认为彻底改变的环境又恢复成应查环境(以水田为主),造成剩余历史有螺环境面积大幅上升。以往认为水渠用水泥等三面硬化后可以算彻底改变,其实即使用水泥三面硬化的水渠,经年累月,淤泥可再次堆积,水泥也可被冲刷脱落,仍有利于钉螺孳生,不可归类于第Ⅳ类环境。

虽然本次调查未发现钉螺,但并不说明诸暨市钉螺已被消灭,只是受轮查和肉眼查看能力的限制而没有发现。最近一次发现钉螺距今已 10 余年,历史有螺环境出现钉螺孳生的可能性大,更应该加强春季查螺的质量管理。

诸暨市经历了多次镇乡(街道)撤、扩、并,个别卫生院经历了水灾等自然灾害,部分镇(街道)的血防历史资料丢失严重,尤其是查病原始资料无法复原,希望本次钉螺调查资料在今后的血防工作发挥更大的作用。同时,应该重视资料的保管与应用,在每年的春季查螺工作中普及使用。

(本次钉螺调查,暨阳街道、陶朱街道、浣东街道、应店街镇、次坞镇、店口镇、阮市镇、安华镇、山下湖镇、直埠镇、大唐镇、草塔镇、江藻镇、枫桥镇等卫健机构的血防专管员付出了辛勤劳动,在此一并致谢。)

俞柳燕 金玉莲
诸暨市疾病预防控制中心

第六节 上虞区血吸虫病螺情调查报告

上虞区位于浙江省东北部,东邻余姚市,南接嵊州市,西连柯桥区、越城区,北濒钱塘江河口,隔水与海盐县相望。全境基本轮廓呈南北向长方形,南北最长 60km,东西最宽 46km,面积 1 406km²,其中钱塘江河口水域 212.3km²。上虞地形南高北低,南部低山丘陵与北部水网平原面积参半,俗称"五山一水四分田"。南部低山丘陵分属两支,东南系四明山余脉,较为高峻;西南属会稽山余脉,略为平缓。北部水网平原属宁绍平原范畴,地势低平,平均海拔 5m 左右。最北端是滨海高亢平原,平均海拔 10m 左右。上虞区地处北亚热带南缘,属东亚季风气候,季风显著,气候温和,四季分明,湿润多雨。

全区共有 21 个乡镇,其中 6 个乡镇 45 个村曾流行血吸虫病,历史有螺面积 591 420m²。经多年综合防治,上虞区于 1979 年达到血吸虫病传播控制标准,1989 年达到传播阻断标准,2016 年通过维持血吸虫病消除复核。

一、调查与质控

为进一步掌握钉螺分布情况,及时监测螺情,巩固血防成果,根据《浙江省卫计委关于开展浙江省钉螺调查工作的通知》和《浙江省血防中心关于下发〈浙江省钉螺调查实施细则〉的通知》(浙血防[2016]8号)精神,上虞区于 2016—2017 年在全区 6 个乡镇(街道)45 个行政村开展了钉螺调查工作。调查范围包括辖区内山丘型和水网型流行区域,环境包括现有钉螺环境、历史有螺环境和可疑钉螺孳生环境。

区指派专业人员多次参加省血防中心组织的相关业务培训,依据《浙江省钉螺调查实施细则》要求制订上虞区钉螺调查实施方案,组织 6 个血防乡镇的血防人员进行专项动员与培训,并邀请退休血防人员进行历史螺点回顾与交流,之后各乡镇成立现场调查组,并专人负责现场调查和资料收集上报工作。绍兴市疾病预防控制中心多次对上虞区钉螺调查工作进行检查和督导,及时解决督导中发现的问题,确保此项工作如期完成。

二、结果和讨论

(一)钉螺孳生环境调查

1. 历史钉螺孳生概况 调查环境总数 342 处,其中水网型 126 处,山丘型 216 处,调查面积 594 020m²。

上虞区 1952 年首次发现钉螺,历史累计有螺面积为 591 420m²,最近一次查到钉螺是 1984 年,首次发现感染性钉螺是 1965 年。详见表 6-47。

表 6-47 上虞区钉螺孳生环境调查基本情况

流行类型	环境处数/处	累计环境面积/m²	历史累计有螺面积/m²	首次发现钉螺年份	最近一次查到钉螺年份	首次发现感染性钉螺年份	最近一次查到感染性钉螺年份
水网型	126	215 154	215 154	1952	1974	—	—
山丘型	216	378 866	376 266	1952	1984	1965	—
合计	342	594 020	591 420	1952	1984	1965	—

2. 钉螺孳生环境演变情况 上虞区目前无Ⅰ类钉螺孳生环境,共有Ⅱ类钉螺孳生环境 150 处,环境类型以沟渠、塘堰、其他(主要为河道)和旱地为主,现孳生地环境与历史有螺环境类型基本一致。150 处历史有螺环境中,环境未改变 136 处,占 90.67%;环境改变 14 处,占 9.33%。

共有Ⅲ类钉螺孳生环境 148 处,历史环境类型以沟渠、塘堰为主,现孳生地环境与历史有螺环境类型相比有一定改变。148 处历史有螺环境中,环境未改变 72 处,占 48.65%;环境改变 76 处,占 51.35%。

共有Ⅳ类钉螺孳生环境 44 处,历史环境类型以沟渠、旱地为主,现孳生地环境与历史有螺环境类型相比改变较多。44 处历史有螺环境中,环境未改变 11 处,占 25.00%;环境改变 33 处,占 75.00%。详见表 6-48~表 6-50。

表 6-48 上虞区Ⅱ类钉螺孳生环境演变类型基本情况

历史环境		现在环境处数/处						累计环境面积/m²	历史累计有螺面积/m²	首次发现钉螺年份	最近一次查到钉螺年份	首次发现感染性钉螺年份	最近一次查到感染性钉螺年份
环境类型	环境处数/处	沟渠	塘堰	水田	旱地	滩地	其他						
沟渠	42	42	0	0	0	0	0	64 886	64 886	1952	1984	—	—
塘堰	46	0	41	1	3	0	1	39 026	39 026	1952	1982	—	—
水田	1	0	0	1	0	0	0	20 466	20 466	1961	1976	—	—
旱地	24	1	0	0	21	1	1	34 967	34 967	1952	1983	—	—
滩地	2	0	0	0	0	1	1	5 500	5 500	1952	1978	—	—
其他	35	0	5	0	0	0	30	128 429	128 429	1952	1974	—	—
合计	150	43	46	2	24	2	33	293 274	293 274	1952	1984	—	—

表 6-49 上虞区Ⅲ类钉螺孳生环境演变类型基本情况

历史环境		现在环境处数/处						累计环境面积/m²	历史累计有螺面积/m²	首次发现钉螺年份	最近一次查到钉螺年份	首次发现感染性钉螺年份	最近一次查到感染性钉螺年份
环境类型	环境处数/处	沟渠	塘堰	水田	旱地	滩地	其他						
沟渠	57	32	6	3	12	0	4	82 961	82 721	1952	1983	1965	—
塘堰	53	2	11	6	32	0	2	52 504	52 504	1952	1983	—	—
水田	1	0	0	1	0	0	0	35 000	32 680	1965	1965	1965	—
旱地	13	0	1	1	11	0	0	27 002	26 962	1952	1983	1965	—
滩地	3	1	0	0	1	0	1	4 215	4 215	1952	1978	—	—
其他	21	1	0	0	3	0	17	47 853	47 853	1952	1984	—	—
合计	148	36	18	11	59	0	24	249 535	246 935	1952	1984	1965	—

表 6-50　上虞区Ⅳ类钉螺孳生环境演变类型基本情况

历史环境		现在环境处数/处						累计环境面积/m²	历史累计有螺面积/m²	首次发现钉螺年份	最近一次查到钉螺年份	首次发现感染性钉螺年份	最近一次查到感染性钉螺年份
环境类型	环境处数/处	沟渠	塘堰	水田	旱地	滩地	其他						
沟渠	21	5	0	0	6	0	10	18 332	18 332	1952	1983	—	—
塘堰	8	0	1	0	0	0	7	4 496	4 496	1952	1982	—	—
水田	1	0	0	0	0	0	1	640	640	1966	1966	—	—
旱地	12	1	1	0	3	0	7	26 463	26 463	1952	1982	—	—
滩地	0	0	0	0	0	0	0	0	0	—	—	—	—
其他	2	0	0	0	0	0	2	1 280	1 280	1952	1980	—	—
合计	44	6	2	0	9	0	27	51 211	51 211	1952	1983	—	—

调查可见，Ⅱ类孳生环境类型大部分未发生改变，以沟渠、塘堰、其他（主要为河道）和旱地为主，150处Ⅱ类环境中，未改变的有 136 处，占 90.67%；Ⅲ类钉螺孳生环境 148 处，环境类型以沟渠、塘堰为主，环境未改变的有 72 处，占 48.65%。上述数据表明，上虞区仍然有较多环境具备钉螺孳生的基本条件，一旦有外来钉螺引入或钉螺从毗邻地区扩散而来，就会重新形成钉螺孳生地。因此，Ⅱ类、Ⅲ类环境是每年血防查螺工作的重点，要加强环境改造，彻底清除钉螺孳生环境。

（二）钉螺分布调查

1. 调查概况　上虞区共对 6 个乡镇（街道）45 个行政村共 342 处环境进行调查，共计环境面积 597 675m²。未发现钉螺。植被类型以杂草、其他（主要为水生植物）为主，一共有 276 处环境。环境类型以旱地、沟渠及其他（河道）等为多。调查概况见表 6-51~ 表 6-53。

表 6-51　上虞区不同流行类型环境螺情现况调查基本情况

流行类型	调查环境处数/处	有螺环境处数/处	感染性有螺环境处数/处	环境面积/m²	现有螺面积/m²	感染性钉螺面积/m²
水网型	126	0	0	219 659	0	0
山丘型	216	0	0	378 016	0	0
合计	342	0	0	597 675	0	0

表 6-52　上虞区不同植被类型环境螺情现况调查基本情况

植被类别	调查环境处数/处	有螺环境处数/处	感染性有螺环境处数/处	环境面积/m²	现有螺面积/m²	感染性钉螺面积/m²
杂草	85	0	0	198 110	0	0
芦苇	2	0	0	168	0	0
树林	16	0	0	18 696	0	0
水稻	12	0	0	63 481	0	0
旱地作物	36	0	0	51 979	0	0
其他	191	0	0	265 241	0	0
合计	342	0	0	597 675	0	0

表 6-53　上虞区不同环境类型螺情现况调查基本情况

环境类型	调查环境处数/处	有螺环境处数/处	感染性有螺环境处数/处	环境面积/m²	现有螺面积/m²	感染性钉螺面积/m²
沟渠	85	0	0	114 795	0	0
塘堰	66	0	0	78 743	0	0
水田	13	0	0	73 706	0	0
旱地	92	0	0	139 359	0	0
滩地	2	0	0	4 880	0	0
其他	84	0	0	186 192	0	0
合计	342	0	0	597 675	0	0

2. 现场调查结果　全区 6 个乡镇（街道）45 个行政村共 342 处环境采用系统抽样结合环境抽查法开展调查,分别调查 50 262 框和 77 942 框,未捕获活钉螺。现场调查的环境类型中,最多的是其他（主要为河道）,其次是沟渠。植被类型中,最多的是其他植被,其次是杂草。详见表 6-54~ 表 6-56。

表 6-54　上虞区不同流行类型环境钉螺调查结果

流行类型	系统抽样						环境抽查					
	调查框数/框	活螺框数/框	捕获螺数/只	活螺数/只	感染性钉螺框数/框	感染螺数/只	调查框数/框	活螺框数/框	捕获螺数/只	活螺数/只	感染性钉螺框数/框	感染螺数/只
水网型	24 341	0	0	0	0	0	25 899	0	0	0	0	0
山丘型	25 921	0	0	0	0	0	52 043	0	0	0	0	0
合计	50 262	0	0	0	0	0	77 942	0	0	0	0	0

表 6-55　上虞区不同植被类型环境钉螺调查结果

植被类别	系统抽样						环境抽查					
	调查框数/框	活螺框数/框	捕获螺数/只	活螺数/只	感染性钉螺框数/框	感染螺数/只	调查框数/框	活螺框数/框	捕获螺数/只	活螺数/只	感染性钉螺框数/框	感染螺数/只
杂草	13 517	0	0	0	0	0	27 118	0	0	0	0	0
芦苇	125	0	0	0	0	0	203	0	0	0	0	0
树林	3 195	0	0	0	0	0	6 359	0	0	0	0	0
水稻	1 581	0	0	0	0	0	2 113	0	0	0	0	0
旱地作物	3 634	0	0	0	0	0	6 725	0	0	0	0	0
其他	28 210	0	0	0	0	0	35 424	0	0	0	0	0
合计	50 262	0	0	0	0	0	77 942	0	0	0	0	0

表 6-56　上虞区不同环境类型钉螺调查结果

环境类型	系统抽样						环境抽查					
	调查框数/框	活螺框数/框	捕获螺数/只	活螺数/只	感染性钉螺框数/框	感染螺数/只	调查框数/框	活螺框数/框	捕获螺数/只	活螺数/只	感染性钉螺框数/框	感染螺数/只
沟渠	13 489	0	0	0	0	0	20 510	0	0	0	0	0
塘堰	8 381	0	0	0	0	0	14 494	0	0	0	0	0

续表

环境类型	系统抽样						环境抽查					
	调查框数/框	活螺框数/框	捕获螺数/只	活螺数/只	感染性钉螺框数/框	感染螺数/只	调查框数/框	活螺框数/框	捕获螺数/只	活螺数/只	感染性钉螺框数/框	感染螺数/只
水田	2 976	0	0	0	0	0	3 565	0	0	0	0	0
旱地	9 251	0	0	0	0	0	19 367	0	0	0	0	0
滩地	974	0	0	0	0	0	1 773	0	0	0	0	0
其他	15 191	0	0	0	0	0	18 233	0	0	0	0	0
合计	50 262	0	0	0	0	0	77 942	0	0	0	0	0

综上所述,上虞区共调查了6个乡镇(街道)45个行政村342处环境,未发现活钉螺,但历史钉螺孳生环境仍广泛存在,以沟渠、塘堰、其他(主要为河道)和旱地为主。近年来,随着农业人口减少,环境内土地抛荒、沟渠废弃,导致杂草丛生,极易引起钉螺的孳生和蔓延。对此,应加强对沟渠、塘堰、河道等环境清淤和疏浚,加强与农业、水利、林业等部门的协作,推广血防综合治理工程,从根本上改变钉螺孳生环境,防止钉螺复现。

此次钉螺调查工作系统回顾了上虞区的历史螺情,建立了完整的钉螺孳生环境地理信息资料,为全区巩固消除血吸虫病成果及制订策略提供了科学依据。今后上虞区将以防控外源性传染源及钉螺输入工作为重点,加强历史螺点螺情监测和对流动人员、家畜的管理与监测;同时结合种植结构调整,改变历史有螺环境,加强对引进植物(水、陆)的溯源管理,水利部门应把水利工程与历史有螺环境(特别是河道)改造结合起来进一步减少钉螺孳生环境;坚持开展以乡镇为基础,以学生、农民和流动人群为重点人群的健康教育与促进模式,促进血防知识的普及。

陈炯炯
上虞区疾病预防控制中心

第七节　嵊州市血吸虫病螺情调查报告

嵊州市地处浙江省东部,东邻奉化,南毗新昌,西连诸暨,北接上虞,有"七山一水两分田"的地形特征,被会稽山、四明山、西白山、天台山四大山系环绕,中为盆地,处澄潭江、长乐江、新昌江三大水系交汇,属于典型的丘陵地形。嵊州市是全国第一批沿海经济开放县(市)、全国县域经济基本竞争力百强县市,素有"百年越剧诞生地""千年剡溪唐诗路""万年遗址小黄山"的美称。全市总面积1 789km²,辖21个乡镇(街道),人口72.66万,其中农业人口54.36万人。

嵊州市曾是浙江省血吸虫病重度流行县之一,历史上有18个乡(镇)(下王镇、贵门乡、竹溪乡除外)660个村流行血吸虫病,流行区人口43万,历史累计钉螺面积32.72km²,历史累计血吸虫病病人61 424例,其中晚期病人611例,病牛6 346头。从1951年起,嵊州市开始开展血防工作,共经历了6个阶段,即1951—1956年,宣传发动,抽样调查阶段;1957—1977年,群防群控,攻坚阶段;1978—1980年,巩固血防成果,基本消灭阶段;1981年达到血吸虫病传播控制标准;1995年达到血吸虫病传播阻断标准;2016年通过"维持血吸虫病消除状态考核"。通过综合防治,嵊州市已经连续40多年无本地感染急性血吸虫病病人,无本地感染血吸虫病病人(畜),无感染性钉螺。

一、调查与质控

为进一步掌握嵊州市钉螺分布情况,为今后制订针对性的血吸虫病防治对策提供科学依据,根据《浙江省卫计委关于开展浙江省钉螺调查工作的通知》和《浙江省血防中心关于下发〈浙江省钉螺调查实施细则》的通知》(浙血防〔2016〕8号)的要求,嵊州市于2016年9月启动钉螺调查工作,至2017年6月15日完成调查工作,整个工作历时9个月,共完成全市18个乡镇(街道)328个历史流行村的钉螺调查工作。

市疾控中心指派专人参加省血防中心组织的钉螺调查专项培训,及时掌握工作要求和操作技巧,并对辖区内调查人员进行培训,所有调查人员必须经过培训,经测试合格后方可参与钉螺调查工作。省血吸虫病防治中心和绍兴市疾病预防控制中心对钉螺调查工作进行定期检查和督导;市疾控中心对参与钉螺调查的18个历史有螺乡镇进行现场检查指导,及时解决调查中发现的问题。

二、结果和讨论

(一)钉螺孳生环境调查

1. 历史钉螺孳生概况　嵊州市钉螺流行类型为山丘型,共调查环境处数2 348处,累计调查面积38 065 721m²,历史累计有螺面积32 716 000m²,首次发现钉螺年份为1951年,最近一次查到钉螺年份为2016年,首次发现感染性钉螺年份为1953年,最近一次查到感染性钉螺年份为1978年,见表6-57。

表6-57　嵊州市钉螺孳生环境调查基本情况

流行类型	环境处数/处	累计环境面积/m²	历史累计有螺面积/m²	首次发现钉螺年份	最近一次查到钉螺年份	首次发现感染性钉螺年份	最近一次查到感染性钉螺年份
水网型	0	0	0	—	—	—	—
山丘型	2 348	38 065 721	32 716 000	1951	2016	1953	1978
合计	2 348	38 065 721	32 716 000	1951	2016	1953	1978

2. 钉螺孳生环境演变情况　嵊州市Ⅰ类钉螺孳生历史环境处数共计206处,历史累计有螺面积1 466 597m²,占总历史有螺面积的4.48%。历史环境处数以沟渠和水田为主,分别占53.40%、32.04%;历史累计有螺面积以水田、沟渠为主,分别占44.22%、41.90%,其中水田环境演变较多,66处水田环境中有36处变为旱地,其余环境类型基本没有改变。详见表6-58。

表6-58　嵊州市Ⅰ类钉螺孳生环境演变类型基本情况

历史环境		现在环境处数/处						累计环境面积/m²	历史累计有螺面积/m²	首次发现钉螺年份	最近一次查到钉螺年份	首次发现感染性钉螺年份	最近一次查到感染性钉螺年份
环境类型	环境处数/处	沟渠	塘堰	水田	旱地	滩地	其他						
沟渠	110	110	0	0	0	0	0	745 915	614 771	1952	2016	1953	1976
塘堰	3	0	3	0	0	0	0	8 500	7 100	1952	2014	—	—
水田	66	1	2	27	36	0	0	925 543	648 472	1953	2016	1953	1976
旱地	26	0	0	0	26	0	0	229 000	194 754	1952	2016	—	—
滩地	1	0	0	0	0	1	0	1 500	1 500	1958	2016	—	—
其他	0	0	0	0	0	0	0	0	0	—	—	—	—
合计	206	111	5	27	62	1	0	1 910 458	1 466 597	1952	2016	1953	1976

Ⅱ类钉螺孳生历史环境处数共计1 995处,历史累计有螺面积26 528 675m²,占总历史有螺面积的81.09%。历史环境处数以水田、沟渠、旱地为主,分别占43.66%、41.75%、12.28%;历史有螺面积以水田、沟渠、旱地为主,分别占59.47%、26.01%、12.44%。其中,871处水田环境有421处演变为旱地,12处滩地环境有7处演变为旱地,其余环境类型几乎没有改变。详见表6-59。

表 6-59 嵊州市 II 类钉螺孳生环境演变类型基本情况

历史环境		现在环境处数/处						累计环境面积/m²	历史累计有螺面积/m²	首次发现钉螺年份	最近一次查到钉螺年份	首次发现感染性钉螺年份	最近一次查到感染性钉螺年份
环境类型	环境处数/处	沟渠	塘堰	水田	旱地	滩地	其他						
沟渠	833	830	0	1	0	1	1	8 385 902	6 900 243	1952	2013	1953	1976
塘堰	29	0	27	1	1	0	0	215 780	183 988	1953	2013	1953	1976
水田	871	1	7	433	421	2	7	18 037 328	15 775 324	1953	2013	1953	1976
旱地	245	1	1	1	242	0	0	3 698 924	3 300 643	1952	2013	——	——
滩地	12	0	0	0	7	5	0	345 577	343 877	1953	2013	——	——
其他	5	0	0	0	0	0	5	30 500	24 600	1953	2010	1978	1978
合计	1 995	832	35	436	671	8	13	30 714 011	26 528 675	1952	2013	1953	1978

III 类钉螺孳生历史环境处数共计 32 处,历史累计钉螺面积 707 064m²,占总历史有螺面积的 2.16%。历史环境处数以水田为最多,占 56.25%;历史累计钉螺面积也以水田为最多,占 54.63%。其中,5 处塘堰演变到现在 4 处成了水田,1 处成了旱地;18 处水田演变到现在 11 处成了旱地,1 处成了塘堰;其余环境类型几乎未发生改变。详见表 6-60。

表 6-60 嵊州市 III 类钉螺孳生环境演变类型基本情况

历史环境		现在环境处数/处						累计环境面积/m²	历史累计有螺面积/m²	首次发现钉螺年份	最近一次查到钉螺年份	首次发现感染性钉螺年份	最近一次查到感染性钉螺年份
环境类型	环境处数/处	沟渠	塘堰	水田	旱地	滩地	其他						
沟渠	6	4	1	0	0	0	1	146 400	117 050	1956	1987	——	——
塘堰	5	0	0	4	1	0	0	16 200	13 500	1973	1983	——	——
水田	18	0	1	6	11	0	0	504 928	386 246	1951	1996	1953	——
旱地	3	0	0	0	3	0	0	195 368	190 268	1953	1989	——	——
滩地	0	0	0	0	0	0	0	0	0	——	——	——	——
其他	0	0	0	0	0	0	0	0	0	——	——	——	——
合计	32	4	2	10	15	0	1	862 896	707 064	1951	1996	1953	——

IV 类钉螺孳生历史环境处数共计 115 处,历史累计钉螺面积 4 013 664m²,占总历史有螺面积的 12.27%。环境处数以水田、旱地、沟渠为主,分别占 37.39%、28.70%、21.74%;历史累计钉螺面积也以水田、旱地、沟渠为主,分别占 52.28%、31.59%、13.11%。在 115 处 IV 类环境中有 101 处演变为其他环境类型。详见表 6-61。

表 6-61 嵊州市 IV 类钉螺孳生环境演变类型基本情况

历史环境		现在环境处数/处						累计环境面积/m²	历史累计有螺面积/m²	首次发现钉螺年份	最近一次查到钉螺年份	首次发现感染性钉螺年份	最近一次查到感染性钉螺年份
环境类型	环境处数/处	沟渠	塘堰	水田	旱地	滩地	其他						
沟渠	25	8	0	0	0	0	17	552 970	526 200	1953	2013	1953	1976
塘堰	12	0	0	0	0	0	12	69 250	55 973	1973	2013	——	——
水田	43	0	0	2	3	0	38	2 526 752	2 098 403	1951	2013	1953	——
旱地	33	0	0	0	1	0	32	1 361 799	1 268 023	1953	2013	——	——

续表

历史环境		现在环境处数/处						累计环境面积/m²	历史累计有螺面积/m²	首次发现钉螺年份	最近一次查到钉螺年份	首次发现感染性钉螺年份	最近一次查到感染性钉螺年份
环境类型	环境处数/处	沟渠	塘堰	水田	旱地	滩地	其他						
滩地	2	0	0	0	0	0	2	67 585	65 065	1953	2013	—	—
其他	0	0	0	0	0	0	0	0	0	—	—	—	—
合计	115	8	0	2	4	0	101	4 578 356	4 013 664	1951	2013	1953	1976

比较调查前后情况,嵊州市钉螺孳生环境中,绝大部分环境没有改变,只有部分环境发生了演变。环境发生演变的类型主要为水田,如Ⅰ类环境中,66处水田环境有36处变为旱地;Ⅱ类环境中,871处水田环境有421处演变为旱地。这是由于嵊州市社会经济发展,产业结构发生较大改变,部分种植水稻的农民改种苗木等经济作物。115处Ⅳ类环境中有101处演变为其他环境类型,是由于城镇化建设、道路建设、水利建设不断发展,使绝大部分Ⅳ类钉螺环境被彻底改变,已不具备钉螺孳生条件。钉螺孳生环境演变情况提示,嵊州市大部分适宜钉螺生长的环境仍然存在,虽然钉螺面积已得到了极大压缩,但钉螺孳生扩散的条件仍然具备。

（二）钉螺分布调查

1. 调查概况　嵊州市的钉螺流行类型全部为山丘型,调查环境处数2 348处,累计环境面积36 838 578m²,2014—2016年查到有螺环境处数206处,现有螺面积90 330m²,有螺乡镇分布从18个减少到13个,有螺村从328个减少到76个,未发现感染性钉螺。详见表6-62。

表6-62　嵊州市不同流行类型环境螺情现况调查基本情况

流行类型	调查环境处数/处	有螺环境处数/处	感染性有螺环境处数/处	环境面积/m²	现有螺面积/m²	感染性钉螺面积/m²
水网型	0	0	0	0	0	0
山丘型	2 348	206	0	36 838 578	90 330	0
合计	2 348	206	0	36 838 578	90 330	0

（1）不同植被类型钉螺分布情况:按有螺环境中的植被类型分析,有螺环境处数最多的是杂草,共140处,占67.97%;其次是树林31处,水稻19处,分别占15.05%、9.22%。现有螺面积共90 330m²,在杂草中有螺面积最大,68.69%;其次是树林、水稻,分别占15.67%、8.07%。详见表6-63。

表6-63　嵊州市不同植被类型环境螺情现况调查基本情况

植被类别	调查环境处数/处	有螺环境处数/处	感染性有螺环境处数/处	环境面积/m²	现有螺面积/m²	感染性钉螺面积/m²
杂草	1 274	140	0	13 885 130	62 050	0
芦苇	1	0	0	1 020	0	0
树林	263	31	0	8 366 443	14 155	0
水稻	325	19	0	4 764 765	7 290	0
旱地作物	329	13	0	5 709 078	5 710	0
其他	156	3	0	4 112 142	1 125	0
合计	2 348	206	0	36 838 578	90 330	0

（2）不同环境类型钉螺分布情况:206处现有钉螺环境以沟渠、旱地、水田为主,分别占53.88%、30.10%、13.11%;现有螺面积也以沟渠、旱地、水田为主,分别占61.49%、25.61%、11.27%。详见表6-64。

表 6-64　嵊州市不同环境类型螺情现况调查基本情况

环境类型	调查环境处数/处	有螺环境处数/处	感染性有螺环境处数/处	环境面积/m²	现有螺面积/m²	感染性钉螺面积/m²
沟渠	955	111	0	9 056 879	55 540	0
塘堰	42	5	0	447 088	1 000	0
水田	475	27	0	6 787 797	10 180	0
旱地	752	62	0	16 771 115	23 135	0
滩地	9	1	0	214 700	475	0
其他	115	0	0	3 560 999	0	0
合计	2 348	206	0	36 838 578	90 330	0

2. 现场调查结果

（1）钉螺调查结果：钉螺调查系统抽样 129 781 框，捕获活螺数 8 619 只，环境抽查共调查 970 706 框，捕获活螺数 13 768 只，均未发现感染性钉螺。活螺密度平均值为 0.209 5 只/0.1m²，最大值为 4.275 0 只/0.1m²，有螺框出现率平均值为 7.249 9%，最大值为 83.222 2%。详见表 6-65、表 6-66。

表 6-65　嵊州市不同流行类型环境钉螺调查结果

流行类型	系统抽样						环境抽查					
	调查框数/框	活螺框数/框	捕获螺数/只	活螺数/只	感染性钉螺框数/框	感染螺数/只	调查框数/框	活螺框数/框	捕获螺数/只	活螺数/只	感染性钉螺框数/框	感染螺数/只
水网型	0	0	0	0	0	0	0	0	0	0	0	0
山丘型	129 781	3 447	8 810	8 619	0	0	970 706	5 887	14 183	13 768	0	0
合计	129 781	3 447	8 810	8 619	0	0	970 706	5 887	14 183	13 768	0	0

表 6-66　嵊州市不同流行类型环境系统抽样螺情统计指标

流行类型	活螺密度/（只·0.1m⁻²）				有螺框出现率/%			
	算术均数	最大值	最小值	中位数	算术均数	最大值	最小值	中位数
水网型	0	0	0	0	0	0	0	0
山丘型	0.209 5	4.275 0	0	0	7.249 9	83.333 3	0	0
合计	0.209 5	4.275 0	0	0	7.249 9	83.333 3	0	0

（2）不同植被类型调查结果：系统抽样捕获活螺数最多的植被类型为杂草、树林、旱地作物，分别占 67.13%、14.12%、9.10%。活螺密度最大的为其他、树林、旱地作物，分别为 0.795 9 只/0.1m²、0.429 3 只/0.1m²、0.285 1 只/0.1m²；有螺框出现率最高的分别为其他、树林、旱地作物，平均值分别为 24.68%、16.47%、6.45%。详见表 6-67、表 6-68。

表 6-67　嵊州市不同植被类型环境钉螺调查结果

植被类别	系统抽样						环境抽查					
	调查框数/框	活螺框数/框	捕获螺数/只	活螺数/只	感染性钉螺框数/框	感染螺数/只	调查框数/框	活螺框数/框	捕获螺数/只	活螺数/只	感染性钉螺框数/框	感染螺数/只
杂草	93 020	2 331	5 926	5 786	0	0	424 908	4 261	10 130	9 753	0	0
芦苇	0	0	0	0	0	0	200	0	0	0	0	0

植被类别	系统抽样						环境抽查					
	调查框数/框	活螺框数/框	捕获螺数/只	活螺数/只	感染性钉螺框数/框	感染螺数/只	调查框数/框	活螺框数/框	捕获螺数/只	活螺数/只	感染性钉螺框数/框	感染螺数/只
树林	9 672	577	1 235	1 217	0	0	127 408	897	1 980	1 969	0	0
水稻	9 984	257	702	693	0	0	148 007	394	1 029	1 024	0	0
旱地作物	14 691	245	805	784	0	0	225 280	285	883	862	0	0
其他	2 414	37	142	139	0	0	44 903	50	161	160	0	0
合计	129 781	3 447	8 810	8 619	0	0	970 706	5 887	14 183	13 768	0	0

表 6-68　嵊州市不同植被类型环境系统抽样螺情统计指标

植被类别	活螺密度/(只·0.1m^{-2})				有螺框出现率/%			
	算术均数	最大值	最小值	中位数	算术均数	最大值	最小值	中位数
杂草	0.177 5	2.411 8	0	0	6.433 2	83.333 3	0	0
芦苇	0	0	0	0	0	0	0	0
树林	0.429 3	2.813 2	0	0.144 4	16.473 8	66.666 7	0	10.000 0
水稻	0.253 7	2.545 5	0	0.043 8	6.441 9	53.246 8	0	2.450 0
旱地作物	0.281 5	4.275 0	0	0	6.452 3	60.000 0	0	0
其他	0.795 9	1.676 5	0.011 3	0.700 0	24.680 3	58.823 5	0.217 4	15.000 0
合计	0.209 5	4.275 0	0	0	7.249 9	83.333 3	0	0

（3）不同环境类型调查结果：系统抽样捕获活螺数最多的环境类型为沟渠、旱地、水田,分别占59.67%、27.40%、11.47%。活螺密度最高的分别为滩地、沟渠、旱地,密度平均值分别为1.676 5只/0.1m^2、0.260 9只/0.1m^2、0.211 6只/0.1m^2;有螺框出现率最高的分别为滩地、沟渠、塘堰,平均值分别为58.82%、8.97%、7.90%。详见表6-69、表6-70。

表 6-69　嵊州市不同环境类型钉螺调查结果

环境类型	系统抽样						环境抽查					
	调查框数/框	活螺框数/框	捕获螺数/只	活螺数/只	感染性钉螺框数/框	感染螺数/只	调查框数/框	活螺框数/框	捕获螺数/只	活螺数/只	感染性钉螺框数/框	感染螺数/只
沟渠	52 494	1 970	5 283	5 143	0	0	300 714	3 668	9 072	8 695	0	0
塘堰	1 665	29	68	68	0	0	10 548	54	125	125	0	0
水田	35 858	396	998	989	0	0	250 071	642	1 601	1 596	0	0
旱地	38 630	1 032	2 401	2 362	0	0	382 722	1 503	3 325	3 293	0	0
滩地	34	20	60	57	0	0	1 401	20	60	59	0	0
其他	1 100	0	0	0	0	0	25 250	0	0	0	0	0
合计	129 781	3 447	8 810	8 619	0	0	970 706	5 887	14 183	13 768	0	0

表 6-70 嵊州市不同环境类型系统抽样螺情统计指标

环境类型	活螺密度/(只·0.1m⁻²)				有螺框出现率/%			
	算术均数	最大值	最小值	中位数	算术均数	最大值	最小值	中位数
沟渠	0.260 9	2.411 8	0	0	8.967 3	83.333 3	0	0
塘堰	0.177 7	0.807 7	0	0	7.900 6	50.000 0	0	0
水田	0.080 9	2.545 5	0	0	2.325 0	53.246 8	0	0
旱地	0.211 6	4.275 0	0	0	7.608 0	66.666 7	0	0
滩地	1.676 5	1.676 5	1.676 5	1.676 5	58.823 5	58.823 5	58.823 5	58.823 5
其他	0	0	0	0	0	0	0	0
合计	0.209 5	4.275 0	0	0	7.249 9	83.333 3	0	0

　　结果表明,嵊州市现有钉螺分布最多的环境类型是沟渠、旱地、水田,钉螺分布最多的植被类型是杂草、树林、水稻,两者的分布情况具有一致性。现场钉螺调查情况也表明,捕获活螺数最多的植被类型为杂草、树林、旱地作物,且这些植被类型中有螺框出现率和活螺密度均较高。钉螺的分布环境和植被类型特点符合嵊州市的地理环境和气候特点。嵊州市属于典型的丘陵地形,山多地少,沟渠密布,适宜钉螺生长。全市大部分有螺环境分布在南山水库东干渠、剡源水库西干渠、剡源水库东南渠、坂头水库西干渠等渠道及周边环境中,许多渠道由于年久失修,渠壁破损、渠底淤积,而且苗木种植较多,易于钉螺孳生繁殖,同时苗木的运输、移植等原因可能造成钉螺扩散。近几年,嵊州市结合农田水利建设,投入大量资金,对渠道进行了水泥“三面光”、石坎嵌缝、清淤等改造维护,改变钉螺孳生环境,利于灭螺工作开展,但由于水产养殖业发展,渠道周边有大量鱼塘,给灭螺工作的实施造成一定困难。

　　本次调查可以看出,嵊州市的血吸虫病防治工作成效显著,从 1951 年首次发现钉螺,1953 年首次发现感染性钉螺,经过几十年艰苦防治,于 1979 年起未再查到感染性钉螺,同时钉螺孳生地域和面积得到了极大压缩,全市有螺乡镇从防治初期的 18 个减少到当前的 13 个,有螺村从 328 个减少到 76 个,历史有螺面积从 32 716 000m² 压缩到目前实有有螺面积 90 330m²。但应该看到,全市钉螺孳生环境仍大量存在,现有钉螺环境分布小而散,且大部分分布在沟渠、旱地、水田等环境中,植被类型以杂草、树林、旱地作物为主。这提示,一旦有毗邻地区或外来钉螺引入,本地区极易发生螺情反复,今后需加强历史钉螺孳生环境螺情监测。现有灭螺工作应以沟渠、旱地、水田等环境为重点,结合农田水利建设,加强环境改造,处理好灭螺和水产养殖之间的矛盾。

　　今后,嵊州市将以此次钉螺调查结果为导向,继续认真贯彻落实《血吸虫病防治条例》,不断总结血防工作经验,扎实推进落实嵊州市血防工作。一要进一步强化政府领导。血吸虫病防治是一项关系群众切身利益的重大民生工程,各级政府应当高度重视这项工程。目前各乡镇(街道)无论从思想重视程度上,还是经费投入上,都较过去有了明显的提高,但血防工作存在长期性、艰巨性和反复性特点,需要克服麻痹厌倦思想,继续强化组织领导,保障经费投入力度,加强血防队伍建设,确保血防工作持续稳定开展。二要进一步落实查灭螺工作。今后的查灭螺重点工作以沟渠为主,旱地和水田为辅,对当年螺点及前 3 年螺点要加大反复扩大灭螺力度,并根据当年钉螺分布环境,采取科学的灭螺措施,特别是对涉及鱼塘等水产养殖的环境,要积极做好政策协调,尽力落实综合灭螺措施。对于当年复现螺点,更要抓住灭螺有利季节,把握灭螺方法,狠抓灭螺质量,确保钉螺面积逐步压缩。三要进一步加强流动人口监测。嵊州市连续 41 年未查到感染性钉螺,但不能因此松懈,要继续加强对往返血吸虫病流行地区的流动人口监测查病工作,及时发现和处置疫情,防止血吸虫病疫情死灰复燃。

王勇　王宏伟　郑满英　施治文
嵊州市疾病预防控制中心

第七章　金华市血吸虫病螺情调查报告

第一节　全市血吸虫病螺情调查报告

金华市位于浙江省境中部,位于东经 119°14′~120°46′30″,北纬 28°32′~29°41′ 之间,地处金衢盆地,属于浙中丘陵盆地地区,东邻台州,南毗丽水,西连衢州,北接绍兴杭州,地势总体呈南北高、中部低。金华市境内水系发达,雨量丰富,温度适中,光照充足,长林丰草,为钉螺孳生提供了适宜的生长环境。

金华市曾是血吸虫病中度流行区,历史上除磐安县外,其他 9 个县(市、区,包括金华开发区)都是血吸虫病流行区。全市历史累计有螺面积 99 541 161m²,血吸虫病病人 11.8 万余例,其中晚期病人近 2 500例,血吸虫病给全市人民带来了巨大的生命和财产损失。经过 60 多年的防治,金华市于 1995 年达到血吸虫病传播阻断标准。进入巩固监测阶段后,金华市按照《浙江省血吸虫病监测巩固方案》要求,开展查灭螺和查治病等工作,继续保持无本地感染急性血吸虫病病人、无新感染病人(畜)、无感染性钉螺的"三无"目标,血防成果得到巩固。但是,由于血防工作具有复杂性、艰巨性、长期性,更由于金华市范围内水系相连,水网交错,灭螺与水产养殖、苗木种植的矛盾突出,灭螺工作难度较大,近几年有螺面积一直位居全省前列,血防任务繁重。目前,全市 9 个血防县(市、区)中,6 个血防县(市、区)尚有残存钉螺,3 个血防县(市、区)残存钉螺面积过万平方米。此外,输入性传染源仍时有出现,存在着血吸虫病重新传播流行的可能,血防工作依然面临巨大挑战。

一、调查与质控

为进一步查清螺情,掌握钉螺分布现状和变化规律,为制订血吸虫病防治策略提供科学依据,根据《浙江省卫计委关于开展浙江省钉螺调查工作的通知》和《浙江省血防中心关于下发〈浙江省钉螺调查实施细则〉的通知》(浙血防[2016]8 号)精神,金华市在全市 9 个血吸虫病流行县(市、区)75 个乡镇,对历史有螺环境、现有钉螺环境和可疑钉螺孳生环境进行系统梳理、回顾性调查和现况螺情调查。

2016 年 9 月,金华市举办全市钉螺调查工作现场技术培训班,邀请省血防中心专家授课,各血防县(市、区)疾控中心血吸虫病防治科室负责人与业务人员参加此次培训;同时,对辖区所有血防县(市、区)钉螺调查工作进行检查指导,及时解决调查中发现的问题,有效地保证了全市钉螺调查工作有序、高效、适时完成。

二、结果和讨论

钉螺是日本血吸虫唯一中间宿主,其分布与血吸虫病病人的区域分布基本一致。1985 年,方绍忠等在金华境内发现了 3 颗钉螺化石,并据此推测 3 000 年前金华市就有钉螺孳生。历史上,金华市首只活螺是 1950 年在金东区多湖街道被发现的,此后在除磐安县外的其他县(市、区)相继发现有钉螺孳生。经过几十年的艰苦努力,金华市境内的浦江县、武义县、永康市分别在 1978 年、1985 年和 1986 年消灭了境内所有钉螺,此后再未发现钉螺孳生。

此次全市调查各类钉螺孳生环境 7 040 处,历史累计钉螺面积 99 541 161m²。其中,Ⅱ类环境占55.78%(3 927 处/7 040 处),此类环境未随着时间发生明显改变,具备钉螺孳生的基本条件;Ⅲ类环境占9.84%(693 处/7 040 处),此类环境被人为部分改变,但尚具备钉螺孳生的基本条件。这两类环境都具备适宜钉螺孳生的土壤、植被、水体、湿度、温度等条件,一旦有钉螺引入,就会重新形成钉螺孳生地。因此,应加强这两类环境的监测。此外,对毗邻Ⅱ类和Ⅲ类环境的现有钉螺孳生地应加强灭螺和监测,防止钉螺扩散进此两类环境。

调查显示,金华市现有钉螺面积252 730m²,市辖3个区有螺面积分列前三,其中金东区有螺面积最多,达133 490m²,婺城区有螺面积64 350m²,金华开发区有螺面积22 600m²,共占全市有螺面积87.22%。3个区有螺面积之大原因可能一是金华市区三江交汇,水系丰富,为钉螺的生长繁殖提供了适宜的环境,且水系相连,水网交错,为灭螺带来了困难;二是苗木种植是金华市各区的重要经济产业,苗木移栽夹带钉螺,造成钉螺扩散。

调查结果显示,树林有螺面积占全市有螺面积的42.49%,已经成为金华市最主要的有螺植被类型,尤其是金东区,树林有螺面积占全区有螺面积的71.18%。苗木种植区有螺面积所占比例大,且逐年增加。目前,金华市不同环境类型螺情现况调查结果显示,全市旱地有螺面积占比最高,达52.33%,而旱地的主要植被类型就是苗木树林,再次佐证苗木种植区有螺面积是金华市最重要的有螺环境。因此,在今后的工作中除积极对苗木种植地进行药物灭螺外,更应因地制宜,加大同林业等部门的合作,建立和完善苗木移栽钉螺检疫机制,防止钉螺经苗木移栽而扩散。

此次金华市钉螺调查工作如期完成,成效显著,有助于全面了解全市钉螺孳生状况,对后期有效、精准地进行灭螺工作意义重大。在今后的血吸虫病防治监测工作中,一是要不断创新血防工作模式,探索有效灭螺新方法,提高灭螺效果,降低钉螺密度,压缩钉螺面积。二是要将血防工作纳入省政府对各血防地市、县(市、区)政府的综合目标考核。三是要加大《血吸虫病防治条例》和血吸虫病防治知识的宣传,提高广大群众对血吸虫病危害性的认识,提高全社会参与血防工作的积极性,继续做好监测工作。四是要加强对来自血吸虫病疫区流动人员的主动监测,防止病例输入。五是加强医疗卫生人员的培训,规范血吸虫病系统填报,防止血吸虫病误诊漏诊,做到早发现、早诊断、早报告。

王诚　陈左霞　王小红　徐则林
金华市疾病预防控制中心

第二节　婺城区血吸虫病螺情调查报告

婺城区处于东经119°18′~119°46′,北纬28°44′~29°15′之间,是金华市主城区,系丘陵亚型血吸虫病流行区。婺城区地处金衢盆地腹地,与金东区、武义县、龙游县、遂昌县、兰溪市相邻,全区面积1 394.24km²,属亚热带季风气候,四季分明,年平均气温为17.3℃,年平均降水量1 621mm,以农林、畜牧养殖业为主。但近20年来,随着农业产业结构调整,婺城区大力发展种植业,特别是苗木种植已成为农村的重要产业。

血吸虫病是一种严重危害人民身体健康,影响经济社会发展的重大传染病。钉螺是传播血吸虫病唯一中间宿主,消灭钉螺是控制血吸虫病流行和传播的重要措施之一。婺城区(不含金华开发区)辖14个乡镇5个街道,人口约40万,历史上有10个血吸虫病流行乡镇,241个流行村。经过几十年不懈努力积极防治,婺城区于1985年达到血吸虫病传播控制标准,1995年达到血吸虫病传播阻断标准,1996年起转入监测巩固阶段,之后疫情控制稳定,但残存钉螺面积徘徊在60 000m²左右,血吸虫病防治工作任重而道远。

一、调查与质控

为了掌握全区钉螺分布情况,为更好地开展查灭螺工作提供科学依据,根据《浙江省卫计委关于开展浙江省钉螺调查工作的通知》和《浙江省血防中心关于下发〈浙江省钉螺调查实施细则〉的通知》(浙血防[2016]8号)文件要求,婺城区在10个流行乡镇241个流行村开展现有钉螺环境、历史有螺环境和可疑钉螺孳生环境的钉螺调查工作。

2016年8月—2017年4月,区疾控中心专业技术人员多次参加由浙江省血防中心组织举办的"全省钉螺调查工作现场技术培训班”和金华市疾控中心举办的“全市钉螺调查工作现场技术培训班”。2017年6月1日,区疾控中心举办全区历史螺点清查建档工作培训班,组织本区参与此次钉螺调查的工作人员集中进行钉螺调查和电子化绘图培训,对前期钉螺调查进展慢的乡镇给予针对性支持,加快进度,确保按时完成此项工作。2017年5月4日,省血防中心专家督导婺城区钉螺调查工作,对钉螺调查进展慢的乡镇中存在的问题进行针对性指导,提高调查人员对钉螺调查软件的操作能力,敦促其按时完成钉螺调查工作。各乡镇血防工作人员负责调查资料的收集,填入环境调查信息表中,收集各环境条块的照片,进行电子化查螺图账绘制;区疾控中心负责对钉螺调查数据进行审核,审核无误后交由省血吸虫病防治中心进行审核。

二、结果和讨论

(一)钉螺孳生环境调查

1. 历史钉螺孳生情况　婺城区钉螺孳生环境流行类型均为山丘型,适宜钉螺孳生环境共1 146处,累计环境有螺面积16 069 560m²;首次发现钉螺在1959年,最近一次查到钉螺在2016年;首次发现感染性钉螺在1959年,最近一次查到感染性钉螺在1985年。详见表7-1。

表7-1　婺城区钉螺孳生环境调查基本情况

流行类型	环境处数/处	累计环境面积/m²	历史累计有螺面积/m²	首次发现钉螺年份	最近一次查到钉螺年份	首次发现感染性钉螺年份	最近一次查到感染性钉螺年份
水网型	0	0	0	—	—	—	—
山丘型	1 146	78 702 196	16 069 560	1959	2016	1959	1985
合计	1 146	78 702 196	16 069 560	1959	2016	1959	1985

2. 钉螺孳生环境演变情况　Ⅰ类钉螺孳生环境共146处,以沟渠、水田、旱地、滩地类型为主,分别占36.99%(54处/146处)、58.90%(86处/146处)、2.74%(4处/146处)、1.37%(2处/146处)。历史水田环境演变明显,只有16.28%保持水田环境,其余演变为种植苗木的旱地(占37.21%)和其他环境(占46.51%)。累计环境面积4 746 920m²,历史累计有螺面积1 698 770m²。首次发现钉螺年份,除滩地是1968年外,其余均为1959年首次发现;最近一次查到钉螺年份均为2016年。在沟渠和水田中发现感染性钉螺,首次查到为1959年;最近一次查到感染性钉螺是在水田中,时间为1985年。详见表7-2。

表7-2　婺城区Ⅰ类钉螺孳生环境演变类型基本情况

历史环境		现在环境处数/处						累计环境面积/m²	历史累计有螺面积/m²	首次发现钉螺年份	最近一次查到钉螺年份	首次发现感染性钉螺年份	最近一次查到感染性钉螺年份
环境类型	环境处数/处	沟渠	塘堰	水田	旱地	滩地	其他						
沟渠	54	53	0	1	0	0	0	262 080	195 300	1959	2016	1959	1984
塘堰	0	0	0	0	0	0	0	0	0	—	—	—	—
水田	86	0	0	14	32	0	40	4 442 090	1 476 360	1959	2016	1959	1985
旱地	4	0	0	0	4	0	0	21 750	17 550	1959	2016	—	—
滩地	2	0	0	0	0	2	0	21 000	9 560	1968	2016	—	—
其他	0	0	0	0	0	0	0	0	0	—	—	—	—
合计	146	53	0	15	36	2	40	4 746 920	1 698 770	1959	2016	1959	1985

Ⅱ类钉螺孳生环境共904处,以沟渠、水田为主,分别占25.00%(226处/904处)、69.03%(624处/904处)。塘堰、旱地、滩地和其他环境类型较少,共占5.97%。演变最明显的是水田,演变率为54.81%(342处/624处),主要是农业种植方式改变所致,其余环境类型演变幅度不大。累计环境面积60 320 366m²,历

史累计有螺面积 12 865 600m²。首次发现钉螺和感染性钉螺年份均为 1959 年,最近一次查到钉螺的年份为 2013 年。详见表 7-3。

表 7-3 婺城区 Ⅱ 类钉螺孳生环境演变类型基本情况

历史环境		现在环境处数/处						累计环境面积/m²	历史累计有螺面积/m²	首次发现钉螺年份	最近一次查到钉螺年份	首次发现感染性钉螺年份	最近一次查到感染性钉螺年份
环境类型	环境处数/处	沟渠	塘堰	水田	旱地	滩地	其他						
沟渠	226	226	0	0	0	0	0	3 372 340	2 336 360	1959	2010	1959	1985
塘堰	23	0	18	0	5	0	0	396 690	377 590	1959	1992	1959	1985
水田	624	2	0	282	132	0	208	55 859 456	9 581 690	1959	2013	1959	1985
旱地	28	1	0	0	27	0	0	243 950	197 830	1959	1985	—	—
滩地	2	0	0	0	0	1	1	367 930	367 930	1968	1988	1968	1985
其他	1	0	0	0	0	0	1	80 000	4 200	1969	2005	—	—
合计	904	229	18	282	164	1	210	60 320 366	12 865 600	1959	2013	1959	1985

Ⅲ 类钉螺孳生环境共 41 处,以水田为主占 90.24%(37 处/41 处),其次沟渠占 9.76%(4 处/41 处)。累计环境面积 7 277 170m²,历史累计有螺面积 542 144m²。详见表 7-4。

表 7-4 婺城区 Ⅲ 类钉螺孳生环境演变类型基本情况

历史环境		现在环境处数/处						累计环境面积/m²	历史累计有螺面积/m²	首次发现钉螺年份	最近一次查到钉螺年份	首次发现感染性钉螺年份	最近一次查到感染性钉螺年份
环境类型	环境处数/处	沟渠	塘堰	水田	旱地	滩地	其他						
沟渠	4	2	0	0	0	0	2	123 000	26 254	1966	2006	—	—
塘堰	0	0	0	0	0	0	0	0	0	—	—	—	—
水田	37	0	0	25	0	0	12	7 154 170	515 890	1959	1992	1959	1973
旱地	0	0	0	0	0	0	0	0	0	—	—	—	—
滩地	0	0	0	0	0	0	0	0	0	—	—	—	—
其他	0	0	0	0	0	0	0	0	0	—	—	—	—
合计	41	2	0	25	0	0	14	7 277 170	542 144	1959	2006	1959	1973

Ⅳ 类钉螺孳生环境共 43 处,其中水田占 86.05%(37 处/43 处),沟渠 13.95%(6 处/43 处)。累计环境面积 5 897 740m²。最近一次查到钉螺年份为 2001 年,比 Ⅲ 类环境早 5 年。但最近一次查到感染性钉螺年份为 1980 年,比 Ⅲ 类环境迟 7 年,分析其原因,与婺城区钉螺环境的复杂性及查灭螺工作投入到位程度有关。详见表 7-5。

表 7-5 婺城区 Ⅳ 类钉螺孳生环境演变类型基本情况

历史环境		现在环境处数/处						累计环境面积/m²	历史累计有螺面积/m²	首次发现钉螺年份	最近一次查到钉螺年份	首次发现感染性钉螺年份	最近一次查到感染性钉螺年份
环境类型	环境处数/处	沟渠	塘堰	水田	旱地	滩地	其他						
沟渠	6	2	0	0	0	0	4	180 000	12 456	1967	2001	1975	1980
塘堰	0	0	0	0	0	0	0	0	0	—	—	—	—
水田	37	0	0	26	0	0	11	5 717 740	950 590	1959	1992	1959	1980
旱地	0	0	0	0	0	0	0	0	0	—	—	—	—

续表

历史环境		现在环境处数/处						累计环境面积/m²	历史累计有螺面积/m²	首次发现钉螺年份	最近一次查到钉螺年份	首次发现感染性钉螺年份	最近一次查到感染性钉螺年份
环境类型	环境处数/处	沟渠	塘堰	水田	旱地	滩地	其他						
滩地	0	0	0	0	0	0	0	0	0	—	—	—	—
其他	0	0	0	0	0	0	0	0	0	—	—	—	—
合计	43	2	0	26	0	0	15	5 897 740	963 046	1959	2001	1959	1980

综合表 7-1~ 表 7-5 可见，全区累计环境面积 78.70km²，历史有螺面积 16.07km²。其中，Ⅰ类钉螺孳生环境演变类型环境数为 146 处，占 12.74%；Ⅱ类钉螺孳生环境演变类型环境数为 904 处，占 78.88%；Ⅲ类钉螺孳生环境演变类型环境数为 41 处，占 3.58%；Ⅳ类钉螺孳生环境演变类型环境数为 43 处，占 3.75%。这 4 类环境共占总环境的 98.95%。Ⅴ类环境有 12 处，占 1.05%。

（二）钉螺分布调查

1. 调查概况　2016 年对 1 146 处环境查螺，发现有螺环境 146 处，有螺面积 64 350m²，无感染性钉螺，见表 7-6。

表 7-6　婺城区不同流行类型环境螺情现况调查基本情况

流行类型	调查环境处数/处	有螺环境处数/处	感染性有螺环境处数/处	环境面积/m²	现有螺面积/m²	感染性钉螺面积/m²
水网型	0	0	0	0	0	0
山丘型	1 146	146	0	73 296 296	64 350	0
合计	1 146	146	0	73 296 296	64 350	0

（1）不同植被类型环境钉螺分布情况：1 146 处环境中，杂草类有螺环境占 32.88%（48 处/146 处）、树林（苗木）占 9.59%（14 处/146 处）、水稻占 7.53%（11 处/146 处）、旱地作物占 17.81%（26 处/146 处）、其他植被占 32.19%（47 处/146 处），说明杂草环境的钉螺孳生更为严重，其原因除适宜生长外，与灭螺不彻底、低密度钉螺不易发现有关，见表 7-7。

表 7-7　婺城区不同植被类型环境螺情现况调查基本情况

植被类别	调查环境处数/处	有螺环境处数/处	感染性有螺环境处数/处	环境面积/m²	现有螺面积/m²	感染性钉螺面积/m²
杂草	248	48	0	1 986 750	11 360	0
芦苇	1	0	0	1 600	0	0
树林	87	14	0	2 780 130	10 000	0
水稻	221	11	0	39 432 766	5 720	0
旱地作物	228	26	0	18 192 510	13 960	0
其他	361	47	0	10 902 540	23 310	0
合计	1 146	146	0	73 296 296	64 350	0

（2）不同环境类型钉螺分布：1 146 处环境中，沟渠有螺环境占 36.30%（53 处/146 处）、水田占 10.27%（15 处/146 处）、旱地占 24.66%（36 处/146 处）、滩地占 1.37%（2 处/146 处）、其他占 27.40%（40 处/146 处），沟渠、旱地是婺城区螺情残留的主要形式。旱地其实是由原旱地和水田改造后适于苗木种植的相对阴湿半干环境。详见表 7-8。

表 7-8　婺城区不同环境类型螺情现况调查基本情况

环境类型	调查环境处数/处	有螺环境处数/处	感染性有螺环境处数/处	环境面积/m²	现有螺面积/m²	感染性钉螺面积/m²
沟渠	286	53	0	1 455 570	10 780	0
塘堰	18	0	0	375 570	0	0
水田	360	15	0	54 444 306	7 580	0
旱地	200	36	0	6 174 450	23 530	0
滩地	3	2	0	338 930	1 500	0
其他	279	40	0	10 507 470	20 960	0
合计	1 146	146	0	73 296 296	64 350	0

2. 现场调查结果　婺城区共调查 8 672 412 框,其中系统抽样查螺框数 2 890 370 框,活螺框数 4 014 框,捕获螺数 9 407 只,其中活螺数 9 198 只,无感染性钉螺;环境抽查查螺框数 5 782 042 框,活螺框数 5 437 框,捕获螺数 11 385 只,其中活螺数 11 185 只,无感染性钉螺。详见表 7-9。

表 7-9　婺城区不同流行类型环境钉螺调查结果

流行类型	系统抽样						环境抽查					
	调查框数/框	活螺框数/框	捕获螺数/只	活螺数/只	感染性钉螺框数/框	感染螺数/只	调查框数/框	活螺框数/框	捕获螺数/只	活螺数/只	感染性钉螺框数/框	感染螺数/只
水网型	0	0	0	0	0	0	0	0	0	0	0	0
山丘型	2 890 370	4 014	9 407	9 198	0	0	5 782 042	5 437	11 385	11 185	0	0
合计	2 890 370	4 014	9 407	9 198	0	0	5 782 042	5 437	11 385	11 185	0	0

（1）不同植被类型螺情统计指标:详见表 7-10。

1）系统抽样:杂草 231 175 框,活螺框数 573 框;树林 240 014 框,活螺框数 687 框;水稻 245 245 框,活螺框 460 框;旱地作物 992 213 框,活螺框数 787 框;其他植被 1 181 403 框,活螺框数 1 507 框。

2）环境抽查:杂草 462 045 框,活螺框数 303 框;树林 480 054 框,活螺框数 863 框;水稻 488 470 框,活螺框 615 框;旱地作物 1 984 688 框,活螺框数 1 102 框;其他植被 2 366 145 框,活螺框数 2 554 框。均无感染性钉螺。

表 7-10　婺城区不同植被类型环境钉螺调查结果

植被类别	系统抽样						环境抽查					
	调查框数/框	活螺框数/框	捕获螺数/只	活螺数/只	感染性钉螺框数/框	感染螺数/只	调查框数/框	活螺框数/框	捕获螺数/只	活螺数/只	感染性钉螺框数/框	感染螺数/只
杂草	231 175	573	2 032	2 023	0	0	462 045	303	805	805	0	0
芦苇	320	0	0	0	0	0	640	0	0	0	0	0
树林	240 014	687	1 043	1 043	0	0	480 054	863	1 355	1 355	0	0
水稻	245 245	460	1 220	1 070	0	0	488 470	615	2 307	2 157	0	0
旱地作物	992 213	787	1 686	1 686	0	0	1 984 688	1 102	2 357	2 357	0	0
其他	1 181 403	1 507	3 426	3 376	0	0	2 366 145	2 554	4 561	4 511	0	0
合计	2 890 370	4 014	9 407	9 198	0	0	5 782 042	5 437	11 385	11 185	0	0

（2）不同环境类型螺情统计指标：详见表7-11。

1）系统抽样：沟渠231 747框，活螺框数676框；水田393 185框，活螺框612框；旱地作物1 183 054框，活螺框数1 473框；滩地10 589框，活螺框数42框；其他997 961框，活螺框数1 211框。

2）环境抽查：沟渠463 386框，活螺框数411框；水田784 350框，活螺框823框；旱地作物2 366 210框，活螺框数1 936框；滩地21 442框，活螺框数6框；其他1 998 632框，活螺框数2 204框。均无感染性钉螺。

表7-11　婺城区不同环境类型钉螺调查结果

环境类型	系统抽样						环境抽查					
	调查框数/框	活螺框数/框	捕获螺数/只	活螺数/只	感染性钉螺框数/框	感染螺数/只	调查框数/框	活螺框数/框	捕获螺数/只	活螺数/只	感染性钉螺框数/框	感染螺数/只
沟渠	231 747	676	2 315	2 306	0	0	463 386	411	1 067	1 067	0	0
塘堰	73 834	0	0	0	0	0	148 022	0	0	0	0	0
水田	393 185	612	1 552	1 352	0	0	784 350	823	2 722	2 522	0	0
旱地	1 183 054	1 473	2 622	2 622	0	0	2 366 210	1 936	3 656	3 656	0	0
滩地	10 589	42	71	71	0	0	21 442	63	87	87	0	0
其他	997 961	1 211	2 847	2 847	0	0	1 998 632	2 204	3 853	3 853	0	0
合计	2 890 370	4 014	9 407	9 198	0	0	5 782 042	5 437	11 385	11 185	0	0

（3）不同植被和环境类型螺情统计结果：婺城区流行类型属山丘型。活螺密度的算术均数为0.056 3只/0.1m²，最大值7.769 2只/0.1m²。有螺框出现率的算术均数为1.416 1%，最大值87.500 0%。杂草植被的活螺密度和有螺框出现率算术均数最高，分别为0.226 3只/0.1m²和5.177 1%；沟渠环境的活螺密度和有螺框出现率算术均数最高，分别为0.207 0只/0.1m²和4.811 6%。具体调查结果见表7-12~表7-14。

表7-12　婺城区不同流行类型环境系统抽样螺情统计指标

流行类型	活螺密度/（只·0.1m⁻²）				有螺框出现率/%			
	算术均数	最大值	最小值	中位数	算术均数	最大值	最小值	中位数
水网型	0	0	0	0	0	0	0	0
山丘型	0.056 3	7.769 2	0	0	1.416 1	87.500 0	0	0
合计	0.056 3	7.769 2	0	0	1.416 1	87.500 0	0	0

表7-13　婺城区不同植被类型环境系统抽样螺情统计指标

植被类别	活螺密度/（只·0.1m⁻²）				有螺框出现率/%			
	算术均数	最大值	最小值	中位数	算术均数	最大值	最小值	中位数
杂草	0.226 3	7.769 2	0	0	5.177 1	87.500 0	0	0
芦苇	0	0	0	0	0	0	0	0
树林	0.009 0	0.142 2	0	0	0.607 4	11.445 8	0	0
水稻	0.004 4	0.400 0	0	0	0.197 4	20.000 0	0	0
旱地作物	0.018 1	2.649 1	0	0	0.625 1	71.929 8	0	0
其他	0.005 9	0.262 5	0	0	0.257 6	12.420 4	0	0
合计	0.056 3	7.769 2	0	0	1.416 1	87.500 0	0	0

表 7-14　婺城区不同环境类型系统抽样螺情统计指标

环境类型	活螺密度/(只·0.1m^{-2})				有螺框出现率/%			
	算术均数	最大值	最小值	中位数	算术均数	最大值	最小值	中位数
沟渠	0.207 0	7.769 2	0	0	4.811 6	87.500 0	0	0
塘堰	0	0	0	0	0	0	0	0
水田	0.004 4	0.400 0	0	0	0.192 7	20.000 0	0	0
旱地	0.011 1	0.318 5	0	0	0.586 0	11.445 8	0	0
滩地	0.011 6	0.019 8	0	0.014 9	0.669 1	1.049 4	0	0.957 9
其他	0.004 0	0.136 9	0	0	0.181 9	12.420 4	0	0
合计	0.056 3	7.769 2	0	0	1.416 1	87.500 0	0	0

此次钉螺调查工作中,婺城区共调查了 10 个历史流行乡镇 241 个历史流行村 1 146 处环境,未发现血吸虫感染性钉螺。

钉螺孳生环境演变情况显示,水田减少,旱地增加,这与婺城区近 20 年来大力发展苗木产业有关,把大量水田改为种植苗木的旱地(田)。近年来,婺城区的花卉苗木产业发展迅速,已成为婺城区优势特色产业之一,并荣获"中国苗木之乡""中国桂花之乡""中国茶花之乡""浙江省花卉苗木十强县"等诸多称号。全区育苗面积稳定在 10.8 万亩,年销售额达 10 亿元,现有 1 500 家企业,1.87 万人从事花卉苗木的生产、经营和销售。全区现有桂花苗木 5.5 万亩(约 36.67km^2),色块苗 1.5 万亩(约 10km^2),占全区育苗面积的 65%。苗木的销售外运,导致钉螺有可能随根部泥球带出而引起异地生长繁殖,存在潜在威胁。

同时,随着社会经济发展建设项目增加,钉螺孳生环境发生较大变化。全区现有钉螺环境共 146 处,分布于 9 个乡镇 46 个村,环境面积 73.30km^2,有螺面积 64 400m^2,无感染性钉螺面积。婺城区流行类型属山丘型,因此,有螺环境中山丘型环境为 100%。按不同植被类型分类,杂草植被的活螺密度和有螺框出现率算术均数最高,是婺城区残存钉螺中的主要植被环境。按不同环境类型分类,沟渠环境的活螺密度和有螺框出现率算术均数最高,是钉螺较适宜生存环境。

综上所述,婺城区历史钉螺孳生环境类型以沟渠、旱地为主,疫情防控重中之重是对沟渠、旱地和水田环境加强防控和环境清理。通过实施有螺沟渠清淤、有螺环境进行环境改造等措施,不断改造环境,压缩钉螺孳生空间,压缩有螺面积。婺城区的环境演变类型主要为 II 类环境,即孳生环境未改变的历史有螺环境,因仍具备钉螺孳生的基本条件,每年应加强重点环境查灭螺,防止钉螺复现。此外,随着社会经济发展,流动人口和耕牛大量涌入,特别是江西、湖南、湖北、安徽等流行区的务工人员和引进耕牛输入,极有可能输入血吸虫病病人和病畜。本地到疫区从事种养植的外出人员,同样也给血吸虫病传播、流行埋下了隐患。因此,婺城区也必须做好内进和外出人员的查治病工作,各乡镇政府要协调好有关企业,积极配合查治病,确保流动人口,特别是来自血吸虫病传播未阻断县人员的查病工作,发现传染源及时治疗和进行粪便无害化处理,以确保婺城区维持血吸虫病消除状态。

(感谢各流行乡镇工作人员对本次调查工作的付出和大力支持。)

朱匡纪　邵丰尧　黄清湘　章兰金　杨杰
婺城区疾病预防控制中心

第三节　金东区血吸虫病螺情调查报告

金华市金东区位于浙江中西部的金衢盆地,东邻义乌市,南接武义县,西连婺城区,北靠兰溪市。全区辖 8 个镇 1 个乡 2 个街道,506 个村委会。土地总面积 661.8km^2,人口 31 万。境内地势南北高,中部低,为低山浅丘与溪谷平原相间地形。中部义乌江和武义江沿岸及其支流下游为冲积平原。义乌江自东而西流经区境中部,沿途接纳航慈溪、孝顺溪、东溪、西溪、山河溪、芳溪、赤松溪诸水。武义江沿西南边境北流,沿途接纳八仙溪，与义乌江会合后称金华江，亦称婺江，西流入婺城区。近年来，金东区交通区位优势突显，经济社会得到快速发展，流动人口也不断涌入，全区流动人口已接近 10 万人。2018 年全区实现 GDP 201.47 亿元，按可比价计算，比上年增长 5.8%。

金东区曾是山丘型血吸虫病中度流行区。辖区内 11 个乡镇（街道）、288 个行政村曾有不同程度的血吸虫病流行，流行区人口 19 万，历史累计钉螺面积 7 537 300m²，累计血吸虫病病人 1.83 万，其中晚期血吸虫病病人 457 人，病牛 484 头。通过疫区广大干部群众和防治人员几十年的艰苦努力，金东区 1985 年达到血吸虫病传播控制标准，1995 年达到血吸虫病传播阻断标准，1986 年以来未出现本地感染血吸虫病病人和病畜，2016 年通过血吸虫病消除复核。

一、调查与质控

随着城镇化、工业化的推进和农业产业结构的调整，历史钉螺孳生环境已发生了很大变化。重新开展钉螺孳生环境调查，掌握钉螺孳生环境演变和钉螺分布规律，对今后制订防治策略和技术方案具有重要意义。2016—2017 年，根据《浙江省卫计委关于开展浙江省钉螺调查工作的通知》和《浙江省血防中心关于下发〈浙江省钉螺调查实施细则〉的通知》（浙血防［2016］8 号）精神，金东区组织全区 11 个乡镇 288 个历史血吸虫病流行村开展钉螺调查工作，从历年防治资料、资料汇编、血防志等收集和整理螺情信息，对每处现有钉螺环境、历史有螺环境、可疑钉螺孳生环境进行登记、拍照，做到现场、图文相一致。

金东区卫健局组织全区各卫生院（医院）分管副院长、全体防保人员和信息管理员，举办钉螺调查地理信息系统创建和现场钉螺调查培训，并经测试合格后方可参与钉螺调查工作。区政府办公室组织全区各乡镇政府分管领导、卫生院长、防保科长和区有关部门负责人，召开血防工作会议，落实各项任务和专项经费，为钉螺调查工作创造条件。在创建钉螺调查地理信息系统和查螺期间，区政府办公室组织有关部门负责人和专业人员，对各乡镇钉螺调查工作进行考核；金东区疾病预防控制中心专业人员全力以赴随时开展督导检查，及时纠正工作中存在的问题，对各乡镇上报的数据进行审核，审核无误后将数据上报省血防中心复审。

二、结果和讨论

（一）钉螺孳生环境调查

1. 历史钉螺孳生概况　通过现场调查走访，核对录入信息数据，顺利完成了 288 个血吸虫病流行村、1 749 个条块的钉螺孳生环境历史和现状基本信息的调查任务，见表 7-15。

表 7-15　金东区钉螺孳生环境调查基本情况

流行类型	环境处数/处	累计环境面积/m²	历史累计有螺面积/m²	首次发现钉螺年份	最近一次查到钉螺年份	首次发现感染性钉螺年份	最近一次查到感染性钉螺年份
水网型	0	0	0	—	—	—	—
山丘型	1 749	9 403 858	7 537 300	1950	2016	1951	1982
合计	1 749	9 403 858	7 537 300	1950	2016	1951	1982

2. 钉螺孳生环境演变情况

（1）Ⅰ类钉螺孳生环境演变类型基本情况：现有钉螺的Ⅰ类钉螺孳生环境有 154 处，占总环境数的 8.81%（154 处/1 749 处）。现环境类型中，沟渠、塘堰、水田、旱地、滩地和其他环境分别是 32 处、6 处、28 处、82 处、2 处和 4 处，其中旱地环境是主要的现有螺环境类型，占 53.25%（82 处/154 处），历史演变情况以水田改旱地为主；累计环境面积 789 550m²，占总环境面积的 8.40%（789 550m²/9 403 858m²）；历史累计有螺面积 681 470m²，占总历史有螺面积的 9.04%（681 470m²/7 537 300m²）。详见表 7-16。

表 7-16　金东区Ⅰ类钉螺孳生环境演变类型基本情况

历史环境		现在环境处数/处						累计环境面积/m²	历史累计有螺面积/m²	首次发现钉螺年份	最近一次查到钉螺年份	首次发现感染性钉螺年份	最近一次查到感染性钉螺年份
环境类型	环境处数/处	沟渠	塘堰	水田	旱地	滩地	其他						
沟渠	17	17	0	0	0	0	0	23 690	16 970	1959	2016	1959	1975
塘堰	6	0	6	0	0	0	0	2 860	2 440	1959	2016	1959	1976
水田	120	15	0	28	76	0	1	703 410	618 680	1959	2016	1959	1979
旱地	7	0	0	0	6	0	1	40 790	26 420	1959	2016	1959	1981
滩地	2	0	0	0	0	2	0	7 800	7 300	1959	2016	1959	1971
其他	2	0	0	0	0	0	2	11 000	9 660	1959	2014	1959	1969
合计	154	32	6	28	82	2	4	789 550	681 470	1959	2016	1959	1981

（2）Ⅱ类钉螺孳生环境演变基本情况：历史有螺的Ⅱ类钉螺孳生环境有 1 059 处，占总环境数的 60.55%（1 059 处/1 749 处），现环境类型中，沟渠、塘堰、水田、旱地、滩地和其他环境分别是 85 处、94 处、262 处、605 处、5 处和 8 处，目前旱地是主要的环境类型，占 57.13%（605 处/1 059 处），历史演变情况，以水田改旱地环境为主；累计环境面积 6 470 550m²，占总环境面积的 68.81%（6 470 500m²/9 403 858m²）；历史累计有螺面积 5 275 240m²，占总历史有螺面积的 69.99%（5 275 240m²/7 537 300m²）。详见表 7-17。

表 7-17　金东区Ⅱ类钉螺孳生环境演变类型基本情况

历史环境		现在环境处数/处						累计环境面积/m²	历史累计有螺面积/m²	首次发现钉螺年份	最近一次查到钉螺年份	首次发现感染性钉螺年份	最近一次查到感染性钉螺年份
环境类型	环境处数/处	沟渠	塘堰	水田	旱地	滩地	其他						
沟渠	81	77	0	0	4	0	0	315 587	272 500	1956	2013	1956	1979
塘堰	87	0	86	0	0	0	1	40 770	28 380	1957	2013	1957	1979
水田	854	6	8	262	568	3	7	5 902 833	4 841 510	1952	2013	1952	1982
旱地	30	2	0	0	28	0	0	179 860	107 210	1957	2009	1957	1977
滩地	6	0	0	0	4	2	0	23 880	23 650	1957	1977	1957	1977
其他	1	0	0	0	1	0	0	7 550	1 990	1959	1981	1959	1973
合计	1 059	85	94	262	605	5	8	6 470 480	5 275 240	1952	2013	1952	1982

（3）Ⅲ类钉螺孳生环境演变基本情况：属于历史有螺且部分环境被人为改变的Ⅲ类环境有 194 处，占总环境数的 11.09%（194 处/1 749 处），现环境类型中，沟渠、塘堰、水田、旱地、滩地和其他环境分别是 138 处、19 处、6 处、7 处、1 处和 23 处，以沟渠为主，占 71.13%（138 处/194 处），环境演变情况部分历史水田环境改成了沟渠；累计环境面积 396 525m²，占总环境面积的 4.22%（396 525m²/9 403 858m²）；历史累计有螺面积 311 790m²，占总历史有螺面积的 4.14%（311 790m²/7 537 300m²）。详见表 7-18。

表 7-18　金东区Ⅲ类钉螺孳生环境演变类型基本情况

历史环境		现在环境处数/处						累计环境面积/m²	历史累计有螺面积/m²	首次发现钉螺年份	最近一次查到钉螺年份	首次发现感染性钉螺年份	最近一次查到感染性钉螺年份
环境类型	环境处数/处	沟渠	塘堰	水田	旱地	滩地	其他						
沟渠	93	91	0	0	1	0	1	202 760	144 170	1957	2013	1957	1979
塘堰	16	1	14	0	1	0	0	56 980	55 160	1957	2012	1959	1977
水田	61	45	4	6	4	0	2	107 500	95 870	1956	2013	1956	1979

续表

历史环境		现在环境处数/处						累计环境面积/m²	历史累计有螺面积/m²	首次发现钉螺年份	最近一次查到钉螺年份	首次发现感染性钉螺年份	最近一次查到感染性钉螺年份
环境类型	环境处数/处	沟渠	塘堰	水田	旱地	滩地	其他						
旱地	4	1	1	0	1	0	1	8 265	2 020	1957	1974	1959	1973
滩地	1	0	0	0	0	1	0	2 000	1 000	1964	1974	1964	1974
其他	19	0	0	0	0	0	19	19 020	13 570	1959	2013	1959	1978
合计	194	138	19	6	7	1	23	396 525	311 790	1956	2013	1956	1979

（4）Ⅳ类钉螺孳生环境演变基本情况：被人为彻底改变的Ⅳ类环境有 259 处，占总环境数的 14.81%（259 处/1 749 处），现环境类型中，沟渠、塘堰、水田、旱地和其他环境分别是 3 处、1 处、3 处、13 处和 239 处，大部分环境已经彻底通过村庄、城镇建设和工业开发，成为钉螺无法孳生的环境；累计环境面积 1 406 370m²，占总环境面积的 14.95%（1 406 370m²/9 403 858m²）；历史累计有螺面积 1 268 800m²，占总历史有螺面积的 16.83%（1 268 800m²/7 537 300m²）。详见表 7-19。

表 7-19　金东区Ⅳ类钉螺孳生环境演变类型基本情况

历史环境		现在环境处数/处						累计环境面积/m²	历史累计有螺面积/m²	首次发现钉螺年份	最近一次查到钉螺年份	首次发现感染性钉螺年份	最近一次查到感染性钉螺年份
环境类型	环境处数/处	沟渠	塘堰	水田	旱地	滩地	其他						
沟渠	2	2	0	0	0	0	0	6 200	6 190	1957	1999	1959	1979
塘堰	0	0	0	0	0	0	0	0	0	—	—	—	—
水田	62	0	1	3	12	0	46	957 040	905 430	1950	2013	1951	1979
旱地	1	0	0	0	0	0	1	200	100	1957	1972	1969	1971
滩地	1	0	0	0	0	0	1	2 200	2 200	1957	1966	1957	1962
其他	193	1	0	0	1	0	191	440 730	354 880	1955	2013	1955	1979
合计	259	3	1	3	13	0	239	1 406 370	1 268 800	1950	2013	1951	1979

（5）Ⅴ类钉螺孳生环境演变基本情况：Ⅴ类可疑钉螺孳生环境查螺共调查环境 83 处，占总环境数的 4.74%（83 处/1 749 处），累计环境面积 340 863m²，占总环境面积的 3.62%（340 863m²/9 403 858m²），主要环境类型是旱地。

（二）钉螺分布调查

1. 调查概况　在查螺技术培训的基础上，全区各乡镇（街道）紧紧抓住春季有利时机，组织 200 余名查螺骨干，对 270 个流行村开展了春季查螺（全区历史流行村 288 个，其中 18 个村的钉螺孳生环境已被城市化彻底改造，237 处环境由于"美丽乡村"建设和工业开发改造而未开展查螺）。

（1）不同流行类型螺情现况调查基本情况：通过查螺发现，现有钉螺环境 154 处，调查环境面积 4 434 961m²，发现有螺面积 133 490m²，占历史累计有螺面积的 1.77%（133 490m²/7 537 300m²），未发现感染性钉螺，见表 7-20。

表 7-20　金东区不同流行类型环境螺情现况调查基本情况

流行类型	调查环境处数/处	有螺环境处数/处	感染性有螺环境处数/处	环境面积/m²	现有螺面积/m²	感染性钉螺面积/m²
水网型	0	0	0	0	0	0
山丘型	1 749	154	0	4 434 961	133 490	0
合计	1 749	154	0	4 434 961	133 490	0

（2）不同植被类型环境螺情现况调查基本情况：调查发现田间水沟等杂草环境有螺21处，有螺面积6 690m²，有螺面积占总数的5.01%（6 690m²/133 490m²）；苗木地树林发现有螺环境88处，有螺面积95 020m²，有螺面积占总数的71.18%（95 020m²/133 490m²）；发现抛荒水稻田有螺环境1处，有螺面积740m²，有螺面积占总数的0.55%（740m²/133 490m²）；发现蔬菜水果等旱地作物有螺环境24处，有螺面积20 100m²，有螺面积占总数的15.06%（20 100m²/133 490m²）；发现其他植被中有螺环境20处，有螺面积10 940m²，有螺面积占总数的8.20%（10 940m²/133 490m²）。详见表7-21。

表7-21　金东区不同植被类型环境螺情现况调查基本情况

植被类别	调查环境处数/处	有螺环境处数/处	感染性有螺环境处数/处	环境面积/m²	现有螺面积/m²	感染性钉螺面积/m²
杂草	232	21	0	262 265	6 690	0
芦苇	9	0	0	14 750	0	0
树林	707	88	0	2 491 722	95 020	0
水稻	40	1	0	121 037	740	0
旱地作物	329	24	0	1 117 680	20 100	0
其他	432	20	0	427 507	10 940	0
合计	1 749	154	0	4 434 961	133 490	0

（3）不同环境类型螺情现况调查基本情况：调查发现沟渠环境有螺32处，有螺面积14 430m²，有螺面积占总数的10.81%（14 430m²/133 490m²）；塘堰环境有螺6处，有螺面积2 070m²，有螺面积占总数的1.55%（2 070m²/133 490m²）；水田环境有螺28处，有螺面积18 260m²，有螺面积占总数的13.68%（18 260m²/133 490m²）；旱地环境有螺82处，有螺面积95 850m²，有螺面积占总数的71.80%（95 850m²/133 490m²）；滩地环境有螺2处，有螺面积950m²，有螺面积占总数的0.71%（950m²/133 490m²）；其他环境有螺4处，有螺面积1 930m²，有螺面积占总数的1.45%（1 930m²/133 490m²）。详见表7-22。

表7-22　金东区不同环境类型螺情现况调查基本情况

环境类型	调查环境处数/处	有螺环境处数/处	感染性有螺环境处数/处	环境面积/m²	现有螺面积/m²	感染性钉螺面积/m²
沟渠	264	32	0	427 487	14 430	0
塘堰	126	6	0	98 230	2 070	0
水田	309	28	0	915 959	18 260	0
旱地	761	82	0	2 874 214	95 850	0
滩地	9	2	0	16 550	950	0
其他	280	4	0	102 521	1 930	0
合计	1 749	154	0	4 434 961	133 490	0

2. 现场调查结果

（1）不同流行类型环境钉螺调查结果：现场调查人员严格按系统抽样和环境抽查的查螺方法，对270个村开展了钉螺调查。全区共调查系统抽样框数85 971框，发现活螺框数5 289框，捕获钉螺13 994只，其中活螺13 905只；抽查环境框343 085框，发现活螺框数10 330框，捕获钉螺26 463只，其中活螺26 220只。系统抽样和环境抽查均未发现感染性钉螺。详见表7-23。

（2）不同植被类型环境钉螺调查结果：调查发现，钉螺主要分布在树林（苗木地）环境，且树林环境系统抽样和环境抽查的有螺框数均占总有螺框数近70%；其次是旱地作物环境，系统抽样和环境抽查的有螺框数均占总有螺框数近16%。详见表7-24。

表 7-23 金东区不同流行类型环境钉螺调查结果

流行类型	系统抽样						环境抽查					
	调查框数/框	活螺框数/框	捕获螺数/只	活螺数/只	感染性钉螺框数/框	感染螺数/只	调查框数/框	活螺框数/框	捕获螺数/只	活螺数/只	感染性钉螺框数/框	感染螺数/只
水网型	0	0	0	0	0	0	0	0	0	0	0	0
山丘型	85 971	5 289	13 994	13 905	0	0	343 085	10 330	26 463	26 220	0	0
合计	85 971	5 289	13 994	13 905	0	0	343 085	10 330	26 463	26 220	0	0

表 7-24 金东区不同植被类型环境钉螺调查结果

植被类别	系统抽样						环境抽查					
	调查框数/框	活螺框数/框	捕获螺数/只	活螺数/只	感染性钉螺框数/框	感染螺数/只	调查框数/框	活螺框数/框	捕获螺数/只	活螺数/只	感染性钉螺框数/框	感染螺数/只
杂草	4 422	359	1 005	999	0	0	20 643	706	1 975	1 956	0	0
芦苇	0	0	0	0	0	0	920	0	0	0	0	0
树林	60 308	3 635	9 534	9 461	0	0	215 963	7 153	18 298	18 137	0	0
水稻	1 000	35	105	105	0	0	6 958	70	210	210	0	0
旱地作物	14 570	822	2 268	2 261	0	0	76 784	1 631	4 305	4 250	0	0
其他	5 671	438	1 082	1 079	0	0	21 817	770	1 675	1 667	0	0
合计	85 971	5 289	13 994	13 905	0	0	343 085	10 330	26 463	26 220	0	0

（3）不同环境类型钉螺调查结果：调查发现，钉螺主要集中旱地（苗木地）环境，系统抽样和环境抽查的有螺框数同样均占总有螺框数近70%；其次是水田（抛荒地）和沟渠环境，系统抽样和环境抽查的有螺框数同样均分别占总有螺框数的近15%和13%。详见表 7-25。

表 7-25 金东区不同环境类型钉螺调查结果

环境类型	系统抽样						环境抽查					
	调查框数/框	活螺框数/框	捕获螺数/只	活螺数/只	感染性钉螺框数/框	感染螺数/只	调查框数/框	活螺框数/框	捕获螺数/只	活螺数/只	感染性钉螺框数/框	感染螺数/只
沟渠	7 015	667	1 745	1 735	0	0	30 820	1 310	3 203	3 180	0	0
塘堰	528	83	208	205	0	0	4 369	164	409	404	0	0
水田	13 863	765	2 017	2 004	0	0	67 748	1 509	4 007	3 970	0	0
旱地	59 845	3 611	9 610	9 551	0	0	229 373	7 115	18 278	18 107	0	0
滩地	1 320	83	192	188	0	0	3 170	163	370	366	0	0
其他	3 400	80	222	222	0	0	7 605	69	196	193	0	0
合计	85 971	5 289	13 994	13 905	0	0	343 085	10 330	26 463	26 220	0	0

（4）不同类型环境活螺平均密度和有螺框出现率指标：调查发现，活螺平均密度以潮湿且植被稀疏环境为高，见表 7-26~ 表 7-28。

表 7-26　金东区不同流行类型环境系统抽样螺情统计指标

流行类型	活螺密度/(只·0.1m⁻²)				有螺框出现率/%			
	算术均数	最大值	最小值	中位数	算术均数	最大值	最小值	中位数
水网型	0	0	0	0	0	0	0	0
山丘型	0.210 5	1.306 3	0	0.135 7	7.967 6	51.250 0	0	5.000 0
合计	0.210 5	1.306 3	0	0.135 7	7.967 6	51.250 0	0	5.000 0

表 7-27　金东区不同植被类型环境系统抽样螺情统计指标

植被类别	活螺密度/(只·0.1m⁻²)				有螺框出现率/%			
	算术均数	最大值	最小值	中位数	算术均数	最大值	最小值	中位数
杂草	0.303 9	1.306 3	0	0.256 3	10.747 4	51.250 0	0	9.034 1
芦苇	0	0	0	0	0	0	0	0
树林	0.185 7	1.046 7	0	0.122 0	7.082 5	46.666 7	0	4.200 0
水稻	0.105 0	0.105 0	0.105 0	0.105 0	3.500 0	3.500 0	3.500 0	3.500 0
旱地作物	0.192 7	0.621 4	0.033 3	0.100 8	6.909 7	20.000 0	1.111 1	4.000 0
其他	0.245 5	0.600 0	0	0.213 0	10.313 0	40.000 0	0	8.478 3
合计	0.210 5	1.306 3	0	0.135 7	7.967 6	51.250 0	0	5.000 0

表 7-28　金东区不同环境类型系统抽样螺情统计指标

环境类型	活螺密度/(只·0.1m⁻²)				有螺框出现率/%			
	算术均数	最大值	最小值	中位数	算术均数	最大值	最小值	中位数
沟渠	0.280 8	1.306 3	0	0.215 1	10.835 4	51.250 0	0	8.614 1
塘堰	0.376 2	0.454 5	0.250 0	0.401 2	14.013 9	20.000 0	10.000 0	14.318 2
水田	0.187 5	0.640 0	0.033 3	0.122 8	7.124 8	21.500 0	1.111 1	4.222 2
旱地	0.186 9	1.046 7	0	0.106 3	6.977 3	46.666 7	0	4.000 0
滩地	0.131 0	0.256 9	0.005 0	0.131 0	5.791 7	11.250 0	0.333 3	5.791 7
其他	0.066 1	0.100 0	0.020 0	0.072 1	2.554 2	4.500 0	0.666 7	2.525 0
合计	0.210 5	1.306 3	0	0.135 7	7.967 6	51.250 0	0	5.000 0

　　环境演变调查结果显示,全区 11 个乡镇(街道)、288 个流行村中,历史钉螺孳生环境 1 749 处,历史钉螺孳生环境面积 9 403 858m²。通过城镇化和工业化改造,多湖街道的下渎口、王坦、泉园、驿头、庄头、七里畈、叶宅、林头、横塘沿、黄泥山、望府墩、上古井、东孝街道的东关、戴店、陶朱路、江东镇的杨川、孝顺镇的塔江山、傅村镇的凤塘等 18 个村的历史钉螺孳生环境已不复存在,但大部分流行村的历史钉螺孳生环境还一直存在,而且由于农业产业结构发生了根本变化,过去以粮为纲全面发展,现在水稻田已难得一见,大多改种苗木花卉和蔬菜果树等旱地作物,土地翻耕减少,导致钉螺容易孳生和扩散。

　　现有钉螺环境调查结果显示,金东区现有有螺乡镇 6 个,有螺村 46 个,有螺环境 154 处,现有钉螺面积 133 490m²,占历史累计钉螺面积的 1.77%,说明金东区现有钉螺已处于少量的残存状态。金东区为山丘地区,山塘水库众多,溪流沟渠发达,灭螺矛盾突出,查灭螺难度很大。2006 年以来,金东区在区委区政府的坚强领导下,克服一切困难,排除一切障碍,创新实施从思想上、行动上和措施上无障碍灭螺模式,在干部群众中形成了浓厚的血防氛围,推动了血防工作的蓬勃开展,达到了有螺环境灭螺全覆盖的目的;2012 年又创新实施经济高效的多元化灭螺技术,推动灭螺工作的不断深入,达到了当年钉螺面积压缩率达 100% 的目标。赤松溪、东溪和安地水库东干渠道三大重点流域,通过清外控内、自上而下、统筹兼顾、集中围歼的灭螺策略,至今已连续 5 年查不到钉螺,突破了大水系灭螺的技术难题。如今,金东区的钉螺扩散蔓延已基本不受水系影响,钉螺分布已呈分散、孤立、边缘化状态。

　　不同植被和环境类型钉螺调查结果显示,树林有螺面积占总数的 71.18%,旱地有螺面积占总数的 71.80%,树林有螺框数占总有螺框数的 68.27%,说明钉螺主要分布在旱地树林环境。进入 21 世纪,随着农业产业结构的调整,过去种植水稻的农田多种植了苗木花卉、蔬菜果树,抛荒现象也很普遍,水稻田已难得一见。苗木果树田冬暖夏凉,几年不耕作且常年处于半旱状态,非常适合钉螺孳生。特别是有螺苗木田,钉螺不仅就地大量繁殖,而且可随苗木移栽携带扩散。近年来不断有三四十年的无螺村再现钉螺,防治形势仍不容乐观,防治工作任重道远。

　　查清和控制钉螺是当前面临的一大挑战。金东区为中国苗木之乡,苗木种植面广量大,苗木移栽造成钉螺扩散时有发生,要查清庞大的苗木田钉螺和控制千家万户苗木移栽不携带钉螺困难巨大。随着查灭螺工作不断深入,残存钉螺都是些难点地带,灭螺技术要求将会更高。因此,对于下一步血防工作,建议加强血防工作的领导,强化政府血防责任意识,积极为血防工作顺利进行创造条件;加强政府对苗木钉螺的监管,全面实施苗木净土移栽,防止钉螺迁移扩散;加强有关部门血防协作机制,优先安排重点区域血防环境改造,彻底消灭难点钉螺;加强专业人员技术培训。根据各地灭螺任务规模,培养一支素质高、技术硬、装备精的灭螺专业队伍,以适应形势发展的需要,从而因地制宜,科学施策,最大限度实现精准血防;加强灭螺责任管理和质量控制,全面推行灭螺承包责任制,灭螺经费由政府全额补助,确保承包合同及时兑现,充分调动灭螺专业人员的积极性。

　　(感谢金东区农业部门提供相关资料!)

陶珍杨　王淑青　叶禄洁　蒋能明
金东区疾病预防控制中心

第四节　武义县血吸虫病螺情调查报告

　　武义县位于浙江省中部,金华市南部,东与永康市、缙云县接壤,南与丽水市相依,西南与松阳县毗连,西与遂昌县为邻,西北与正北分别与金华市婺城区、金东区相接,东北与义乌市交界。地理位置介于北纬 28°31′~29°03′,东经 119°27′~119°58′ 之间。东西宽 50km,南北长 59km,从西南到东北呈长条形,总面积 1 577km²。辖 18 个乡镇(其中 3 个街道、8 个镇、7 个乡),全县设村委会 544 个、社区居委会 14 个、居民委员会 2 个。总人口约 34 万,外来人口约 15 万,隶属金华市管辖。武义县境内河滩分属钱塘江和瓯江两水系,钱塘江水系位于县境北部武义河谷盆地,主要干支流 11 条,全长 384.4km,集雨面积 900.4km²;瓯江水系位于南部宣平河谷盆地,干支流 18 条,全长 274.6km,集雨面积 676.8km²。两大水系均为山溪性水系,源短流急、河床比较大,水量丰沛,洪枯水位变化明显。整个地理格局被俗称为"八山半水分半田"。境内森林植被属中亚热带常绿阔叶林地带,甜槠、木荷林区。

　　武义县历史上属于血吸虫病山丘型流行区,自 1953 年发现血吸虫病病人和钉螺以来,累计查出钉螺面积 4 199 350m²,历史累计血吸虫病病人 2 667 人。通过几代人的努力,血防工作取得了显著成效,全县于 1971 年达到血吸虫病传播控制标准,1982 年后未查到本地新感染血吸虫病病人,1986 年开始至今未再查到钉螺,1989 年达到传播阻断标准,1990 年以后就进入监测巩固阶段。

一、调查与质控

　　为进一步掌握钉螺分布情况,2016—2017 年,根据《浙江省卫计委关于开展浙江省钉螺调查工作的通知》和《浙江省血防中心关于下发〈浙江省钉螺调查实施细则〉的通知》(浙血防[2016]8 号)精神,武义县对全县 2 个街道(白洋街道、壶山街道)、2 个镇(履坦镇、茭道镇),46 个行政村(其中 1 个非历史有螺村)开展钉螺调查。环境包括现有钉螺环境、历史有螺环境和可疑钉螺孳生环境。

　　通过查阅历年防治资料、资料汇编、血防志等收集和整理螺情信息,实地走访查看辖区内现有钉螺环境、历史有螺环境、可疑钉螺孳生环境并进行登记,所有的统计数据均细化至环境。县疾病预防控制中心组织有关人员参加省血吸虫病防治中心和金华市疾病预防控制中心的师资培训,培训结束后负责对本县参与钉螺调查的工作人员进行培训。所有调查人员必须经过培训,经测试合格后方可参与钉螺调查工作。中心对辖区内46个行政村钉螺调查工作进行检查指导,并进行现场督查,及时解决调查中发现的问题。

二、结果和讨论

(一)钉螺孳生环境调查

1. 历史钉螺孳生概况　　血吸虫病曾给武义县广大群众的生命健康带来严重危害,有些地方血吸虫病的流行十分猖獗,造成村庄田地荒芜、村舍废弃、断墙残壁、家破人亡的严重后果。中华人民共和国成立前,因"大肚病"所致村庄毁灭的有5个自然村(胡店、阮宅、下园宅、简头篷、上园宅)。由于血吸虫病流行,有的村庄成了"三瓜村"(面黄像黄瓜、肚大像冬瓜、脚细像丝瓜)。全县有壶山、白洋2个街道,履坦、茭道2个镇,履一村等45个行政村为血吸虫病历史流行村,其中壶山街道7个村,白洋街道14个村,履坦镇21个村,茭道镇3个村。本次调查359处环境,历史上有350处有螺环境,历史累计有螺面积为4 199 350m²,最后一次查到钉螺年份为1985年。详见表7-29。

表7-29　武义县钉螺孳生环境调查基本情况

流行类型	环境处数/处	累计环境面积/m²	历史累计有螺面积/m²	首次发现钉螺年份	最近一次查到钉螺年份	首次发现感染性钉螺年份	最近一次查到感染性钉螺年份
水网型	0	0	0	—	—	—	—
山丘型	359	4 219 600	4 199 350	—	1985	—	1984
合计	359	4 219 600	4 199 350	—	1985	—	1984

2. 钉螺孳生环境演变情况　　经过几代血防工作者的努力,武义县自1986年后未再查到钉螺,无现有钉螺环境。孳生环境未改变的历史有螺环境目前还有281处,累计环境面积3 219 574m²,以沟渠、塘堰和水田为主。详见表7-30。

表7-30　武义县Ⅱ类钉螺孳生环境演变类型基本情况

历史环境		现在环境处数/处						累计环境面积/m²	历史累计有螺面积/m²	首次发现钉螺年份	最近一次查到钉螺年份	首次发现感染性钉螺年份	最近一次查到感染性钉螺年份
环境类型	环境处数/处	沟渠	塘堰	水田	旱地	滩地	其他						
沟渠	68	64	0	1	1	0	2	299 447	299 447	—	1985	—	1984
塘堰	87	0	74	4	1	0	8	325 904	325 904	—	1985	—	1984
水田	105	0	0	52	5	3	45	1 996 933	1 996 933	—	1985	—	1984
旱地	0	0	0	0	0	0	0	0	0	—	—	—	—
滩地	13	0	0	1	0	8	4	503 186	503 186	—	1983	—	1982
其他	8	0	0	0	0	0	8	94 104	94 104	—	1983	—	1982
合计	281	64	74	58	7	11	67	3 219 574	3 219 574	—	1985	—	1984

武义县无Ⅲ类钉螺孳生环境。孳生环境被人为彻底改变的Ⅳ类历史有螺环境,目前有69处,累计环境面积为979 776m²,随着城市发展的进程,彻底改变的历史有螺环境有些已经成为公园,有些建造了房屋或者公路等,其余也已经是旱地,见表7-31。Ⅴ类可疑钉螺孳生环境9处,累计环境面积20 250m²。

表 7-31　武义县Ⅳ类钉螺孳生环境演变类型基本情况

历史环境		现在环境处数/处						累计环境面积/m²	历史累计有螺面积/m²	首次发现钉螺年份	最近一次查到钉螺年份	首次发现感染性钉螺年份	最近一次查到感染性钉螺年份
环境类型	环境处数/处	沟渠	塘堰	水田	旱地	滩地	其他						
沟渠	8	0	0	0	6	0	2	59 678	59 678	—	1982	—	1981
塘堰	11	0	0	0	3	0	8	81 892	81 892	—	1981	—	1980
水田	37	0	0	0	8	0	29	748 178	748 178	—	1983	—	1982
旱地	0	0	0	0	0	0	0	0	0	—	—	—	—
滩地	0	0	0	0	0	0	0	0	0	—	—	—	—
其他	13	0	0	0	0	0	13	90 028	90 028	—	1981	—	1980
合计	69	0	0	0	17	0	52	979 776	979 776	—	1983	—	1982

（二）钉螺分布调查

1. 调查概况　共调查 359 处环境,累计环境面积为 4 219 600m²,并按照不同植被类型和环境类型进行螺情分析,调查结果均未发现钉螺,见表 7-32~ 表 7-34。

表 7-32　武义县不同流行类型环境螺情现况调查基本情况

流行类型	调查环境处数/处	有螺环境处数/处	感染性有螺环境处数/处	环境面积/m²	现有螺面积/m²	感染性钉螺面积/m²
水网型	0	0	0	0	0	0
山丘型	359	0	0	4 219 600	0	0
合计	359	0	0	4 219 600	0	0

表 7-33　武义县不同植被类型环境螺情现况调查基本情况

植被类别	调查环境处数/处	有螺环境处数/处	感染性有螺环境处数/处	环境面积/m²	现有螺面积/m²	感染性钉螺面积/m²
杂草	167	0	0	834 587	0	0
芦苇	0	0	0	0	0	0
树林	6	0	0	44 090	0	0
水稻	49	0	0	1 152 262	0	0
旱地作物	6	0	0	186 474	0	0
其他	131	0	0	2 002 187	0	0
合计	359	0	0	4 219 600	0	0

表 7-34　武义县不同环境类型螺情现况调查基本情况

环境类型	调查环境处数/处	有螺环境处数/处	感染性有螺环境处数/处	环境面积/m²	现有螺面积/m²	感染性钉螺面积/m²
沟渠	67	0	0	237 157	0	0
塘堰	76	0	0	180 334	0	0
水田	61	0	0	1 365 701	0	0
旱地	24	0	0	556 015	0	0
滩地	12	0	0	393 266	0	0
其他	119	0	0	1 487 127	0	0
合计	359	0	0	4 219 600	0	0

2. 现场调查结果　对武义县山丘型血吸虫病流行区开展现场调查,系统抽样调查 515 910 框,环境抽查 260 900 框,未发现有螺框,见表 7-35。调查的植被类型主要为杂草和水稻,其他植被主要为一些苗木地,环境类型以水田和苗木田为主,还有一些滩地和沟渠,对目前有利于钉螺孳生的历史有螺环境均开展了系统抽样和环境抽查,调查结果均未查到钉螺,见表 7-36、表 7-37。

表 7-35　武义县不同流行类型环境钉螺调查结果

流行类型	系统抽样						环境抽查					
	调查框数/框	活螺框数/框	捕获螺数/只	活螺数/只	感染性钉螺框数/框	感染螺数/只	调查框数/框	活螺框数/框	捕获螺数/只	活螺数/只	感染性钉螺框数/框	感染螺数/只
水网型	0	0	0	0	0	0	0	0	0	0	0	0
山丘型	515 910	0	0	0	0	0	260 900	0	0	0	0	0
合计	515 910	0	0	0	0	0	260 900	0	0	0	0	0

表 7-36　武义县不同植被类型环境钉螺调查结果

植被类别	系统抽样						环境抽查					
	调查框数/框	活螺框数/框	捕获螺数/只	活螺数/只	感染性钉螺框数/框	感染螺数/只	调查框数/框	活螺框数/框	捕获螺数/只	活螺数/只	感染性钉螺框数/框	感染螺数/只
杂草	137 360	0	0	0	0	0	68 625	0	0	0	0	0
芦苇	0	0	0	0	0	0	0	0	0	0	0	0
树林	8 800	0	0	0	0	0	4 400	0	0	0	0	0
水稻	174 540	0	0	0	0	0	89 770	0	0	0	0	0
旱地作物	21 000	0	0	0	0	0	11 000	0	0	0	0	0
其他	174 210	0	0	0	0	0	87 105	0	0	0	0	0
合计	515 910	0	0	0	0	0	260 900	0	0	0	0	0

表 7-37　武义县不同环境类型钉螺调查结果

环境类型	系统抽样						环境抽查					
	调查框数/框	活螺框数/框	捕获螺数/只	活螺数/只	感染性钉螺框数/框	感染螺数/只	调查框数/框	活螺框数/框	捕获螺数/只	活螺数/只	感染性钉螺框数/框	感染螺数/只
沟渠	45 190	0	0	0	0	0	22 540	0	0	0	0	0
塘堰	31 670	0	0	0	0	0	15 835	0	0	0	0	0
水田	202 640	0	0	0	0	0	103 820	0	0	0	0	0
旱地	28 700	0	0	0	0	0	14 850	0	0	0	0	0
滩地	53 200	0	0	0	0	0	26 600	0	0	0	0	0
其他	154 510	0	0	0	0	0	77 255	0	0	0	0	0
合计	515 910	0	0	0	0	0	260 900	0	0	0	0	0

本次调查的重点为历史有螺环境,孳生环境以沟渠、塘堰和水田为主,全县 46 个村均未查到钉螺。通过此次钉螺孳生地摸底和调查,全面摸清了本县血吸虫病历史流行地区钉螺孳生环境,为今后开展螺情监测提供了重要的技术支撑。

随着城市化进程的不断发展,经过几十年的演变,当初的历史有螺环境有些已经彻底改变,特别是白洋街道和壶山街道,原先位于城区或城郊接合部的金星、星光、程王处、下王宅、鸣阳、白溪口等村,适宜钉螺孳生的环境几乎已经不存在,取而代之的是政府办公楼、高楼大厦、公园或者是宽敞的公路,剩下的也已经是旱地。随着新农村建设进展,人民生活水平不断提高,原先的钉螺孳生环境也在悄然发生改变,开展钉螺调查,了解近几年钉螺的孳生情况和环境演变过程就显得尤为重要。

武义县历史上血吸虫病严重流行,累计有螺面积 4 199 350m²,属山丘型血吸虫病流行区。为送走"瘟神",老一辈血防工作者从加强领导、组织协调、发动群众、宣传教育、制订规划、落实措施、经费预算、人员调配等多方面全方位地安排血防工作,经过多年查灭钉螺、查治病人、改水改厕等综合防治措施,血防工作取得了巨大成效。但适宜钉螺孳生的土壤、植被、水体、湿度、温度等条件还依然存在,而且相接的金华市婺城区、金东区,交界的义乌市都还有残存钉螺,防止和及时发现复现钉螺,是血吸虫病监测的重中之重。血吸虫病查螺工作已进行多年,血防队伍"老龄化",同时参与过查螺灭螺工作的老血防人员越来越少,目前各级机构的防治专业人员少,身兼数职,业务专业水平参差不齐,年轻的血防人员也因为多年无螺思想有些松懈,同时缺少实践经验,影响了防治工作的深入开展。

在今后工作中,应加强各级政府对血吸虫病防治工作的领导,及时充实、调整地方病防治领导小组成员及办事机构。地方财政加大对血吸虫病防治经费的投入,充实防治专业人员,特别要培养年轻专业技术人员,加强宣传教育,充分认识到血防工作的持久性和重要性,同时通过学习交流、交叉查螺等方式积累实践经验,使县血吸虫病防治工作可持续、稳定地发展。

张华美

武义县疾病预防控制中心

第五节　浦江县血吸虫病螺情调查报告

浦江县位于金华地区北面,地势南低北高,中有盆地,四面环山,属于山区丘陵地貌。东邻义乌,南毗兰溪,西连建德、桐庐,北接诸暨。浦阳、大陈、壶源三江从境内流过,域内气候宜人,植被茂盛,适宜钉螺孳生。现有 15 个街道和乡镇,常住人口 395 000 人,流动人口 82 000 人。浦江县有水晶、锁业、家纺等众多加工产业,盛产葡萄等果蔬作物。2015 年以来,全县加大了环境治理力度,大量购植苗木绿化浦阳、大陈江两岸,建设数个湿地公园。

浦江县流行血吸虫病历史悠久,毗邻 5 个县(市)在历史上均有不同程度的血吸虫病流行,曾严重危害全县人畜健康,影响社会经济发展。1956 年春,浦江县全面启动消灭血吸虫病工作。经查,浦江县血吸虫病流行区分布于浦阳、大陈两江岸的郑家坞、白马、前陈、郑宅 4 个乡镇 24 个村,当时疫区人口 16 174 人,历史血吸虫病病人 1 567 人,病牛 143 头,历史累计钉螺面积 359 500m²。通过努力,全县于 1982 年达到血吸虫病传播阻断标准,次年进入巩固监测阶段。至今,全县已连续 40 年无钉螺发现。

一、调查与质控

2016—2017 年,根据《浙江省卫计委关于开展浙江省钉螺调查工作的通知》和《浙江省血防中心关于下发〈浙江省钉螺调查实施细则〉的通知》(浙血防[2016]8 号)精神,浦江县疾控中心于 2016 年 9 月—2017 年 5 月对 4 个血吸虫病历史流行乡镇的有关环境进行了钉螺调查工作,为螺情监测和防控提供科学依据。钉螺调查区域覆盖浦江县郑家坞、白马、前陈、郑宅 4 个血吸虫病历史流行乡镇共 24 个村的历史有螺及与历史有螺村毗邻水系相通的可疑钉螺孳生环境。根据《浙江省钉螺调查实施细则》要求,为认真完成全县现场钉螺调查工作,浦江县疾控中心于 2016 年 8 月 30 日召集全县血吸虫病历史流行乡镇的 5 名钉螺调查工作人员在县疾控中心举办了全县钉螺调查工作培训班,培训着重解析了《浙江省钉螺调查实施细则》调查内容、方法、资料与数据的收集、地理信息的收集,以及规范查螺图账的电子化流程、表格的填写及字段说明。此次调查工作涉及以往历年的历史血防资料,全县血防工作久远,经过数代血防人员交接,到目前为止大部分珍贵真实的历史资料已遗失,对此次调查工作造成巨大的工作障碍。为此,县疾控中心通过各种方法和渠道从现存资料中寻找线索,并及时交给查螺人员进行现场核实,以利于工作顺利开展。为确保浦江县钉螺调查工作质量,县疾控中心派出专业人员和联系退休在家的老血防人员于查螺季节到4个历史有螺乡镇进行现场查螺质量检查和指导,对查螺环境、布框、环境拍照、电子制图等进行督导,对查螺资料进行核实校正。

二、结果和讨论

(一)钉螺孳生环境调查

1. 历史钉螺孳生概况　浦江县血吸虫病历史流行类型为山丘型。此次钉螺调查环境639处,环境面积1 007 682m²。历史累计有螺面积359 500m²,首次发现钉螺年份为1956年(在郑家坞镇钟宅村龙潭自然村的一条水沟边查到浦江县第一只钉螺)。1965年在白马镇夏张村一口名叫破塘的水塘进水沟内首次发现感染性钉螺,最近一次查到感染性钉螺年份及最近一次查到钉螺时间为1978年8月,在郑家坞镇下店村东山脚下机埠旁查出有螺面积200m²。全县在本次调查中没有发现钉螺。详见表7-38。

表 7-38　浦江县钉螺孳生环境调查基本情况

流行类型	环境处数/处	累计环境面积/m²	历史累计有螺面积/m²	首次发现钉螺年份	最近一次查到钉螺年份	首次发现感染性钉螺年份	最近一次查到感染性钉螺年份
水网型	0	0	0	—	—	—	—
山丘型	639	1 007 682	359 500	1956	1978	1965	1978
合计	639	1 007 682	359 500	1956	1978	1965	1978

2. 钉螺孳生环境演变情况

(1)Ⅱ类钉螺孳生环境演变类型基本情况:浦江县尚存Ⅱ类钉螺孳生环境255处,占39.90%(255处/639处)。累计环境面积358 618m²,占35.59%(358 618m²/1 007 682m²),历史有螺面积111 770m²,占31.09%(111 770m²/359 500m²)。环境类型演变最大的是水田,大部分改变为旱地,目前环境类型以旱地为主,与历史有螺乡镇由原先的种植水稻模式改变为现在以种植葡萄等果蔬经济作物有关。环境演变基本情况见表7-39。

表 7-39　浦江县Ⅱ类钉螺孳生环境演变类型基本情况

历史环境 环境类型	环境处数/处	现在环境处数/处 沟渠	塘堰	水田	旱地	滩地	其他	累计环境面积/m²	历史累计有螺面积/m²	首次发现钉螺年份	最近一次查到钉螺年份	首次发现感染性钉螺年份	最近一次查到感染性钉螺
沟渠	66	60	0	2	3	0	1	21 406	12 060	1956	1975	1965	1975
塘堰	58	0	49	1	8	0	0	55 197	10 355	1956	1975	1965	1975
水田	120	0	0	34	86	0	0	268 264	84 756	1956	1978	1965	1978
旱地	11	0	0	0	11	0	0	13 751	4 599	1956	1972	1965	1972
滩地	0	0	0	0	0	0	0	0	0	—	—	—	—
其他	0	0	0	0	0	0	0	0	0	—	—	—	—
合计	255	60	49	37	108	0	1	358 618	111 770	1956	1978	1965	1978

(2)Ⅲ类钉螺孳生环境演变类型基本情况:经过40余年的环境演变,以及现在乡镇工业企业发展及农业种植结构调整,浦江县60处Ⅲ类钉螺孳生环境中,旱地增加11处,其他环境(工业建筑用地)增加5处,水田减少8处,沟渠减少5处,塘堰减少3处,见表7-40。

(3)浦江县Ⅳ类钉螺孳生环境演变类型基本情况:全县有324处历史环境发生根本改变,占50.70%(324处/639处);累计环境面积592 983m²,占58.85%(592 983m²/1 007 682m²);历史有螺面积230 830m²,占64.21%(230 830m²/359 500m²),已不具备钉螺孳生条件。详见表7-41。

表 7-40 浦江县Ⅲ类钉螺孳生环境演变类型基本情况

历史环境		现在环境处数/处						累计环境面积/m²	历史累计有螺面积/m²	首次发现钉螺年份	最近一次查到钉螺年份	首次发现感染性钉螺年份	最近一次查到感染性钉螺
环境类型	环境处数/处	沟渠	塘堰	水田	旱地	滩地	其他						
沟渠	33	28	0	0	4	0	1	20 209	9 908	1956	1978	1965	1978
塘堰	16	0	12	0	2	0	2	18 470	2 870	1956	1975	1965	1975
水田	8	0	1	0	5	0	2	15 103	2 853	1956	1973	1965	1973
旱地	3	0	0	0	3	0	0	2 299	1 269	1956	1972	1965	1972
滩地	0	0	0	0	0	0	0	0	0	—	—	—	—
其他	0	0	0	0	0	0	0	0	0	—	—	—	—
合计	60	28	13	0	14	0	5	56 081	16 900	1956	1978	1965	1978

表 7-41 浦江县Ⅳ类钉螺孳生环境演变类型基本情况

历史环境		现在环境处数/处						累计环境面积/m²	历史累计有螺面积/m²	首次发现钉螺年份	最近一次查到钉螺年份	首次发现感染性钉螺年份	最近一次查到感染性钉螺
环境类型	环境处数/处	沟渠	塘堰	水田	旱地	滩地	其他						
沟渠	151	34	1	0	0	0	116	82 671	43 178	1956	1978	1965	1978
塘堰	75	0	24	0	0	0	51	101 183	20 893	1956	1978	1965	1978
水田	90	0	0	0	0	0	89	381 879	158 168	1956	1978	1965	1978
旱地	5	0	0	0	0	0	5	17 050	6 041	1956	1972	1965	1972
滩地	0	0	0	0	0	0	0	0	0	—	—	—	—
其他	3	0	0	0	0	0	3	10 200	2 550	1956	1966	1965	1966
合计	324	34	25	0	0	1	264	592 983	230 830	1956	1978	1965	1978

(二)钉螺分布调查

1. 调查概况 浦江县有血吸虫病历史流行乡镇 4 个,共 24 个村。县疾控中心组织人员在历史有螺地段对沟渠、塘堰、水田、旱地等钉螺孳生环境以及杂草、树林、水稻、旱地作物等孳生植被环境进行调查,累计调查和登记环境 639 处,面积 1 005 992m²,没有发现钉螺。这些环境中有 324 处发生根本改变,累计环境面积 592 983m² 已不适合钉螺孳生,全部改造为厂房、房屋和道路,另有 60 处环境部分改造。调查概况见表 7-42~表 7-44。

表 7-42 浦江县不同流行类型环境螺情现况调查基本情况

流行类型	调查环境处数/处	有螺环境处数/处	感染性有螺环境处数/处	环境面积/m²	现有螺面积/m²	感染性钉螺面积/m²
水网型	0	0	0	0	0	0
山丘型	639	0	0	1 005 992	0	0
合计	639	0	0	1 005 992	0	0

表 7-43 浦江县不同植被类型环境螺情现况调查基本情况

植被类别	调查环境处数/处	有螺环境处数/处	感染性有螺环境处数/处	环境面积/m²	现有螺面积/m²	感染性钉螺面积/m²
杂草	183	0	0	138 293	0	0
芦苇	0	0	0	0	0	0

植被类别	调查环境处数/处	有螺环境处数/处	感染性有螺环境处数/处	环境面积/m²	现有螺面积/m²	感染性钉螺面积/m²
树林	8	0	0	15 307	0	0
水稻	19	0	0	69 924	0	0
旱地作物	109	0	0	188 821	0	0
其他	320	0	0	593 647	0	0
合计	639	0	0	1 005 992	0	0

表 7-44　浦江县不同环境类型螺情现况调查基本情况

环境类型	调查环境	有螺环境	感染性有螺环境处数/处	环境面积/m²	现有螺面积/m²	感染性钉螺面积/m²
沟渠	122	0	0	61 860	0	0
塘堰	87	0	0	107 727	0	0
水田	37	0	0	93 568	0	0
旱地	122	0	0	212 854	0	0
滩地	1	0	0	800	0	0
其他	270	0	0	529 183	0	0
合计	639	0	0	1 005 992	0	0

2. 现场调查结果　县疾控中心对尚存的Ⅱ类、Ⅲ类钉螺孳生环境 315 处, 环境面积 414 699m² 采用环境抽查法, 共调查 9 928 框, 没有发现钉螺。调查的环境类型有沟渠、塘堰、水田、旱地等, 孳生植被类型有杂草、树林、水稻、旱地作物等。现场调查结果见表 7-45~ 表 7-47。

表 7-45　浦江县不同流行类型环境钉螺调查结果

流行类型	系统抽样						环境抽查					
	调查框数/框	活螺框数/框	捕获螺数/只	活螺数/只	感染性钉螺框数/框	感染螺数/只	调查框数/框	活螺框数/框	捕获螺数/只	活螺数/只	感染性钉螺框数/框	感染螺数/只
水网型	0	0	0	0	0	0	0	0	0	0	0	0
山丘型	0	0	0	0	0	0	9 928	0	0	0	0	0
合计	0	0	0	0	0	0	9 928	0	0	0	0	0

表 7-46　浦江县不同植被类型环境钉螺调查结果

植被类别	系统抽样						环境抽查					
	调查框数/框	活螺框数/框	捕获螺数/只	活螺数/只	感染性钉螺框数/框	感染螺数/只	调查框数/框	活螺框数/框	捕获螺数/只	活螺数/只	感染性钉螺框数/框	感染螺数/只
杂草	0	0	0	0	0	0	4 642	0	0	0	0	0
芦苇	0	0	0	0	0	0	0	0	0	0	0	0
树林	0	0	0	0	0	0	110	0	0	0	0	0
水稻	0	0	0	0	0	0	364	0	0	0	0	0
旱地作物	0	0	0	0	0	0	4 812	0	0	0	0	0
其他	0	0	0	0	0	0	0	0	0	0	0	0
合计	0	0	0	0	0	0	9 928	0	0	0	0	0

表 7-47　浦江县不同环境类型钉螺调查结果

环境类型	系统抽样						环境抽查					
	调查框数/框	活螺框数/框	捕获螺数/只	活螺数/只	感染性钉螺框数/框	感染螺数/只	调查框数/框	活螺框数/框	捕获螺数/只	活螺数/只	感染性钉螺框数/框	感染螺数/只
沟渠	0	0	0	0	0	0	2 124	0	0	0	0	0
塘堰	0	0	0	0	0	0	1 499	0	0	0	0	0
水田	0	0	0	0	0	0	1 893	0	0	0	0	0
旱地	0	0	0	0	0	0	4 377	0	0	0	0	0
滩地	0	0	0	0	0	0	0	0	0	0	0	0
其他	0	0	0	0	0	0	35	0	0	0	0	0
合计	0	0	0	0	0	0	9 928	0	0	0	0	0

浦江县从 1956 年春查到首只钉螺到 1978 年末查出最后一只钉螺,累计有螺面积 359 500m²。1978—1982 年,由当时的县血防领导小组组织疫区查螺人员在血吸虫病疫区进行春、秋季每年两季查、灭螺工作。1983—2006 年,全县血防工作由县地方病防治领导小组负责,与 24 个流行村建立了查、灭螺承包责任制,签订了合同书,并建立了 30 个螺情监测点。2007 年改由县公共卫生管理委员会主管血防工作,具体工作由县卫生防疫站改为县疾控中心落实,持续至今。通过历年钉螺监测,截至 2018 年年底,全县已连续 40 年没有查到钉螺。

钉螺是血吸虫病流行的唯一中间宿主,钉螺孳生环境受自然生态和社会制度双重因素影响。1956—1978 年,历经 23 年的反复药物灭杀和环境改造,浦江县消灭了最后一只钉螺,其中社会因素起到决定性作用。随着社会经济发展,全县乡镇(特别是 4 个历史有螺乡镇)工业园区、水晶园区等中小企业建立和与其配套的道路建设及新农村村庄建设,促使钉螺原先孳生环境受到严重破坏和改造,钉螺原先孳生环境空间越来越少。全县Ⅱ类钉螺孳生环境仅占环境数和历史累计钉螺面积的 39.90% 和 31.09%。Ⅲ类钉螺孳生环境中,由于乡镇工业企业兴起和发展以及农业种植结构调整,传统的水田沟渠改造成了旱地和工业用地。Ⅳ类钉螺孳生环境有 324 处发生根本性改变,有 6 成以上的历史有螺环境已不具备钉螺孳生条件。

浦江县在浦阳、大陈江两岸建设绿色生态园林及湿地公园,购买种植了大量苗木,同时该区域尚存Ⅱ类、Ⅲ类钉螺孳生环境 315 处,环境面积达 414 699m²,历史有螺面积达 128 670m²。适宜钉螺孳生的环境以旱地为主,占 38.73%(122 处/315 处),沟渠占 27.94%(88 处/315 处),塘堰占 19.68%(62 处/315 处),水田占 11.75%(37 处/315 处)。

综上所述,目前人员流动、活畜贩运、苗木移栽等社会经济因素可能导致血吸虫病传染源——人、畜及中间宿主(钉螺)进入浦江县,适宜钉螺孳生的历史有螺环境依然存在,从有螺地区购进苗木、花草等植物大面积移栽在浦阳江两岸、翠湖湿地公园等是造成钉螺输入的潜在因素。今后应继续保持钉螺监测力度,按照省、市有关文件要求,认真开展监测,加强对葡萄、蔬菜园区基地历史有螺环境以及与其相通的沟渠、塘堰、水田等环境的钉螺监测,尤其注重沟渠源头和末尾的监测。掌握钉螺孳生重点环境,突出精准查螺。继续保持同农、林、水等部门协作,在严把钉螺输入关的基础上,对前期苗木移栽地进行彻底查螺工作。

楼新进

浦江县疾病预防控制中心

第六节　兰溪市血吸虫病螺情调查报告

兰溪市位于浙江省中西部,市域面积 1 312.44km²,地处钱塘江中游,金衢盆地北缘,自古有"三江之汇""六水之腰""七省通衢"之称,地貌呈"六山一水三分田"。境内江河皆属钱塘江水系,衢江自西向东、金华江自东向西流入兰溪市区交汇成兰江,水网、山塘水库较多,呈江南水乡地貌。兰溪市是山丘型血吸虫病流行区,历史上流行较为严重。经过几代人努力,兰溪市于1994年达到血吸虫病传播阻断标准,此后进入监测阶段,虽然一直保持无本地感染性钉螺、无急血病人、无新感染病人(畜)的"三无"成果,但有螺面积却逐年上升,属全省血防重点县之一。

一、调查与质控

为进一步掌握兰溪市钉螺分布情况,2016—2017年,根据《浙江省卫计委关于开展浙江省钉螺调查工作的通知》和《浙江省血防中心关于下发〈浙江省钉螺调查实施细则〉的通知》(浙血防〔2016〕8号)精神,兰溪市疾控中心组织云山街道、兰江街道、上华街道、女埠街道、赤溪街道、黄店镇、香溪镇、马涧镇、梅江镇、诸葛镇、灵洞乡、柏社乡12个乡(镇、街道)210个流行村开展钉螺调查工作,调查环境包括现有钉螺环境、历史有螺环境和可疑钉螺孳生环境。

2017年3月,兰溪市疾控中心举办全市历史螺点清查建档工作培训班,组织本市参与钉螺调查的工作人员进行培训;5月,金华市疾控中心专家对市钉螺调查工作进行检查和督导,对钉螺调查进展慢的乡镇钉螺调查资料电子化归档中存在的问题进行指导讲解,提高调查人员对钉螺调查软件的操作能力,敦促其按时完成钉螺调查工作。

二、结果和讨论

(一)钉螺孳生环境调查

1. 历史钉螺孳生概况　本次在12个乡镇的12家卫生院管辖范围内,共对210个血吸虫病流行村的605处历史有螺环境进行调查,登记钉螺孳生环境共605处,历史累计有螺面积13 509 030m²,最早发现钉螺年份为1958年,最近一次查到钉螺年份为2016年,见表7-48。

表7-48　兰溪市钉螺孳生环境调查基本情况

流行类型	环境处数/处	累计环境面积/m²	历史累计有螺面积/m²	首次发现钉螺年份	最近一次查到钉螺年份	首次发现感染性钉螺年份	最近一次查到感染性钉螺年份
水网型	0	0	0	—	—	—	—
山丘型	605	20 176 721	13 509 030	1958	2016	—	—
合计	605	20 176 721	13 509 030	1958	2016	—	—

2. 钉螺孳生环境演变情况

(1)Ⅰ类钉螺孳生环境演变类型基本情况:发现Ⅰ类环境共98处,占总环境数的16.20%,其中历史环境分类中沟渠、塘堰、水田、旱地、滩地和其他环境分别是29处、8处、29处、31处、0处和1处,累计环境面积660 681m²,占环境面积总数的3.27%;历史累计有螺面积374 821m²,占历史有螺面积总数的2.77%。随着种植产业的转变,历史环境由水田演变为旱地共14处,现基本种植苗木。详见表7-49。

表7-49　兰溪市Ⅰ类钉螺孳生环境演变类型基本情况

历史环境		现在环境处数/处						累计环境面积/m²	历史累计有螺面积/m²	首次发现钉螺年份	最近一次查到钉螺年份	首次发现感染性钉螺年份	最近一次查到感染性钉螺年份
环境类型	环境处数/处	沟渠	塘堰	水田	旱地	滩地	其他						
沟渠	29	29	0	0	0	0	0	191 619	85 759	1964	2016	—	—
塘堰	8	0	8	0	0	0	0	54 148	41 472	1964	2016	—	—
水田	29	0	1	14	14	0	0	176 710	114 100	1964	2016	—	—
旱地	31	0	0	0	31	0	0	236 004	131 490	1964	2016	—	—

续表

历史环境		现在环境处数/处						累计环境面积/m²	历史累计有螺面积/m²	首次发现钉螺年份	最近一次查到钉螺年份	首次发现感染性钉螺年份	最近一次查到感染性钉螺年份
环境类型	环境处数/处	沟渠	塘堰	水田	旱地	滩地	其他						
滩地	0	0	0	0	0	0	0	0	0	—	—	—	—
其他	1	0	0	0	0	0	1	2 200	2 000	1964	2016	—	—
合计	98	29	9	14	45	0	1	660 681	374 821	1964	2016	—	—

（2）Ⅱ~Ⅳ类钉螺孳生环境演变类型基本情况：Ⅱ类环境共385处，占总环境数的63.64%；历史有螺面积为9 220 739m²，占历史有螺面积总数的68.26%。其中，历史环境以水田和旱地为主，与现环境类型相比变化较小。Ⅲ类环境共59个条块，占总环境数的9.75%；历史有螺面积为1 893 302m²，占历史有螺面积总数的14.02%。从环境演变可以看出，原来大部分水田由于水改旱等原因，现转变为旱地环境，但整体上仍适合钉螺孳生。Ⅳ类环境共63处，占总环境数的10.41%；历史有螺面积为2 020 168m²，占历史有螺面积总数的14.95%。大多数历史钉螺孳生环境变为不适宜钉螺孳生的房屋、道路等其他环境。以上演变类型基本情况见表7-50~ 表7-52。

表7-50 兰溪市Ⅱ类钉螺孳生环境演变类型基本情况

历史环境		现在环境处数/处						累计环境面积/m²	历史累计有螺面积/m²	首次发现钉螺年份	最近一次查到钉螺年份	首次发现感染性钉螺年份	最近一次查到感染性钉螺年份
环境类型	环境处数/处	沟渠	塘堰	水田	旱地	滩地	其他						
沟渠	53	52	1	0	0	0	0	330 780	120 885	1958	2013	—	—
塘堰	29	0	29	0	0	0	0	207 230	94 749	1965	2009	—	—
水田	156	0	0	147	9	0	0	5 893 090	4 357 468	1958	2013	—	—
旱地	144	0	0	2	142	0	0	7 620 150	4 537 257	1958	2013	—	—
滩地	3	0	0	0	1	2	0	201 000	110 380	1964	1992	—	—
其他	0	0	0	0	0	0	0	0	0	—	—	—	—
合计	385	52	30	149	152	2	0	14 252 250	9 220 739	1958	2013	—	—

表7-51 兰溪市Ⅲ类钉螺孳生环境演变类型基本情况

历史环境		现在环境处数/处						累计环境面积/m²	历史累计有螺面积/m²	首次发现钉螺年份	最近一次查到钉螺年份	首次发现感染性钉螺年份	最近一次查到感染性钉螺年份
环境类型	环境处数/处	沟渠	塘堰	水田	旱地	滩地	其他						
沟渠	4	2	1	1	0	0	0	26 700	20 940	1964	1992	—	—
塘堰	4	0	2	2	0	0	0	20 500	6 330	1965	1992	—	—
水田	30	0	3	2	24	0	1	1 714 560	1 070 604	1958	1992	—	—
旱地	9	0	2	6	1	0	0	318 800	253 960	1964	1998	—	—
滩地	5	1	0	4	0	0	0	164 000	155 490	1964	2009	—	—
其他	7	0	0	7	0	0	0	413 000	385 978	1964	1986	—	—
合计	59	3	8	22	25	0	1	2 657 560	1 893 302	1958	2009	—	—

表 7-52　兰溪市Ⅳ类钉螺孳生环境演变类型基本情况

历史环境		现在环境处数/处						累计环境面积/m²	历史累计有螺面积/m²	首次发现钉螺年份	最近一次查到钉螺年份	首次发现感染性钉螺年份	最近一次查到感染性钉螺年份
环境类型	环境处数/处	沟渠	塘堰	水田	旱地	滩地	其他						
沟渠	23	15	0	0	0	0	8	54 900	15 588	1964	2010	—	—
塘堰	2	0	0	0	0	0	2	6 710	4 720	1965	1975	—	—
水田	27	0	0	0	1	0	26	1 262 980	1 006 910	1964	2009	—	—
旱地	10	0	0	0	1	0	9	1 280 140	992 060	1963	1992	—	—
滩地	1	0	0	0	0	0	1	1 500	890	1963	1980	—	—
其他	0	0	0	0	0	0	0	0	0	—	—	—	—
合计	63	15	0	0	2	0	46	2 606 230	2 020 168	1963	2010	—	—

（二）钉螺分布调查

1. 调查概况

（1）兰溪市山丘型环境螺情现况调查基本情况：此次调查环境处数 605 处，有螺环境处数 98 处，占总调查环境数的 16.20%，调查环境面积 19 307 626m²，有螺面积 19 060m²，未发现感染性钉螺，见表 7-53。

表 7-53　兰溪市不同流行类型环境螺情现况调查基本情况

流行类型	调查环境处数/处	有螺环境处数/处	感染性有螺环境处数/处	环境面积/m²	现有螺面积/m²	感染性钉螺面积/m²
水网型	0	0	0	0	0	0
山丘型	605	98	0	19 307 626	19 060	0
合计	605	98	0	19 307 626	19 060	0

（2）不同植被类型环境螺情现况调查基本情况：调查发现，杂草环境有螺 27 处，有螺面积 5 640m²，占有螺面积总数的 29.59%；树林苗木地环境有螺 13 处，有螺面积 2 040m²，占有螺面积总数的 10.70%；水稻田有螺 8 处，有螺面积 1 270m²，占有螺面积总数的 6.66%；种植蔬果等旱地作物环境有螺 33 处，有螺面积 7 020m²，占有螺面积总数的 36.83%；其他多为历史改造过的"三面光"沟渠，由于破损经久失修，发现有螺 17 处，有螺面积 3 090m²，占总有螺面积的 16.22%。详见表 7-54。

表 7-54　兰溪市不同植被类型环境螺情现况调查基本情况

植被类别	调查环境处数/处	有螺环境处数/处	感染性有螺环境处数/处	环境面积/m²	现有螺面积/m²	感染性钉螺面积/m²
杂草	129	27	0	2 354 928	5 640	0
芦苇	3	0	0	6 400	0	0
树林	31	13	0	958 300	2 040	0
水稻	99	8	0	2 562 120	1 270	0
旱地作物	169	33	0	8 665 789	7 020	0
其他	174	17	0	4 760 089	3 090	0
合计	605	98	0	19 307 626	19 060	0

（3）不同环境类型螺情现况调查基本情况：调查发现，沟渠环境有螺 29 处，有螺面积 4 710m²，占有螺面积总数的 24.71%；塘堰环境有螺 9 处，有螺面积 2 250m²，占有螺面积总数的 11.80%；水田环境有螺 14 处，有螺面积 2 870m²，占有螺面积总数的 15.06%；旱地环境有螺 45 处，有螺面积 9 160m²，占有螺面积总数的 48.06%；其他环境有螺 1 处，有螺面积 70m²，占有螺面积总数的 0.37%。详见表 7-55。

表 7-55 兰溪市不同环境类型螺情现况调查基本情况

环境类型	调查环境处数/处	有螺环境处数/处	感染性有螺环境处数/处	环境面积/m²	现有螺面积/m²	感染性钉螺面积/m²
沟渠	99	29	0	593 089	4 710	0
塘堰	47	9	0	643 378	2 250	0
水田	185	14	0	5 337 110	2 870	0
旱地	224	45	0	10 062 339	9 160	0
滩地	2	0	0	101 000	0	0
其他	48	1	0	2 570 710	70	0
合计	605	98	0	19 307 626	19 060	0

2. 现场调查结果

（1）钉螺调查结果：此次调查机械框数 44 861 个，其中活螺框数 2 522 个，捕获螺数 5 150 只，无感染性钉螺；环境框数 551 410 个，其中活螺框数 979 个，捕获螺数 2 574 只，无感染性钉螺，活螺密度算术均数为 0.357 1 只/0.1m²，有螺框出现率算术均数为 12.636 8%。详见表 7-56、表 7-57。

表 7-56 兰溪市不同流行类型环境钉螺调查结果

流行类型	系统抽样						环境抽查					
	调查框数/框	活螺框数/框	捕获螺数/只	活螺数/只	感染性钉螺框数/框	感染螺数/只	调查框数/框	活螺框数/框	捕获螺数/只	活螺数/只	感染性钉螺框数/框	感染螺数/只
水网型	0	0	0	0	0	0	0	0	0	0	0	0
山丘型	44 861	2 522	5 150	5 150	0	0	551 410	979	2 574	2 574	0	0
合计	44 861	2 522	5 150	5 150	0	0	551 410	979	2 574	2 574	0	0

表 7-57 兰溪市不同流行类型环境系统抽样螺情统计指标

流行类型	活螺密度/(只·0.1m⁻²)				有螺框出现率/%			
	算术均数	最大值	最小值	中位数	算术均数	最大值	最小值	中位数
水网型	0	0	0	0	0	0	0	0
山丘型	0.357 1	10.147 1	0.017 6	0.136 5	12.636 8	100.000 0	1.162 8	7.023 7
合计	0.357 1	10.147 1	0.017 6	0.136 5	12.636 8	100.000 0	1.162 8	7.023 7

（2）不同植被类型环境钉螺调查结果：从植被类型分析，捕获钉螺最多的植被类型主要为旱地作物（占 40.99%），其次是杂草（占 25.26%）；活螺框数最多的植被类型也为旱地作物（占 38.98%），其次是杂草（占 25.69%）；旱地作物的活螺密度和有螺框出现率也最高。具体调查结果见表 7-58、表 7-59。

表 7-58 兰溪市不同植被类型环境钉螺调查结果

植被类别	系统抽样						环境抽查					
	调查框数/框	活螺框数/框	捕获螺数/只	活螺数/只	感染性钉螺框数/框	感染螺数/只	调查框数/框	活螺框数/框	捕获螺数/只	活螺数/只	感染性钉螺框数/框	感染螺数/只
杂草	13 452	648	1 301	1 301	0	0	81 375	234	614	614	0	0
芦苇	0	0	0	0	0	0	185	0	0	0	0	0
树林	3 293	259	548	548	0	0	32 079	147	335	335	0	0

植被类别	系统抽样						环境抽查					
	调查框数/框	活螺框数/框	捕获螺数/只	活螺数/只	感染性钉螺框数/框	感染螺数/只	调查框数/框	活螺框数/框	捕获螺数/只	活螺数/只	感染性钉螺框数/框	感染螺数/只
水稻	3 140	274	463	463	0	0	80 114	130	231	231	0	0
旱地作物	16 715	983	2 111	2 111	0	0	286 921	294	1 014	1 014	0	0
其他	8 261	358	727	727	0	0	70 736	174	380	380	0	0
合计	44 861	2 522	5 150	5 150	0	0	551 410	979	2 574	2 574	0	0

表 7-59　兰溪市不同植被类型环境系统抽样螺情统计指标

植被类别	活螺密度/(只·0.1m^{-2})				有螺框出现率/%			
	算术均数	最大值	最小值	中位数	算术均数	最大值	最小值	中位数
杂草	0.180 6	0.657 1	0.034 6	0.086 4	9.457 7	50.000 0	1.341 3	4.908 0
芦苇	0	0	0	0	0	0	0	0
树林	0.250 0	0.547 6	0.049 0	0.169 0	11.542 1	27.381 0	3.768 1	8.888 9
水稻	0.162 6	0.266 7	0.050 0	0.198 7	10.066 9	14.285 7	2.266 7	13.515 2
旱地作物	0.695 9	10.147 1	0.017 6	0.167 5	19.626 1	100.000 0	1.162 8	8.606 6
其他	0.153 2	0.518 5	0.026 3	0.070 8	6.164 8	22.222 2	1.980 2	5.882 4
合计	0.357 1	10.147 1	0.017 6	0.136 5	12.636 8	100.000 0	1.162 8	7.023 7

（3）不同环境类型钉螺调查结果：从环境类型分析，旱地中活螺框数和捕获螺数最多，分别占全市的48.77% 和 51.90%；其次为沟渠和水田，活螺框数分别占全市的 23.95% 和 16.89%，捕获螺数分别占全市的26.74% 和 13.65%。旱地环境的活螺密度和有螺框出现率也最高。具体调查结果见表 7-60、表 7-61。

表 7-60　兰溪市不同环境类型钉螺调查结果

环境类型	系统抽样						环境抽查					
	调查框数/框	活螺框数/框	捕获螺数/只	活螺数/只	感染性钉螺框数/框	感染螺数/只	调查框数/框	活螺框数/框	捕获螺数/只	活螺数/只	感染性钉螺框数/框	感染螺数/只
沟渠	14 007	604	1 377	1 377	0	0	17 843	269	697	697	0	0
塘堰	4 631	252	387	387	0	0	21 467	77	201	201	0	0
水田	6 634	426	703	703	0	0	167 952	208	348	348	0	0
旱地	19 456	1 230	2 673	2 673	0	0	340 602	419	1 322	1 322	0	0
滩地	0	0	0	0	0	0	3 305	0	0	0	0	0
其他	133	10	10	10	0	0	241	6	6	6	0	0
合计	44 861	2 522	5 150	5 150	0	0	551 410	979	2 574	2 574	0	0

表 7-61　兰溪市不同环境类型系统抽样螺情统计指标

环境类型	活螺密度/(只·0.1m^{-2})				有螺框出现率/%			
	算术均数	最大值	最小值	中位数	算术均数	最大值	最小值	中位数
沟渠	0.165 9	0.657 1	0.045 3	0.102 3	7.485 4	50.000 0	1.341 3	4.962 4
塘堰	0.150 5	0.483 3	0.026 3	0.090 9	8.300 2	23.333 3	2.127 7	5.347 6
水田	0.131 1	0.266 7	0.045 7	0.070 5	8.373 5	16.528 9	1.980 2	6.539 8

续表

环境类型	活螺密度/(只·0.1m⁻²)				有螺框出现率/%			
	算术均数	最大值	最小值	中位数	算术均数	最大值	最小值	中位数
旱地	0.598 2	10.147 1	0.017 6	0.223 3	18.263 9	100.000 0	1.162 8	10.714 3
滩地	0	0	0	0	0	0	0	0
其他	0.075 2	0.075 2	0.075 2	0.075 2	7.518 8	7.518 8	7.518 8	7.518 8
合计	0.357 1	10.147 1	0.017 6	0.136 5	12.636 8	100.000 0	1.162 8	7.023 7

本次调查工作对兰溪市历史螺情进行了一次系统性回顾,反映了历史螺情分布情况,也较好地描述了目前的螺情现状。通过数据分析发现,兰溪市仍存在较大范围的适宜钉螺孳生环境,环境类型以水田和旱地为主,环境特征未发生大的改变,虽然目前仅部分环境查到钉螺,但受自然、社会环境影响,仍容易在历史螺区发生钉螺复现。由于经济转型,Ⅲ类环境中大部分水田转变成旱地,种植类型从蔬果变为苗木,仍适合钉螺孳生。大量外来苗木引入和本地苗木移栽,使钉螺迁移风险随之增大,导致部分无螺环境发现钉螺孳生。对此,兰溪市将苗木田列为每年查螺重点,同时加强灭螺,防止钉螺复现。作为国家血吸虫病监测点,云山街道黄泥岭村通过以点带面做好云山街道及监测点的血防工作,对全市的防治工作起到示范效应,通过近两年水利建设和对黄泥岭村的灌溉沟渠进行"三面光"硬化改造,使部分Ⅰ类环境转变为Ⅳ类环境,有螺面积有所下降。但由于黄泥岭村水产养殖业过多,导致有螺面积压缩有限,对灭螺工作造成阻碍。目前全市的有螺面积已经大幅度压缩,继续保持消除血吸虫病状态,这是全市几代血防工作者共同努力的结果。但现有螺区域依然分散于全市 7 个乡镇 24 个村,螺情复杂,沟渠、鱼塘林立,灭螺难度大。由于地方财政困难等原因,在满足查螺、药物灭螺等业务经费的基础上,兰溪市再开展环境改造灭螺工程有较大困难。如果这些重点环境钉螺不消灭,即使对其周边的环境实施了药物灭螺,仍有可能因钉螺扩散而导致前功尽弃。

建议在今后的血防工作中,一是从思想上提高对血防工作的认识,加强血吸虫病监测工作,巩固防治成果;二是加强对重点环境的查灭螺工作,提高灭螺质量,谨防大面积钉螺复现;三是加强血防人员队伍建设,培养血防接班人,提高医疗机构临床医生血吸虫病诊断、检验人员检测能力;四是加强部门间合作,逐步建立和完善苗木移栽钉螺检疫机制,防止钉螺经苗木移植扩散。

陈文国　黎源

兰溪市疾病预防控制中心

第七节　义乌市血吸虫病螺情调查报告

义乌市位于浙江省中部,地处金衢盆地东部,东经 119°49′~120°17′,北纬 29°02′~29°33′ 之间,南北长 58.15km,东西宽 44.41km,面积 1 105km²。东与东阳市相邻,南和永康市、武义市相连,西与金华市金东区、兰溪市接壤,北同浦江市、诸暨市交界。义乌市东、南、北三面环山,境内有中低山、丘陵、岗地、平原,土壤类型多样,属典型的丘陵地貌。市场是义乌经济的最大特色和优势,自 1982 年在全国率先创办小商品市场以来,经过 5 次易址、9 次扩建,已形成以小商品城为核心,专业市场、专业街相支撑,运输、产权、劳动力等要素相配套的市场体系,目前外来人口多于户籍人口,给血吸虫病防控带来新挑战。

全市共有 14 个乡镇(街道)806 个行政村(居委会),其中 9 个乡镇(街道)143 个行政村曾流行血吸虫病,历史累计有螺面积 13 790 820m²,血吸虫病病人 8 402 人。经过几十年的积极防治,义乌市于 1979 年达到血吸虫病传播控制标准,1987 年达到血吸虫病传播阻断标准后转入监测巩固阶段,2016 年通过血吸虫病消除复核。

一、调查与质控

为全面掌握钉螺孳生地的变化及钉螺分布态势,建立系统、规范的螺情信息数据库,根据《浙江省卫计委关于开展浙江省钉螺调查工作的通知》和《浙江省血防中心关于下发〈浙江省钉螺调查实施细则〉的通知》(浙血防[2016]8号)精神,义乌市于2016—2017年对9个历史有螺乡镇(街道)共143个历史有螺村开展了钉螺调查工作。

义乌市疾控中心指派专业人员多次参加了省血防中心组织的相关专项培训,并组织辖区内钉螺调查人员进行了两次前期培训,培训人数达50余人次,所有调查人员实践操作合格后参与调查工作。市疾控中心专业人员对所采集的每个环境信息进行审核,审核率达100%。省血防中心对义乌市钉螺调查工作中存在的问题进行针对性指导,确保此项工作的顺利完成。

二、结果和讨论

(一)钉螺孳生环境调查

1. 历史钉螺孳生情况　义乌市历史钉螺流行类型为山丘型,本次共调查环境处数419处,累计环境总面积16 928 957m²,历史累计有螺面积13 790 820m²,分布在9个乡镇(街道),包括稠城街道、城西街道、江东街道、廿三里街道、大陈镇、佛堂镇、上溪镇、义亭镇、赤岸镇。1955年首次发现钉螺,最近一次查到钉螺年份为2016年,1956—1969年有感染性钉螺检出。详见表7-62。

表7-62　义乌市钉螺孳生环境调查基本情况

流行类型	环境处数/处	累计环境面积/m²	历史累计有螺面积/m²	首次发现钉螺年份	最近一次查到钉螺年份	首次发现感染性钉螺年份	最近一次查到感染性钉螺年份
水网型	0	0	0	—	—	—	—
山丘型	419	16 928 957	13 790 820	1955	2016	1956	1969
合计	419	16 928 957	13 790 820	1955	2016	1956	1969

2. 钉螺孳生环境演变情况　按照钉螺孳生环境演变标准划分,义乌市的钉螺孳生环境包含Ⅰ类环境、Ⅱ类环境、Ⅲ类环境和Ⅳ类环境,无Ⅴ类环境。

全市Ⅰ类环境4处,分布在义亭、上溪、大陈3个乡镇,占历史有螺环境处数的0.95%,环境类型为旱地(3处)和水田(1处),累计环境面积163 230m²,历史累计有螺面积107 580m²,占全市历史累计有螺面积0.78%。1955年首次发现钉螺,最近一次查获钉螺年份为2016年。详见表7-63。

表7-63　义乌市Ⅰ类钉螺孳生环境演变类型基本情况

历史环境		现在环境处数/处						累计环境面积/m²	历史累计有螺面积/m²	首次发现钉螺年份	最近一次查到钉螺年份	首次发现感染性钉螺年份	最近一次查到感染性钉螺年份
环境类型	环境处数/处	沟渠	塘堰	水田	旱地	滩地	其他						
沟渠	0	0	0	0	0	0	0	0	0	—	—	—	—
塘堰	0	0	0	0	0	0	0	0	0	—	—	—	—
水田	1	0	0	1	0	0	0	6 000	750	2010	2016	—	—
旱地	3	0	0	0	3	0	0	157 230	106 830	1955	2016	—	—
滩地	0	0	0	0	0	0	0	0	0	—	—	—	—
其他	0	0	0	0	0	0	0	0	0	—	—	—	—
合计	4	0	0	1	3	0	0	163 230	107 580	1955	2016	—	—

Ⅱ类环境89处,占历史有螺环境处数的21.24%,累计环境总面积2 707 097m²,历史累计有螺面积2 101 257m²,占全市历史累计有螺面积15.24%。共有23处环境发生改变,占Ⅱ类环境处数的25.84%,其中以水田变化为多。现环境类型以旱地和水田为主。1955年首次发现钉螺,1956年首次发现感染性钉螺,最近一次查获感染性钉螺年份为1969年,最近一次查获钉螺年份为2013年。详见表7-64。

表7-64　义乌市Ⅱ类钉螺孳生环境演变类型基本情况

历史环境		现在环境处数/处						累计环境面积/m²	历史累计有螺面积/m²	首次发现钉螺年份	最近一次查到钉螺年份	首次发现感染性钉螺年份	最近一次查到感染性钉螺年份
环境类型	环境处数/处	沟渠	塘堰	水田	旱地	滩地	其他						
沟渠	10	10	0	0	0	0	0	54 290	16 850	1956	2013	—	—
塘堰	8	0	7	0	0	0	1	41 791	32 122	1955	2012	—	—
水田	54	0	0	32	20	0	2	2 055 107	1 660 725	1955	2012	—	—
旱地	13	0	0	0	13	0	0	332 357	219 150	1955	2013	1956	1969
滩地	0	0	0	0	0	0	0	0	0	—	—	—	—
其他	4	0	0	0	0	0	4	223 552	172 410	1955	1980	—	—
合计	89	10	7	32	33	0	7	2 707 097	2 101 257	1955	2013	1956	1969

Ⅲ类环境247处,占历史有螺环境处数的58.95%,累计环境总面积7 729 342m²,历史累计有螺面积6 609 401m²,占全市历史累计有螺面积47.93%。Ⅲ类环境中共有115处环境已改变,占比46.56%,主要是大部分水田和滩地改为旱地环境。现环境类型以旱地、水田和塘堰为主。1955年首次发现钉螺,1956年首次发现感染性钉螺,最近一次查获感染性钉螺年份为1969年,最近一次查获钉螺年份为1995年。详见表7-65。

表7-65　义乌市Ⅲ类钉螺孳生环境演变类型基本情况

历史环境		现在环境处数/处						累计环境面积/m²	历史累计有螺面积/m²	首次发现钉螺年份	最近一次查到钉螺年份	首次发现感染性钉螺年份	最近一次查到感染性钉螺年份
环境类型	环境处数/处	沟渠	塘堰	水田	旱地	滩地	其他						
沟渠	25	18	0	1	5	0	1	216 460	163 808	1956	1993	—	—
塘堰	49	0	44	0	0	0	5	101 120	86 474	1956	1987	—	—
水田	142	1	4	50	79	1	7	6 056 164	5 176 101	1955	1995	1956	1969
旱地	24	0	2	1	20	0	1	1 268 998	1 118 864	1956	1990	1956	1969
滩地	7	0	0	0	6	0	1	86 600	64 154	1956	1987	—	—
其他	0	0	0	0	0	0	0	0	0	—	—	—	—
合计	247	19	50	52	110	1	15	7 729 342	6 609 401	1955	1995	1956	1969

Ⅳ类环境79处,占历史有螺环境处数的18.86%,累计环境总面积6 329 288m²,历史累计有螺面积4 972 582m²,占全市历史累计有螺面积36.05%。在79处Ⅳ类环境中有67处演变到现在为其他环境类型。详见表7-66。

调查可见,义乌市具备钉螺孳生条件的环境绝大部分没有改变,环境类型以旱地、水田为主。全市Ⅰ类环境(现有钉螺孳生环境)4处,89处Ⅱ类环境中仅有25.84%的环境发生改变,247处Ⅲ类环境中已发生改变的占46.56%,提示钉螺面积虽然已得到了极大压缩,但钉螺孳生扩散的风险仍然存在。

表 7-66　义乌市Ⅳ类钉螺孳生环境演变类型基本情况

历史环境		现在环境处数/处						累计环境面积/m²	历史累计有螺面积/m²	首次发现钉螺年份	最近一次查到钉螺年份	首次发现感染性钉螺年份	最近一次查到感染性钉螺年份
环境类型	环境处数/处	沟渠	塘堰	水田	旱地	滩地	其他						
沟渠	3	0	0	0	0	0	3	3 800	3 388	1956	1973	—	—
塘堰	6	0	0	0	0	0	6	60 893	54 944	1956	1973	—	—
水田	56	0	0	1	2	1	52	5 392 681	4 157 788	1955	1993	—	—
旱地	4	0	0	0	1	0	3	368 470	343 870	1956	1987	—	—
滩地	3	0	0	0	0	0	3	91 000	52 876	1956	1987	—	—
其他	7	0	0	0	0	0	7	412 444	359 716	1956	1987	—	—
合计	79	0	0	1	3	1	74	6 329 288	4 972 582	1955	1993	—	—

（二）钉螺分布调查

1. 调查概况　全市共调查环境处数 419 处,现有钉螺环境 4 处,现有钉螺面积 3 350m²,环境面积 16 327 637m²,未查获感染性钉螺,见表 7-67。

表 7-67　义乌市不同流行类型环境螺情现况调查基本情况

流行类型	调查环境处数/处	有螺环境处数/处	感染性有螺环境处数/处	环境面积/m²	现有螺面积/m²	感染性钉螺面积/m²
水网型	0	0	0	0	0	0
山丘型	419	4	0	16 327 637	3 350	0
合计	419	4	0	16 327 637	3 350	0

（1）不同植被类型钉螺分布情况:义乌市钉螺孳生环境植被类别较多,以旱地作物为主,占总调查环境数 33.17%,其次为其他植被、水稻、杂草、树林和芦苇,分别占 26.25%、20.05%、17.42%、2.39% 和 0.72%;钉螺孳生环境面积以水稻作物面积最大,占总面积 42.45%,其次为旱地作物、其他植被、杂草、树林和芦苇,环境面积分别占 29.72%、19.29%、6.25%、1.62% 和 0.67%。现有螺环境面积 3 350m²,植被以旱地作物为主。详见表 7-68。

表 7-68　义乌市不同植被类型环境螺情现况调查基本情况

植被类别	调查环境处数/处	有螺环境处数/处	感染性有螺环境处数/处	环境面积/m²	现有螺面积/m²	感染性钉螺面积/m²
杂草	73	1	0	1 020 045	200	0
芦苇	3	0	0	110 303	0	0
树林	10	0	0	263 758	0	0
水稻	84	0	0	6 931 033	0	0
旱地作物	139	3	0	4 852 854	3 150	0
其他	110	0	0	3 149 644	0	0
合计	419	4	0	16 327 637	3 350	0

（2）不同环境类型钉螺分布情况:义乌市钉螺孳生环境以旱地为主,占总调查环境数 35.56%,占环境总面积的 30.23%。4 处现有钉螺环境中,旱地 3 处,占 75.00%;水田 1 处,占 25.00%。现有螺面积 3 350m²,以旱地为主,占 77.61%。详见表 7-69。

表 7-69　义乌市不同环境类型螺情现况调查基本情况

环境类型	调查环境处数/处	有螺环境处数/处	感染性有螺环境处数/处	环境面积/m²	现有螺面积/m²	感染性钉螺面积/m²
沟渠	29	0	0	258 190	0	0
塘堰	57	0	0	453 672	0	0
水田	86	1	0	4 280 395	750	0
旱地	149	3	0	4 936 141	2 600	0
滩地	2	0	0	128 735	0	0
其他	96	0	0	6 270 504	0	0
合计	419	4	0	16 327 637	3 350	0

2. 现场调查结果

（1）钉螺调查结果：本次调查 419 处钉螺孳生环境，共调查了 326 619 框，其中系统抽样调查 108 222 框，发现活螺框数 21 框，捕获活螺数 122 只；环境抽查调查 218 397 框，发现活螺框数 30 框，捕获活螺数 162 只。压片镜检未发现感染性钉螺。活螺密度平均值为 0.000 6 只/0.1m²，最大值为 0.176 7 只/0.1m²，有螺框出现率平均值为 0.010 2%，最大值为 1.766 8%。详见表 7-70、表 7-71。

表 7-70　义乌市不同流行类型环境钉螺调查结果

流行类型	系统抽样						环境抽查					
	调查框数/框	活螺框数/框	捕获螺数/只	活螺数/只	感染性钉螺框数/框	感染螺数/只	调查框数/框	活螺框数/框	捕获螺数/只	活螺数/只	感染性钉螺框数/框	感染螺数/只
水网型	0	0	0	0	0	0	0	0	0	0	0	0
山丘型	108 222	21	122	122	0	0	218 397	30	162	162	0	0
合计	108 222	21	122	122	0	0	218 397	30	162	162	0	0

表 7-71　义乌市不同流行类型环境系统抽样螺情统计指标

流行类型	活螺密度/(只·0.1m⁻²)				有螺框出现率/%			
	算术均数	最大值	最小值	中位数	算术均数	最大值	最小值	中位数
水网型	0	0	0	0	0	0	0	0
山丘型	0.000 6	0.176 7	0	0	0.010 2	1.766 8	0	0
合计	0.000 6	0.176 7	0	0	0.010 2	1.766 8	0	0

（2）不同植被类型调查结果：此次钉螺调查只有杂草和旱地作物类环境查获钉螺，其他植被类型的环境没有查获钉螺，旱地作物的活螺平均密度和活螺框出现率较高，见表 7-72、表 7-73。

表 7-72　义乌市不同植被类型环境钉螺调查结果

植被类别	系统抽样						环境抽查					
	调查框数/框	活螺框数/框	捕获螺数/只	活螺数/只	感染性钉螺框数/框	感染螺数/只	调查框数/框	活螺框数/框	捕获螺数/只	活螺数/只	感染性钉螺框数/框	感染螺数/只
杂草	14 204	1	2	2	0	0	27 650	0	0	0	0	0
芦苇	856	0	0	0	0	0	1 712	0	0	0	0	0
树林	5 043	0	0	0	0	0	10 086	0	0	0	0	0

续表

植被类别	系统抽样						环境抽查					
	调查框数/框	活螺框数/框	捕获螺数/只	活螺数/只	感染性钉螺框数/框	感染螺数/只	调查框数/框	活螺框数/框	捕获螺数/只	活螺数/只	感染性钉螺框数/框	感染螺数/只
水稻	31 745	0	0	0	0	0	66 572	0	0	0	0	0
旱地作物	42 155	20	120	120	0	0	83 991	30	162	162	0	0
其他	14 219	0	0	0	0	0	28 386	0	0	0	0	0
合计	108 222	21	122	122	0	0	218 397	30	162	162	0	0

表 7-73　义乌市不同植被类型环境系统抽样螺情统计指标

植被类别	活螺密度/(只·0.1m⁻²)				有螺框出现率/%			
	算术均数	最大值	最小值	中位数	算术均数	最大值	最小值	中位数
杂草	0.000 1	0.005 7	0	0	0.004 0	0.285 7	0	0
芦苇	0	0	0	0	0	0	0	0
树林	0	0	0	0	0	0	0	0
水稻	0	0	0	0	0	0	0	0
旱地作物	0.001 5	0.176 7	0	0	0.024 7	1.766 8	0	0
其他	0	0	0	0	0	0	0	0
合计	0.000 6	0.176 7	0	0	0.010 2	1.766 8	0	0

（3）不同环境类型调查结果：义乌市钉螺孳生环境类型以旱地为主，其次为水田，其余环境类型均未查获钉螺，见表 7-74、表 7-75。

表 7-74　义乌市不同环境类型钉螺调查结果

环境类型	系统抽样						环境抽查					
	调查框数/框	活螺框数/框	捕获螺数/只	活螺数/只	感染性钉螺框数/框	感染螺数/只	调查框数/框	活螺框数/框	捕获螺数/只	活螺数/只	感染性钉螺框数/框	感染螺数/只
沟渠	5 399	0	0	0	0	0	10 270	0	0	0	0	0
塘堰	6 845	0	0	0	0	0	13 742	0	0	0	0	0
水田	36 312	10	20	20	0	0	75 344	10	22	22	0	0
旱地	46 520	11	102	102	0	0	92 765	20	140	140	0	0
滩地	551	0	0	0	0	0	1 112	0	0	0	0	0
其他	12 595	0	0	0	0	0	25 164	0	0	0	0	0
合计	108 222	21	122	122	0	0	218 397	30	162	162	0	0

表 7-75　义乌市不同环境类型系统抽样螺情统计指标

环境类型	活螺密度/(只·0.1m⁻²)				有螺框出现率/%			
	算术均数	最大值	最小值	中位数	算术均数	最大值	最小值	中位数
沟渠	0	0	0	0	0	0	0	0
塘堰	0	0	0	0	0	0	0	0
水田	0.000 4	0.033 3	0	0	0.019 6	1.666 7	0	0
旱地	0.001 2	0.176 7	0	0	0.013 8	1.766 8	0	0

续表

环境类型	活螺密度/(只·0.1m⁻²)				有螺框出现率/%			
	算术均数	最大值	最小值	中位数	算术均数	最大值	最小值	中位数
滩地	0	0	0	0	0	0	0	0
其他	0	0	0	0	0	0	0	0
合计	0.000 6	0.176 7	0	0	0.010 2	1.766 8	0	0

本次对义乌市 9 个历史有螺乡镇(街道)143 个历史有螺村共 419 处环境开展了钉螺调查工作,未发现感染性钉螺。义乌市于 1987 年达到血吸虫病传播阻断标准,钉螺面积不断压缩,持续保持无本地新感染病人(畜)、急性血吸虫病病人和感染性钉螺,血防消除成果巩固。

市场是义乌经济的最大特色和优势,市场改建扩建,周边物流园区、工业园区、道路交通建设以及新农村建设等原因,部分地区环境改造,同时随着市场经济的发展,农耕逐渐弱化,少量田地以种植蔬菜为主,闲置田地较多,符合历史环境以水田(252 处)为主,现环境以旱地(149 处)为主的特点。其次,现环境中的其他环境类型占总环境数 22.91%(96 处/419 处),符合历史发展的特点。调查发现,义乌市尚有残存钉螺,大部分适宜钉螺生长的环境也依然存在,分布广泛,环境类型复杂,且在本次钉螺调查工作之后的 2017 年及 2018 年均有钉螺复现,复现面积均小于 1 000m²,分布较散,复现螺点之间无关联,符合残存钉螺孳生的特点。由此可见,义乌市有螺情回升的风险,查灭螺工作不能放松,血防工作任重而道远。

此次钉螺调查工作的开展,全面、系统地摸清了义乌市历史血吸虫病流行区钉螺孳生环境演变、钉螺孳生现状和分布情况,建立了以行政村为单位的电子钉螺孳生地数据库和环境空间数据,极大地方便了对钉螺孳生地螺情、环境和植被等情况进行动态更新与追踪,为今后开展钉螺调查、螺情监测和杀灭钉螺提供了重要技术支撑,为制订针对性的血吸虫病防治对策提供了科学依据,确保巩固血防工作成果。义乌市应以此为契机,着重做好以下工作。一是提高认识,完善保障机制:完善"政府主导、部门协作、社会参与"的工作机制,坚持"预防为主、防治结合、分类管理、综合治理、联防联控"的方针,加强部门协作,结合水利、农业、林业、农业综合开发和国土资源等工程项目,加大有螺地区环境改造力度,逐步减少钉螺孳生的环境。二是加大力度查灭残存钉螺:加大人力、物力进行查灭螺工作,保证查灭螺质量。义亭、大陈、上溪 3 个重点镇要明确职责,落实责任,实行属地管理,全力以赴开展灭螺工作,不留死角,争取当年发现的钉螺当年消灭;历史有螺乡镇(街道)以螺情清查和灭螺为重点,在重点区域进一步排摸,查清钉螺分布。三是严防严控,防止钉螺输入:因为适宜钉螺孳生的环境大量存在,且义乌市与周边县市苗木移载、货物来往等物资交流频繁,钉螺带入的可能性很大,血吸虫病重新传播流行的潜在因素依然存在。有螺区域苗木地采用物理方法灭螺,外运或销售苗木需检验检疫。四是加强管理,重视队伍建设:加强人员培训,乡镇(街道)各建立一支与监测任务相适应的专业化、年轻化稳定的血防队伍,为监测工作提供必需的技术保障。五是广泛宣传,鼓励群众报螺:积极开展血防健康知识的宣传,采取大众传播和人际传播的形式,促进血吸虫病防治知识的教育和普及。对可疑螺类,鼓励群众积极报螺。

杨秀玲　楼敬华
义乌市疾病预防控制中心

第八节　东阳市血吸虫病螺情调查报告

东阳位处浙江腹地,北纬 28°58′~29°30′,东经 120°05′~124°44′ 之间。东接新昌县,东南紧邻磐安县,南邻永康市,西接义乌市,北邻诸暨市,东北与嵊州市接壤。境内以丘陵为主,属丘陵型血吸虫病流行区。

东阳市历史上曾是血吸虫病重度流行区。首例血吸虫病发现于 1955 年 10 月。全市现有历史血吸虫病流行乡镇 12 个,历史流行村 92 个,历史累计有螺面积 36 169 910m²;历史累计血吸虫病病人 18 566 例,其中晚期病人 235 例,1991 年始未发现新病人;累计病牛 1994 头,自 1994 年始未发现病牛。经过近 50 年的综合防治,东阳市于 1994 年达到血吸虫病传播阻断标准,并在达标后将工作重点转入螺情、病情监测,坚持做到"思想不松、机构不撤、队伍不散、经费不减、工作不停",至今一直保持无本地新感染病人(畜)、无急性感染病人和无感染性钉螺的防治成果。但近年来螺情稍有反复,2001 年、2009 年分别发现钉螺复现。同时,东阳市流动人口逐年增加。为防止血吸虫病死灰复燃,东阳市始终坚持"政府主导、部门协作"的工作机制,积极推动血防工作的持续发展。

一、调查与质控

为进一步掌握钉螺分布情况,为制订血吸虫病防治策略措施提供科学依据,根据《省卫计委关于开展浙江省钉螺调查工作的通知》和《浙江省血防中心关于下发〈浙江省钉螺调查实施细则〉的通知》(浙血防〔2016〕8 号)精神,2016 年东阳市对白云街道、吴宁街道、江北街道、六石街道、城东街道、横店镇、巍山镇、湖溪镇、佐村镇、歌山镇、虎鹿镇、南马镇等 12 个历史有螺乡镇的历史有螺环境、现有钉螺环境、可疑钉螺孳生环境全面开展钉螺调查工作。

为做好本项工作,市疾控中心专业人员参加了省血防中心举办的"全省钉螺调查工作现场技术培训班""全省钉螺调查数据库和电子地图审核培训会"及"全省钉螺调查工作推进会暨强化培训班"。为提高乡镇血防专业人员钉螺调查与查螺图账电子化绘制水平,市疾控中心邀请省血防中心专家围绕《浙江省钉螺调查实施细则》的核心内容就如何有效快速开展此项工作进行授课,并对钉螺调查中存在的问题及要求一一进行解读。理论知识和现场实际操作演示相结合的培训奠定了东阳市顺利开展 92 个历史有螺行政村(276 个自然村)查螺图账电子化绘制工作的基础。市疾控中心专业人员对 12 个血防乡镇的钉螺调查工作进行全程指导,利用历史防治资料,以行政村为单位逐条逐块审核各项数据,同时抽取部分环境条块进行现场核实,及时解决调查中发现的问题。省血防中心、金华市疾控中心利用网络在线对东阳市钉螺调查工作实时提供技术指导,解决疑难杂症,并不定期进行实地督查,确保钉螺调查工作保质保量完成。

二、结果和讨论

(一)钉螺孳生环境调查

1. 历史钉螺孳生概况　本次共调查环境 1 793 处,历史累计有螺面积 36 169 910m²,首次发现钉螺为 1954 年,最近一次查到钉螺年份为 2016 年(未找到首次及最后一次发现感染性钉螺时间有关资料),见表 7-76。

表 7-76　东阳市钉螺孳生环境调查基本情况

流行类型	环境处数/处	累计环境面积/m²	历史累计有螺面积/m²	首次发现钉螺年份	最近一次查到钉螺年份	首次发现感染性钉螺年份	最近一次查到感染性钉螺年份
水网型	0	0	0	—	—	—	—
山丘型	1 793	36 206 260	36 169 910	1954	2016	—	—
合计	1 793	36 206 260	36 169 910	1954	2016	—	—

2. 钉螺孳生环境演变情况　东阳市共有 I 类钉螺孳生环境 13 处,历史环境中以水田、沟渠和滩地环境为主,分别为 5 处、3 处和 2 处,各占 38.46%、23.08% 和 15.38%;现有环境以沟渠、水田和旱地为主,各为 3 处,均占 23.08%;累计环境面积 67 380m²,其中旱地、水田和滩地分别为 42 560m²、17 610m² 和 4 740m²,分别占 63.16%、26.14% 和 7.03%。历史累计有螺面积为 66 760m²,其中旱地、水田和滩地分别为 42 560m²、17 610m² 和 4 520m²,分别占 63.75%、26.38% 和 6.77%。首次在 1958 年于旱地环境中发现钉螺。详见表 7-77。

表 7-77　东阳市 I 类钉螺孳生环境演变类型基本情况

历史环境		现在环境处数/处						累计环境面积/m²	历史累计有螺面积/m²	首次发现钉螺年份	最近一次查到钉螺年份	首次发现感染性钉螺年份	最近一次查到感染性钉螺年份
环境类型	环境处数/处	沟渠	塘堰	水田	旱地	滩地	其他						
沟渠	3	3	0	0	0	0	0	1 890	1 890	1970	2016	—	—
塘堰	1	0	1	0	0	0	0	80	80	1986	2016	—	—
水田	5	0	0	3	2	0	0	17 610	17 610	1975	2016	—	—
旱地	1	0	0	0	1	0	0	42 560	42 560	1958	2016	—	—
滩地	2	0	0	0	0	2	0	4 740	4 520	1986	2016	—	—
其他	1	0	0	0	0	0	1	500	100	1975	2016	—	—
合计	13	3	1	3	3	2	1	67 380	66 760	1958	2016		

东阳市共有 II 类钉螺孳生环境 1 414 处。历史环境以水田和塘堰为主,分别为 625 处和 596 处,各占环境处数的 44.20% 和 42.15%;现有环境以塘堰和水田环境为主,分别为 601 处和 572 处,各占 42.5% 和 40.45%;累计环境面积和历史累计有螺面积分别为 20 429 650m² 和 20 400 400m²,均以水田为主,分别为 17 623 002m² 和 17 595 052m²,占总面积的 86.26% 和 86.25%。详见表 7-78。

表 7-78　东阳市 II 类钉螺孳生环境演变类型基本情况

历史环境		现在环境处数/处						累计环境面积/m²	历史累计有螺面积/m²	首次发现钉螺年份	最近一次查到钉螺年份	首次发现感染性钉螺年份	最近一次查到感染性钉螺年份
环境类型	环境处数/处	沟渠	塘堰	水田	旱地	滩地	其他						
沟渠	133	129	1	2	0	0	1	318 155	318 055	1955	2013	—	—
塘堰	596	1	594	0	0	0	1	523 385	523 385	1954	2013	—	—
水田	625	1	6	568	44	1	5	17 623 002	17 595 052	1954	2013	—	—
旱地	18	0	0	0	18	0	0	1 158 085	1 158 085	1955	2010	—	—
滩地	10	0	0	0	0	10	0	83 590	83 590	1956	2013	—	—
其他	32	0	0	2	0	0	30	723 433	722 233	1954	2013	—	—
合计	1 414	131	601	572	62	11	37	20 429 650	20 400 400	1954	2013		

东阳市共有 III 类钉螺孳生环境 120 处。历史环境以水田、塘堰和沟渠环境为主,分别为 43 处、41 处和 32 处,分别占 35.83%、34.17% 和 26.67%;现有环境以塘堰、沟渠和旱地环境为主,分别为 60 处、29 处和 17 处,占 50%、24.17% 和 14.17%;累计环境面积和历史累计有螺面积分别为 655 281m² 和 651 231m²,均以水田为主,各占 68.67%(449 981m²/655 281m²)和 68.98%(449 241m²/651 231m²)。详见表 7-79。

表 7-79　东阳市 III 类钉螺孳生环境演变类型基本情况

历史环境		现在环境处数/处						累计环境面积/m²	历史累计有螺面积/m²	首次发现钉螺年份	最近一次查到钉螺年份	首次发现感染性钉螺年份	最近一次查到感染性钉螺年份
环境类型	环境处数/处	沟渠	塘堰	水田	旱地	滩地	其他						
沟渠	32	28	0	1	1	0	2	119 415	116 905	1956	2013	—	—
塘堰	41	1	38	1	1	0	0	24 195	24 195	1956	2011	—	—
水田	43	0	22	2	14	0	5	449 981	449 241	1956	2000	—	—

续表

历史环境		现在环境处数/处						累计环境面积/m²	历史累计有螺面积/m²	首次发现钉螺年份	最近一次查到钉螺年份	首次发现感染性钉螺年份	最近一次查到感染性钉螺年份
环境类型	环境处数/处	沟渠	塘堰	水田	旱地	滩地	其他						
旱地	0	0	0	0	0	0	0	0	0	—	—	—	—
滩地	3	0	0	0	1	1	1	56 290	56 290	1966	1992	—	—
其他	1	0	0	0	0	0	1	5 400	4 600	1975	2013	—	—
合计	120	29	60	4	17	1	9	655 281	651 231	1956	2013	—	—

东阳市共有Ⅳ类钉螺孳生环境246处。历史环境以水田为主,占90.65%(223处/256处);现有环境中其他环境230处,占93.50%;累计环境面积和历史累计有螺面积分别为15 053 949m²和15 051 519m²,其中水田分别占87.76%(13 210 989m²/15 053 949m²)和87.76%(13 209 159m²/15 051 519m²)。详见表7-80。

表7-80　东阳市Ⅳ类钉螺孳生环境演变类型基本情况

历史环境		现在环境处数/处						累计环境面积/m²	历史累计有螺面积/m²	首次发现钉螺年份	最近一次查到钉螺年份	首次发现感染性钉螺年份	最近一次查到感染性钉螺年份
环境类型	环境处数/处	沟渠	塘堰	水田	旱地	滩地	其他						
沟渠	7	3	0	0	0	0	4	171 930	171 330	1956	1978	—	—
塘堰	9	0	5	0	0	0	4	361 490	361 490	1956	2013	—	—
水田	223	0	1	4	1	1	216	13 210 989	13 209 159	1956	2013	—	—
旱地	2	0	0	1	0	0	1	716 220	716 220	1955	1981	—	—
滩地	0	0	0	0	0	0	0	0	0	—	—	—	—
其他	5	0	0	0	0	0	5	593 320	593 320	1956	1990	—	—
合计	246	3	6	5	1	1	230	15 053 949	15 051 519	1955	2013	—	—

(二)钉螺分布调查

1. 调查概况　东阳市历史有螺区域查螺环境面积4 609 371m²,调查环境1 793处,查到有螺环境13处,查到有螺面积9 880m²,未发现感染性钉螺,见表7-81。

表7-81　东阳市不同流行类型环境螺情现况调查基本情况

流行类型	调查环境处数/处	有螺环境处数/处	感染性有螺环境处数/处	环境面积/m²	现有螺面积/m²	感染性钉螺面积/m²
水网型	0	0	0	0	0	0
山丘型	1 793	13	0	4 609 371	9 880	0
合计	1 793	13	0	4 609 371	9 880	0

东阳市共调查6种不同植被类型环境共1 793处,其中覆盖其他植被、水稻和杂草调查环境数分别为803处、471处和404处,分别占44.79%、26.27%和22.53%;累计查螺环境面积4 609 371m²,以种植水稻为主,占63.31%(2 918 295m²/4 609 317m²);查到有螺环境13处,以覆盖杂草为主,占69.23%(9处/13处);查到有螺面积9 880m²,杂草占72.27%(7 140m²/9 880m²)。详见表7-82。

表 7-82 东阳市不同植被类型环境螺情现况调查基本情况

植被类别	调查环境处数/处	有螺环境处数/处	感染性有螺环境处数/处	环境面积/m²	现有螺面积/m²	感染性钉螺面积/m²
杂草	404	9	0	347 094	7 140	0
芦苇	0	0	0	0	0	0
树林	15	0	0	65 850	0	0
水稻	471	1	0	2 918 295	1 340	0
旱地作物	100	3	0	422 711	1 400	0
其他	803	0	0	855 421	0	0
合计	1 793	13	0	4 609 371	9 880	0

对 1 793 处环境按不同环境类型进行调查分析,结果显示:其中塘堰、水田和其他调查环境数分别为 668 处、584 处和 277 处,分别占 37.26%、32.57% 和 15.45%;查到有螺环境 13 处,其中沟渠、水田、旱地各 3 处,均占 23.08%;累计查螺环境面积 4 609 371m²,其中水田占 72.80%(3 355 746m²/4 609 371m²);查到有螺面积 9 880m²,其中滩地、水田和沟渠分别为 4 520m²、2 180m² 和 1 890m²,分别占 45.75%、22.06%、19.13%。详见表 7-83。

表 7-83 东阳市不同环境类型螺情现况调查基本情况

环境类型	调查环境处数/处	有螺环境处数/处	感染性有螺环境处数/处	环境面积/m²	现有螺面积/m²	感染性钉螺面积/m²
沟渠	166	3	0	209 163	1 890	0
塘堰	668	1	0	367 653	80	0
水田	584	3	0	3 355 746	2 180	0
旱地	83	3	0	333 889	1 110	0
滩地	15	2	0	30 130	4 520	0
其他	277	1	0	312 790	100	0
合计	1 793	13	0	4 609 371	9 880	0

2. 现场调查结果 在本次现场调查中,共调查系统抽样机械框 748 399 框,查到钉螺框数 654 框,捕获钉螺 695 只;调查环境框 1 431 262 框,查到钉螺框数 551 框,捕获钉螺 685 只。对捕获的 1 380 只钉螺进行解剖,未发现感染性钉螺。详见表 7-84。

表 7-84 东阳市不同流行类型环境钉螺调查结果

流行类型	系统抽样						环境抽查					
	调查框数/框	活螺框数/框	捕获螺数/只	活螺数/只	感染性钉螺框数/框	感染螺数/只	调查框数/框	活螺框数/框	捕获螺数/只	活螺数/只	感染性钉螺框数/框	感染螺数/只
水网型	0	0	0	0	0	0	0	0	0	0	0	0
山丘型	748 399	654	695	695	0	0	1 431 262	551	685	685	0	0
合计	748 399	654	695	695	0	0	1 431 262	551	685	685	0	0

不同植被类型系统抽样调查显示,活螺框数 654 框,其中杂草、水稻分别为 312 框、285 框,分别占 47.71%、43.58%;系统抽样调查捕获活螺数 695 只,其中杂草、水稻分别为 334 只、292 只,分别占 48.06%、42.01%。环境抽查活螺框数为 551 框,其中杂草、水稻、旱地作物分别为 342 框、162 框、47 框,分别占

62.07%、29.40%、8.53%；环境抽查调查捕获活螺数为 685 只，其中杂草、水稻、旱地作物分别为 373 只、260 只、52 只，分别占 54.45%、37.96%、7.59%。详见表 7-85。

表 7-85　东阳市不同植被类型环境钉螺调查结果

植被类别	系统抽样						环境抽查					
	调查框数/框	活螺框数/框	捕获螺数/只	活螺数/只	感染性钉螺框数/框	感染螺数/只	调查框数/框	活螺框数/框	捕获螺数/只	活螺数/只	感染性钉螺框数/框	感染螺数/只
杂草	53 383	312	334	334	0	0	90 865	342	373	373	0	0
芦苇	0	0	0	0	0	0	0	0	0	0	0	0
树林	9 518	0	0	0	0	0	17 852	0	0	0	0	0
水稻	505 504	285	292	292	0	0	973 995	162	260	260	0	0
旱地作物	73 924	57	69	69	0	0	148 024	47	52	52	0	0
其他	106 070	0	0	0	0	0	200 526	0	0	0	0	0
合计	748 399	654	695	695	0	0	1 431 262	551	685	685	0	0

不同环境类型系统抽样调查，在每种环境中均发现了钉螺，654 框活螺框数中水田、滩地、沟渠分别为 331 框、224 框、49 框，分别占 50.61%、34.25%、7.49%；捕获活螺 695 只，其中水田、滩地分别为 344 只、232 只，分别占 49.50%、33.38%。环境抽查在滩地、水田、沟渠、旱地和塘堰环境发现钉螺，活螺框数为 551 框，其中滩地、水田环境分别占 48.64%（268 框/551 框）、33.03%（182 框/551 框）；环境调查捕获活螺数为 685 只，主要在滩地和水田中发现，分别为 42.34%（290 只/685 只）、40.86%（280 只/685 只）。详见表 7-86。

表 7-86　东阳市不同环境类型钉螺调查结果

环境类型	系统抽样						环境抽查					
	调查框数/框	活螺框数/框	捕获螺数/只	活螺数/只	感染性钉螺框数/框	感染螺数/只	调查框数/框	活螺框数/框	捕获螺数/只	活螺数/只	感染性钉螺框数/框	感染螺数/只
沟渠	34 027	49	56	56	0	0	59 478	61	63	63	0	0
塘堰	69 577	2	5	5	0	0	136 754	3	10	10	0	0
水田	570 669	331	344	344	0	0	1 089 000	182	280	280	0	0
旱地	47 363	44	54	54	0	0	96 883	37	42	42	0	0
滩地	3 900	224	232	232	0	0	7 786	268	290	290	0	0
其他	22 863	4	4	4	0	0	41 361	0	0	0	0	0
合计	748 399	654	695	695	0	0	1 431 262	551	685	685	0	0

本次调查显示，全市平均活螺密度最大值为 0.858 8 只/0.1m²，平均活螺密度为 0.001 8 只/0.1m²，有螺框出现率最大 83.823 5%，平均有螺框出现率为 0.150 2%，见表 7-87。

表 7-87　东阳市不同流行类型环境系统抽样螺情统计指标

流行类型	活螺密度/(只·0.1m⁻²)				有螺框出现率/%			
	算术均数	最大值	最小值	中位数	算术均数	最大值	最小值	中位数
水网型	0	0	0	0	0	0	0	0
山丘型	0.001 8	0.858 8	0	0	0.150 2	83.823 5	0	0
合计	0.001 8	0.858 8	0	0	0.150 2	83.823 5	0	0

不同植被类型平均活螺密度和平均有螺框出现率均以旱地作物最高,分别为 0.004 4 只/0.1m² 和 0.381 6%,其次为杂草植被,见表 7-88。

表 7-88　东阳市不同植被类型环境系统抽样螺情统计指标

植被类别	活螺密度/(只·0.1m⁻²)				有螺框出现率/%			
	算术均数	最大值	最小值	中位数	算术均数	最大值	最小值	中位数
杂草	0.003 5	0.312 5	0	0	0.274 7	25.757 6	0	0
芦苇	0	0	0	0	0	0	0	0
树林	0	0	0	0	0	0	0	0
水稻	0.001 9	0.858 8	0	0	0.183 0	83.823 5	0	0
旱地作物	0.004 4	0.226 7	0	0	0.381 6	20.000 0	0	0
其他	0	0	0	0	0	0	0	0
合计	0.001 8	0.858 8	0	0	0.150 2	83.823 5	0	0

不同环境类型平均活螺密度和平均有螺框出现率以滩地最高,分别为 0.029 9 只/0.1m² 和 2.691 9%,其次为旱地环境,见表 7-89。

表 7-89　东阳市不同环境类型系统抽样螺情统计指标

环境类型	活螺密度/(只·0.1m⁻²)				有螺框出现率/%			
	算术均数	最大值	最小值	中位数	算术均数	最大值	最小值	中位数
沟渠	0.001 9	0.209 7	0	0	0.159 7	17.741 9	0	0
塘堰	0.000 5	0.312 5	0	0	0.019 4	12.500 0	0	0
水田	0.001 9	0.858 8	0	0	0.184 4	83.823 5	0	0
旱地	0.006 9	0.287 9	0	0	0.597 0	25.757 6	0	0
滩地	0.029 9	0.214 3	0	0	2.691 9	21.020 4	0	0
其他	0.000 5	0.020 0	0	0	0.052 6	2.000 0	0	0
合计	0.001 8	0.858 8	0	0	0.150 2	83.823 5	0	0

3. 复现钉螺面积调查　东阳市自转入血吸虫病监测巩固阶段以来,除 2000 年在巍山镇白坦村查到 1 100m² 有螺面积(5 个螺点),1995—2008 年均未发现钉螺和本地血吸虫病病人,但 2009 年在巍山镇白坦村查到复现钉螺。2009—2016 年东阳市查螺 15.20km²,查螺投工 40 827 工,在巍山镇、横店镇、六石街道、湖溪镇、佐村镇等 5 个历史有螺乡镇陆续查出钉螺,查出的钉螺呈点状分布,面积合计 58 670m²。各乡镇复现钉螺均在历史有螺区域,且均为非近年灭螺的螺点,六石街道、湖溪镇螺点均为自 1966 年有螺以来首次复现。分析原因,可能是近年来农村经济发展快而从事农业人员减少、抛荒田增加(附近无化工厂等污染),且随着新农村建设,生态环境得到有效改善,杂草丛生,适宜钉螺生存和繁殖。

从 2009 年复现钉螺以来,东阳市根据螺点实际情况,采用药物灭螺与环境改造相结合的方法消灭钉螺;坚持政府主导、部门协作,基本做到当年发现钉螺、当年开展灭螺,对不能开展药物灭螺的河道和池塘等环境应做到方案精准、指导到位、长效管理,力争通过 3 年时间,有效降低有螺面积。六石街道、巍山镇 2 个乡镇螺点自 2009 年、2010 年灭螺后至今未再查到钉螺。但佐村镇、横店镇等螺点因涉及小河流域,采用水淹法灭螺,灭螺效果不太理想,近年来均有钉螺发现。针对湖溪镇红山小溪、佐村镇谷岱溪、横店禹东社区和半傍山堂寺沟小溪等情况复杂的有螺区域,拟积极结合农业、水利等相关部门,有效实施环境改造工程。详见表 7-90。

表 7-90 东阳市各地区 2009—2016 年各地区复现钉螺面积调查结果

年份	巍山镇复现钉螺面积/m²	横店镇复现钉螺面积/m²	六石街道复现钉螺面积/m²	湖溪镇复现钉螺面积/m²	佐村镇复现钉螺面积/m²	合计复现钉螺面积/m²
2009	18 610	0	0	0	0	18 610
2010	500	15 000	100	0	0	16 500
2011	100	4 960	0	0	0	5 060
2012	100	120	0	0	0	220
2013	100	0	0	600	0	700
2014	4 000	0	0	2 715	0	6 715
2015	880	0	0	225	7 900	9 005
2016	400	360	0	100	1 000	1 860
合计	24 690	20 440	100	3 640	8 900	58 670

综上所述,东阳市本次在 12 个历史有螺乡镇共调查环境 1 793 处,以 Ⅱ 类环境为主,环境特征未发生根本改变。本次查到有螺环境 13 处,面积为 9 880m²,在沟渠、塘堰、水田、旱地、滩地和其他环境中均有发现钉螺,植被类型主要是杂草、旱地作物和水稻。

近年来,东阳市历史有螺区域钉螺复现有扩大趋势,目前 12 个历史有螺乡镇中已有 5 个发现钉螺,在其他历史有螺乡镇也有可能存在,因此必须进一步加强查螺工作,针对杂草丛生的沟渠、水稻抛荒地、苗木地、河道滩地等,加强重点地块重点细查,提高查螺质量。东阳市是建筑之乡,外出务工人员较多,同时从安徽、江西、湖北等流行省份来务工的人员也较多,近年来东阳市积极开展查治病工作,至今未再发现输入性病例。

东阳市将继续强化政府责任,完善政府领导、部门配合、社会参与的工作机制,与镇政府、村委会紧密合作,动员全社会参与,组织专业查灭螺队伍,做到无障碍灭螺;卫健部门与林业、畜牧业部门积极合作,及时了解血吸虫病流行区引入花木及家畜分布情况;结合水利部门"五水共治"、河道整治、"美丽乡村"等工程项目,将有螺环境纳入治理规划并统一实施;结合农业和国土资源部门现代农业基本建设,做好农田沟渠改造,改变钉螺孳生环境。

赵小高 朱美萍 李月华 贾旭强 李蓓菡
东阳市疾病预防控制中心

第九节 永康市血吸虫病螺情调查报告

永康市位于浙江省中部,金华地区东南面,地理坐标为北纬 28°45′ 东经 119°53′,东邻磐安、东阳,西邻武义,南邻丽水地区缙云县,北邻义乌。永康市境内仙霞岭山脉绵延,地势总体呈东北向西南倾斜,东、北、南部多山,地势较高,西、中部多丘陵和河流,地势低平,形成盆地地形。永康市属亚热带季风气候区,冬季低温少雨;夏季高温多雨,适合血吸虫中间宿主钉螺的孳生。

永康市在历史上属于血吸虫病山丘型轻度流行区,血吸虫病防治工作自 1956 年开始,经历了综合防治、传播控制和传播阻断 3 个阶段,于 1979 年达到传播控制标准,1990 年达到传播阻断标准,1991 年后转入巩固监测阶段,目前持续保持无本地新感染血吸虫病病人(畜)、急性血吸虫病病人和感染性钉螺,维持血吸虫病"三无"目标,血防成果巩固。但永康市是"五金之乡",被誉为全国区域性最大的"五金生产基地",外来务工人员多而杂,流动性强,而且由于城市建设需要,各地广泛栽种苗木,引进苗木较多,因此仍存在血吸虫病输入病例传播病原和引进钉螺繁殖扩散的双重风险。

一、调查与质控

为彻底了解和掌握钉螺分布与孳生情况,为制订血吸虫病防治策略提供科学依据,永康市根据《浙江省卫计委关于开展浙江省钉螺调查工作的通知》和《浙江省血防中心关于下发〈浙江省钉螺调查实施细则〉的通知》(浙血防〔2016〕8号)精神,对5个乡镇17个历史有螺村(江南街道下园朱村、民丰村、华溪村、西津村,东城街道高镇村、黄棠村、河头村、塔海村,龙山镇西坞村、太平村,花街镇大屋村、下时村、下殿村、杨公村、渎川村,前仓镇光瑶村、馆头村)的历史有螺环境和可疑钉螺孳生环境开展钉螺调查工作。

为做好本项工作,除有关负责人员参加省血防中心、金华市疾控中心组织的钉螺调查技术培训外,5个历史有螺乡镇的血防人员分两批参加了永康市疾控中心组织的钉螺调查技术培训,确保所有调查人员理解调查方案要求、掌握电子信息化技术。在钉螺调查项目过程中,永康市疾控中心对各乡镇填写的钉螺孳生信息相关表格及时进行审核和修正;市疾控中心血防专业人员协助5个历史有螺乡镇血防人员开展钉螺现场调查,现场给予技术指导,及时解决调查中发现的问题。

二、结果和讨论

(一)钉螺孳生环境调查

1. 历史钉螺孳生情况　永康市属于山丘型血吸虫病轻度流行区,1956年在河头、大屋、下时、下殿、杨公、渎川村首次发现钉螺,在各级政府和广大群众的共同努力下,1986年在西坞村最后一次查到钉螺。永康市历史累计有螺面积1 503 101m²,调查钉螺可孳生环境159处,环境面积1 572 453m²。历史上以龙山镇太平村螺情最为严重,历史累计钉螺面积有1 146 114m²,占全市累计有螺面积的76.25%。详见表7-91。

表7-91　永康市钉螺孳生环境调查基本情况

流行类型	乡镇名称	环境处数/处	累计环境面积/m²	历史累计有螺面积/m²	首次发现钉螺年份	最近一次查到钉螺年份	首次发现感染性钉螺年份	最近一次查到感染性钉螺年份
山丘型	东城	29	207 727	190 330	1956	1970	1956	1970
山丘型	江南	6	20 590	19 190	1958	1970	1958	1970
山丘型	花街	26	63 340	48 260	1956	1973	1956	1970
山丘型	前仓	60	60 740	43 510	1957	1984	1957	1984
山丘型	龙山	38	1 220 056	1 201 811	1957	1986	1957	1986
合计	—	159	1 572 453	1 503 101	—	—	—	—

2. 钉螺孳生环境演变情况　1958年,永康市首先对螺情最为严重的龙山镇太平村进行了改造,兴建太平水库,填埋了1 146 114m²历史有螺面积,太平村重新选址迁建。

随着永康城镇化的发展,位于城区的河头、民丰、西津、华溪、塔海、高镇、下园朱村历史有螺环境上建造了一座座商业广场和高楼大厦。经过房屋建造加上道路硬化,这些地方已不适宜钉螺孳生。目前,这7个村所有历史有螺环境均已彻底演变为Ⅳ类环境。随着历史变迁,永康市通过兴建水库、城市建设与扩张等措施,历史有螺环境发生了巨大的变化。1986年后永康未曾发现有钉螺,目前已无Ⅰ类环境存在。

近些年来,光瑶村和黄棠村投入巨资对农田进行了修渠改田,农田水路进行了全面翻新和改造,大部分历史有螺沟渠已无迹可寻。西坞、大屋、杨公、下时、下殿、渎川等村也通过规模种植、养殖等对农田沟渠进行了改造。到目前为止,永康市彻底改变历史有螺环境1 469 000m²,其中东城街道190 300m²,江南街道19 200m²,龙山镇1 198 000m²,花街镇36 500m²,前仓镇25 000m²。

目前,永康市存在Ⅱ类环境(环境未改变的历史有螺环境)20处,累计钉螺孳生环境面积40 720m²,以水田和沟渠为主,分别为30 680m²和8 580m²,各占75.34%和21.07%,见表7-92、表7-93。

表 7-92　永康市Ⅱ类钉螺孳生环境演变类型基本情况

历史环境 环境类型	历史环境 环境处数/处	现在环境处数/处 沟渠	塘堰	水田	旱地	滩地	其他	累计环境面积/m²	历史累计有螺面积/m²	首次发现钉螺年份	最近一次查到钉螺年份	首次发现感染性钉螺年份	最近一次查到感染性钉螺年份
沟渠	10	10	0	0	0	0	0	8 580	6 540	1956	1986	1956	1986
塘堰	0	0	0	0	0	0	0	0	0	—	—	—	—
水田	7	1	0	6	0	0	0	30 680	27 200	1956	1986	1956	1986
旱地	1	0	0	0	1	0	0	800	260	1975	1986	1975	1986
滩地	0	0	0	0	0	0	0	0	0	—	—	—	—
其他	2	0	0	0	0	0	2	660	150	1956	1973	1956	1973
合计	20	11	0	6	1	0	2	40 720	34 150	1956	1986	1956	1986

表 7-93　永康市Ⅳ类钉螺孳生环境演变类型基本情况

历史环境 环境类型	历史环境 环境处数/处	现在环境处数/处 沟渠	塘堰	水田	旱地	滩地	其他	累计环境面积/m²	历史累计有螺面积/m²	首次发现钉螺年份	最近一次查到钉螺年份	首次发现感染性钉螺年份	最近一次查到感染性钉螺年份
沟渠	4	0	0	0	0	0	4	81 380	81 380	1956	1972	1957	1972
塘堰	0	0	0	0	0	0	0	0	0	—	—	—	—
水田	4	0	0	0	0	0	4	41 380	41 380	1956	1970	1956	1970
旱地	0	0	0	0	0	0	0	0	0	—	—	—	—
滩地	0	0	0	0	0	0	0	0	0	—	—	—	—
其他	6*	0	0	0	0	0	6	1 346 191	1 346 191	1956	1986	1956	1986
合计	14	0	0	0	0	0	14	1 468 951	1 468 951	1956	1986	1956	1986

*：部分环境改造较早,历史钉螺孳生环境缺乏详细历史资料记载,因而归到其他类型。

同时,为加强螺情监测力度,永康市针对原有螺环境周边Ⅴ类可疑孳生环境开展调查,调查环境 125 处,环境面积 62 800m²,环境主要为沟渠、塘堰、水田等。

（二）钉螺分布调查

1. 调查概况　永康市境内山脉绵延,属山丘型血吸虫病流行区,历史上钉螺主要分布于沟渠、塘堰、田壁,少数分布于山沿地、坟地等环境。环境植被与历史基本保持一致。本次调查登记的 159 处环境,除 11 处已进行环境改造的环境,其余环境的植被类型均为杂草,见表 7-94、表 7-95。

表 7-94　永康市不同流行类型环境螺情现况调查基本情况

流行类型	调查环境处数/处	有螺环境处数/处	感染性有螺环境处数/处	环境面积/m²	现有螺面积/m²	感染性钉螺面积/m²
水网型	0	0	0	0	0	0
山丘型	159	0	0	1 563 425	0	0
合计	159	0	0	1 563 425	0	0

表 7-95　永康市不同植被类型环境螺情现况调查基本情况

植被类别	调查环境处数/处	有螺环境处数/处	环境面积/m²	现有螺面积/m²
杂草	148	0	106 624	0
芦苇	0	0	0	0
树林	0	0	0	0

植被类别	调查环境处数/处	有螺环境处数/处	环境面积/m²	现有螺面积/m²
水稻	0	0	0	0
旱地作物	0	0	0	0
其他	11	0	1 456 801	0
合计	159	0	1 563 425	0

永康市2016年调查钉螺不同流行类型环境共有159处,现有环境面积1 563 425m²。环境条块以沟渠、塘堰居多,分别占56.60%、19.50%,环境面积以改造环境居多,占93.18%(1 469 411m²/1 563 425m²)。详见表7-96。

表7-96 永康市不同环境类型螺情现况调查基本情况

环境类型	调查环境处数/处	调查环境处数构成比/%	有螺环境处数/处	环境面积/m²	现有螺面积/m²
沟渠	90	56.60	0	40 935	0
塘堰	31	19.50	0	4 862	0
水田	18	11.32	0	44 917	0
旱地	4	2.52	0	3 300	0
滩地	0	0	0	0	0
其他	16	10.06	0	1 469 411	0
合计	159	100	0	1 563 425	0

2. 现场调查结果 在本次调查中,永康市对花街镇大屋村、下时村、下殿村、杨公村、渎川村,前仓镇光瑶村、馆头村,龙山镇西坞村历史有螺环境和可疑钉螺孳生环境进行了螺情调查。本次调查环境以沟渠、塘堰、荒田、旱地为主,环境生长植被均为杂草。详见表7-97、表7-98。

表7-97 永康市不同流行类型环境钉螺调查结果

流行类型	系统抽样				环境抽查			
	调查框数/框	活螺框数/框	捕获螺数/只	活螺数/只	调查框数/框	活螺框数/框	捕获螺数/只	活螺数/只
水网型	0	0	0	0	0	0	0	0
山丘型	3 170	0	0	0	20 441	0	0	0
合计	3 170	0	0	0	20 441	0	0	0

表7-98 永康市不同植被类型环境钉螺调查结果

植被类别	系统抽样						环境抽查					
	调查框数/框	活螺框数/框	捕获螺数/只	活螺数/只	感染性钉螺框数/框	感染螺数/只	调查框数/框	活螺框数/框	捕获螺数/只	活螺数/只	感染性钉螺框数/框	感染螺数/只
杂草	3 170	0	0	0	0	0	20 441	0	0	0	0	0
芦苇	0	0	0	0	0	0	0	0	0	0	0	0
树林	0	0	0	0	0	0	0	0	0	0	0	0
水稻	0	0	0	0	0	0	0	0	0	0	0	0
旱作物	0	0	0	0	0	0	0	0	0	0	0	0
其他	0	0	0	0	0	0	0	0	0	0	0	0
合计	3 170	0	0	0	0	0	20 441	0	0	0	0	0

3 年间累计调查环境 117 处,约 76 400m²,查螺 23 611 框,其中系统抽样 13.43%(3 170 框/23 611 框),环境抽查 86.57%(20 441 框/23 611 框),未发现钉螺孳生,见表 7-99。

表 7-99　永康市不同流行类型环境系统抽样螺情统计指标

环境类型	系统抽样					环境抽查				
	调查框数/框	调查框数构成比/%	活螺框数/框	捕获螺数/只	活螺数/只	调查框数/框	调查框数构成比/%	活螺框数/框	捕获螺数/只	活螺数/只
沟渠	1 312	41.39	0	0	0	12 355	60.44	0	0	0
塘堰	0	0	0	0	0	1 678	8.21	0	0	0
水田	1 733	54.67	0	0	0	5 076	24.83	0	0	0
旱地	52	1.64	0	0	0	1 248	6.11	0	0	0
滩地	0	0	0	0	0	0	0	0	0	0
其他	73*	2.30	0	0	0	84*	0.41	0	0	0
合计	3 170	100	0	0	0	20 441	100	0	0	0

*:73 个系统框应把 13 框归到塘堰,60 框归到旱地;84 个环境框应把 24 框归到塘堰,60 框归到旱地。

永康市前仓镇早在 1932 年就曾有血吸虫病记载。中华人民共和国成立后,省血防队曾派专业人员到永康调查,发现了钉螺和血吸虫病病人。1956 年开始,永康市各地区陆续开展规模化查灭螺和查治病工作。1956 年以来,永康市共在 6 个乡(镇)的 17 个行政村发现了钉螺,累计发现有螺面积 1 503 101m²。钉螺主要分布于渠、沟、塘、田壁及水库壁,少数分布于山沿地、坟地、洼地、沙地等。钉螺沿交接水系呈片状分布。通过持续开展药物灭螺、环境改造等多途径的灭螺工作,永康市钉螺面积逐年减少,1986 年后未发现有钉螺。

永康市血吸虫病流行与钉螺分布一致,主要集中在"五乡一镇",即原四路乡、桥下乡、大屋乡、前仓乡、长城乡和城关镇,也就是现在的龙山镇、花街镇、前仓镇、东城街道、江南街道。20 世纪 50 年代,血吸虫病在永康市耕牛中流行较广,检查 7 804 头耕牛,发现病牛 314 头,通过查灭钉螺、根治病牛的手段,到六七十年代病牛逐渐减少,80 年代后未发现阳性病牛。据统计,永康市历年发现病牛共 322 头。

永康市在历年查病中发现血吸虫病病人 274 人,其中晚期血吸虫病病人 3 人(目前均已过世)。20 世纪 70 年代开始,永康市粪检已查不出新感染病人,因此结合直肠镜检等进行综合性查病,发现病人及时治疗。1978 年后,永康市未再发现本地新感染病人,1990 年达到传播阻断标准后,血防工作的重心转向监测工作。通过监测,2005 年,永康市发现 1 例输入性慢性血吸虫病病例,通过积极治疗与疫点处置,未出现血吸虫病传播流行。

1957 年,永康市在太平村发现大面积钉螺。1958 年,永康市政府当机立断,决定兴建太平水库,填埋太平村 1 146 114m² 的有螺面积。20 世纪 90 年代开始,永康经济发展迅速,永康市河头、民丰、西津、华溪、塔海、高镇、下园朱村也陆续演变为城市中心,历史有螺环境经城镇化均已不见踪迹。近些年来,光瑶村和黄棠村投入巨资对农田进行修渠改田,农田水路进行全面翻新和改造,大部分历史有螺沟渠已无迹可寻。西坞、大屋、杨公、下时、下殿、渼川等村也通过规模种植、养殖等对农田沟渠进行了改造。

达标以来,永康市通过城镇建设、修渠改田、规模种植等环境改造措施,历史有螺环境锐减。到目前为止,永康市彻底改变历史有螺环境 1 469 000m²,全市 17 个历史有螺村,只有 9 个村残留有历史有螺环境,累计残存历史有螺环境 34 100m²。目前永康市孳生环境未改变的历史有螺环境 20 处,主要集中分布于与武义、东阳、缙云交界的地带,累计Ⅱ类钉螺孳生环境面积 40 700m²。虽然永康市高镇、下园朱村的历史有螺环境已全部被改造,但这两个村还有部分面积未被城镇化,且多被闲置,其中一些沟渠、抛荒田等环境仍适合钉螺孳生。目前,永康市存在适合钉螺孳生环境的历史有螺村 11 个,在原螺区周边尚有Ⅴ类可疑孳生环境 62 800m²,环境类型以沟渠、塘堰、荒田为主。

永康市始终坚持政府领导、部门协作、社会参与的工作机制,30 多年来持续保持无本地新感染血吸虫病病人（畜）、急性血吸虫病病人和感染性钉螺,维持血吸虫病消除状态的"三无"防治成果。但永康市流动人口众多,流动性强,监测管理难度大,存在输入血吸虫病病例的风险;开展"五水共治"以来,各地积极开展"美丽乡村"建设,广泛开展苗木种植,存在引进携带钉螺苗木的可能,而这些地方又是查螺空白区,存在引进钉螺繁殖扩散的风险。随着永康市经济发展和城市建设,流动人口的不确定性和引进携带钉螺苗木的可能性,给永康市血吸虫病防控带来了新的挑战。今后,永康市仍应以历史有螺区的螺情监测和流动人口的病情监测为重点,及时发现和处置钉螺和传染源;加大群众血防知识宣传力度和广度,提高血吸虫病病人主动就诊率和群众对钉螺危害的认识,充分调动群众报螺积极性,发挥群众在查螺空白区发现钉螺的前哨作用;继续加强部门协作,做好卫生、公安、农林、水利等部门信息互通,确保部门职责落实,巩固血防成果。

胡美娟

永康市疾病预防控制中心

第十节　金华开发区血吸虫病螺情调查报告

金华开发区是直属金华市人民政府领导的准县级建制单位,行政区划属婺城区,成立于 1992 年,1993 年成为省级开发区,2010 年升格为国家级经济技术开发区。2013 年 10 月,金华开发区与金西经济开发区成建制整合,实行"一块牌子、统一对外,一套班子、统筹管理"。整合后的金华经济技术开发区管辖范围内的城市规划区面积 80km²,下辖苏孟乡、汤溪镇、罗埠镇、洋埠镇和秋滨街道、三江街道、西关街道、江南街道,共有 50 个社区、199 个行政村,集聚人口约 45 万,其中户籍人口 26 万。

血吸虫病是一种严重危害人民身体健康,影响经济社会发展的重大传染病。金华开发区属山丘型血吸虫病历史流行区,其水系起源于梅溪,上游建有安地水库,中、西两条干渠流经开发区全境,沟渠水流长年不断,钉螺孳生的密度很高。血吸虫病的流行与当地钉螺分布呈一致,并与当地生产、生活习惯有密切关系。流行村庄多临近溪河,村内及其周边沟渎、池塘颇多。全区历史有螺村 118 个,历史有螺面积 6 402 590m²。经过几代血防工作者共同努力,金华开发区于 1995 年达到血吸虫病传播阻断标准,目前保持血吸虫病消除状态。

一、调查与质控

为进一步掌握钉螺分布情况,根据《浙江省卫计委关于开展浙江省钉螺调查工作的通知》和《浙江省血防中心关于下发〈浙江省钉螺调查实施细则〉的通知》(浙血防〔2016〕8 号)的要求,江南卫生所公卫科组织开发区 8 个镇 118 个山丘型血吸虫病流行村开展钉螺调查工作,从开发区历年防治资料、资料汇编、血防志等收集和整理螺情信息,对每处现有钉螺环境、历史有螺环境、可疑钉螺孳生环境进行登记,所有的统计数据均细化至环境。

2017 年 3 月 24 日,开发区组织人员参加金华市疾控中心举办的历史螺点清查建档工作培训班。2017 年 6 月 15 日金华市疾控中心专家对开发区钉螺调查工作进行检查和督导,对钉螺调查进展慢的乡镇钉螺调查资料电子化归档中存在的问题进行指导、讲解,提高钉螺调查软件操作能力,敦促按时完成钉螺调查工作。各乡镇、街道血防工作人员负责调查资料的收集,填入环境调查信息表中,收集各环境条块的照片,进行查螺图账的绘制;江南卫生所负责对钉螺调查数据进行审核,审核无误后交由市疾控中心进行审核。

二、结果和讨论

(一) 钉螺孳生环境调查

开发区钉螺孳生环境均为山丘型,历史累计有螺面积 6 402 590m²,首次发现钉螺年份为 1957 年,最近一次查到感染性钉螺在 1987 年,最近一次查到钉螺年份为 2016 年。

　　Ⅰ类环境最少,共 27 个条块,历史累计有螺面积 22 600m²,占总历史累计有螺面积 0.35%,目前仍有钉螺孳生,主要环境类型为沟渠;Ⅱ类环境共 37 个条块,历史有螺面积为 1 720 862m²,占总历史累计有螺面积 26.88%,主要环境类型为水田;Ⅰ类和Ⅱ类历史环境和现在环境相比,演变幅度不大,基本保持原状。Ⅲ类环境最多,共 63 个条块,历史有螺面积为 3 067 256m²,占总历史累计有螺面积 47.91%,主要历史环境类型为水田。Ⅳ类历史有螺环境类型主要为水田和沟渠,由于城市化建设开发等原因,已不具备钉螺孳生条件。此类环境共 44 个条块,历史有螺面积为 1 591 872m²,占总历史累计有螺面积 24.86%。详见表 7-100~ 表 7-104。

表 7-100　金华开发区钉螺孳生环境调查基本情况

流行类型	环境处数/处	累计环境面积/m²	历史累计有螺面积/m²	首次发现钉螺年份	最近一次查到钉螺年份	首次发现感染性钉螺年份	最近一次查到感染性钉螺年份
水网型	0	0	0	—	—	—	—
山丘型	171	6 402 590	6 402 590	1957	2016	1957	1987
合计	171	6 402 590	6 402 590	1957	2016	1957	1987

表 7-101　金华开发区Ⅰ类钉螺孳生环境演变类型基本情况

历史环境		现在环境处数/处						累计环境面积/m²	历史累计有螺面积/m²	首次发现钉螺年份	最近一次查到钉螺年份	首次发现感染性钉螺年份	最近一次查到感染性钉螺年份
环境类型	环境处数/处	沟渠	塘堰	水田	旱地	滩地	其他						
沟渠	26	26	0	0	0	0	0	22 300	22 300	1957	2016	1957	1973
塘堰	0	0	0	0	0	0	0	0	0	—	—	—	—
水田	1	0	0	1	0	0	0	300	300	1958	2016	1958	1973
旱地	0	0	0	0	0	0	0	0	0	—	—	—	—
滩地	0	0	0	0	0	0	0	0	0	—	—	—	—
其他	0	0	0	0	0	0	0	0	0	—	—	—	—
合计	27	26	0	1	0	0	0	22 600	22 600	1957	2016	1957	1973

表 7-102　金华开发区Ⅱ类钉螺孳生环境演变类型基本情况

历史环境		现在环境处数/处						累计环境面积/m²	历史累计有螺面积/m²	首次发现钉螺年份	最近一次查到钉螺年份	首次发现感染性钉螺年份	最近一次查到感染性钉螺年份
环境类型	环境处数/处	沟渠	塘堰	水田	旱地	滩地	其他						
沟渠	8	7	0	1	0	0	0	127 656	127 656	1958	1985	1958	1978
塘堰	1	0	1	0	0	0	0	2 400	2 400	1970	1985	1970	1978
水田	28	0	0	27	0	0	1	1 590 806	1 590 806	1957	1980	1957	1973
旱地	0	0	0	0	0	0	0	0	0	—	—	—	—
滩地	0	0	0	0	0	0	0	0	0	—	—	—	—
其他	0	0	0	0	0	0	0	0	0	—	—	—	—
合计	37	7	1	28	0	0	1	1 720 862	1 720 862	1957	1985	1957	1978

表 7-103　金华开发区Ⅲ类钉螺孳生环境演变类型基本情况

历史环境		现在环境处数/处						累计环境面积/m²	历史累计有螺面积/m²	首次发现钉螺年份	最近一次查到钉螺年份	首次发现感染性钉螺年份	最近一次查到感染性钉螺年份
环境类型	环境处数/处	沟渠	塘堰	水田	旱地	滩地	其他						
沟渠	28	12	0	2	0	0	14	849 132	849 132	1958	1986	1958	1987
塘堰	0	0	0	0	0	0	0	0	0	—	—	—	—
水田	35	0	5	5	1	0	24	2 218 124	2 218 124	1957	1983	1957	1987
旱地	0	0	0	0	0	0	0	0	0	—	—	—	—
滩地	0	0	0	0	0	0	0	0	0	—	—	—	—
其他	0	0	0	0	0	0	0	0	0	—	—	—	—
合计	63	12	5	7	1	0	38	3 067 256	3 067 256	1957	1986	1957	1987

表 7-104　金华开发区Ⅳ类钉螺孳生环境演变类型基本情况

历史环境		现在环境处数/处						累计环境面积/m²	历史累计有螺面积/m²	首次发现钉螺年份	最近一次查到钉螺年份	首次发现感染性钉螺年份	最近一次查到感染性钉螺年份
环境类型	环境处数/处	沟渠	塘堰	水田	旱地	滩地	其他						
沟渠	25	0	0	0	2	0	23	653 278	653 278	1958	2000	1958	1973
塘堰	2	0	1	0	0	0	1	1 462	1 462	1958	1990	1958	1978
水田	16	0	0	0	0	0	16	932 632	932 632	1957	2000	1957	1973
旱地	0	0	0	0	0	0	0	0	0	—	—	—	—
滩地	0	0	0	0	0	0	0	0	0	—	—	—	—
其他	1	0	0	0	0	0	1	4 500	4 500	1970	1985	1970	1978
合计	44	0	1	0	2	0	41	1 591 872	1 591 872	1957	2000	1957	1978

（二）钉螺分布调查

1. 调查概况　金华开发区调查环境面积 1 471 354m²,现有螺面积 22 600m²;有螺植被类型主要为杂草 22 300m²,占 98.67%,其次是树林 300m²,占 1.33%;有螺环境类型主要为沟渠 22 300m²,占 98.67%,其次是水田 300m²,占 1.33%;未发现感染性钉螺环境。详见表 7-105~ 表 7-107。

表 7-105　金华开发区不同流行类型环境螺情现况调查基本情况

流行类型	调查环境处数/处	有螺环境处数/处	感染性有螺环境处数/处	环境面积/m²	现有螺面积/m²	感染性钉螺面积/m²
水网型	0	0	0	0	0	0
山丘型	171	27	0	1 471 354	22 600	0
合计	171	27	0	1 471 354	22 600	0

表 7-106　金华开发区不同植被类型环境螺情现况调查基本情况

植被类别	调查环境处数/处	有螺环境处数/处	感染性有螺环境处数/处	环境面积/m²	现有螺面积/m²	感染性钉螺面积/m²
杂草	42	26	0	388 250	22 300	0
芦苇	0	0	0	0	0	0
树林	1	1	0	12 000	300	0
水稻	1	0	0	13 500	0	0

续表

植被类别	调查环境 处数/处	有螺环境 处数/处	感染性有螺环境 处数/处	环境面积/m²	现有螺面积/m²	感染性钉螺 面积/m²
旱地作物	0	0	0	0	0	0
其他	127	0	0	1 057 604	0	0
合计	171	27	0	1 471 354	22 600	0

表 7-107　金华开发区不同环境类型螺情现况调查基本情况

环境类型	调查环境 处数/处	有螺环境 处数/处	感染性有螺环境 处数/处	环境面积/m²	现有螺面积/m²	感染性钉螺 面积/m²
沟渠	45	26	0	345 950	22 300	0
塘堰	7	0	0	86 700	0	0
水田	36	1	0	512 990	300	0
旱地	3	0	0	20 300	0	0
滩地	0	0	0	0	0	0
其他	80	0	0	505 414	0	0
合计	171	27	0	1 471 354	22 600	0

2. 现场调查结果　此次钉螺调查系统抽样 187 441 框,活螺 326 框,捕获螺数和活螺数均为 476 只;环境抽查 376 022 框,活螺 594 框,捕获螺数和活螺数均为 834 只,系统抽样和环境抽查均未见感染性钉螺。系统抽样调查框数最多的植被类型为其他植被(67.10%),其次为杂草(31.58%)、树林(0.76%)和水稻(0.56%),捕获活螺最多的为杂草(475 只),树林中也有 1 只;环境抽查也呈现出同样趋势。系统抽样调查框数最多的环境类型为其他环境(33.08%),其次为沟渠(30.35%)、水田(29.23%)、塘堰(6.21%)和旱地(1.13%);捕获活螺最多的为沟渠(325 只),水田中也有 1 只;环境抽查也呈现出同样趋势。系统抽样活螺密度算术均数为 0.004 9 只/0.1m²,有螺框出现率 0.340 1%,不同植被的活螺密度和有螺框出现率都是杂草最高,其次树林,环境类型活螺密度和有螺框出现率沟渠最高,其次水田。详见表 7-108~表 7-113。

表 7-108　金华开发区不同流行类型环境钉螺调查结果

流行类型	系统抽样						环境抽查					
	调查 框数/ 框	活螺 框数/ 框	捕获 螺数/ 只	活螺 数/只	感染性 钉螺 框数/框	感染 螺数/ 只	调查 框数/ 框	活螺 框数/ 框	捕获 螺数/ 只	活螺 数/只	感染性 钉螺 框数/框	感染 螺数/ 只
水网型	0	0	0	0	0	0	0	0	0	0	0	0
山丘型	187 441	326	476	476	0	0	376 022	594	834	834	0	0
合计	187 441	326	476	476	0	0	376 022	594	834	834	0	0

表 7-109　金华开发区不同植被类型环境钉螺调查结果

植被类别	系统抽样						环境抽查					
	调查 框数/ 框	活螺 框数/ 框	捕获 螺数/ 只	活螺 数/只	感染性 钉螺 框数/框	感染 螺数/ 只	调查 框数/ 框	活螺 框数/ 框	捕获 螺数/ 只	活螺 数/只	感染性 钉螺 框数/框	感染 螺数/ 只
杂草	59 188	325	475	475	0	0	123 220	593	832	832	0	0
芦苇	0	0	0	0	0	0	0	0	0	0	0	0
树林	1 423	1	1	1	0	0	2 859	1	2	2	0	0

植被类别	系统抽样						环境抽查					
	调查框数/框	活螺框数/框	捕获螺数/只	活螺数/只	感染性钉螺框数/框	感染螺数/只	调查框数/框	活螺框数/框	捕获螺数/只	活螺数/只	感染性钉螺框数/框	感染螺数/只
水稻	1 050	0	0	0	0	0	1 750	0	0	0	0	0
旱地作物	0	0	0	0	0	0	0	0	0	0	0	0
其他	125 780	0	0	0	0	0	248 193	0	0	0	0	0
合计	187 441	326	476	476	0	0	376 022	594	834	834	0	0

表 7-110 金华开发区不同环境类型钉螺调查结果

环境类型	系统抽样						环境抽查					
	调查框数/框	活螺框数/框	捕获螺数/只	活螺数/只	感染性钉螺框数/框	感染螺数/只	调查框数/框	活螺框数/框	捕获螺数/只	活螺数/只	感染性钉螺框数/框	感染螺数/只
沟渠	56 897	325	475	475	0	0	116 492	593	832	832	0	0
塘堰	11 633	0	0	0	0	0	23 435	0	0	0	0	0
水田	54 793	1	1	1	0	0	110 095	1	2	2	0	0
旱地	2 110	0	0	0	0	0	4 050	0	0	0	0	0
滩地	0	0	0	0	0	0	0	0	0	0	0	0
其他	62 008	0	0	0	0	0	121 950	0	0	0	0	0
合计	187 441	326	476	476	0	0	376 022	594	834	834	0	0

表 7-111 金华开发区不同流行类型环境系统抽样螺情统计指标

流行类型	活螺密度/(只·0.1m^{-2})				有螺框出现率/%			
	算术均数	最大值	最小值	中位数	算术均数	最大值	最小值	中位数
水网型	0	0	0	0	0	0	0	0
山丘型	0.004 9	0.196 2	0	0	0.340 1	17.307 7	0	0
合计	0.004 9	0.196 2	0	0	0.340 1	17.307 7	0	0

表 7-112 金华开发区不同植被类型环境系统抽样螺情统计指标

植被类别	活螺密度/(只·0.1m^{-2})				有螺框出现率/%			
	算术均数	最大值	最小值	中位数	算术均数	最大值	最小值	中位数
杂草	0.015 1	0.196 2	0	0.005 4	1.043 0	17.307 7	0	0.213 3
芦苇	0	0	0	0	0	0	0	0
树林	0.000 7	0.000 7	0.000 7	0.000 7	0.070 3	0.070 3	0.070 3	0.070 3
水稻	0	0	0	0	0	0	0	0
旱地作物	0	0	0	0	0	0	0	0
其他	0	0	0	0	0	0	0	0
合计	0.004 9	0.196 2	0	0	0.340 1	17.307 7	0	0

表 7-113　金华开发区不同环境类型系统抽样螺情统计指标

环境类型	活螺密度/(只·0.1m⁻²)				有螺框出现率/%			
	算术均数	最大值	最小值	中位数	算术均数	最大值	最小值	中位数
沟渠	0.014 1	0.196 2	0	0.004 6	0.973 5	17.307 7	0	0.203 6
塘堰	0	0	0	0	0	0	0	0
水田	0.000 02	0.000 7	0	0	0.002 0	0.070 3	0	0
旱地	0	0	0	0	0	0	0	0
滩地	0	0	0	0	0	0	0	0
其他	0	0	0	0	0	0	0	0
合计	0.004 9	0.196 2	0	0	0.340 1	17.307 7	0	0

金华开发区钉螺调查工作如期完成,分析发现,环境演变类型最多的为Ⅲ类环境和Ⅳ类环境,Ⅰ类和Ⅱ类环境演变幅度不大,基本保持原状。历史钉螺孳生环境类型以沟渠、水田为主,植被类型以杂草、树林为主。Ⅰ类有螺区域依然分散于2个乡镇10个村,有螺框出现率和活螺密度较低,螺情复杂,沟渠、鱼塘林立,查灭螺难度大。

开发区水源丰富,水网交错复杂,水产养殖丰富,这增加了灭螺难度,影响灭螺质量。而且,当前农村大力发展苗木经济,农户大量从外地移栽苗木,由于部分苗木产于有螺地区,对血防工作造成极大威胁。由于农田用水量大,灌溉渠道不能做到一定时间内完全停水,达不到灭螺的断流控水要求,导致灭螺效果不可控。虽然钉螺密度已大幅度下降,但有螺面积压缩始终存在较大困难。开发区位于水系下游,上游钉螺控制不理想,下游基本达不到消灭钉螺的要求。同时,开发区血防工作技术力量仍然薄弱,基层血防人员断档严重。由于体制特殊,开发区无疾控中心,江南卫生所人员较少,且都身兼数职,人员年龄结构老化,技术职称低,对血防工作的技术指导不到位,也直接影响了血防工作质量的提高。建议有关部门提高对血防工作的认识,加强血吸虫病监测工作,巩固血吸虫病传播阻断防治成果;加强血防员队伍建设,培养血防接班人;加强与其他两区的联防联控工作,争取灭螺工作统一步骤;加强部门间合作,逐步建立和完善苗木移植钉螺检疫机制,防止钉螺经苗木移植扩散;加强部门合作,领导重视,落实相关经费;加强宣传教育,开展重点村血防健康教育,提高群众血防知识知晓率。

徐康康

金华市婺城区江南卫生所

第八章　衢州市血吸虫病螺情调查报告

第一节　全市血吸虫病螺情调查报告

衢州为浙江省地级市,位于东经118°01′~119°20′,北纬28°14′~29°30′,浙江省西部,钱塘江上游,金(华)衢(州)盆地西端,南接福建南平,西连江西上饶、景德镇,北邻安徽黄山,东与省内金华、丽水、杭州三市相交,是重要的交通枢纽和物资集散地,素有"四省通衢""五路总头"之称。总面积8 844.6km²,地貌类型以山地丘陵为主,境内丘陵山地面积达7 560km²,占土地总面积的85.48%。衢州市属亚热带季风气候区,全年四季分明,具有"春早秋短、夏冬长,温度适宜,阳光充足,旱涝明显"的特征。全市2017年底户籍总人口257.81万人。

衢州市是历史上全省血吸虫病重度流行地区之一,下辖柯城区、衢江区、江山市、龙游县、常山县和开化县均为血吸虫病历史流行县(市、区)。全市有历史流行乡镇114个、流行村1 251个,流行区人口120万,历史累计钉螺面积132 768 370m²,血吸虫病病人259 166例(其中晚期血吸虫病病人9 471例),病牛5.7万头。经过积极防治,衢州市于1987年达到血吸虫病传播控制标准,1989年发现最后一例本地粪检阳性病人,1995年达到传播阻断标准,1996年转入巩固监测阶段,已连续23年达到"三无"标准。但是,衢州市是浙、闽、赣、皖四省交界地区,周边尚有未阻断传播的省份,由于经济发展快,流动人口多,外源性输入的因素存在,自1996年以来,共报告16例输入性血吸虫病病例。目前,各县(市、区)残存钉螺依然存在,血吸虫病重新传播流行的风险依然存在。

一、调查与质控

为进一步摸清全市的应查环境及残存钉螺分布情况,按照《浙江省卫计委关于开展浙江省钉螺调查工作的通知》和《浙江省血防中心关于下发〈浙江省钉螺调查实施细则〉的通知》(浙血防[2016]8号)精神,衢州市各县(市、区)于2016年8月—2017年9月对辖区内6个县(市、区)827个历史流行村和1个非历史有螺村进行了钉螺调查,调查环境包括现有钉螺环境、历史有螺环境和可疑钉螺孳生环境。

原市卫生计生委组织全市钉螺调查工作业务培训,参加对象包括各县(市、区)卫生计生局疾控科科长、疾控中心、流行乡镇卫生院分管院长及具体业务人员等共计120余人。县级单位陆续对参与钉螺调查的工作人员进行再培训。对人员力量相对薄弱的龙游县、柯城区,市级疾控中心提供师资协助县级做好乡镇的业务培训工作,并对常山县、衢江区、龙游县县级专业人员开展一对一的面对面培训指导工作。按照省血防中心要求,市疾控中心不定期对各县钉螺调查工作进行现场检查和督导,及时解决调查中发现的问题;不定期收集汇总工作进度,并在衢州市血防QQ群中、每季的县级疾控中心主任会议上予以通报,进一步推动各县工作进度;对辖区各县的数据进行审核,审核无误后上报。

二、结果和讨论

(一)钉螺孳生环境调查

1. 历史钉螺孳生概况　衢州市6个县(市、区)共调查环境数10 498处。环境总面积260 553 972m²,历史有螺面积为132 768 370m²。衢州市首次发现钉螺年份是1934年(柯城区),最近一次查到钉螺年份是2017年(江山市);首次发现感染性钉螺年份是1949年(开化县),最近一次查到感染性钉螺年份是

1987 年(常山县)。

2. 钉螺孳生环境演变情况　各县(市、区)历史钉螺面积 132 768 370m²,环境面积 260 553 972m²。历史有螺环境共 10 498 处,经演变,现在环境类型构成为:水田 4 224 处(占比 40.24%),沟渠 2 951 处(占比 28.11%),旱地 1 784 处(占比 16.99%),塘堰 855 处(占比 8.14%),其他环境 445 处(占比 4.24%),滩地 239 处(占比 2.28%)。详见表 8-1。

表 8-1　衢州市历史孳生环境与现在孳生环境的类型演变基本情况

历史环境		现在环境												累计环境面积/m²	历史累计有螺面积/m²
		沟渠		塘堰		水田		旱地		滩地		其他			
环境类型	环境处数/处	处数/处	占比/%	处数/处	占比/%	处数/处	占比/%	处数/处	占比/%	处数/处	占比/%	处数/处	占比/%		
沟渠	2 961	2 882	97.33	5	0.17	9	0.31	14	0.47	1	0.03	50	1.69	16 754 311	10 897 489
塘堰	793	4	0.50	731	92.18	4	0.51	33	4.16	4	0.51	17	2.14	5 029 058	1 630 191
水田	5 537	50	0.90	109	1.97	4 186	75.60	753	13.60	193	3.49	246	4.44	195 431 998	100 831 893
旱地	1 059	12	1.13	5	0.47	21	1.98	981	92.64	0	0.00	40	3.78	38 751 152	17 085 524
滩地	62	2	3.23	1	1.61	3	4.84	2	3.23	41	66.12	13	20.97	2 726 250	1 350 878
其他	86	1	1.16	4	4.66	1	1.16	1	1.16	0	0.00	79	91.86	1 861 203	972 396
合计	10 498	2 951	28.11	855	8.14	4 224	40.24	1 784	16.99	239	2.28	445	4.24	260 553 972	132 768 370

植被类别构成为:水稻 2 922 处(占比 27.84%),杂草 2 903 处(占比 27.65%),其他 2 271 处(占比 21.63%),旱地作物 1 698 处(占比 16.18%),树林 626 处(占比 5.96%),芦苇 78 处(占比 0.74%)。

演变类型:Ⅰ类环境 432 处,累计环境面积 7 861 814m²,历史有螺面积 5 276 608m²,分别占环境数、累计环境面积和历史有螺面积的 4.12%、3.02% 和 3.97%;Ⅱ类环境 6 804 处,累计环境面积 178 073 089m²,历史有螺面积 100 721 652m²,分别占环境数、累计环境面积和历史有螺面积的 64.81%、68.34% 和 75.86%;Ⅲ类环境 1 326 处,累计环境面积 25 355 947m²,历史有螺面积 15 660 732m²,分别占环境数、累计环境面积和历史有螺面积的 12.63%、9.73% 和 11.80%;Ⅳ类环境 338 处,累计环境面积 23 666 385m²,历史有螺面积 11 109 379m²,分别占环境数、累计环境面积和历史有螺面积的 3.22%、9.08% 和 8.37%;Ⅴ类 1 598 处,累计环境面积 25 596 737m²,分别占环境数和累计环境面积的 15.22% 和 9.83%。详见表 8-2。

表 8-2　衢州市历史环境演变类型调查情况统计

演变类型	环境类型	沟渠	塘堰	水田	旱地	滩地	其他	合计	环境演变类型占比/%
Ⅰ类	历史环境	179	10	178	57	3	5	432	4.12
	现在环境	188	13	155	68	3	5	432	
Ⅱ类	历史环境	2 119	496	3 414	705	22	48	6 804	64.81
	现在环境	2 142	550	3 199	802	24	87	6 804	
Ⅲ类	历史环境	329	75	875	32	13	2	1 326	12.63
	现在环境	333	63	66	630	198	36	1 326	
Ⅳ类	历史环境	64	19	204	33	10	8	338	3.22
	现在环境	17	2	7	20	1	291	338	
Ⅴ类	历史环境	270	193	866	232	14	23	1 598	15.22
	现在环境	271	227	797	264	13	26	1 598	
合计	历史环境	2 961	793	5 537	1 059	62	86	10 498	100.00
	现在环境	2 951	855	4 224	1 784	239	445	10 498	

（二）钉螺分布调查

用系统抽样加环境抽查方法对 10 498 处环境进行全面调查,对每处查螺环境现场进行拍照,获取经纬度。查螺条块建立统一数据库,并绘制钉螺孳生环境分布电子图。

全市现有螺面积共计 436 140m²,其中常山县 147 290m²(33.77%),江山市 139 500m²(31.99%),开化县 118 340m²(27.13%),衢江区 20 330m²(4.66%),龙游县 10 190m²(2.34%),柯城区 490m²(占比 0.11%)。

现有螺环境共 432 处,其中沟渠 188 处(占比 43.52%),水田 155 处(占比 35.88%),旱地 68 处(占比 15.74%),塘堰 13 处(占比 3.01%),其他 5 处(占比 1.16%),滩地 3 处(占比 0.69%)。

调查环境 10 498 处中,现有螺环境占比 4.12%,其中沟渠(占比 1.79%),水田(占比 1.48%),旱地(占比 0.65%),塘堰(占比 0.12%),其他(占比 0.05%)、滩地(占比 0.03%),调查环境类型中有螺比例:沟渠 6.37%、旱地 3.81%、水田 3.67%、塘堰 1.52%、滩地 1.26%、其他 1.12%。详见表 8-3。

现有螺环境 432 处中,不同植被类型环境占比情况:杂草 41.20%、水稻 25.70%、其他植被(水田改地或湿地)18.75%、旱地作物 10.65%、树林 3.47%、芦苇 0.23%,见表 8-4。

表 8-3　衢州市不同环境类型螺情现况调查基本情况

环境类型	调查环境处数/处	环境类型占比/%	有螺环境处数/处	有螺环境类型占比/%	有螺环境类型占调查环境总数比例/%	调查环境类型中有螺比例/%	感染性有螺环境处数/处	环境面积/m²	现有螺面积/m²	感染性钉螺面积/m²
沟渠	2 951	28.11	188	43.52	1.79	6.37	0	15 635 048	179 000	0
塘堰	855	8.14	13	3.01	0.12	1.52	0	5 198 672	6 460	0
水田	4 224	40.24	155	35.88	1.48	3.67	0	153 004 870	152 440	0
旱地	1 784	16.99	68	15.74	0.65	3.81	0	50 181 044	67 960	0
滩地	239	2.28	3	0.69	0.03	1.26	0	3 031 129	1 980	0
其他	445	4.24	5	1.16	0.05	1.12	0	30 380 922	28 300	0
合计	10 498	100	432	100	4.12	4.12	0	257 431 685	436 140	0

表 8-4　衢州市不同植被类型环境螺情现况调查基本情况

植被类别	调查环境处数/处	调查环境处数百分比/%	有螺环境处数/处	有螺环境处数百分比/%	感染性有螺环境处数/处	环境面积/m²	现有螺面积/m²	感染性钉螺面积/m²
杂草	2 903	27.65	178	41.20	0	31 104 431	174 900	0
芦苇	78	0.74	1	0.23	0	759 530	2 800	0
树林	626	5.96	15	3.47	0	13 796 914	12 790	0
水稻	2 922	27.84	111	25.70	0	104 807 254	115 930	0
旱地作物	1 698	16.18	46	10.65	0	55 362 618	41 590	0
其他	2 271	21.63	81	18.75	0	51 600 938	88 130	0
总计	10 498	100.00	432	100.00	0	257 431 685	436 140	0

钉螺解剖情况:全市系统抽样加环境抽查共调查 21 703 777 框,查出有螺框数(机械框和环境框) 17 723 框,有螺框出现率 0.848 2%(最大值为 100%,分布在衢江区、江山市、常山县),活螺密度为 0.023 9 只/0.1m²(最高值出现在常山县,为 7.326 9 只/0.1m²)。解剖钉螺 61 154 只,均阴性。上送 1 000 只钉螺样本至省血防中心复核,均为阴性。详见表 8-5~表 8-7。

根据本次全面调查结果可知,衢州市现有钉螺面积中,常山县占比最高(33.77%),其次为江山市 (31.99%)和开化县(27.13%),衢江区(4.66%)、龙游县(2.34%)、柯城区(占比 0.11%)相对较少。常山县、江山市、开化县与江西省玉山县毗邻,虽浙赣两省四县(市)血防联防工作机制一直在延续,切实解决了毗邻地区血防工作的实际问题,但近些年在实际查螺工作中有所松懈。且两省人员由于走亲访友现象频繁,血吸虫病输入病例造成当地传播的风险依然存在。

表 8-5 衢州市各县环境系统抽样螺情统计指标

县区	活螺密度/(只·0.1m⁻²)				有螺框出现率/%			
	算术均数	最大值	最小值	中位数	算术均数	最大值	最小值	中位数
柯城区	0.000 8	1.361 1	0	0	0.008 2	11.111 1	0	0
衢江区	0.023 5	3.120 0	0	0	0.690 1	100.000 0	0	0
龙游县	0.086 9	5.951 2	0	0	0.962 9	64.705 9	0	0
江山市	0.152 6	2.000 0	0	0	10.398 1	100.000 0	0	0
常山县	0.024 0	7.326 9	0	0	0.784 6	100.000 0	0	0
开化县	0.015 2	1.840 7	0	0	0.272 8	35.714 3	0	0
合计	0.023 9	7.326 9	0	0	0.848 2	100.000 0	0	0

表 8-6 衢州市不同植被类型环境系统抽样螺情统计指标

植被类别	活螺密度/(只·0.1m⁻²)				有螺框出现率/%			
	算术均数	最大值	最小值	中位数	算术均数	最大值	最小值	中位数
杂草	0.033 3	3.587 3	0	0	1.209 4	100.000 0	0	0
芦苇	0.012 1	0.946 7	0	0	0.752 1	58.670 0	0	0
树林	0.018 2	2.673 5	0	0	0.526 6	50.000 0	0	0
水稻	0.023 5	7.326 9	0	0	0.864 0	90.000 0	0	0
旱地作物	0.013 0	2.187 5	0	0	0.508 5	100.000 0	0	0
其他	0.023 5	5.951 2	0	0	0.744 5	100.000 0	0	0
合计	0.023 9	7.326 9	0	0	0.848 2	100.000 0	0	0

表 8-7 衢州市不同环境类型系统抽样螺情统计指标

环境类型	活螺密度/(只·0.1m⁻²)				有螺框出现率/%			
	算术均数	最大值	最小值	中位数	算术均数	最大值	最小值	中位数
沟渠	0.034 4	5.951 2	0	0	1.068 5	100.000 0	0	0
塘堰	0.012 7	3.120 0	0	0	0.494 2	93.750 0	0	0
水田	0.022 5	7.326 9	0	0	0.866 3	100.000 0	0	0
旱地	0.020 4	2.673 5	0	0	0.759 3	100.000 0	0	0
滩地	0.001 4	0.176 7	0	0	0.080 2	13.330 0	0	0
其他	0.008 2	0.840 0	0	0	0.574 1	80.000 0	0	0
合计	0.023 9	7.326 9	0	0	0.848 2	100.000 0	0	0

衢州市现有螺环境中,沟渠占比最大,其次是水田和旱地;植被类型中,杂草占比最大,水稻其次,其他植被和旱地作物占比在 10%~20%。因为衢州地区是山区,经济相对欠发达,外出流动人口占比大,农田及耕地抛荒现象严重,杂草丛生,易孳生钉螺。因此,查螺重点环境应是抛荒地及地边水沟。近些年"两面光"沟渠也查出钉螺,说明沟渠环境改造后仍要开展查螺工作,并应切实做好清淤工作,改变孳生环境。其他环境主要是指水田改造成苗木基地或种植地,应防止螺点苗木夹带钉螺通过市场交易使钉螺远距离扩散,甚至扩散到无螺村。

衢州市于 2016 年已通过血吸虫病消除标准复核。但由于毗邻省份近几年仍存在钉螺,且各县(市、区)残存钉螺此起彼伏,1996—2015 年查出有螺面积 5.49km²。平均查出有螺面积为 228 900m²,其中 2007年达到最高峰,查出有螺面积为 592 700m²。近 5 年来,查出钉螺面积维持在 0.1~0.15km²。受经济、社会多重因素影响,目前血防队伍存在着缺乏稳定性、年龄结构老化、人员业务技能不高等问题,造成部分钉螺孳生环境漏查的现象,影响查灭螺和钉螺调查工作质量。随着工业化和城市化进程的加快,大量农村劳动力向二、三产业和城市转移,土地已经不再是农民收入的主要来源,大面积田地荒芜,导致钉螺孳生环境增加,查螺、灭螺难度增大。有螺区域的苗木异地转运、交易容易引起钉螺扩散,造成有螺面积增多。同时,衢州市多个县(市)和江西省玉山县直接交界,人员和物流往来给血防工作带来潜在威胁。

全市目前彻底改变、已不具备孳生条件的环境仅占 3.22%,大量历史钉螺孳生环境基本未改变,所以查螺任务任重道远。今后要重点做好沟渠、水田、旱地及苗木基地的查灭螺工作;积极探索新技术,开发简单、易操作的软件用于钉螺孳生环境分布图的绘制及后续使用、更新;加强队伍建设,提高经费投入,着力解决查灭螺专业队伍不稳定、年龄结构老化等突出问题;加强培训教育,切实提升血防队伍的工作能力,确保血防工作可持续发展;对浙赣两省四县的查灭螺血防联防工作加强督导与考核,确保工作质量,切实守住浙江西大门,为保障全市乃至全省人民身体健康而努力。

邓小雁　方春福　占炳东
衢州市疾病预防控制中心

第二节　柯城区血吸虫病螺情调查报告

柯城区位于浙江省西部,钱塘江上游,是衢州主城区,市委、市政府所在地,区域面积 609km²,常住人口 48 万,下辖 2 个镇、7 个乡、9 个街道,属亚热带季风气候区,降水丰沛、气温适中。

柯城区原有 12 个乡镇 254 个村流行血吸虫病,历史累计有螺面积 15 114 890m²,历史累计血吸虫病病人 37 795 例,其中晚期血吸虫病病人 1 765 人,曾是血吸虫病重度流行县之一。在党和政府的领导下,通过积极防治,柯城区于 1993 年达到血吸虫病传播阻断标准。达标以后,柯城区进一步加强领导、落实责任、完善措施、规范管理,继续保持无感染性钉螺、无本地急性感染病人和新感染病人(畜)的良好局面,血防工作成果得到进一步巩固。因城市发展,柯城区行政区划重新划分调整,目前共有 17 个历史血吸虫病流行乡镇(街道)208 个历史血吸虫病流行村。

一、调查与质控

为进一步掌握钉螺分布情况,根据《浙江省卫计委关于开展浙江省钉螺调查工作的通知》和《浙江省血防中心关于下发〈浙江省钉螺调查实施细则〉的通知》(浙血防〔2016〕8 号)精神,柯城区人民政府地方病防治领导小组办公室(以下简称区地病办)于 2016 年在柯城区 17 个乡镇街道(航埠镇、石梁镇、石室乡、华墅乡、沟溪乡、姜家山乡、九华乡、万田乡、府山街道、花园街道、荷花街道、信安街道、双港街道、衢化街道、新新街道、黄家街道、白云街道),209 个村(包括 1 个非历史有螺村)开展钉螺调查工作。

区地病办于 2017 年初制订并下发《关于开展柯城区钉螺调查工作的通知》(衢柯地办〔2017〕4 号),明确各乡镇(街道)工作目标与任务,同时组织各乡镇卫生院(城区卫生服务中心)分管领导以及血防业务人员召开会议,开展业务培训,并部署、分解各乡镇(街道)钉螺调查等工作任务。为切实做好本项工作,区地病办安排了钉螺调查工作专项经费(每个环境条块给予 10 元补助标准),保障调查工作的顺利开展;同时,各乡镇卫生院(城区卫生服务中心)也按照工作需求,及时提供当地血防钉螺调查所需物资等,为保质保量完成全区钉螺调查工作提供必要的保障。

2016 年 10 月,区地病办选择九华乡作为先期试点,面对面、手把手培训指导钉螺调查工作,为后期全面开展钉螺调查工作奠定了基础。2017 年 2 月的全区血防工作会议上,区地病办重点对钉螺调查方案和实施细则进行详细解读,并就查螺图账的电子化规范流程等新增工作任务进行现场教学,培训采用多媒体、问答式互动等形式,使各血防专管员对该项工作的理解和掌握得到进一步加深。2017 年 3—5 月,区地病办专业人员因人施教,对乡镇血防员进行钉螺调查小班化培训,对各乡镇查螺专业队员进行岗前培训,有效提高钉螺调查工作质量。

为保证本次项目调查质量,区地病办多方搜集血防历史资料,并根据现有资料,以 17 个血防流行乡镇

（街道）为单位,将每个流行村钉螺调查信息表进行汇总梳理,再下发至各乡镇（街道）进行完善,减少逻辑错误,简化后期审核工作;同时,加强与各医疗卫生单位血防专管员的沟通与联系,实时了解和掌握各乡镇（街道）钉螺调查工作落实情况,发现问题,积极与乡镇、街道进行协调解决。区地病办每周统计全区钉螺调查工作完成进度,根据进展情况,组织专家下沉到基层,对进度缓慢单位组织专家从数据采集到电子地图的绘制等方面进行帮扶指导,现场指导查螺图账的电子化工作。区地病办领导、血防人员多次联合市疾控中心专业人员到各乡镇（街道）钉螺调查现场进行督查,及时纠正存在的问题,从而进一步规范资料录入、地图制作等内容,加快全区的工作进度,并于 2017 年 5 月底全面完成本次调查工作。

二、结果和讨论

（一）钉螺孳生环境调查

1. 历史钉螺孳生概况　柯城区在 17 个历史有螺乡镇 209 个村共计调查 2 066 处钉螺孳生环境,流行类型均为山丘型,历史环境总面积 50 924 403m²,历史累计钉螺面积 15 114 890m²,首次和最近一次查到钉螺年份分别为 1934 年和 2015 年,首次和最近一次查到感染性钉螺年份分别为 1953 年和 1978 年,见表 8-8。

表 8-8　柯城区钉螺孳生环境调查基本情况

流行类型	环境处数/处	累计环境面积/m²	历史累计有螺面积/m²	首次发现钉螺年份	最近一次查到钉螺年份	首次发现感染性钉螺年份	最近一次查到感染性钉螺年份
水网型	0	0	0	—	—	—	—
山丘型	2 066	50 924 403	15 114 890	1934	2015	1953	1978
合计	2 066	50 924 403	15 114 890	1934	2015	1953	1978

2. 钉螺孳生环境演变情况　柯城区Ⅰ类环境共 2 处,环境类型均为水田,面积 10 650m²,历史累计钉螺面积 6 550m²,首次和最近一次查到钉螺年份分别为 1953 年和 2015 年,首次和最近一次查到感染性钉螺年份分别为 1960 年和 1975 年,见表 8-9。

表 8-9　柯城区Ⅰ类钉螺孳生环境演变类型基本情况

历史环境		现在环境处数/处						累计环境面积/m²	历史累计有螺面积/m²	首次发现钉螺年份	最近一次查到钉螺年份	首次发现感染性钉螺年份	最近一次查到感染性钉螺年份
环境类型	环境处数/处	沟渠	塘堰	水田	旱地	滩地	其他						
沟渠	0	0	0	0	0	0	0	0	0	—	—	—	—
塘堰	0	0	0	0	0	0	0	0	0	—	—	—	—
水田	2	2	0	0	0	0	0	10 650	6 550	1953	2015	1960	1975
旱地	0	0	0	0	0	0	0	0	0	—	—	—	—
滩地	0	0	0	0	0	0	0	0	0	—	—	—	—
其他	0	0	0	0	0	0	0	0	0	—	—	—	—
合计	2	2	0	0	0	0	0	10 650	6 550	1953	2015	1960	1975

柯城区Ⅱ类环境共 1 449 处,环境类型以水田、沟渠和塘堰为主,分别有 706 处、418 处和 176 处,各占 48.72%、28.85% 和 12.15%。累计环境面积 38 179 480m²,累计环境面积和历史累计有螺面积均以水田为主,面积分别为 26 386 530m²（69.11%）和 4 782 923m²（61.25%）。Ⅱ类环境现在环境类型未发生较大改变,仍以水田、沟渠和塘堰为主。1934 年在沟渠环境中首次查到钉螺,最后一次于 2013 年在水田和其他环境中查到钉螺。详见表 8-10。

表 8-10 柯城区Ⅱ类钉螺孳生环境演变类型基本情况

历史环境		现在环境处数/处						累计环境面积/m²	历史累计有螺面积/m²	首次发现钉螺年份	最近一次查到钉螺年份	首次发现感染性钉螺年份	最近一次查到感染性钉螺年份
环境类型	环境处数/处	沟渠	塘堰	水田	旱地	滩地	其他						
沟渠	418	418	0	0	0	0	0	2 388 963	1 797 614	1934	2008	1953	1978
塘堰	176	0	174	0	1	0	1	1 618 174	567 402	1940	2007	1953	1978
水田	706	1	0	701	2	2	0	26 386 530	4 782 923	1934	2013	1954	1978
旱地	122	0	0	1	121	0	0	7 546 176	476 736	1950	2007	—	—
滩地	2	0	0	0	0	2	0	21 900	11 900	1950	1985	—	—
其他	25	0	0	1	1	0	23	217 737	171 920	1946	2013	—	—
合计	1 449	419	174	703	125	4	24	38 179 480	7 808 495	1934	2013	1953	1978

柯城区Ⅲ类环境共 546 处,环境类型 92.86%(507 处/546 处)是水田;累计环境面积 4 842 798m²,其中水田占 97.13%,历史累计有螺面积 3 595 224m²,其中水田占 96.56%。Ⅲ类环境现在环境以旱地和滩地为主,分别为 334 处和 186 处,各占 61.17% 和 34.07%。1934 年在水田环境中首次查到钉螺,最后一次于 2007 年在水田和沟渠环境中查到钉螺。1955 年在水田环境中首次发现感染性钉螺,1978 年最后一次在水田环境中查到感染性钉螺。详见表 8-11。

表 8-11 柯城区Ⅲ类钉螺孳生环境演变类型基本情况

历史环境		现在环境处数/处						累计环境面积/m²	历史累计有螺面积/m²	首次发现钉螺年份	最近一次查到钉螺年份	首次发现感染性钉螺年份	最近一次查到感染性钉螺年份
环境类型	环境处数/处	沟渠	塘堰	水田	旱地	滩地	其他						
沟渠	13	1	2	0	9	0	1	36 581	29 320	1950	2007	—	—
塘堰	24	1	0	0	23	0	0	78 623	70 750	1950	1990	1963	1970
水田	507	2	5	0	301	186	13	4 703 794	3 471 553	1934	2007	1955	1978
旱地	0	0	0	0	0	0	0	0	0	—	—	—	—
滩地	1	0	0	0	1	0	0	3 200	3 000	1963	1983	—	—
其他	1	0	1	0	0	0	0	20 600	20 600	1963	1974	—	—
合计	546	4	8	0	334	186	14	4 842 798	3 595 224	1934	2007	1955	1978

柯城区共调查Ⅳ类环境 66 处,历史环境类型以水田和旱地为主,分别为 48 处和 10 处,各占 72.73% 和 15.15%。累计环境面积和历史累计有螺面积分别为 7 858 475m²、3 704 621m²,均以水田为主,分别占 85.89% 和 78.01%。Ⅳ类环境现在环境中其他环境为 65 处,占 98.48%,基本上已彻底环境改造,不适宜钉螺孳生。1934 年和 1994 年首次和最后一次查到钉螺,均在水田环境。1954 年和 1977 年首次和最后一次发现感染性钉螺,均在水田环境。详见表 8-12。

表 8-12 柯城区Ⅳ类钉螺孳生环境演变类型基本情况

历史环境		现在环境处数/处						累计环境面积/m²	历史累计有螺面积/m²	首次发现钉螺年份	最近一次查到钉螺年份	首次发现感染性钉螺年份	最近一次查到感染性钉螺年份
环境类型	环境处数/处	沟渠	塘堰	水田	旱地	滩地	其他						
沟渠	4	0	0	0	0	0	4	132 415	131 820	1962	1984	—	—
塘堰	3	0	0	0	0	0	3	7 990	7 160	1971	1985	—	—
水田	48	0	0	0	1	0	47	6 749 520	2 889 791	1934	1994	1954	1977

历史环境		现在环境处数/处						累计环境面积/m²	历史累计有螺面积/m²	首次发现钉螺年份	最近一次查到钉螺年份	首次发现感染性钉螺年份	最近一次查到感染性钉螺年份
环境类型	环境处数/处	沟渠	塘堰	水田	旱地	滩地	其他						
旱地	10	0	0	0	0	0	10	872 700	580 000	1953	1987	——	——
滩地	0	0	0	0	0	0	0	0	0	——	——	——	——
其他	1	0	0	0	0	0	1	95 850	95 850	1963	1974	——	——
合计	66	0	0	0	1	0	65	7 858 475	3 704 621	1934	1994	1954	1977

柯城区共调查3处Ⅴ类可疑环境,环境面积0.032km²,目前主要环境类型是旱地。

（二）钉螺分布调查

1. 调查概况　柯城区共计调查2 066处钉螺孳生环境,流行类型均为山丘型,现有环境面积为59 507 915m²;其中现有螺环境2处,有螺面积490m²,位于石室乡石室村,环境类型均为水田,植被类型为树林,无感染性有螺环境。详见表8-13。

表8-13　柯城区不同流行类型环境螺情现况调查基本情况

流行类型	调查环境处数/处	有螺环境处数/处	感染性有螺环境处数/处	环境面积/m²	现有螺面积/m²	感染性钉螺面积/m²
水网型	0	0	0	0	0	0
山丘型	2 066	2	0	59 507 915	490	0
合计	2 066	2	0	59 507 915	490	0

柯城区2 066处钉螺孳生环境,以旱地作物、树林和其他植被为主,分别为562处、560处和511处,各占27.20%、27.11%和24.74%。环境面积59 507 915m²,其中旱地作物、其他植被和树林分别为23 391 305m²、20 058 529m²和10 556 936m²,各占39.31%、33.71%、17.74%。2处有螺环境均覆盖树林植被。详见表8-14。

表8-14　柯城区不同植被类型环境螺情现况调查基本情况

植被类别	调查环境处数/处	调查环境处数百分比/%	有螺环境处数/处	感染性有螺环境处数/处	环境面积/m²	环境面积百分比/%	现有螺面积/m²	感染性钉螺面积/m²
杂草	368	17.81	0	0	3 418 346	5.74	0	0
芦苇	17	0.82	0	0	378 063	0.64	0	0
树林	560	27.11	2	0	10 556 936	17.74	490	0
水稻	48	2.32	0	0	1 704 736	2.86	0	0
旱地作物	562	27.20	0	0	23 391 305	39.31	0	0
其他	511	24.74	0	0	20 058 529	33.71	0	0
合计	2 066	100.00	2	0	59 507 915	100.00	490	0

柯城区2 066处钉螺孳生环境的环境类型以水田、旱地和沟渠为主,分别占34.12%（705处/2 066处）、22.41%（463处/2 066处）和20.47%（423处/2 066处）;调查总环境面积为59 507 915m²,以水田、其他环境和旱地为主。2处有螺环境均为水田环境。详见表8-15。

表 8-15　柯城区不同环境类型螺情现况调查基本情况

环境类型	调查环境处数/处	调查环境处数百分比/%	有螺环境处数/处	感染性有螺环境处数/处	环境面积/m²	环境面积百分比/%	现有螺面积/m²	感染性钉螺面积/m²
沟渠	423	20.47	0	0	2 371 901	3.99	0	0
塘堰	182	9.20	0	0	1 740 484	2.92	0	0
水田	705	34.12	2	0	26 242 195	44.10	490	0
旱地	463	22.41	0	0	10 427 444	17.52	0	0
滩地	190	8.81	0	0	1 550 648	2.61	0	0
其他	103	4.99	0	0	17 175 243	28.86	0	0
合计	2 066	100.00	2	0	59 507 915	100.00	490	0

2. 现场调查结果　柯城区钉螺调查流行类型均为山丘型,系统抽样调查 51.98 万框,其中活螺框数 8 框,捕获活螺 72 只,无感染性钉螺;环境抽查调查 101.50 万框,其中活螺框数 2 框,捕获活螺 17 只,无感染性钉螺。17 只钉螺均在水田中发现,植被类型为树林。现场调查结果见表 8-16~ 表 8-18。

表 8-16　柯城区不同流行类型环境钉螺调查结果

流行类型	系统抽样						环境抽查					
	调查框数/框	活螺框数/框	捕获螺数/只	活螺数/只	感染性钉螺框数/框	感染螺数/只	调查框数/框	活螺框数/框	捕获螺数/只	活螺数/只	感染性钉螺框数/框	感染螺数/只
水网型	0	0	0	0	0	0	0	0	0	0	0	0
山丘型	519 774	8	72	72	0	0	1 014 980	2	17	17	0	0
合计	519 774	8	72	72	0	0	1 014 980	2	17	17	0	0

表 8-17　柯城区不同植被类型环境钉螺调查结果

植被类别	系统抽样						环境抽查					
	调查框数/框	活螺框数/框	捕获螺数/只	活螺数/只	感染性钉螺框数/框	感染螺数/只	调查框数/框	活螺框数/框	捕获螺数/只	活螺数/只	感染性钉螺框数/框	感染螺数/只
杂草	77 104	0	0	0	0	0	152 498	0	0	0	0	0
芦苇	6 012	0	0	0	0	0	11 998	0	0	0	0	0
树林	86 262	8	72	72	0	0	169 778	2	17	17	0	0
水稻	10 902	0	0	0	0	0	21 701	0	0	0	0	0
旱地作物	281 415	0	0	0	0	0	537 295	0	0	0	0	0
其他	58 079	0	0	0	0	0	121 710	0	0	0	0	0
合计	519 774	8	72	72	0	0	1 014 980	2	17	17	0	0

表 8-18　柯城区不同环境类型钉螺调查结果

环境类型	系统抽样						环境抽查					
	调查框数/框	活螺框数/框	捕获螺数/只	活螺数/只	感染性钉螺框数/框	感染螺数/只	调查框数/框	活螺框数/框	捕获螺数/只	活螺数/只	感染性钉螺框数/框	感染螺数/只
沟渠	57 038	0	0	0	0	0	117 990	0	0	0	0	0
塘堰	35 982	0	0	0	0	0	72 891	0	0	0	0	0

环境类型	系统抽样						环境抽查					
	调查框数/框	活螺框数/框	捕获螺数/只	活螺数/只	感染性钉螺框数/框	感染螺数/只	调查框数/框	活螺框数/框	捕获螺数/只	活螺数/只	感染性钉螺框数/框	感染螺数/只
水田	311 727	8	72	72	0	0	596 085	2	17	17	0	0
旱地	90 826	0	0	0	0	0	179 457	0	0	0	0	0
滩地	12 954	0	0	0	0	0	25 546	0	0	0	0	0
其他	11 247	0	0	0	0	0	23 011	0	0	0	0	0
合计	519 774	8	72	72	0	0	1 014 980	2	17	17	0	0

本次钉螺调查,查到活螺密度最大值为 1.361 1 只/0.1m², 平均为 0.008 2 只/0.1m², 有螺框出现率最大值为 11.111 1%, 平均为 0.008 2%, 见表 8-19。

表 8-19　柯城区不同流行类型环境系统抽样螺情统计指标

流行类型	活螺密度/(只·0.1m⁻²)				有螺框出现率/%			
	算术均数	最大值	最小值	中位数	算术均数	最大值	最小值	中位数
水网型	0	0	0	0	0	0	0	0
山丘型	0.000 8	1.361 1	0	0	0.008 2	11.111 1	0	0
合计	0.000 8	1.361 1	0	0	0.008 2	11.111 1	0	0

柯城区钉螺调查活螺框所处植被类别均为树林, 活螺密度最大值为 1.361 1 只/0.1m², 平均为 0.003 0 只/0.1m², 有螺框出现率最大值为 11.111 1%, 平均为 0.029 3%, 见表 8-20。

表 8-20　柯城区不同植被类型环境系统抽样螺情统计指标

植被类别	活螺密度/(只·0.1m⁻²)				有螺框出现率/%			
	算术均数	最大值	最小值	中位数	算术均数	最大值	最小值	中位数
杂草	0	0	0	0	0	0	0	0
芦苇	0	0	0	0	0	0	0	0
树林	0.003 0	1.361 1	0	0	0.029 3	11.111 1	0	0
水稻	0	0	0	0	0	0	0	0
旱地作物	0	0	0	0	0	0	0	0
其他	0	0	0	0	0	0	0	0
合计	0.000 8	1.361 1	0	0	0.008 2	11.111 1	0	0

钉螺调查活螺框所处环境类型均为水田, 活螺密度最大值为 1.361 1 只/0.1m², 平均为 0.002 4 只/0.1m², 有螺框出现率最大值为 11.111 1%, 平均为 0.023 2%, 见表 8-21。

表 8-21　柯城区不同环境类型系统抽样螺情统计指标

环境类型	活螺密度/(只·0.1m⁻²)				有螺框出现率/%			
	算术均数	最大值	最小值	中位数	算术均数	最大值	最小值	中位数
沟渠	0	0	0	0	0	0	0	0
塘堰	0	0	0	0	0	0	0	0

续表

环境类型	活螺密度/(只·0.1m^{-2})				有螺框出现率/%			
	算术均数	最大值	最小值	中位数	算术均数	最大值	最小值	中位数
水田	0.002 4	1.361 1	0	0	0.023 2	11.111 1	0	0
旱地	0	0	0	0	0	0	0	0
滩地	0	0	0	0	0	0	0	0
其他	0	0	0	0	0	0	0	0
合计	0.000 8	1.361 1	0	0	0.008 2	11.111 1	0	0

柯城区于2016年开展钉螺调查工作,并于2017年5月底全面完成任务要求,共计调查2 066处钉螺孳生环境,流行类型均为山丘型,历史累计钉螺面积15 114 890m^2,历史环境总面积50 924 403m^2,现有环境面积为59 507 915m^2。历史环境类型中水田所占比例最多(Ⅰ类环境水田占100%,Ⅱ类环境水田占48.72%,Ⅲ类环境水田占92.86%,Ⅳ类环境水田占72.73%)。近年来,由于产业结构调整、城市化进程及环境改造,部分水田已改造为旱地、滩地和其他环境,但现钉螺孳生环境类型中水田所占比例仍是最多(34.12%)。

在本次调查中,发现有螺环境2处,有螺面积490m^2,位于石室乡石室村,植被类别均为树林,环境类型均为水田。柯城区石室乡首次查到钉螺的年份为1953年,螺点18个,有螺面积63 900m^2,最近一次查到钉螺年份为2015年,螺点1个,有螺面积90m^2。有螺面积大大减少的原因可能一是政府领导十分重视血吸虫病防治工作,强化落实血吸虫病综合防治措施,加大各乡镇(街道)的灭螺工作强度。二是血防查灭螺现场培训班的开设,使血防专管员的查灭螺技能进一步提高,灭螺工作做得更为细致、扎实。三是柯城区五水共治、城镇化建设、小流域综合整治等环境改造工程的大力实施,使得适宜钉螺生存的环境明显减少,有螺面积大大降低。开展本次调查工作以来,柯城区进一步加强培训和指导,查螺工作开展得更为细致、专业;查螺投工足,查螺面积较广,查螺工作无死角。由于近年来雨水多,灭螺现场被雨水冲刷可能影响杀灭钉螺的效果,使得原先螺点再现钉螺。综上,柯城区在本次调查中发现了残存钉螺490m^2。发现钉螺后,柯城区开展了灭螺与巩固性灭螺工作,灭螺投工238工,灭螺面积490m^2,反复扩大灭螺面积20 000m^2,开展血清学查病891人,其中血检阳性人数1人,粪便检查阴性,未查出病原学阳性病人。2018—2019年查螺工作中均未再发现钉螺。

由于柯城区存在残存钉螺,且人口流动频繁,存在着血吸虫病死灰复燃的威胁,将对全区社会经济产生重大影响。因此,柯城区将进一步加强血吸虫病防控工作力度,在区卫生健康部门、农业农村部门、水利部门以及自然资源等部门之间建立一个有效、长效的工作机制,结合水利、农业农村等环境改造项目,彻底改变钉螺孳生环境,巩固血防成果。

韩小姣　范秀华
柯城区卫生健康局

第三节　衢江区血吸虫病螺情调查报告

衢江区地理坐标为东经118.957 40°,北纬28.978 12°,位于浙江省西部,东邻龙游,西接柯城,南与遂昌、江山,北与建德、淳安接界,中与市区、柯城区相连,属于亚热带季风气候,冬季低温少雨,夏季高温多雨,森林植被茂盛,种类繁多,森林覆盖率达70%以上,河流网脉东西横贯、南北汇流,主河道衢江横贯全境。全区面积1 748km^2,四周高山,丘陵起伏,中部由丘陵演变成平原地区,地形属金衢盆地,属山丘型血吸虫病流行区。

衢江区曾是血吸虫病重流行区,历史上有15个乡镇(街道)、150个行政村流行血吸虫病,历史累计有钉螺面积 11 998 440m²，累计报告血吸虫病病人 37 931 人，其中晚期病人 2 608 人。在各级政府领导的重视和各部门的团结合作下，通过几代人的努力，衢江区血防工作取得了显著成效，1995 年达到血吸虫病传播阻断标准，进入血防监测阶段 20 多年来持续保持无感染性钉螺、无急血病人、无新感染病人（畜）的"三无"防治成果。

一、调查与质控

为了进一步掌握钉螺分布情况，根据《浙江省卫计委关于开展浙江省钉螺调查工作的通知》和《浙江省血防中心关于下发〈浙江省钉螺调查实施细则〉的通知》（浙血防〔2016〕8 号）精神，衢江区卫计局组织全区血防工作者开展了衢江区钉螺调查工作，对全区 15 个乡镇 150 个历史血吸虫病流行村的现有钉螺环境、历史有螺环境和可疑钉螺孳生环境进行螺情调查。

衢江区原卫计局组织全区血防工作人员分别在区疾控中心和高家镇对各社区卫生服务中心（卫生院）血吸虫病防治工作分管领导、公卫科长及具体业务人员进行培训，要求所有调查人员必须经过培训，经测试合格后方可参与钉螺调查工作。这两次技术培训为高质量做好全区钉螺调查工作提供了有力技术支撑。为及时掌握各乡镇（街道）钉螺调查工作进度，督促各乡镇进一步完成阶段性工作任务，区原卫计局按照要求组织分管领导和工作人员不定期对乡镇进行检查和督导，共现场督查 20 余次，并要求各乡镇（街道）血防工作人员认真、翔实地进行调查资料收集、信息表填报、环境条块照片拍摄，并对历史螺点数据进行整理分析、绘制钉螺孳生环境电子图，针对存在的难点和堵点问题，及时提出整改建议和措施，保质、保量完成钉螺调查工作。衢江区疾控中心工作人员对全区现有螺的 5 个乡镇的钉螺样本进行复核，认真负责审核调查数据。

二、结果和讨论

（一）钉螺孳生环境调查

1. 历史钉螺孳生概况　衢江区在 15 个乡镇 150 个历史流行村进行走访和调查，共调查 1 136 个历史螺点，对历史有螺区域进行全面覆盖调查，截至 2016 年初，发现有螺乡镇 5 个，有螺村 10 个，有螺面积 20 330m²，见表 8-22。

表 8-22　衢江区钉螺孳生环境调查基本情况

流行类型	环境处数/处	累计环境面积/m²	历史累计有螺面积/m²	首次发现钉螺年份	最近一次查到钉螺年份	首次发现感染性钉螺年份	最近一次查到感染性钉螺年份
水网型	0	0	0	—	—	—	—
山丘型	1 136	20 260 264	11 998 440	1950	2016	1956	1987
合计	1 136	20 260 264	11 998 440	1950	2016	1956	1987

2. 现有钉螺孳生环境分布　2016 年衢江区发现有螺乡镇 5 个，有螺村 10 个，有螺面积 20 330m²，现有钉螺环境（Ⅰ类环境）24 处。现在环境类型分布为：沟渠 5 处，有螺面积为 3 200m²；旱地 9 处，有螺面积为 4 040m²；水田 8 处，有螺面积为 12 600m²；塘堰 2 处，有螺面积为 490m²。现有钉螺环境以水田、旱地和沟渠为主。

3. 钉螺孳生环境演变情况　历年来，衢江区的血防工作，尤其是钉螺孳生地环境改造工作，备受各级政府领导重视，同时随着经济快速的发展，新区开发战略的实施，历史钉螺孳生环境正发生着变化。

（1）Ⅰ类钉螺孳生环境演变类型基本情况：现有Ⅰ类钉螺孳生环境 24 处，由沟渠、塘堰、水田和旱地组成，累计环境面积 71 270m²，历史累计有螺面积达 63 675m²，占历史累计有螺面积的 0.53%（63 675m²/11 998 440m²），现有钉螺面积 20 330m²。现有钉螺环境和历史环境比较变化不大，仅有 3 处历史上为水田类型的钉螺孳生环境随着时间的变迁和传统种植业的转型升级，现已改种旱季农作物，从而水田类型演变为旱地类型。详见表 8-23。

表 8-23　衢江区 I 类钉螺孳生环境演变类型基本情况

历史环境		现在环境处数/处						累计环境面积/m²	历史累计有螺面积/m²	首次发现钉螺年份	最近一次查到钉螺年份	首次发现感染性钉螺年份	最近一次查到感染性钉螺年份
环境类型	环境处数/处	沟渠	塘堰	水田	旱地	滩地	其他						
沟渠	5	5	0	0	0	0	0	4 810	4 080	1956	2016	1956	1982
塘堰	2	0	2	0	0	0	0	860	490	1965	2016	1965	1982
水田	11	0	0	8	3	0	0	20 930	16 960	1956	2016	1956	1982
旱地	6	0	0	0	6	0	0	44 670	42 145	1965	2016	1965	1982
滩地	0	0	0	0	0	0	0	0	0	—	—	—	—
其他	0	0	0	0	0	0	0	0	0	—	—	—	—
合计	24	5	2	8	9	0	0	71 270	63 675	1956	2016	1956	1982

（2）Ⅱ类钉螺孳生环境演变类型基本情况：Ⅱ类钉螺孳生环境有 813 处，累计环境面积 15 474 821m²，历史累计有螺面积达 9 391 935m²，占历史累计有螺面积的 78.28%（9 391 935m²/11 998 440m²），最近查到钉螺年份在 2013 年，除了部分水田环境"水改旱"成为旱地环境外，其余环境无明显变迁，见表 8-24。

表 8-24　衢江区Ⅱ类钉螺孳生环境演变类型基本情况

历史环境		现在环境处数/处						累计环境面积/m²	历史累计有螺面积/m²	首次发现钉螺年份	最近一次查到钉螺年份	首次发现感染性钉螺年份	最近一次查到感染性钉螺年份
环境类型	环境处数/处	沟渠	塘堰	水田	旱地	滩地	其他						
沟渠	269	265	2	1	0	0	1	2 190 578	1 677 454	1955	2013	1956	1987
塘堰	57	0	56	0	0	1	0	428 483	167 763	1950	1990	1963	1982
水田	362	3	10	289	56	0	4	8 864 731	4 421 632	1955	2013	1956	1982
旱地	116	0	0	1	115	0	0	3 870 884	3 030 586	1950	2013	1958	1982
滩地	9	1	0	0	0	8	0	120 145	94 500	1962	1978	1963	1977
其他	0	0	0	0	0	0	0	0	0	—	—	—	—
合计	813	269	68	291	171	9	5	15 474 821	9 391 935	1950	2013	1956	1987

（3）Ⅲ类钉螺孳生环境演变类型基本情况：共调查Ⅲ类钉螺孳生环境 181 处，累计环境面积 3 111 765m²，历史累计有螺面积达 1 427 258m²，占历史累计有螺面积的 11.89%（1 427 258m²/11 998 440m²），见表 8-25。

表 8-25　衢江区Ⅲ类钉螺孳生环境演变类型基本情况

历史环境		现在环境处数/处						累计环境面积/m²	历史累计有螺面积/m²	首次发现钉螺年份	最近一次查到钉螺年份	首次发现感染性钉螺年份	最近一次查到感染性钉螺年份
环境类型	环境处数/处	沟渠	塘堰	水田	旱地	滩地	其他						
沟渠	55	52	0	0	2	0	1	785 424	556 490	1954	2006	1965	1986
塘堰	32	0	24	2	5	1	0	1 116 377	194 760	1950	1988	1967	1982
水田	92	12	0	5	67	3	5	1 190 004	660 988	1950	2011	1965	1981
旱地	1	0	1	0	0	0	0	6 560	2 720	1968	1972	1968	1972
滩地	1	1	0	0	0	0	0	13 400	12 300	1978	2011	—	—
其他	0	0	0	0	0	0	0	0	0	—	—	—	—
合计	181	65	25	7	74	4	6	3 111 765	1 427 258	1950	2011	1965	1986

（4）Ⅳ类钉螺孳生环境演变类型基本情况:钉螺孳生环境被人为彻底改变的历史有螺环境共118处,累计环境面积1 602 408m²,历史累计有螺面积达1 115 572m²,占历史累计有螺面积的9.30% (1 115 572m²/11 998 440m²),大部分环境已经彻底环境改造为厂房、居民区和道路,见表8-26。

表8-26　衢江区Ⅳ类钉螺孳生环境演变类型基本情况

历史环境		现在环境处数/处						累计环境面积/m²	历史累计有螺面积/m²	首次发现钉螺年份	最近一次查到钉螺年份	首次发现感染性钉螺年份	最近一次查到感染性钉螺年份
环境类型	环境处数/处	沟渠	塘堰	水田	旱地	滩地	其他						
沟渠	27	12	0	0	0	0	15	200 021	168 890	1953	1988	1963	1982
塘堰	8	0	1	0	1	0	6	61 022	37 662	1954	1988	1966	1981
水田	72	0	0	0	9	1	62	1 238 870	810 740	1950	1994	1966	1974
旱地	7	0	0	0	0	0	7	46 860	43 380	1950	1986	1973	1974
滩地	3	0	0	0	0	0	3	53 035	52 300	1954	1968	—	—
其他	1	0	0	0	0	0	1	2 600	2 600	1976	2006	1976	1987
合计	118	12	1	0	10	1	94	1 602 408	1 115 572	1950	2006	1963	1987

（二）钉螺分布调查

1. 调查概况　通过历史流行乡镇、村内的1 136处调查环境18 363 442m²调查面积开展调查工作,查出有螺环境24处,现有螺面积20 330m²,包括高家镇2 900m²、莲花镇14 390m²、峡川镇850m²、杜泽镇790m²、周家乡1 400m²,其中莲花镇现有螺面积约占整个区的70.78%,高家镇次之,未查到有感染性钉螺面积,见表8-27。

表8-27　衢江区不同流行类型环境螺情现况调查基本情况

流行类型	调查环境处数/处	有螺环境处数/处	感染性有螺环境处数/处	环境面积/m²	现有螺面积/m²	感染性钉螺面积/m²
水网型	0	0	0	0	0	0
山丘型	1 136	24	0	18 363 442	20 330	0
合计	1 136	24	0	18 363 442	20 330	0

（1）不同植被类型环境螺情现况调查基本情况:全区调查环境按不同植被类型分类,有螺面积主要分布在杂草、水稻、旱地作物和其他植被类型中。这可能与有螺乡镇村的地理特征和地貌有关。10个有螺村均位于衢江区北面和东面,地势相对平坦,是传统的产粮区。衢江区芦苇较少,树林以松树林等山林树种为主,一般位于山区,相比之下钉螺孳生条件较差。详见表8-28。

表8-28　衢江区不同植被类型环境螺情现况调查基本情况

植被类别	调查环境处数/处	有螺环境处数/处	感染性有螺环境处数/处	环境面积/m²	现有螺面积/m²	感染性钉螺面积/m²
杂草	436	11	0	4 328 214	6 510	0
芦苇	3	0	0	9 537	0	0
树林	8	0	0	128 413	0	0
水稻	265	2	0	6 613 888	5 190	0
旱地作物	219	8	0	5 801 383	3 740	0
其他	205	3	0	1 482 007	4 890	0
合计	1 136	24	0	1 836 442	20 330	0

（2）不同环境类型螺情现况调查基本情况：衢江区作为传统水稻种植的农业大县，在 18 363 442m² 环境面积中，水田面积多达 7 151 385m²；水利灌溉使用的沟渠纵横交错分布，多达 2 664 623m²。现有螺面积中，61.98%（12 600m²/20 330m²）是水田环境，主要分布在莲花镇；旱地环境占 19.87%；沟渠环境占 15.74%；塘堰环境占 2.41%。详见表 8-29。

表 8-29　衢江区不同环境类型螺情现况调查基本情况

环境类型	调查环境 处数/处	有螺环境 处数/处	感染性有螺环境 处数/处	环境面积/m²	现有螺面积/m²	感染性钉螺 面积/m²
沟渠	351	5	0	2 664 623	3 200	0
塘堰	96	2	0	695 741	490	0
水田	306	8	0	7 151 385	12 600	0
旱地	264	9	0	6 372 305	4 040	0
滩地	14	0	0	155 911	0	0
其他	105	0	0	1 323 477	0	0
合计	1 136	24	0	18 363 442	20 330	0

2. 现场调查结果　2014—2016 年，衢江区结合实际情况对全区 15 个镇 150 个村开展春秋两季查螺工作，覆盖所有应查环境条块，调查机械框 637 815 个，捕获活螺 1 383 只；环境框 1 269 320 个，捕获活螺 1 754 只，未发现感染性钉螺。详见表 8-30~ 表 8-35。

表 8-30　衢江区不同流行类型环境钉螺调查结果

流行类型	系统抽样						环境抽查					
	调查 框数/ 框	活螺 框数/ 框	捕获 螺数/ 只	活螺 数/只	感染性 钉螺 框数/框	感染 螺数/ 只	调查 框数/ 框	活螺 框数/ 框	捕获 螺数/ 只	活螺 数/只	感染性 钉螺 框数/框	感染 螺数/ 只
水网型	0	0	0	0	0	0	0	0	0	0	0	0
山丘型	637 815	472	1 392	1 383	0	0	1 269 320	726	1 754	1 754	0	0
合计	637 815	472	1 392	1 383	0	0	1 269 320	726	1 754	1 754	0	0

表 8-31　衢江区不同植被类型环境钉螺调查结果

植被类别	系统抽样						环境抽查					
	调查 框数/ 框	活螺 框数/ 框	捕获 螺数/ 只	活螺 数/只	感染性 钉螺 框数/框	感染 螺数/ 只	调查 框数/ 框	活螺 框数/ 框	捕获 螺数/ 只	活螺 数/只	感染性 钉螺 框数/框	感染 螺数/ 只
杂草	159 559	176	663	663	0	0	315 709	310	899	899	0	0
芦苇	835	0	0	0	0	0	1 664	0	0	0	0	0
树林	9 724	0	0	0	0	0	19 272	0	0	0	0	0
水稻	322 556	74	184	184	0	0	643 768	98	203	203	0	0
旱地作物	92 566	118	284	275	0	0	183 645	174	359	359	0	0
其他	52 575	104	261	261	0	0	105 262	144	293	293	0	0
合计	637 815	472	1 392	1 383	0	0	1 269 320	726	1 754	1 754	0	0

表 8-32 衢江区不同环境类型钉螺调查结果

环境类型	系统抽样						环境抽查					
	调查框数/框	活螺框数/框	捕获螺数/只	活螺数/只	感染性钉螺框数/框	感染螺数/只	调查框数/框	活螺框数/框	捕获螺数/只	活螺数/只	感染性钉螺框数/框	感染螺数/只
沟渠	102 239	71	209	209	0	0	202 316	116	281	281	0	0
塘堰	29 278	15	86	86	0	0	58 268	13	36	36	0	0
水田	334 894	257	760	760	0	0	667 805	416	1 055	1 055	0	0
旱地	126 571	129	337	328	0	0	251 081	181	382	382	0	0
滩地	9 055	0	0	0	0	0	17 986	0	0	0	0	0
其他	35 778	0	0	0	0	0	71 864	0	0	0	0	0
合计	637 815	472	1 392	1 383	0	0	1 269 320	726	1 754	1 754	0	0

表 8-33 衢江区不同流行类型环境系统抽样螺情统计指标

流行类型	活螺密度/(只·0.1m^{-2})				有螺框出现率/%			
	算术均数	最大值	最小值	中位数	算术均数	最大值	最小值	中位数
水网型	0	0	0	0	0	0	0	0
山丘型	0.023 5	3.120 0	0	0	0.690 1	100.000 0	0	0
合计	0.023 5	3.120 0	0	0	0.690 1	100.000 0	0	0

表 8-34 衢江区不同植被类型环境系统抽样螺情统计指标

植被类别	活螺密度/(只·0.1m^{-2})				有螺框出现率/%			
	算术均数	最大值	最小值	中位数	算术均数	最大值	最小值	中位数
杂草	0.029 4	3.120 0	0	0	0.771 2	100.000 0	0	0
芦苇	0	0	0	0	0	0	0	0
树林	0	0	0	0	0	0	0	0
水稻	0.003 7	0.628 9	0	0	0.156 4	31.446 5	0	0
旱地作物	0.039 7	2.187 5	0	0	1.079 9	100.000 0	0	0
其他	0.019 5	2.075 0	0	0	0.862 8	100.000 0	0	0
合计	0.023 5	3.120 0	0	0	0.690 1	100.000 0	0	0

表 8-35 衢江区不同环境类型系统抽样螺情统计指标

环境类型	活螺密度/(只·0.1m^{-2})				有螺框出现率/%			
	算术均数	最大值	最小值	中位数	算术均数	最大值	最小值	中位数
沟渠	0.012 3	2.075 0	0	0	0.410 9	100.000 0	0	0
塘堰	0.038 1	3.120 0	0	0	0.797 4	43.750 0	0	0
水田	0.024 0	2.100 0	0	0	0.859 4	100.000 0	0	0
旱地	0.039 4	2.187 5	0	0	1.030 3	100.000 0	0	0
滩地	0	0	0	0	0	0	0	0
其他	0	0	0	0	0	0	0	0
合计	0.023 5	3.120 0	0	0	0.690 1	100.000 0	0	0

分析此次调查数据发现,衢江区有螺面积有 20 330m²,以水田、旱地及相连接的沟渠环境为主,是近年血防工作的重点区域;莲花镇依托"农业特色小镇"建设,加强和农业、水利等部门合作,已于 2016 年 9 月开展重点区域内沟渠水泥灌注"三面光"改造和农田改造升级工作,莲花镇的大部分钉螺孳生环境将会彻底改变,有螺面积也会呈现大幅度下降。高家、杜泽、周家等乡镇紧紧抓住区委区政府建设"美丽大花园"的有利时机,深入血防查螺灭螺重点难点区域,切实开展行之有效的血防工作,将开展查螺、灭螺、查病、治病、防控输入性传染源、农村改水改厕等综合性防治措施落到实处,为"美丽乡村"建设添砖加瓦。尤其是高家镇航墩村,作为国家血吸虫病监测点,做好国家监测点的血防工作对全区血防工作的深入开展具有重大意义。

衢江区Ⅱ类钉螺孳生环境占历史累计有螺面积的 78.28%。在这类环境中,虽未查到钉螺,但还存在适宜钉螺孳生的土壤、植被、水体、湿度、温度等条件,是每年血防查螺工作的重点区域。Ⅲ类钉螺孳生环境被人为从物理上或景观上进行了部分改变,比如农田水利灌溉工程、农田改造等项目的实施,改变了钉螺的孳生环境,但随着时间的推移,改造工程出现破损、维护不到位等情况,从血防专业角度分析,钉螺孳生环境仅是部分改变,未达到彻底全面的消除孳生条件,部分环境还是能出现钉螺孳生的情况,也不能放松警惕,忽视其重要性。

衢江区政府在习近平新时代中国特色社会主义思想指引下,坚定不移推进"四个一"和康养城建设,经济和城市化建设不断提升,钉螺孳生环境被人为彻底改变的历史有螺环境面积有 1 115 572m²,钉螺失去了赖以生存的自然地理条件。2008—2011 年,各级政府先后投入 350 余万元资金开展碓溪环境改造工程。随着城市化进程的推进,以樟潭街道和浮石街道为例,大部分历史钉螺孳生环境建设成为道路、商住小区和公共活动场所等,而这类环境的面积随着人口数的增加、经济的发展在逐渐增大。

但是作为历史上的血防重灾区之一,农田、水利灌溉使用的沟渠也是纵横交错分布,以 2010 年衢江区"碓溪"流域环境改造项目中的"碓溪"为例,碓溪主流源自莲花镇桃子堰,流经高家镇段家村、航墩等村,最终汇入衢江,全长约 5km,共灌溉 6 000 余亩农田,间接灌溉 10 000 余亩农田,溪两边杂草树木丛生,水流长年不断,适宜钉螺孳生繁殖,而且钉螺多分布在杂草树木和沟渠石缝之中,不能铲草土埋,仅通过药杀灭螺效果不佳,灭螺后钉螺密度虽有所降低,但面积难以压缩,如不开展彻底环境改造,仍存在钉螺扩散蔓延的可能。

甘里、后溪等乡镇作为曾经血防防控的重点乡镇,与江山市毗邻,近年来随着经济迅速发展和小城镇综合整治,外来人口不断涌入,规范开展血吸虫病防控工作任重道远。

综上所述,衢江区残存钉螺查灭任务依然十分艰巨。钉螺分布环境复杂,查灭螺难度较大,部分有螺环境还未得到彻底改造,有些措施只治标不治本,不能从根本上改变钉螺孳生环境;还有一些区域受环境和社会因素影响,造成有螺环境不能及时进行查灭螺。当前,随着社会经济快速发展,流动人口不断增加,造成输入性传播和流行的危险加大,防控形势不容乐观。部分领导干部对血吸虫病防治工作的艰巨性、长期性、复杂性认识不足,投工不足,支持不够,抓抓停停,工作落实没有完全到位,一定程度上影响了血防工作的持续开展。

在今后的血防工作中,一是要进一步加强组织领导,加大经费投入力度,明确有关部门职责,强化考核机制,确保血防工作落到实处;主动加强与各乡镇(街道)和有关部门的沟通与协调,通过密切配合,加强协作,形成合力;结合爱国卫生运动等多种形式,组织群众开展血防公益活动,加快无害化卫生厕所建设和农村安全饮水工作进度,改变生产生活环境,正确处理好灭螺工作与区域生态文明建设工作的关系,逐步形成群防群控的良好局面,对历史血吸虫病流行乡镇实行分类管理,有针对性地抓重点难点,加强重点乡镇螺情复查和螺点环境灭螺工作。二是要进一步建立健全血防健康宣传教育的长效机制,加强血吸虫病防治知识宣传,采取多种形式开展健康教育,对人群采用大众传播和人际传播的形式,对中小学生开展内容生动、通俗易懂的教育活动,进一步推广和开展"领导干部查螺日"活动等,大力普及血防知识,提高人民群众的自我防护意识和能力,使干部群众充分认识血防工作的长期性、经常性和科学性,克服消除后麻痹松劲思想。三是要进一步加强螺情和病情的监测,在政府的统一领导下继续采取综合防治措施,齐心协力,密切配合,坚持以查清和灭光钉螺、人(畜)同步防治为主的综合防治措施,严防钉螺面积的回升和新螺点环境的出现;重点加强流动人、畜病情监测,严防输入性传染源引起本地血吸虫病流行;结合基层农村公共卫生工作,每年对 15 个历史有螺乡镇开展血防专项督导检查工作,以进一步规范和完善基层血防工作,提高工作质量。

诸威萍　余新
衢江区疾病预防控制中心

第四节　常山县血吸虫病螺情调查报告

常山县地属浙江省衢州市,毗邻江西省,周围与柯城区、衢江区、江山市、开化县、杭州市淳安县、江西省上饶市玉山县接壤,区位独特,交通便利,素有"四省通衢、两浙首站"之称。常山县下辖 6 个镇、5 个乡、3 个街道,农作物以水稻、小麦、油菜为主,2017 年末总人口 33.93 万人,城镇人口约 4.40 万,占总人口的 12.97%,农业人口约 29.53 万,占总人口的 87.03%,是一个以农业为主导产业的山区县。2017 年常山县人均 GDP 为 38 036 元,城市居民人均可支配收入 28 046 元,农村居民人均纯收入 14 542 元,全县居民最低生活保障人数 10 103 人。

常山县是历史血吸虫病严重流行县之一,曾有 13 个乡(镇)、279 个行政村流行血吸虫病,历史钉螺面积 35 991 290m²,血吸虫病病人 60 593 人,其中晚期病人 2 618 人,血吸虫病粪检最高阳性率 46.87%,历史耕牛血吸虫病最高患病率 20.1%。在各级政府的高度重视下,依靠专业机构和广大干部群众,常山县血防工作取得了显著成绩,于 1986 年达到血吸虫病传播控制标准,1995 年达到传播阻断标准,1996 年起血防工作进入了巩固监测阶段,至今二十多年保持无感染性钉螺、无本地急性血吸虫病病人、无新感染病人(畜)的"三无"成果。

2013 年,常山县村级行政区域进行了大调整,使得有螺村情况也发生很大变化,由原来 13 个历史血吸虫病流行乡(镇)调整为现在的 11 个乡(镇)和 3 个街道,279 个历史血吸虫病流行村调整为现在的 155 个行政村。

一、调查与质控

为及时查清钉螺分布现状、分析钉螺分布特点和变化规律,以制订针对性的防治策略,根据《浙江省卫计委关于开展浙江省钉螺调查工作的通知》和《浙江省血防中心关于下发〈浙江省钉螺调查实施细则〉的通知》(浙血防〔2016〕8 号)的要求,常山县于 2016—2017 年开展了钉螺调查工作。本次钉螺调查工作在全县 11 个乡(镇)和 3 个街道、共 155 个历史血吸虫病流行村展开。调查范围为辖区内山丘型流行村,环境包括现有钉螺环境、历史有螺环境和可疑钉螺孳生环境。

县疾控中心指派专业人员参加省血防中心组织的钉螺调查专项培训,并组织疾控中心地防科人员和全县地防医师进行 4 次县级培训。通过查阅各乡镇的历年血防资料、走访老同志等方法收集、整理螺情信息,同时结合现场调查,严格按照《浙江省钉螺调查实施细则》要求摘录相关信息,统计相关数据并汇总成表。省血防中心和衢州市疾病预防控制中心对县钉螺调查工作进行检查和督导,确保此项工作的顺利完成。

二、结果和讨论

(一)钉螺孳生环境调查

1. 历史钉螺孳生情况　常山县历史上属山丘型丘陵亚型血吸虫病流行区,本次共调查环境处数 3 841 处,其中历史有螺环境 2 264 处,可疑环境 1 577 处,累计环境面积 79 268 463m²,历史累计有螺面积 35 991 290m²;首次发现钉螺和首次发现感染性钉螺年份均为 1954 年,最近一次查到钉螺年份是 2016 年。详见表 8-36。

表 8-36　常山县钉螺孳生环境调查基本情况

流行类型	环境处数/处	累计环境面积/m²	历史累计有螺面积/m²	首次发现钉螺年份	最近一次查到钉螺年份	首次发现感染性钉螺年份	最近一次查到感染性钉螺年份
水网型	0	0	0	—	—	—	—
山丘型	3 841	79 268 463	35 991 290	1954	2016	1954	1987
合计	3 841	79 268 463	35 991 290	1954	2016	1954	1987

2. 钉螺孳生环境演变情况　常山县Ⅰ类钉螺孳生历史环境处数共计164处,历史累计有螺面积 1 653 360m²,占总历史有螺面积的4.59%,主要分布在10个乡(镇)和3个街道(同弓、何家、辉埠、球川、白石、招贤、青石、大桥头、芳村、新昌、天马街道、紫港街道、金川街道)。环境类型以水田和沟渠为主,其中水田经过近几年土地平整,改变了5处,其他历史环境到现在未改变。Ⅰ类环境演变情况见表8-37。

表 8-37　常山县Ⅰ类钉螺孳生环境演变类型基本情况

历史环境 环境类型	历史环境 环境处数/处	现在环境处数/处 沟渠	塘堰	水田	旱地	滩地	其他	累计环境面积/m²	历史累计有螺面积/m²	首次发现钉螺年份	最近一次查到钉螺年份	首次发现感染性钉螺年份	最近一次查到感染性钉螺年份
沟渠	54	54	0	0	0	0	0	180 550	149 800	1956	2016	1956	—
塘堰	2	0	2	0	0	0	0	2 140	2 140	1963	2016	1963	
水田	86	0	4	81	1	0	0	2 094 520	1 249 570	1956	2016	1956	
旱地	17	0	0	0	17	0	0	435 100	177 240	1956	2016	1956	
滩地	2	0	0	2	0	0	0	1 300	1 300	1958	2016	1958	
其他	3	0	0	0	0	0	3	103 500	73 310	1956	2016	1956	
合计	164	54	6	83	18	0	3	2 817 110	1 653 360	1956	2016	1956	—

　　Ⅱ类钉螺孳生历史环境共2 081处,历史累计有螺面积31 850 860m²,占总历史有螺面积的88.50%。共有130处环境已改变,占Ⅱ类环境的6.25%,其中1 296处历史水田环境变化最大,有47处演变成塘堰、28处演变成其他,20处演变成用于苗木种植的旱地,18处变成了沟渠。其他历史环境无较大变化。详见表8-38。

表 8-38　常山县Ⅱ类钉螺孳生环境演变类型基本情况

历史环境 环境类型	历史环境 环境处数/处	现在环境处数/处 沟渠	塘堰	水田	旱地	滩地	其他	累计环境面积/m²	历史累计有螺面积/m²	首次发现钉螺年份	最近一次查到钉螺年份	首次发现感染性钉螺年份	最近一次查到感染性钉螺年份
沟渠	428	425	1	1	0	1	0	2 031 780	1 534 080	1955	2013	1955	1987
塘堰	134	1	133	0	0	0	0	300 320	148 000	1956	2013	1956	—
水田	1 296	18	47	1 183	20	0	28	37 910 746	28 430 070	1954	2013	1954	1987
旱地	199	1	0	5	186	0	7	3 583 250	1 470 890	1956	2013	1956	—
滩地	6	0	0	0	0	6	0	250 520	209 570	1956	2010	1956	—
其他	18	0	0	0	0	0	18	70 340	58 250	1956	2004	1956	—
合计	2 081	445	181	1 189	206	7	53	44 146 956	31 850 860	1954	2013	1954	1987

　　常山县无Ⅲ类钉螺孳生环境。
　　Ⅳ类钉螺孳生历史环境19处,占历史有螺环境处数的0.84%,主要分布在天马和紫港街道;历史累计

· 286 ·

钉螺面积 2 487 070m²,占总历史有螺面积的 6.91%;现环境类型为其他环境(14 处)和水田(5 处)。详见表 8-39。

表 8-39　常山县Ⅳ类钉螺孳生环境演变类型基本情况

历史环境		现在环境处数/处						累计环境面积/m²	历史累计有螺面积/m²	首次发现钉螺年份	最近一次查到钉螺年份	首次发现感染性钉螺年份	最近一次查到感染性钉螺年份
环境类型	环境处数/处	沟渠	塘堰	水田	旱地	滩地	其他						
沟渠	0	0	0	0	0	0	0	0	0	—	—	—	—
塘堰	0	0	0	0	0	0	0	0	0	—	—	—	—
水田	14	0	0	5	0	0	9	5 783 290	1 588 070	1956	2011	1956	—
旱地	0	0	0	0	0	0	0	0	0	—	—	—	—
滩地	4	0	0	0	0	0	4	688 870	688 860	1958	2008	1958	—
其他	1	0	0	0	0	0	1	520 000	210 140	1956	1981	1956	—
合计	19	0	0	5	0	0	14	6 992 160	2 487 070	1956	2011	1956	—

从常山县的钉螺孳生环境演变情况来看,绝大部分环境没有改变,只有很小一部分环境发生了演变,而彻底改变的历史有螺环境仅有 19 处,占历史有螺环境处数的 0.84%,钉螺面积虽已得到了很大压缩,但绝大部分适宜钉螺生长的环境仍然广泛存在,钉螺孳生扩散、螺情回升的形势依然严峻。

(二)钉螺分布调查

1. 调查概况　常山县属山丘型地区,环境适宜钉螺孳生。本次共调查环境 3 841 处,累计环境面积 76 419 833m²,查出有螺环境共 164 处,有螺面积 147 290m²。孳生地环境植被类型以水稻和其他植被为主,分别为 1 509 处和 1 141 处,占 39.29% 和 29.71%;杂草 636 处,占 16.56%;旱地作物 525 处占 13.67%。作物中水稻、杂草和经济作物占多数,这些植被类型的有螺环境也占多数,包括水田 83 处,有螺面积 70 440m²,占螺点面积的 47.82%;沟渠 54 处,有螺面积 56 690m²,占 38.49%;旱地 18 处,有螺面积 16 820m²,占 11.42%;塘堰 6 处,有螺面积 2 140m²,占 1.45%;其他环境类型 3 处,有螺面积 1 200m²,占 0.82%。调查概况见表 8-40~表 8-42。

表 8-40　常山县不同流行类型环境螺情现况调查基本情况

流行类型	调查环境处数/处	有螺环境处数/处	感染性有螺环境处数/处	环境面积/m²	现有螺面积/m²	感染性钉螺面积/m²
水网型	0	0	0	0	0	0
山丘型	3 841	164	0	76 419 833	147 290	0
合计	3 841	164	0	76 419 833	147 290	0

表 8-41　常山县不同植被类型环境螺情现况调查基本情况

植被类别	调查环境处数/处	有螺环境处数/处	感染性有螺环境处数/处	环境面积/m²	现有螺面积/m²	感染性钉螺面积/m²
杂草	636	33	0	8 573 815	37 190	0
芦苇	27	0	0	153 630	0	0
树林	3	0	0	18 010	0	0
水稻	1 509	50	0	37 139 414	43 380	0
旱地作物	525	16	0	8 111 875	16 020	0
其他	1 141	65	0	22 423 089	50 700	0
合计	3 841	164	0	76 419 833	147 290	0

表 8-42　常山县不同环境类型螺情现况调查基本情况

环境类型	调查环境处数/处	有螺环境处数/处	感染性有螺环境处数/处	环境面积/m²	现有螺面积/m²	感染性钉螺面积/m²
沟渠	767	54	0	3 419 558	56 690	0
塘堰	413	6	0	1 209 335	2 140	0
水田	2 061	83	0	57 221 929	70 440	0
旱地	484	18	0	7 711 520	16 820	0
滩地	20	0	0	1 068 030	0	0
其他	96	3	0	5 789 461	1 200	0
合计	3 841	164	0	76 419 833	147 290	0

2. 现场调查结果

（1）钉螺调查结果：全县血吸虫病流行类型为山丘型，经过系统抽样查螺，捕获钉螺 12 568 只，其中活螺 12 475 只；环境抽查查螺，捕获钉螺 262 只，其中活螺 262 只，皆未发现感染性钉螺。活螺密度平均值为 0.024 0 只/0.1m²，最大值为 7.326 9 只/0.1m²，有螺框出现率平均值为 0.784 6%，最大值为 100%。详见表 8-43、表 8-44。

表 8-43　常山县不同流行类型环境钉螺调查结果

流行类型	系统抽样						环境抽查					
	调查框数/框	活螺框数/框	捕获螺数/只	活螺数/只	感染性钉螺框数/框	感染螺数/只	调查框数/框	活螺框数/框	捕获螺数/只	活螺数/只	感染性钉螺框数/框	感染螺数/只
水网型	0	0	0	0	0	0	0	0	0	0	0	0
山丘型	1 215 172	4 739	12 568	12 475	0	0	2 424 710	184	262	262	0	0
合计	1 215 172	4 739	12 568	12 475	0	0	2 424 710	184	262	262	0	0

表 8-44　常山县不同流行类型环境系统抽样螺情统计指标

流行类型	活螺密度/(只·0.1m⁻²)				有螺框出现率/%			
	算术均数	最大值	最小值	中位数	算术均数	最大值	最小值	中位数
水网型	0	0	0	0	0	0	0	0
山丘型	0.024 0	7.326 9	0	0	0.784 6	100.000 0	0	0
合计	0.024 0	7.326 9	0	0	0.784 6	100.000 0	0	0

（2）不同植被类型调查结果：系统抽样捕获活螺数最多的植被类型为水稻，其后依次是杂草、其他和旱地作物。活螺密度最大的为杂草 0.033 8 只/0.1m²，有螺框出现率为 1.007 1%；其次是水稻，活螺密度为 0.028 9 只/0.1m²，有螺框出现率为 0.760 1%；旱地作物活螺密度为 0.008 3 只/0.1m²，有螺框出现率为 0.268 0%；其他植被的活螺密度为 0.020 0 只/0.1m²，有螺框出现率为 0.952 6%。详见表 8-45、表 8-46。

（3）不同环境类型调查结果：系统抽样捕获活螺数最多的环境类型为水田，其次是沟渠和旱地。沟渠中的活螺密度最高，为 0.031 7 只/0.1m²，有螺框出现率为 1.047 5%；其次是水田，活螺密度为 0.028 7 只/0.1m²，有螺框出现率为 0.912 9%；旱地类活螺密度为 0.009 8 只/0.1m²，有螺框出现率为 0.330 8%；其他环境的活螺密度为 0.008 4 只/0.1m²，有螺框出现率 0.312 5%；塘堰中的活螺密度为 0.007 3 只/0.1m²，有螺框出现率为 0.329 2%。详见表 8-47、表 8-48。

表 8-45　常山县不同植被类型环境钉螺调查结果

植被类别	系统抽样						环境抽查					
	调查框数/框	活螺框数/框	捕获螺数/只	活螺数/只	感染性钉螺框数/框	感染螺数/只	调查框数/框	活螺框数/框	捕获螺数/只	活螺数/只	感染性钉螺框数/框	感染螺数/只
杂草	156 971	1 017	3 303	3 303	0	0	312 757	6	12	12	0	0
芦苇	8 080	0	0	0	0	0	16 106	0	0	0	0	0
树林	346	0	0	0	0	0	686	0	0	0	0	0
水稻	475 695	1 609	4 486	4 447	0	0	950 329	19	39	39	0	0
旱地作物	216 969	444	1 659	1 659	0	0	432 880	21	25	25	0	0
其他	357 111	1 669	3 120	3 066	0	0	711 952	138	186	186	0	0
合计	1 215 172	4 739	12 568	12 475	0	0	2 424 710	184	262	262	0	0

表 8-46　常山县不同植被类型环境系统抽样螺情统计指标

植被类别	活螺密度/(只·0.1m⁻²)				有螺框出现率/%			
	算术均数	最大值	最小值	中位数	算术均数	最大值	最小值	中位数
杂草	0.033 8	3.587 3	0	0	1.007 1	100.000 0	0	0
芦苇	0	0	0	0	0	0	0	0
树林	0	0	0	0	0	0	0	0
水稻	0.028 9	7.326 9	0	0	0.760 1	75.757 6	0	0
旱地作物	0.008 3	1.137 7	0	0	0.268 0	23.809 5	0	0
其他	0.020 0	1.733 3	0	0	0.952 6	81.690 1	0	0
合计	0.024 0	7.326 9	0	0	0.784 6	100.000 0	0	0

表 8-47　常山县不同环境类型钉螺调查结果

环境类型	系统抽样						环境抽查					
	调查框数/框	活螺框数/框	捕获螺数/只	活螺数/只	感染性钉螺框数/框	感染螺数/只	调查框数/框	活螺框数/框	捕获螺数/只	活螺数/只	感染性钉螺框数/框	感染螺数/只
沟渠	184 941	1 365	3 715	3 688	0	0	368 449	134	179	179	0	0
塘堰	68 060	78	177	174	0	0	135 294	8	16	16	0	0
水田	695 425	2 806	6 917	6 858	0	0	1 388 671	19	37	37	0	0
旱地	220 414	464	1 699	1 699	0	0	439 852	23	30	30	0	0
滩地	10 289	0	0	0	0	0	20 538	0	0	0	0	0
其他	36 043	26	60	56	0	0	71 906	0	0	0	0	0
合计	1 215 172	4 739	12 568	12 475	0	0	2 424 710	184	262	262	0	0

表 8-48　常山县不同环境类型系统抽样螺计指标

环境类型	活螺密度/(只·0.1m⁻²)				有螺框出现率/%			
	算术均数	最大值	最小值	中位数	算术均数	最大值	最小值	中位数
沟渠	0.031 7	3.587 3	0	0	1.047 5	81.690 1	0	0
塘堰	0.007 3	1.052 6	0	0	0.329 2	52.631 6	0	0
水田	0.028 7	7.326 9	0	0	0.912 9	100.000 0	0	0
旱地	0.009 8	1.137 7	0	0	0.330 8	23.809 5	0	0

续表

环境类型	活螺密度/(只·0.1m^{-2})				有螺框出现率/%			
	算术均数	最大值	最小值	中位数	算术均数	最大值	最小值	中位数
滩地	0	0	0	0	0	0	0	0
其他	0.008 4	0.731 7	0	0	0.312 5	26.829 3	0	0
合计	0.024 0	7.326 9	0	0	0.784 6	100.000 0	0	0

　　常山县在此次钉螺调查工作中,调查了11个乡(镇)和3个街道、155个历史流行村共3 841处环境,未发现血吸虫感染性钉螺。

　　当前,常山县有螺环境处数164处,占总环境处数的4.27%,现有螺面积147 290m^2。环境类型以水田和沟渠为主,植被类型以水稻和其他植被占多数,环境类型与植被类型分布情况具有一致性。现场钉螺调查情况也表明,捕获活螺数最多的植被类型为水稻,其次是杂草,活螺密度和有螺框出现率均较高。现有钉螺面积主要分布在白石、球川镇以及虹桥溪沿线,每当遇到洪水或是近几年持续长时间的高水位,就会导致钉螺扩散,灭螺效果难以巩固。从环境演变情况看,常山县历史钉螺孳生环境绝大部分没有改变,彻底改变的仅占历史有螺环境处数的0.84%,绝大部分适宜钉螺生长的环境仍然广泛存在。近年来,随着农业人口减少,外出务工人员增多、土地抛荒、沟渠废弃、杂草丛生,极易发生钉螺孳生和蔓延。同时,由于种植胡柚、引进苗木,外来钉螺输入的可能性也随之增大。

　　综上所述,常山县残存钉螺仍将在一定时期和范围内存在,血防工作任重而道远。为此,下一步血防工作重点,一是采取"查灭残存钉螺为主,防止输入钉螺为辅"的对策,重点调查血防重点乡镇及螺情回升区域,对于生产生活区的有螺环境,要重点进行整治,加大灭螺力度,科学灭螺,确保钉螺面积逐步压缩。二是进一步加强流动人口(畜)监测,重点检查来自疫区的流动人口(畜),同时加大对白石镇小白石村的监测力度。该村位于常山县西面,与江西省玉山县白云镇太平桥村毗邻,自2005年被确定为浙江省唯一国家血吸虫病监测点以来,至今已连续监测14年,结果表明血吸虫病疫情稳定,每年均能发现少量残存钉螺,与毗邻地区人畜往来频繁,有传染源的输入,存在血吸虫病重新传播流行的危险因素。三是加强部门协作,结合农田水利建设和国土资源整治等工程项目,加大有螺地区环境改造力度,实施改水改厕、人畜粪便无害化处理、健康教育等综合性措施,守好浙江的西大门。

姜友华　段家福　章小兵　徐国勇

常山县疾病预防控制中心

第五节　开化县血吸虫病螺情调查报告

　　开化县位于浙江省西部,浙皖赣三省七县交界处,东北邻淳安县,东南连常山县,西与西北分别与江西的玉山县、德兴市、婺源县相依,北接安徽休宁县。开化县是钱塘江的发源地,县域总面积2 236km^2。全县辖15个乡镇(含芹阳办事处),255个行政村,总人口36万,素有"九山半水半分田"之称。

　　开化县属山丘型血吸虫病重疫区,过去曾是全国闻名、世界卫生组织关注的血吸虫病"最剧县",自1929年发现血吸虫病到1949年中华人民共和国成立前的20年中,血吸虫病死亡人数6万余人,有88个村庄被毁灭。全县最大的池淮畈因长期无人耕种而成为墓地,国际寄生虫学专家在此考察时称之为"死亡之野",认定为血吸虫病"浓厚地"。一个个"寡妇村""坟头山""棺材田"的悲惨故事流传至今。经过多次乡镇、村撤并,开化县现有9个历史流行乡镇(含芹阳办事处)、119个历史流行村,疫区面积1 342km^2,流行区人口达30余万,历史累计钉螺面积29 469 860m^2,历史累计查出血吸虫病病人6.48万例,其中晚期血吸虫病病人1 920例。在党中央和各级政府领导下,全县人民经过几十年的积极防治,1985年以后全县范围未查出感染性钉螺;在县委、县政府的正确领导下,广大血防工作者经过五十多年的共同努力,开化县于1995年达到血吸虫病传播阻断标准,进入监测巩固阶段。

一、调查与质控

为进一步掌握全县钉螺分布情况,根据《浙江省卫计委关于开展浙江省钉螺调查工作的通知》和《浙江省血防中心关于下发〈浙江省钉螺调查实施细则〉的通知》(浙血防〔2016〕8号)的要求,县地方病防治领导小组办公室(以下简称地病办)制订并下发《开化县钉螺调查实施细则》,县疾控中心按照"以点带面、分步实施"方案,于2017年6月全面完成开化县钉螺调查工作,同时根据《开化县血防统计资料汇编》《钉螺分布示意图》等收集和整理螺情信息,对全县119个历史流行村的现有钉螺环境、历史有螺环境和可疑钉螺孳生环境进行登记。

2016年8月16日,县疾控中心组织疾控业务人员、全县血防乡镇全部防疫医生参加全省钉螺调查工作现场技术培训班。2016年10月9日,县疾控中心组织杨林镇10个流行村开展钉螺调查培训工作。2016年12月16—17日,县疾控中心、血防乡镇卫生院血防人员参加衢州市卫计委组织的全市血防业务培训会暨业务知识综合测试。县疾控中心人员对钉螺调查数据进行初审,再报省血防中心审核,审核无误后由疾控中心人员联同乡镇卫生院血防人员、流行村血防队长对各个环境逐个进行现场拍照,并整理上报省血防中心。省血防中心再次对数据库、环境照片、电子图进行审核。

二、结果和讨论

(一)钉螺孳生环境调查

1. 历史钉螺孳生概况　　开化县对杨林镇、桐村镇、华埠镇、池淮镇、长虹乡、芹阳办、音坑乡、中村乡、马金镇9个血防乡镇的119个历史流行村开展现场调查,共调查环境1 850处,全部为山丘型,累计环境面积47 938 860m²,历史累计有螺面积29 469 860m²。根据统计资料记载,首次发现钉螺年份为1949年,最近一次查到钉螺年份为2016年,最近一次查到感染性钉螺年份为1985年。详见表8-49。

表8-49　开化县钉螺孳生环境调查基本情况

流行类型	环境处数/处	累计环境面积/m²	历史累计有螺面积/m²	首次发现钉螺年份	最近一次查到钉螺年份	首次发现感染性钉螺年份	最近一次查到感染性钉螺年份
水网型	0	0	0	—	—	—	—
山丘型	1 850	47 938 860	29 469 860	1949	2016	1949	1985
合计	1 850	47 938 860	29 469 860	1949	2016	1949	1985

2. 钉螺孳生环境演变情况　　经调查统计,开化县Ⅱ类环境处数最多,为1 492处(占总环境处数80.65%),其次为Ⅲ类环境(占11.41%);历史累计有螺面积也是Ⅱ类环境占最多,其次是Ⅲ类和Ⅰ类,Ⅳ类最少。全县现在环境与历史环境基本保持一致,特别是Ⅰ类和Ⅱ类环境仅有少量水田变为旱地,Ⅲ类中水田转变为旱地最多,为86.49%(160处/185处)。调查发现,20世纪90年代后,开化县由原先的农业生产为主转向劳动力输出为主,造成大面积良田抛荒转变成为旱地或更利于钉螺孳生的杂草丰富的水田。Ⅳ类仅占全部环境的1.08%(20处/1 850处)。开化县是国家生态县,近年来以"绿水青山就是金山银山"为发展理念,以经济生态化、生态经济化为导向,打造国家公园,工业进程缓慢,Ⅳ类环境以生态工业园区、城区城市化建设为主,高速公路、铁路等建设为辅。详见表8-50~表8-53。

表8-50　开化县Ⅰ类钉螺孳生环境演变类型基本情况

历史环境		现在环境处数/处						累计环境面积/m²	历史累计有螺面积/m²	首次发现钉螺年份	最近一次查到钉螺年份	首次发现感染性钉螺年份	最近一次查到感染性钉螺年份
环境类型	环境处数/处	沟渠	塘堰	水田	旱地	滩地	其他						
沟渠	74	74	0	0	0	0	0	413 170	274 100	1949	2016	1949	1978
塘堰	2	0	2	0	0	0	0	630	630	1949	2016	1955	1975

历史环境		现在环境处数/处						累计环境面积/m²	历史累计有螺面积/m²	首次发现钉螺年份	最近一次查到钉螺年份	首次发现感染性钉螺年份	最近一次查到感染性钉螺年份
环境类型	环境处数/处	沟渠	塘堰	水田	旱地	滩地	其他						
水田	30	0	0	24	6	0	0	1 490 000	1 105 000	1949	2016	1949	1978
旱地	2	0	0	0	2	0	0	74 000	41 000	1949	2016	1955	1977
滩地	1	0	0	0	0	1	0	25 000	15 000	1955	2016	1955	1973
其他	0	0	0	0	0	0	0	0	0	—	—	—	—
合计	109	74	2	24	8	1	0	2 002 800	1 435 730	1949	2016	1949	1978

表 8-51　开化县 Ⅱ 类钉螺孳生环境演变类型基本情况

历史环境		现在环境处数/处						累计环境面积/m²	历史累计有螺面积/m²	首次发现钉螺年份	最近一次查到钉螺年份	首次发现感染性钉螺年份	最近一次查到感染性钉螺年份
环境类型	环境处数/处	沟渠	塘堰	水田	旱地	滩地	其他						
沟渠	770	766	0	4	0	0	0	4 825 840	2 607 220	1949	2013	1949	1985
塘堰	63	0	60	2	1	0	0	198 120	116 890	1949	2011	1949	1985
水田	513	0	0	495	18	0	0	21 140 780	14 388 720	1949	2013	1949	1985
旱地	144	0	0	0	144	0	0	6 692 200	3 510 010	1949	2012	1949	1985
滩地	1	0	0	0	1	0	0	32 000	18 000	1955	1976	1960	1974
其他	1	0	0	0	0	0	1	40 000	10 000	1949	1992	1949	—
合计	1 492	766	60	501	164	0	1	32 928 940	20 650 840	1949	2013	1949	1985

表 8-52　开化县 Ⅲ 类钉螺孳生环境演变类型基本情况

历史环境		现在环境处数/处						累计环境面积/m²	历史累计有螺面积/m²	首次发现钉螺年份	最近一次查到钉螺年份	首次发现感染性钉螺年份	最近一次查到感染性钉螺年份
环境类型	环境处数/处	沟渠	塘堰	水田	旱地	滩地	其他						
沟渠	4	4	0	0	0	0	0	70 100	63 600	1955	2011	1955	1978
塘堰	2	0	1	0	1	0	0	14 100	5 700	1955	1992	1995	1985
水田	185	0	7	15	160	0	3	10 091 250	5 836 510	1949	2010	1949	1984
旱地	19	0	0	0	19	0	0	841 500	413 570	1949	1996	1949	1983
滩地	1	0	0	1	0	0	0	2 100	1 100	1955	1980	1955	1976
其他	0	0	0	0	0	0	0	0	0	—	—	—	—
合计	211	4	8	16	180	0	3	11 019 050	6 320 480	1949	2011	1949	1985

表 8-53　开化县 Ⅳ 类钉螺孳生环境演变类型基本情况

历史环境		现在环境处数/处						累计环境面积/m²	历史累计有螺面积/m²	首次发现钉螺年份	最近一次查到钉螺年份	首次发现感染性钉螺年份	最近一次查到感染性钉螺年份
环境类型	环境处数/处	沟渠	塘堰	水田	旱地	滩地	其他						
沟渠	0	0	0	0	0	0	0	0	0	—	—	—	—
塘堰	0	0	0	0	0	0	0	0	0	—	—	—	—
水田	13	0	0	1	3	0	9	861 570	583 130	1949	1989	1949	1979
旱地	5	0	0	0	1	0	4	565 000	295 500	1949	1998	1949	1974
滩地	0	0	0	0	0	0	0	0	0	—	—	—	—

历史环境		现在环境处数/处						累计环境面积/m²	历史累计有螺面积/m²	首次发现钉螺年份	最近一次查到钉螺年份	首次发现感染性钉螺年份	最近一次查到感染性钉螺年份
环境类型	环境处数/处	沟渠	塘堰	水田	旱地	滩地	其他						
其他	2	0	0	0	0	0	2	310 000	184 180	1955	1996	1955	1978
合计	20	0	0	1	4	0	15	1 736 570	1 062 810	1949	1998	1949	1979

（二）钉螺分布调查

1. 调查概况　此次共调查环境处数 1 850 处，调查面积 43 971 990m²，查出现有螺环境处数 109 处，现有钉螺面积 118 340m²，未发现感染性钉螺面积。有螺环境植被以杂草和水稻为主，分别占 70.64% 和 22.02%；其次为旱地作物，占 5.50%。有螺面积也以杂草和水稻为主，分别占 73.12%、23.11%，其次为旱地作物，占 2.31%。有螺环境类型以沟渠和水田为主，环境处数分别占 67.89%、22.02%；其次为旱地作物，占 7.34%。有螺面积也以沟渠（82 900m²）和水田（23 700m²）为主，分别占 70.05%、20.03%；其次为旱地作物占 8.81%。因此，开化县目前的钉螺分布以沟渠为主，水田次之，特别是杂草丰富的沟渠和未耕作、抛荒的水田为全县钉螺分布的主要环境，符合钉螺对孳生环境、植被要求。详见表 8-54~ 表 8-56。

表 8-54　开化县不同流行类型环境螺情现况调查基本情况

流行类型	调查环境处数/处	有螺环境处数/处	感染性有螺环境处数/处	环境面积/m²	现有螺面积/m²	感染性钉螺面积/m²
水网型	0	0	0	0	0	0
山丘型	1 850	109	0	43 971 990	118 340	0
合计	1 850	109	0	43 971 990	118 340	0

表 8-55　开化县不同植被类型环境螺情现况调查基本情况

植被类别	调查环境处数/处	有螺环境处数/处	感染性有螺环境处数/处	环境面积/m²	现有螺面积/m²	感染性钉螺面积/m²
杂草	898	77	0	5 116 710	86 530	0
芦苇	30	0	0	214 300	0	0
树林	17	2	0	1 206 000	1 730	0
水稻	552	24	0	21 848 680	27 350	0
旱地作物	312	6	0	14 379 300	2 730	0
其他	41	0	0	1 207 000	0	0
合计	1 850	109	0	43 971 990	118 340	0

表 8-56　开化县不同环境类型螺情现况调查基本情况

环境类型	调查环境处数/处	有螺环境处数/处	感染性有螺环境处数/处	环境面积/m²	现有螺面积/m²	感染性钉螺面积/m²
沟渠	847	74	0	4 872 960	82 900	0
塘堰	71	2	0	351 750	630	0
水田	555	24	0	22 285 780	23 700	0
旱地	357	8	0	15 638 500	10 430	0
滩地	1	1	0	25 000	680	0
其他	19	0	0	798 000	0	0
合计	1 850	109	0	43 971 990	118 340	0

2. 现场调查结果

（1）调查结果概况：不同流行类型环境钉螺调查结果显示，系统抽样调查框数 4 768 990 框，活螺框数 1 837 框，捕获螺数 13 086 只；环境抽查调查框数 9 345 732 框，活螺框数 2 664 框，捕获螺数 18 022 只，经检测未发现感染性钉螺。详见表 8-57。

表 8-57　浙江省衢州市开化县不同流行类型环境钉螺调查结果

流行类型	系统抽样						环境抽查					
	调查框数/框	活螺框数/框	捕获螺数/只	活螺数/只	感染性钉螺框数/框	感染螺数/只	调查框数/框	活螺框数/框	捕获螺数/只	活螺数/只	感染性钉螺框数/框	感染螺数/只
水网型	0	0	0	0	0	0	0	0	0	0	0	0
山丘型	4 768 990	1 837	13 086	13 086	0	0	9 345 732	2 664	18 022	18 022	0	0
合计	4 768 990	1 837	13 086	13 086	0	0	9 345 732	2 664	18 022	18 022	0	0

（2）不同植被类型环境钉螺调查结果：无论是系统抽样还是环境抽查，活螺框数、捕获螺数和活螺数均为杂草环境分布最多，其中活螺框数占 70.45%，捕获螺数和活螺数均占 70.98%；水稻其次，活螺框数占 25.19%，捕获螺数和活螺数均占 22.66%。详见表 8-58。

表 8-58　开化县不同植被类型环境钉螺调查结果

植被类别	系统抽样						环境抽查					
	调查框数/框	活螺框数/框	捕获螺数/只	活螺数/只	感染性钉螺框数/框	感染螺数/只	调查框数/框	活螺框数/框	捕获螺数/只	活螺数/只	感染性钉螺框数/框	感染螺数/只
杂草	500 310	1 335	9 540	9 540	0	0	986 526	1 836	12 541	12 541	0	0
芦苇	17 601	0	0	0	0	0	35 142	0	0	0	0	0
树林	550 027	27	191	191	0	0	1 100 020	41	244	244	0	0
水稻	2 520 238	420	2 585	2 585	0	0	4 921 508	714	4 463	4 463	0	0
旱地作物	1 085 042	55	770	770	0	0	2 111 060	73	774	774	0	0
其他	95 772	0	0	0	0	0	191 476	0	0	0	0	0
合计	4 768 990	1 837	13 086	13 086	0	0	9 345 732	2 664	18 022	18 022	0	0

（3）不同环境类型环境钉螺调查结果：无论是系统抽样还是环境抽查，活螺框数、捕获螺数和活螺数均以沟渠为最多，其中活螺框数占 67.87%，捕获螺数和活螺数均占 69.14%；水田其次，活螺框数占 20.51%，捕获螺数和活螺数均占 17.79%；旱地第三，活螺框数占 10.26%，捕获螺数和活螺数均占 11.68%。详见表 8-59。

表 8-59　开化县不同环境类型钉螺调查结果

环境类型	系统抽样						环境抽查					
	调查框数/框	活螺框数/框	捕获螺数/只	活螺数/只	感染性钉螺框数/框	感染螺数/只	调查框数/框	活螺框数/框	捕获螺数/只	活螺数/只	感染性钉螺框数/框	感染螺数/只
沟渠	486 181	1 282	9 286	9 286	0	0	958 369	1 773	12 223	12 223	0	0
塘堰	27 082	12	36	36	0	0	54 023	18	55	55	0	0
水田	3 014 866	369	2 160	2 160	0	0	5 910 760	554	3 373	3 373	0	0

环境类型	系统抽样						环境抽查					
	调查框数/框	活螺框数/框	捕获螺数/只	活螺数/只	感染性钉螺框数/框	感染螺数/只	调查框数/框	活螺框数/框	捕获螺数/只	活螺数/只	感染性钉螺框数/框	感染螺数/只
旱地	1 173 509	162	1 454	1 454	0	0	2 287 904	300	2 180	2 180	0	0
滩地	2 001	12	150	150	0	0	4 000	19	191	191	0	0
其他	65 351	0	0	0	0	0	130 676	0	0	0	0	0
合计	4 768 990	1 837	13 086	13 086	0	0	9 345 732	2 664	18 022	18 022	0	0

（4）不同流行类型环境系统抽样螺情统计：全县均为山丘型，平均活螺密度 0.015 2 只 /0.1m²，最大值为 1.840 7 只 /0.1m²，平均有螺框出现率 0.272 8%，最大值为 35.714 3%，见表 8-60。

表 8-60　开化县不同流行类型环境系统抽样螺情统计指标

流行类型	活螺密度/(只·0.1m⁻²)				有螺框出现率/%			
	算术均数	最大值	最小值	中位数	算术均数	最大值	最小值	中位数
水网型	0	0	0	0	0	0	0	0
山丘型	0.015 2	1.840 7	0	0	0.272 8	35.714 3	0	0
合计	0.015 2	1.840 7	0	0	0.272 8	35.714 3	0	0

（5）不同植被类型环境系统抽样螺情统计：活螺密度均数最大的为杂草（0.029 2 只 /0.1m²），其次为树林（0.009 4 只 /0.1m²），第三为水稻（0.002 2 只 /0.1m²）；有螺框出现率均数最大的仍是杂草（0.525 3 只 /0.1m²），其次是树林（0.218 7 只 /0.1m²），第三则是水稻（0.040 5 只 /0.1m²）。详见表 8-61。

表 8-61　开化县不同植被类型环境系统抽样螺情统计指标

植被类别	活螺密度/(只·0.1m⁻²)				有螺框出现率/%			
	算术均数	最大值	最小值	中位数	算术均数	最大值	最小值	中位数
杂草	0.029 2	1.840 7	0	0	0.525 3	35.714 3	0	0
芦苇	0	0	0	0	0	0	0	0
树林	0.009 4	0.085 2	0	0	0.218 7	3.118 5	0	0
水稻	0.002 2	0.337 9	0	0	0.040 5	4.130 6	0	0
旱地作物	0.001 0	0.119 7	0	0	0.015 7	3.740 6	0	0
其他	0	0	0	0	0	0	0	0
合计	0.015 2	1.840 7	0	0	0.272 8	35.714 3	0	0

（6）不同环境类型系统抽样螺情统计：活螺密度均数最大的为滩地（0.075 0 只 /0.1m²），其次为沟渠（0.028 4 只 /0.1m²），第三、第四分别是水田（0.003 4 只 /0.1m²）和旱地（0.001 6 只 /0.1m²）；有螺框出现率均数最大的是塘堰（0.653 4 只 /0.1m²），其次是滩地（0.599 7 只 /0.1m²），第三、第四则是沟渠（0.484 1 只 /0.1m²）、水田（0.063 4 只 /0.1m²）。据统计，有滩地有螺环境 1 处，现有螺面积 680m²，塘堰有螺环境 2 处，现有螺面积 630m²，因螺点少、面积小，代表性不强。详见表 8-62。

表 8-62 开化县不同环境类型系统抽样螺情统计指标

环境类型	活螺密度/(只·0.1m⁻²)				有螺框出现率/%			
	算术均数	最大值	最小值	中位数	算术均数	最大值	最小值	中位数
沟渠	0.028 4	1.840 7	0	0	0.484 1	35.714 3	0	0
塘堰	0.019 0	0.774 2	0	0	0.653 4	23.809 5	0	0
水田	0.003 4	0.813 4	0	0	0.063 4	15.298 5	0	0
旱地	0.001 6	0.165 5	0	0	0.029 5	3.740 6	0	0
滩地	0.075 0	0.075 0	0.075 0	0.075 0	0.599 7	0.599 7	0.599 7	0.599 7
其他	0	0	0	0	0	0	0	0
合计	0.015 2	1.840 7	0	0	0.272 8	35.714 3	0	0

据史料记载,1929 年中国寄生虫专家陈方之到开化县池淮畈调查,确诊 3 名男性农夫患血吸虫病,并检获血吸虫中间宿主——钉螺;1930 年陈方之在《血蛭病之研究》一文中报告:"开化县池淮畈钉螺丝(蛳)内尾蚴寄生率为百分之七十"。根据有系统调查以来的血防资料记载,开化县首次发现钉螺年份为 1949 年。开化县地处浙皖赣三省七县交界处,与江西省玉山县毗邻,目前全县 5 个乡镇仍有较大面积的钉螺残存,随着流动人口的增多,仍有潜在的传染源输入风险,存在血吸虫病重燃的风险,血防形势依然十分严峻。根据调查资料统计分析,开化县目前的钉螺分布、钉螺密度和有螺框出现率以沟渠为高,水田次之,特别是杂草丰富的沟渠和未耕作多杂草丛的水田。开化县交错的溪流水网、肥沃的田野山地和温和的气候条件适宜钉螺孳生、扩散,且环境复杂,不易被查清灭净。近几年,开化县以生态立县,生态环境持续变好,有利于钉螺孳生的环境持续增加和扩大,更加快了钉螺的孳生与扩散。随着工业化和城市化进程的加快,大量农村劳动力向二、三产业和城市转移,土地已经不再是农民收入的主要来源,全县农业劳动力大量外出和转移,可供钉螺孳生的耕地、水田出现大面积抛荒,进一步导致钉螺扩散,查螺、灭螺难度增大,亟待整合农业、水利、林业等部门力量,提高耕地、水田耕种利用率,加强血防项目谋划,通过山、水、田、林、路、螺综合治理,进一步杀灭残存钉螺。

开化县属于山丘型流行区,山丘地区地形复杂,钉螺螺点分散,密度不高,容易发生查漏,导致螺情反复。因此,查螺更要做到"三从"和"四追",即"从源头到下游,从平原到山上,从潮湿到积水",要"追头,追尾,追点,追面",与钉螺分布环境相毗邻的地区要扩大范围调查。灭螺时要根据钉螺分布及环境特点进行全面规划,因地制宜,沿水系和灌溉渠道先上游、后下游,按照钉螺分布单元成片覆盖有螺区域,优先杀灭生产生活区周围的钉螺,做到灭一块、清一块、巩固一块。村级血防队伍流动性大,老龄化严重,随着农村中青年纷纷外出打工,村级参与查灭螺人员平均年龄偏大,而且因查灭螺用工补贴少,待遇较低,血防队员又难以固定,工作积极性不高,影响查灭螺质量。建议加强乡村血防专业队伍建设。查灭螺工作需要较强的业务技能和工作经验,队员固定、带好接班人是做好血防工作的基础,在血防重点乡镇卫生院配备专职血防人员或者配备两个以上防保人员,做到有人干血防,有钱干血防,切实抓好血防工作。进一步明确政府防治责任,加强部门协作。血吸虫病的发生和流行受社会、经济、自然和生物等各种因素的影响,控制血吸虫病是一个复杂的社会系统工程。多年的血吸虫病防治实践证明,血吸虫病防治工作必须在各级政府的统一领导下,协调各有关部门,动员全社会广泛参与,通过长期不懈的努力,才能取得成效。强化查灭螺督查制度与质量控制,督导检查是查灭螺质量控制的动力和压力。在查灭螺期间,由县地方病防治领导小组办公室、县疾控中心、乡镇卫生院血防员组成督导组,对查灭螺工作深入现场实施督导检查,内容包括查灭螺时间、投工、范围、查灭螺现场血防队员操作是否符合技术规范等。确保全县血防工作质量,进一步巩固和发展血防事业,续写绿水青山的壮丽诗篇。

徐小良 苏丽 汪德兵
开化县疾病预防控制中心

第六节　龙游县血吸虫病螺情调查报告

龙游县地处浙江省西部,金衢盆地中部,是衢州的东大门,东临婺城、兰溪,南接遂昌,西连衢江区,北靠建德,区域面积 1 143km²,总人口 40.5 万,下辖 2 个街道、6 个镇、7 个乡,共 256 个行政村 10 个社区。

龙游县是血吸虫病历史流行区,血吸虫病曾经严重威胁疫区人民群众身体健康。龙游县境内水网、山塘水库较多,"江南水乡"的地理特征使血吸虫病防治工作难度较大。龙游县历史上共有 8 个乡镇 69 个村流行血吸虫病,历史累计有螺面积 1 416 060m²,历史累计血吸虫病病人数 13 259 人,其中晚期血吸虫病病人 448 人。1993 年 9 月,经考核验收,龙游县达到血吸虫病传播阻断标准,1994 年起进入血吸虫病巩固监测阶段。迄今为止,龙游县已连续 36 年未发现本地新感染血吸虫病病人,连续 31 年未发现本地病畜,连续 32 年未发现感染性钉螺,血防成果巩固。

一、调查与质控

为进一步掌握钉螺分布情况,根据《浙江省卫计委关于开展浙江省钉螺调查工作的通知》和《浙江省血防中心关于下发〈浙江省钉螺调查实施细则〉的通知》(浙血防〔2016〕8 号)精神要求,2016—2017 年龙游县在龙洲街道、东华街道、湖镇镇、詹家镇、塔石镇、小南海镇、社阳乡、罗家乡等 8 个历史流行乡镇(街道)69 个历史流行村开展钉螺调查。

为做好本项调查工作,县疾控中心血防工作人员 2016 年 8 月参加了省血防中心举办的全省钉螺调查工作现场技术培训班,2017 年 4 月参加了全省钉螺调查工作推进会暨强化培训班,并分别于 2016 年、2017 年举办全县钉螺调查工作培训班,对全县参与钉螺调查的工作人员进行业务培训,邀请市疾控专家授课指导。所有调查人员必须经过培训,经测试合格后方可参与钉螺调查工作。2017 年 5 月,龙游县接受了省卫健委钉螺调查工作督导检查。为及时掌握全县 8 个乡镇的钉螺调查工作进度,督促各乡镇完成阶段性工作任务,县疾控中心组织分管领导和工作人员不定期对乡镇进行检查和指导,现场督导 10 余次,对钉螺调查进展慢的乡镇钉螺调查资料电子化归档中存在的问题进行指导、讲解,敦促按时完成钉螺调查工作。各乡镇血防工作人员负责收集调查资料,填写环境调查信息表,收集各环境条块的照片,进行电子查螺图账的绘制;县疾控中心负责对钉螺调查数据进行审核。2017 年 5 月底,龙游县全面完成钉螺调查工作,按要求完成相关数据的汇总并报送省血防中心。

二、结果和讨论

(一)钉螺孳生环境调查

1. 历史钉螺孳生概况　本次调查范围包括龙游县 8 个乡镇共 69 个血吸虫病流行村的 378 处历史有螺环境。通过调查核实,全县钉螺孳生环境属于山丘型,累计环境面积 1 624 890m²,历史累计有螺面积 1 416 060m²。378 处环境中,Ⅰ类、Ⅱ类、Ⅲ类和Ⅳ类环境分别为 15 处、72 处、236 处和 55 处,分别占 3.97%、19.05%、62.43% 和 14.55%。首次发现钉螺年份为 1951 年,末次发现钉螺年份是 2016 年;首次发现感染性钉螺年份是 1953 年,最近一次查到感染性钉螺年份是 1984 年。详见表 8-63。

表 8-63　龙游县钉螺孳生环境调查基本情况

流行类型	环境处数/处	累计环境面积/m²	历史累计有螺面积/m²	首次发现钉螺年份	最近一次查到钉螺年份	首次发现感染性钉螺年份	最近一次查到感染性钉螺年份
水网型	0	0	0	—	—	—	—
山丘型	378	1 624 890	1 416 060	1951	2016	1953	1984
合计	378	1 624 890	1 416 060	1951	2016	1953	1984

2. 钉螺孳生环境演变情况　本次钉螺调查的环境中,发现 15 处现有螺环境,其中沟渠和旱地分别为 11 处和 4 处,各占 73.33% 和 26.67%;累计环境面积 18 586m²,沟渠和旱地分别为 13 886m² 和 4 700m²,各占 74.71% 和 25.29%;历史累计有螺面积 12 226m²,沟渠和旱地分别为 7 776m² 和 4 450m²,各占 63.60% 和 36.40%。首次发现钉螺年份为 1964 年。详见表 8-64。

表 8-64　龙游县 I 类钉螺孳生环境演变类型基本情况

历史环境		现在环境处数/处						累计环境面积/m²	历史累计有螺面积/m²	首次发现钉螺年份	最近一次查到钉螺年份	首次发现感染性钉螺年份	最近一次查到感染性钉螺年份
环境类型	环境处数/处	沟渠	塘堰	水田	旱地	滩地	其他						
沟渠	11	11	0	0	0	0	0	13 886	7 776	1964	2016	—	—
塘堰	0	0	0	0	0	0	0	0	0	—	—	—	—
水田	0	0	0	0	0	0	0	0	0	—	—	—	—
旱地	4	0	0	0	4	0	0	4 700	4 450	1964	2016	—	—
滩地	0	0	0	0	0	0	0	0	0	—	—	—	—
其他	0	0	0	0	0	0	0	0	0	—	—	—	—
合计	15	11	0	0	4	0	0	18 586	12 226	1964	2016	—	—

本次调查的环境中,II 类环境共计 72 处,主要为沟渠环境,有 44 处,占 61.11%;其次为水田和塘堰,分别有 15 处和 12 处,各占 20.83% 和 16.67%。历史累计有螺面积 201 385m²,其中水田、沟渠、塘堰面积分别为 76 356m²、69 319m² 和 41 470m²,各占 37.92%、34.42% 和 20.59%。累计环境面积为 217 343m²,其中水田、沟渠、塘堰分别为 87 421m²、73 932m² 和 41 750m²,各占 40.22%、34.02% 和 19.21%。现在环境类型没有发生变化。详见表 8-65。

表 8-65　龙游县 II 类钉螺孳生环境演变类型基本情况

历史环境		现在环境处数/处						累计环境面积/m²	历史累计有螺面积/m²	首次发现钉螺年份	最近一次查到钉螺年份	首次发现感染性钉螺年份	最近一次查到感染性钉螺年份
环境类型	环境处数/处	沟渠	塘堰	水田	旱地	滩地	其他						
沟渠	44	44	0	0	0	0	0	73 932	69 319	1956	2012	1969	1974
塘堰	12	0	12	0	0	0	0	41 750	41 470	1959	1984	1959	1975
水田	15	0	0	15	0	0	0	87 421	76 356	1951	1981	—	—
旱地	0	0	0	0	0	0	0	0	0	—	—	—	—
滩地	1	0	0	0	0	1	0	14 240	14 240	1959	1969	—	—
其他	0	0	0	0	0	0	0	0	0	—	—	—	—
合计	72	44	12	15	0	1	0	217 343	201 385	1951	2012	1959	1975

本次调查的环境中,III 类环境共计 236 处,环境类型主要为沟渠,占 90.25%(213 处/236 处);历史累计有螺面积 639 249m²,沟渠占 74.64%(477 159m²/639 249m²);现在累计环境面积为 741 417m²,沟渠占 67.44%(500 021m²/741 417m²)。详见表 8-66。

表 8-66　龙游县Ⅲ类钉螺孳生环境演变类型基本情况

历史环境		现在环境处数/处						累计环境面积/m²	历史累计有螺面积/m²	首次发现钉螺年份	最近一次查到钉螺年份	首次发现感染性钉螺年份	最近一次查到感染性钉螺年份
环境类型	环境处数/处	沟渠	塘堰	水田	旱地	滩地	其他						
沟渠	214	213	0	0	0	0	1	500 021	477 159	1951	2013	1953	1984
塘堰	13	0	13	0	0	0	0	134 206	58 360	1953	1993	1953	1974
水田	6	0	0	5	1	0	0	50 050	47 370	1953	1981	1953	1971
旱地	0	0	0	0	0	0	0	0	0	—	—	—	—
滩地	3	0	0	0	0	1	2	57 140	56 360	1959	1984	—	—
其他	0	0	0	0	0	0	0	0	0	—	—	—	—
合计	236	213	13	5	1	1	3	741 417	639 249	1951	2013	1953	1984

本次调查的环境中,Ⅳ类环境共计 55 处,已不具备钉螺孳生条件,历史累计有螺面积 563 200m²,现在环境类型以其他类环境为主,占 94.55%(52 处/55 处),见表 8-67。

表 8-67　龙游县Ⅳ类钉螺孳生环境演变类型基本情况

历史环境		现在环境处数/处						累计环境面积/m²	历史累计有螺面积/m²	首次发现钉螺年份	最近一次查到钉螺年份	首次发现感染性钉螺年份	最近一次查到感染性钉螺年份
环境类型	环境处数/处	沟渠	塘堰	水田	旱地	滩地	其他						
沟渠	23	0	0	0	2	0	21	211 020	137 010	1956	1977	1964	1974
塘堰	7	0	0	0	1	0	6	48 670	38 610	1959	1981	1959	1975
水田	21	0	0	0	0	0	21	326 244	325 970	1956	1977	1971	1972
旱地	1	0	0	0	0	0	1	4 460	4 460	1964	1972	—	—
滩地	2	0	0	0	0	0	2	53 150	53 150	1959	1973	—	—
其他	1	0	0	0	0	0	1	4 000	4 000	1966	1969	—	—
合计	55	0	0	0	3	0	52	647 544	563 200	1956	1981	1959	1975

(二)钉螺分布调查

1. 调查概况　本次在全县 8 个乡镇(街道)69 个历史血吸虫病流行村调查了 378 处山丘型环境,调查环境面积 912 883m²,查到有螺环境处数 15 处,有螺面积 10 190m²,未发现感染性钉螺,见表 8-68。

表 8-68　龙游县不同流行类型环境螺情现况调查基本情况

流行类型	调查环境处数/处	有螺环境处数/处	感染性有螺环境处数/处	环境面积/m²	现有螺面积/m²	感染性钉螺面积/m²
水网型	0	0	0	0	0	0
山丘型	378	15	0	912 883	10 190	0
合计	378	15	0	912 883	10 190	0

15 处有螺环境的植被类型为其他植被、树林、杂草和旱地作物。其中,其他植被覆盖 10 处,占 66.67%(10 处/15 处);其他植被和树林类型的有螺面积分别占总有螺面积的 59.27%(6 040m²/10 190m²)和 37.29%(3 800m²/10 190m²)。详见表 8-69。

表 8-69 龙游县不同植被类型环境螺情现况调查基本情况

植被类别	调查环境 处数/处	有螺环境 处数/处	感染性有螺环境 处数/处	环境面积/m²	现有螺面积/m²	感染性钉螺 面积/m²
杂草	77	1	0	186 601	100	0
芦苇	0	0	0	0	0	0
树林	4	3	0	4 400	3 800	0
水稻	17	0	0	92 921	0	0
旱地作物	1	1	0	300	250	0
其他	279	10	0	628 661	6 040	0
合计	378	15	0	912 883	10 190	0

15 处有螺环境的环境类型处数以沟渠为主,占 73.33%(11 处/15 处),旱地占 26.67%(4 处/15 处);沟渠和旱地有螺面积分别为 6 140m² 和 4 050m²,各占 60.26% 和 39.74%。详见表 8-70。

表 8-70 龙游县不同环境类型螺情现况调查基本情况

环境类型	调查环境 处数/处	有螺环境 处数/处	感染性有螺环境 处数/处	环境面积/m²	现有螺面积/m²	感染性钉螺 面积/m²
沟渠	268	11	0	515 076	6 140	0
塘堰	25	0	0	174 782	0	0
水田	20	0	0	108 501	0	0
旱地	8	4	0	25 880	4 050	0
滩地	2	0	0	43 160	0	0
其他	55	0	0	45 484	0	0
合计	378	15	0	912 883	10 190	0

2. 现场调查结果 龙游县本次调查机械框和环境框数分别为 73 152 框和 145 327 框,活螺框数分别为 202 框和 272 框,分别捕获钉螺 1 734 只和 2 704 只,均为活螺,未发现感染性钉螺,见表 8-71。

表 8-71 龙游县不同流行类型环境钉螺调查结果

流行类型	系统抽样						环境抽查					
	调查 框数/ 框	活螺 框数/ 框	捕获 螺数/ 只	活螺 数/只	感染性 钉螺 框数/框	感染 螺数/ 只	调查 框数/ 框	活螺 框数/ 框	捕获 螺数/ 只	活螺 数/只	感染性 钉螺 框数/框	感染 螺数/ 只
水网型	0	0	0	0	0	0	0	0	0	0	0	0
山丘型	73 152	202	1 734	1 734	0	0	145 327	272	2 704	2 704	0	0
合计	73 152	202	1 734	1 734	0	0	145 327	272	2 704	2 704	0	0

此次调查的不同植被类型环境中,其他植被类型的活螺框数和捕获活螺数最多,分别占全县的 71.29% 和 69.15%。其中,系统抽样查到 144 框,捕获活螺 1 199 只,环境抽查查到 205 框,捕获活螺 2 085 只。树林中查到活螺框数和捕获活螺数分别占全县的 24.75% 和 25.49%,其中系统抽样查到 50 框,捕获活螺 442 只,环境抽查查到 62 框,捕获活螺 572 只。此外,在旱地作物和杂草中也发现钉螺。详见表 8-72。

表 8-72　龙游县不同植被类型环境钉螺调查结果

植被类别	系统抽样						环境抽查					
	调查框数/框	活螺框数/框	捕获螺数/只	活螺数/只	感染性钉螺框数/框	感染螺数/只	调查框数/框	活螺框数/框	捕获螺数/只	活螺数/只	感染性钉螺框数/框	感染螺数/只
杂草	16 845	4	52	52	0	0	33 770	0	0	0	0	0
芦苇	0	0	0	0	0	0	0	0	0	0	0	0
树林	240	50	442	442	0	0	468	62	572	572	0	0
水稻	18 862	0	0	0	0	0	37 363	0	0	0	0	0
旱地作物	41	4	41	41	0	0	80	5	47	47	0	0
其他	37 164	144	1 199	1 199	0	0	73 646	205	2 085	2 085	0	0
合计	73 152	202	1 734	1 734	0	0	145 327	272	2 704	2 704	0	0

此次调查不同环境类型中,沟渠中发现活螺框数和活螺数多,分别占全县的 73.27% 和 72.15%,其中系统抽样查到 148 框,捕获活螺 1 251 只,环境抽查查到 205 框,捕获活螺 2 085 只;另外在旱地中也发现钉螺,活螺框数和捕获活螺数分别占全县的 26.73% 和 27.85%,其中系统抽样查到 54 框,捕获活螺 483 只,环境抽查查到 67 框,捕获活螺 619 只。详见表 8-73。

表 8-73　龙游县不同环境类型钉螺调查结果

环境类型	系统抽样						环境抽查					
	调查框数/框	活螺框数/框	捕获螺数/只	活螺数/只	感染性钉螺框数/框	感染螺数/只	调查框数/框	活螺框数/框	捕获螺数/只	活螺数/只	感染性钉螺框数/框	感染螺数/只
沟渠	43 789	148	1 251	1 251	0	0	86 826	205	2 085	2 085	0	0
塘堰	6 042	0	0	0	0	0	12 248	0	0	0	0	0
水田	20 453	0	0	0	0	0	40 545	0	0	0	0	0
旱地	1 185	54	483	483	0	0	2 357	67	619	619	0	0
滩地	1 198	0	0	0	0	0	2 391	0	0	0	0	0
其他	485	0	0	0	0	0	960	0	0	0	0	0
合计	73 152	202	1 734	1 734	0	0	145 327	272	2 704	2 704	0	0

全县活螺平均密度为 0.086 9 只/0.1m²,活螺密度最大值为 5.951 2 只/0.1m²;平均有螺框出现率为 0.962 9%,最大值为 64.705 9%。详见表 8-74。

表 8-74　龙游县不同流行类型环境系统抽样螺情统计指标

流行类型	活螺密度/(只·0.1m⁻²)				有螺框出现率/%			
	算术均数	最大值	最小值	中位数	算术均数	最大值	最小值	中位数
水网型	0	0	0	0	0	0	0	0
山丘型	0.086 9	5.951 2	0	0	0.962 9	64.705 9	0	0
合计	0.086 9	5.951 2	0	0	0.962 9	64.705 9	0	0

平均活螺密度最大的植被类型为树林(1.930 2 只/0.1m²),其次为旱地作物(1.000 0 只/0.1m²)和其他植被(0.092 8 只/0.1m²)。平均有螺框出现率最高的为树林(23.325 0%),其次为旱地作物(9.756 1%)和其他植被(1.014 5%)。详见表 8-75。

表 8-75 龙游县不同植被类型环境系统抽样螺情统计指标

植被类别	活螺密度/(只·0.1m⁻²)				有螺框出现率/%			
	算术均数	最大值	最小值	中位数	算术均数	最大值	最小值	中位数
杂草	0.005 1	0.393 9	0	0	0.039 4	3.030 3	0	0
芦苇	0	0	0	0	0	0	0	0
树林	1.930 2	2.673 5	0.892 2	2.225 0	23.325 0	32.500 0	6.862 7	30.612 2
水稻	0	0	0	0	0	0	0	0
旱地作物	1.000 0	1.000 0	1.000 0	1.000 0	9.756 1	9.756 1	9.756 1	9.756 1
其他	0.092 8	5.951 2	0	0	1.014 5	64.705 9	0	0
合计	0.086 9	5.951 2	0	0	0.962 9	64.705 9	0	0

平均活螺密度最大的环境为旱地(1.131 8 只/0.1m²),其次为沟渠(0.079 3 只/0.1m²)。平均有螺框出现率最高的为旱地(13.288 5%),其次为沟渠(0.863 0%)。详见表 8-76。

表 8-76 龙游县不同环境类型系统抽样螺情统计指标

环境类型	活螺密度/(只·0.1m⁻²)				有螺框出现率/%			
	算术均数	最大值	最小值	中位数	算术均数	最大值	最小值	中位数
沟渠	0.079 3	5.951 2	0	0	0.863 0	64.705 9	0	0
塘堰	0	0	0	0	0	0	0	0
水田	0	0	0	0	0	0	0	0
旱地	1.131 8	2.673 5	0	0.946 1	13.288 5	32.500 0	0	8.309 4
滩地	0	0	0	0	0	0	0	0
其他	0	0	0	0	0	0	0	0
合计	0.086 9	5.951 2	0	0	0.962 9	64.705 9	0	0

龙游县 2016—2017 年钉螺调查结果显示,全县 8 个历史流行乡镇 69 个历史流行村的 378 处环境以Ⅲ类环境为主,占 62.43%;除 55 处彻底环境改变为不适宜钉螺孳生的Ⅳ类环境外,Ⅰ、Ⅱ、Ⅲ类环境共 323 处,说明钉螺孳生环境未发生明显改变,仍有 85.45% 的环境具备钉螺孳生的基本条件。Ⅰ、Ⅱ、Ⅲ类环境中以沟渠为主,共 269 处,占 82.97%;沟渠现有环境面积为 587 839m²,占Ⅰ、Ⅱ、Ⅲ类环境总面积的 60.15%;另外塘堰和水田环境各占Ⅰ、Ⅱ、Ⅲ类环境总面积的 18.00% 和 14.07%。

本次查到的螺点位于湖镇镇和社阳乡 2 个乡镇,分别有 14 个和 1 个螺点,面积分别为 10 090m² 和 100m²,有螺环境位于社阳水库下游的东干渠流域,环境以沟渠为主。发现钉螺后,采取浸杀、喷洒法等药物灭螺方法以及环境改造等措施进行灭螺,灭螺面积 10 190m²,并反复扩大灭螺面积至 166 200m²。在 2018 年、2019 年的查螺工作中没有再发现钉螺。

东干渠水系复杂,是下游居民生活用水和几千亩农田灌溉用水的唯一渠道,同时渠道下游小支流众多,鱼塘、珍珠等水产养殖区域众多,环境复杂(沟渠、田地、柑橘地等错落分布),不仅严重影响查螺效果,还使得灭螺工作收效甚微。自 2002 年以来,由县委县政府牵头,联合卫生、财政、水利、农业、十里坪监狱、十里坪强制戒毒所等多个部门,组织实施东干渠主渠道环境改造等综合灭螺工程,并在随后的几年中,对东干渠的各分支支渠分阶段进行环境改造,但东干渠支渠纵横交错,因此目前仍未全部改造完成。龙游县每年针对不同的螺点,因地制宜,除环境改造外,同时采取药物灭螺、黑色地膜覆盖等方法进行灭螺。

做好螺情监测工作的同时,龙游县同时开展病情监测工作,近年来每年本地人群监测至少1 000人,流动人群监测至少200人,未发现血吸虫病病人。县农业部门每年对历史流行乡镇存栏的耕牛进行监测,未发现阳性病牛。落实晚期血吸虫病病人内科治疗救治政策,现存晚期病人10名,累计救助24人。

本次钉螺调查全面摸清了龙游县具体螺情,明确了有螺范围,从而确定了下一步灭螺方案。但龙游县残存钉螺依旧存在,有螺面积时有反复。随着市场经济的快速发展,来自疫区的务工人员涌入,加上还存在一定数量的钉螺,一些来自疫区的人员在有螺区或其周边作业,缺乏有效的管理,龙游县血吸虫病随时可能死灰复燃,对血吸虫病防治成果的巩固将造成严重威胁。

龙游县血防工作将继续以科学发展观为指导,坚持"清内防外、标本兼治、常抓不懈、巩固提高"的策略,把血吸虫病防治工作作为加强公共卫生服务的重要内容和深化医药卫生体制改革的具体措施,进一步完善"政府主导、部门协作、社会参与"的工作机制,推进各项防控措施的贯彻落实,巩固血防成果,保障全县人民的健康。

周新丽
龙游县疾病预防控制中心

第七节 江山市血吸虫病螺情调查报告

江山市地处浙闽赣三省交界,是浙江省西南门户和钱江源头之一,区域面积2 019km²,总人口61.6万,下辖11个镇5个乡3个街道、292个行政村13个社区,地貌类型多样,以山地丘陵为主,素有"七山一水二分田"之称,其中平坂和溪间谷地占本市总面积的11.2%,山地丘陵占88.8%,地势东南高、西北低,中部为河谷地带,整体为不对称的"凹状"。

江山市是全省血防重点县(市、区)之一,历史累计有螺面积38 777 830m²,累计病人44 802人,于1994年达到血吸虫病传播阻断标准,而后进入监测巩固阶段。

一、调查与质控

为了进一步掌握钉螺分布情况,根据《浙江省卫计委关于开展浙江省钉螺调查工作的通知》和《浙江省血防中心关于下发〈浙江省钉螺调查实施细则〉的通知》(浙血防〔2016〕8号)精神,2016—2017年江山市在双塔街道、虎山街道、清湖街道、大陈乡、四都镇、上余镇、碗窑乡、长台镇、贺村镇、淤头镇、新塘边镇、坛石镇和大桥镇的13个血防乡镇126个血吸虫病流行村开展钉螺调查。调查范围为辖区内所有山丘型流行村,环境包括现有钉螺环境、历史有螺环境和可疑钉螺孳生环境。

市疾控中心积极参加省血防中心组织的钉螺调查培训,同时负责对全市各乡镇调查人员进行培训。所有调查人员必须参加培训,经测试合格后方可参与钉螺调查工作。市疾控中心还负责对辖区内13个血防乡镇126个血吸虫病流行村的钉螺调查工作进行检查指导,及时解决调查中发现的问题。

二、结果和讨论

(一)钉螺孳生环境调查

1. 历史钉螺孳生概况 江山市于1952年首次发现钉螺,最近一次查到钉螺年份为2017年;首次发现感染性钉螺年份为1952年,最近一次查到感染性钉螺年份为1984年。

调查环境总数1 227处,累计环境面积为60 537 092m²,历史累计有螺面积为38 777 830m²。历史累计有螺面积最多的为大桥镇,占17.51%;其次为上余镇,占17.33%;双塔街道占13.22%;坛石镇占12.90%;虎山街道占10.96%。现有螺环境处数最多的为坛石镇,其次为大桥镇、碗窑乡和虎山街道。详见表8-77。

表 8-77 江山市钉螺孳生环境调查基本情况

乡镇（街道）	环境处数/处	有螺环境处数/处	累计环境面积/m²	历史累计有螺面积/m²	首次发现钉螺年份	最近一次查到钉螺年份	首次发现感染性钉螺年份	最近一次查到感染性钉螺年份
虎山街道	271	14	12 244 510	4 249 360	1964	2016	1964	1981
双塔街道	104	10	7 422 260	5 125 270	1965	2016	1965	1965
清湖街道	69	3	3 370 140	2 708 620	1970	2016	1970	1973
上余镇	114	10	8 253 500	6 721 000	1963	2016	1963	1978
碗窑乡	39	15	441 530	335 620	1979	2016	1979	1984
大陈乡	38	5	1 558 500	956 100	1960	2015	1960	1961
四都镇	109	11	4 937 700	3 208 400	1962	2016	1960	1972
贺村镇	48	5	3 670 850	2 599 020	1964	2016	1964	1972
淤头镇	8	0	11 500	5 830	1981	1990	1981	1981
坛石镇	99	29	8 665 700	5 001 170	1960	2016	1960	1969
大桥镇	231	16	7 956 052	6 788 200	1952	2017	1952	1970
长台镇	88	0	1 950 050	1 038 440	1970	1991	1970	1983
新塘边镇	9	0	54 800	40 800	1960	1971	1960	1970
合计	1 227	118	60 537 092	38 777 830	1952	2017	1952	1984

2. 钉螺孳生环境演变情况 调查环境总数 1 227 处,其中 I 类环境 118 处、II 类环境 897 处、III 类环境 152 处、IV 类环境 60 处。118 处 I 类环境中,环境类型以沟渠、水田和旱地为主,与历史有螺环境类型基本一致。1 109 处历史有螺环境中,环境未改变或部分改变 1 049 处,占 94.59%,环境彻底改变 60 处,占 5.41%。环境未改变的历史有螺环境(II 类环境)以沟渠、水田和旱地为主,环境类型变化较小;环境部分改变的历史有螺环境(III 类环境)由于抛荒、苗木种植和土地整改等原因,部分环境类型发生较大变化,水田减少 52 处,旱地和其他环境类型分别增加了 38 处和 8 处;环境彻底改变的历史有螺环境(IV 类环境)变化较大,大多数原钉螺孳生环境变成了不适宜钉螺孳生的房屋、道路等其他环境。详见表 8-78~表 8-81。

表 8-78 江山市 I 类钉螺孳生环境演变类型基本情况

历史环境		现在环境处数/处						累计环境面积/m²	历史累计有螺面积/m²	首次发现钉螺年份	最近一次查到钉螺年份	首次发现感染性钉螺年份	最近一次查到感染性钉螺年份
环境类型	环境处数/处	沟渠	塘堰	水田	旱地	滩地	其他						
沟渠	35	35	0	0	0	0	0	233 019	179 217	1960	2016	1960	1978
塘堰	4	0	2	0	0	2	0	18 716	15 197	1963	2017	1963	1970
水田	49	3	0	38	7	0	1	1 865 829	1 178 961	1960	2016	1960	1978
旱地	28	5	1	0	22	0	0	805 978	715 836	1960	2016	1960	1984
其他	2	1	0	0	0	0	1	17 856	15 856	1964	2016	1964	1970
合计	118	44	3	38	29	2	2	2 941 398	2 105 067	1960	2017	1960	1984

表 8-79　江山市Ⅱ类钉螺孳生环境演变类型基本情况

历史环境		现在环境处数/处						累计环境面积/m²	历史累计有螺面积/m²	首次发现钉螺年份	最近一次查到钉螺年份	首次发现感染性钉螺年份	最近一次查到感染性钉螺年份
环境类型	环境处数/处	沟渠	塘堰	水田	旱地	滩地	其他						
沟渠	190	189	0	1	0	0	0	1 255 411	877 843	1952	2013	1952	1981
塘堰	54	0	54	0	0	0	0	551 530	111 650	1962	2011	1962	1980
水田	522	8	1	493	20	0	0	37 750 218	24 287 561	1952	2013	1952	1984
旱地	124	2	0	6	116	0	0	7 426 660	5 417 402	1952	2013	1952	1978
滩地	3	0	0	0	0	3	0	47 300	44 258	1960	2012	1960	1960
其他	4	0	0	0	0	0	4	94 430	79 422	1953	2006	1953	1970
合计	897	199	55	500	136	3	4	47 125 549	30 818 136	1952	2013	1952	1984

表 8-80　江山市Ⅲ类钉螺孳生环境演变类型基本情况

历史环境		现在环境处数/处						累计环境面积/m²	历史累计有螺面积/m²	首次发现钉螺年份	最近一次查到钉螺年份	首次发现感染性钉螺年份	最近一次查到感染性钉螺年份
环境类型	环境处数/处	沟渠	塘堰	水田	旱地	滩地	其他						
沟渠	43	41	0	0	1	0	1	185 930	120 887	1960	2007	1960	1984
塘堰	4	2	2	0	0	0	0	35 559	11 747	1961	1987	1961	1970
水田	85	1	4	33	38	1	8	4 569 173	2 790 015	1960	2012	1960	1984
旱地	12	3	1	5	2	0	1	731 225	703 884	1960	2009	1960	1984
滩地	7	0	1	0	0	6	0	77 880	48 530	1979	2013	1979	1984
其他	1	0	1	0	0	0	0	41 150	3 458	1980	1986	1980	1980
合计	152	47	9	38	41	7	10	5 640 917	3 678 521	1960	2013	1960	1984

表 8-81　江山市Ⅳ类钉螺孳生环境演变类型基本情况

历史环境		现在环境处数/处						累计环境面积/m²	历史累计有螺面积/m²	首次发现钉螺年份	最近一次查到钉螺年份	首次发现感染性钉螺年份	最近一次查到感染性钉螺年份
环境类型	环境处数/处	沟渠	塘堰	水田	旱地	滩地	其他						
沟渠	10	5	0	0	0	0	5	59 430	33 809	1964	2011	1964	1981
塘堰	1	0	0	0	0	0	1	50 715	33 810	1965	2005	1965	1965
水田	36	0	0	1	2	0	33	4 136 983	1 883 452	1962	2011	1962	1981
旱地	10	0	0	0	0	0	10	478 950	155 715	1964	2012	1964	1981
滩地	1	0	0	0	0	0	1	40 000	26 510	1965	1983	1965	1965
其他	2	0	0	0	0	0	1	63 150	42 810	1964	2011	1964	1965
合计	60	5	1	1	2	0	51	4 829 228	2 176 106	1962	2012	1962	1981

（二）钉螺分布调查

1. 调查概况　调查环境总数 1 227 处,其中有螺环境 118 处,环境面积 58 255 622m²,现有螺面积 139 500m²。从植被类型来看,杂草中有螺环境数 56 处,占 47.46%;其次为水稻,有螺环境数 35 处,占 29.66%;芦苇中的有螺环境数最少,为 1 处,占 0.85%。从环境类型来看,有螺环境类型以沟渠、水田和旱地为主。调查概况见表 8-82~ 表 8-84。

表 8-82 江山市不同流行类型环境螺情现况调查基本情况

流行类型	调查环境处数/处	有螺环境处数/处	感染性有螺环境处数/处	环境面积/m²	现有螺面积/m²	感染性钉螺面积/m²
水网型	0	0	0	0	0	0
山丘型	1 227	118	0	58 255 622	139 500	0
合计	1 227	118	0	58 255 622	139 500	0

表 8-83 江山市不同植被类型环境螺情现况调查基本情况

植被类别	调查环境处数/处	有螺环境处数/处	感染性有螺环境处数/处	环境面积/m²	现有螺面积/m²	感染性钉螺面积/m²
杂草	488	56	0	9 480 745	44 570	0
芦苇	1	1	0	4 000	2 800	0
树林	34	8	0	1 883 155	6 770	0
水稻	531	35	0	37 407 615	40 010	0
旱地作物	79	15	0	3 678 455	18 850	0
其他	94	3	0	5 801 652	26 500	0
合计	1 227	118	0	58 255 622	139 500	0

表 8-84 江山市不同环境类型螺情现况调查基本情况

环境类型	调查环境处数/处	有螺环境处数/处	感染性有螺环境处数/处	环境面积/m²	现有螺面积/m²	感染性钉螺面积/m²
沟渠	295	44	0	1 790 930	30 070	0
塘堰	68	3	0	1 026 580	3 200	0
水田	577	38	0	39 995 080	45 210	0
旱地	208	29	0	10 005 395	32 620	0
滩地	12	2	0	188 380	1 300	0
其他	67	2	0	5 249 257	27 100	0
合计	1 227	118	0	58 255 622	139 500	0

2. **现场调查结果** 钉螺调查系统抽样 39 303 框，发现活螺框 5 641 框，捕获钉螺 7 926 只，其中活螺 7 908 只；环境抽查 249 502 框，发现活螺框 976 框，捕钉螺 1 737 只，其中活螺 1 737 只，经解剖未发现阳性钉螺。活螺平均密度为 0.152 6 只/0.1m²，有螺框出现率为 10.398 1%。详见表 8-85、表 8-86。

表 8-85 江山市不同流行类型环境钉螺调查结果

流行类型	系统抽样						环境抽查					
	调查框数/框	活螺框数/框	捕获螺数/只	活螺数/只	感染性钉螺框数/框	感染螺数/只	调查框数/框	活螺框数/框	捕获螺数/只	活螺数/只	感染性钉螺框数/框	感染螺数/只
水网型	0	0	0	0	0	0	0	0	0	0	0	0
山丘型	39 303	5 641	7 926	7 908	0	0	249 502	976	1 737	1 737	0	0
合计	39 303	5 641	7 926	7 908	0	0	249 502	976	1 737	1 737	0	0

表 8-86 江山市不同流行类型环境系统抽样螺情统计指标

流行类型	活螺密度/(只·0.1m⁻²)				有螺框出现率/%			
	算术均数	最大值	最小值	中位数	算术均数	最大值	最小值	中位数
水网型	0	0	0	0	0	0	0	0
山丘型	0.152 6	2.000 0	0	0	10.398 1	100.000 0	0	0
合计	0.152 6	2.000 0	0	0	10.398 1	100.000 0	0	0

（1）不同植被类型钉螺调查结果：从植被类型分析，捕获活螺最多的植被类型为杂草（占 36.29%），其次为水稻（占 35.94%）和旱地作物（占 15.70%）。活螺框数最多的植被类型也为杂草（占 36.27%），其次为水稻（占 35.51%）和旱地作物（占 15.64%）。活螺平均密度最高的为芦苇 0.946 7 只/0.1m²，其次为树林 0.327 3 只/0.1m² 和旱地作物 0.258 8 只/0.1m²。杂草和水稻是主要植被类型，活螺平均密度分别为 0.150 6 只/0.1m² 和 0.127 0 只/0.1m²。活螺密度大的也是杂草（2.000 0 只/0.1m²）和水稻（1.000 0 只/0.1m²）等植被类型。平均活螺框出现率最高为芦苇 58.666 7%，其次为树林 22.537 2% 和旱地作物 16.483 8%，杂草和水稻的平均活螺框出现率分别为 10.101 8% 和 9.246 5%，且活螺框出现率最大值也出现在杂草和水稻类型。详见表 8-87、表 8-88。

表 8-87 江山市不同植被类型环境钉螺调查结果

植被类别	系统抽样						环境抽查					
	调查框数/框	活螺框数/框	捕获螺数/只	活螺数/只	感染性钉螺框数/框	感染螺数/只	调查框数/框	活螺框数/框	捕获螺数/只	活螺数/只	感染性钉螺框数/框	感染螺数/只
杂草	11 541	2 066	2 918	2 918	0	0	57 111	334	582	582	0	0
芦苇	150	88	142	142	0	0	200	2	21	21	0	0
树林	1 375	330	473	473	0	0	7 302	35	58	58	0	0
水稻	17 413	1 993	2 769	2 769	0	0	145 984	357	697	697	0	0
旱地作物	4 870	890	1 279	1 261	0	0	18 719	145	253	253	0	0
其他	3 954	274	345	345	0	0	20 186	103	126	126	0	0
合计	39 303	5 641	7 926	7 908	0	0	249 502	976	1 737	1 737	0	0

表 8-88 江山市不同植被类型环境系统抽样螺情统计指标

植被类别	活螺密度/(只·0.1m⁻²)				有螺框出现率/%			
	算术均数	最大值	最小值	中位数	算术均数	最大值	最小值	中位数
杂草	0.150 6	2.000 0	0	0	10.101 8	100.000 0	0	0
芦苇	0.946 7	0.946 7	0.946 7	0.946 7	58.666 7	58.666 7	58.666 7	58.666 7
树林	0.327 3	0.833 3	0	0.295 0	22.537 2	50.000 0	0	21.083 3
水稻	0.127 0	1.000 0	0	0	9.246 5	90.000 0	0	0
旱地作物	0.258 8	0.990 0	0	0.175 0	16.483 8	80.000 0	0	9.000 0
其他	0.040 0	0.326 0	0	0	2.779 6	24.500 0	0	0
合计	0.152 6	2.000 0	0	0	10.398 1	100.000 0	0	0

（2）不同环境类型钉螺调查结果：从环境类型分析，捕获钉螺最多的环境类型为水田，其次为沟渠和旱地。活螺平均密度最高的为塘堰 0.237 2 只/0.1m²，其次为沟渠 0.221 5 只/0.1m²，水田和旱地分别为 0.134 1 只/0.1m² 和 0.128 1 只/0.1m²，平均活螺框出现率最高的为塘堰 14.916 7%，其次为沟渠 14.498 9%，水田和旱地分别为 9.861 2% 和 8.309 7%。调查结果见表 8-89、表 8-90。

表 8-89　江山市不同环境类型钉螺调查结果

环境类型	系统抽样						环境抽查					
	调查框数/框	活螺框数/框	捕获螺数/只	活螺数/只	感染性钉螺框数/框	感染螺数/只	调查框数/框	活螺框数/框	捕获螺数/只	活螺数/只	感染性钉螺框数/框	感染螺数/只
沟渠	7 738	1 561	2 265	2 265	0	0	37 606	245	439	439	0	0
塘堰	604	124	200	200	0	0	4 580	14	43	43	0	0
水田	18 226	2 218	3 049	3 049	0	0	155 316	392	754	754	0	0
旱地	7 372	1 408	2 008	1 990	0	0	34 155	205	340	340	0	0
滩地	1 740	45	62	62	0	0	1 820	3	4	4	0	0
其他	3 623	285	342	342	0	0	16 025	117	157	157	0	0
合计	39 303	5 641	7 926	7 908	0	0	249 502	976	1 737	1 737	0	0

表 8-90　江山市不同环境类型系统抽样螺情统计指标

环境类型	活螺密度/(只·$0.1m^{-2}$)				有螺框出现率/%			
	算术均数	最大值	最小值	中位数	算术均数	最大值	最小值	中位数
沟渠	0.221 5	2.000 0	0	0	14.498 9	100.000 0	0	0
塘堰	0.237 2	1.437 5	0	0	14.916 7	93.750 0	0	0
水田	0.134 1	1.000 0	0	0	9.861 2	90.000 0	0	0
旱地	0.128 1	0.990 0	0	0	8.309 7	80.000 0	0	0
滩地	0.026 7	0.176 7	0	0	1.833 3	13.333 3	0	0
其他	0.060 0	0.840 0	0	0	5.500 0	80.000 0	0	0
合计	0.152 6	2.000 0	0	0	10.398 1	100.000 0	0	0

江山市地处浙闽赣三省交界,1994年达到血吸虫病传播阻断标准,而后进入监测巩固阶段。历史有螺环境最多的为虎山街道,其次为大桥镇和上余镇。现有钉螺分布与历史有螺环境分布一致,均分布在与江西玉山交界的大桥镇和横渡溪及须江流域的坛石、虎山、双塔和上余等地,提示与玉山交界区域和横渡溪及须江流域两岸为江山市血吸虫病重点监测区域。历史有螺环境类型变化最大的为双塔街道和贺村镇,均被须江贯穿,环境类型变化与该区域内城镇化和工业化园区建设有关,提示城镇化和工业化可以有效减少钉螺孳生环境,从而达到逐步消灭钉螺的目的。

本次调查结果显示,江山市历史累计有螺面积主要分布在大桥镇、上余镇、双塔街道、坛石镇和虎山街道;历史有螺环境最多的为虎山街道、大桥镇和上余镇;现有螺环境数最多的为坛石镇、大桥镇、碗窑乡和虎山街道。这提示,大桥镇、坛石镇、上余镇、碗窑乡、双塔街道和虎山街道是江山市血防工作的重点乡镇。1 049处历史有螺环境(占94.59%)目前虽然未查到钉螺,但环境类型未发生改变或仅发生部分改变,表明大部分历史有螺环境仍然具备钉螺孳生的基本条件,一旦有外来钉螺引入或从毗邻地区扩散而来,就会重新形成钉螺孳生地,需继续采取"查灭残存钉螺为主,防治钉螺输入为辅"的对策,加强历史有螺环境和适宜钉螺孳生环境的监测,重点是生产生活区。同时加大与农业、水利、林业等部门的合作,推广血防综合治理工程,对历史有螺环境进行环境改造,进一步减少钉螺孳生环境数量。

江山市现有有螺环境中,环境类型主要为沟渠、水田和旱地,且以沟渠环境居多。有螺环境中植被类型主要为杂草类型,活螺密度和活螺框出现率最大的为杂草类型,表明钉螺的分布与草本植物的分布密切相关。因此,在其余环境类型钉螺得到控制的情况下,后一阶段查灭螺重心应向沟渠杂草环境转移。

综上所述,与江西玉山交界的区域和横渡溪及须江流域两岸为江山市血吸虫病重点监测区域,特别应加强大桥镇、坛石镇、上余镇、碗窑乡、双塔街道和虎山街道的钉螺监测,环境类型以沟渠杂草环境为主。今后工作中,一是要利用电子地图加强对历史有螺环境中沟渠杂草环境的钉螺监测,同时随着城镇化、工业化的进展,加强与农业、水利、林业等部门的合作,对历史有螺环境进行环境改造,减少钉螺孳生环境,防止螺情回升。二是做好血防历年防治资料、资料汇编、血防志的归档和保护工作。并且设立考核机制,多方面保证资料的归档率,确保资料不遗失。三是加强队伍建设,提高经费投入,着力解决查灭螺专业队伍不稳定、年龄结构老化的突出问题,加强培训教育,切实提升血防队伍的工作能力,减少钉螺孳生环境的漏查和查漏现象。四是积极探索新技术,开发简单易操作的软件用于钉螺孳生环境分布图的绘制及后续使用、更新等。

李新祥　王萍　毛辉曙
江山市疾病预防控制中心

第九章　台州市血吸虫病螺情调查报告

第一节　全市血吸虫病螺情调查报告

台州市地处浙江省中部,东临东海,南接温州,西靠丽水,北连绍兴,于1994年经国务院批准撤地建市,下辖椒江、黄岩、路桥3个区,临海、温岭、玉环3个市和仙居、天台、三门3个县,总人口613.90万。台州市土地面积约9 411km²,约占全省土地面积的1/10,其中山地丘陵占73%,平原占22%,河流水面占4.6%。2018年全市生产总值为4 874.72亿元,人均生产总值为79 541元。农村自来水普及率99.2%,卫生户厕普及率97.96%。

血吸虫病曾流行于台州市临海、黄岩和天台3个县(市、区)的14个乡(镇)228个村,其中临海1个镇4个村,黄岩6个乡(镇)62个村,天台7个乡(镇)162个村(包括6个历史有病无螺村)。全市历史累计血吸虫病病人16 415例,历史累计钉螺面积13 707 712m²。几十年来,台州市在各级党委、政府的领导下,开展了查灭螺、查治病等血吸虫病防治工作,经过不懈努力,终于在1994年达到血吸虫病传播阻断标准,并且自1995年起转入血吸虫病监测阶段,血防成果巩固。

一、调查与质控

为全面掌握钉螺分布状况,为制订血吸虫病防治策略提供基线资料和科学依据,根据《浙江省卫计委关于开展浙江省钉螺调查工作的通知》和《浙江省血防中心关于下发〈浙江省钉螺调查实施细则〉的通知》(浙血防〔2016〕8号)要求,台州市在临海、黄岩和天台3个县(市、区)的全部历史有螺环境、现有螺环境和可疑钉螺孳生环境开展了钉螺调查工作。临海、黄岩和天台3个县(市、区)收集当地历年防治资料、资料汇编、血防志等,整理螺情信息,对每处环境进行登记和标准化编号,对各环境进行现场实地调查,将所有数据资料整理汇总后录入数据库并结合GPS记录的环境地理信息,绘制电子分布图。

为做好本次调查工作,市、县级调查人员均参加了省血吸虫病防治中心组织的培训;市疾控中心召开会议对调查工作进行任务布置和再落实并开展进一步培训;3个县(市、区)疾控中心分别对参与钉螺调查的工作人员开展培训,并要求测试合格者方可参与钉螺调查工作。市疾控中心对3个县(市、区)的钉螺调查工作进行指导,并开展现场督查,及时解决调查中发现的问题,确保如期完成钉螺调查工作。3个县(市、区)的专业人员也不定期对乡镇的调查工作进行检查和督导,加强技术指导,对照历史查螺图账实地踏看以便及时发现问题并纠正。

二、结果和讨论

(一)钉螺孳生环境调查

1. 历史钉螺孳生概况　2016—2017年,台州市在临海、黄岩和天台3个血吸虫病流行县(市、区)开展了钉螺调查,涉及14个乡(镇)、228个行政村,调查2 643处环境,其中黄岩、天台、临海分别调查2 189处、418处和36处,各占82.82%、15.82%和1.36%。环境全部为山丘型,调查环境面积达21 835 936m²,黄岩、天台、临海分别调查2 046 209m²、19 683 192m²和106 535m²,各占9.37%、90.14%和0.49%;其中历史有螺环境773处,黄岩、天台、临海分别调查325处、412处和36处,各占42.04%、53.30%和4.66%;历史累计有螺面积为13 707 712m²,其中天台12 196 761m²、黄岩1 505 031m²、临海5 920m²,分别占88.98%、

10.98% 和 0.04%。全市于 1952 年首次发现钉螺和感染性钉螺（天台县），最近一次查到感染性钉螺是在 1986 年（天台县），最近一次有螺年份是 2016 年（天台县）。详见表 9-1。

表 9-1　台州市钉螺孳生环境调查基本情况

县市区	环境处数/处	累计环境面积/m²	历史累计有螺面积/m²	首次发现钉螺年份	最近一次查到钉螺年份	首次发现感染性钉螺年份	最近一次查到感染性钉螺年份
黄岩区	2 189	2 046 209	1 505 031	1960	2005	—	—
天台县	418	19 683 192	12 196 761	1952	2016	1952	1986
临海市	36	106 535	5 920	1956	1970	1956	1969
合计	2 643	21 835 936	13 707 712	1952	2016	1952	1986

2. 钉螺孳生环境演变情况　本次调查发现，台州市有螺环境（Ⅰ类环境）有 3 处，共 5 500m²（均在天台县三合镇联协村），占调查环境处数的 0.12%，占历史累计钉螺面积的 0.11%（14 660m²/13 707 712m²）；Ⅱ类环境共 308 处，占调查环境数的 11.65%，占历史累计钉螺面积的 49.86%（6 834 105m²/13 707 712m²）；Ⅲ类环境 356 处，占调查环境数的 13.47%，占历史累计钉螺面积的 36.14%（4 954 778m²/13 707 712m²）；Ⅳ类环境 106 处，占调查环境数的 4.01%，占历史累计钉螺面积的 13.89%（1 904 169m²/13 707 712m²）；Ⅴ类环境 1 870 处，占调查环境数的 70.75%。详见表 9-2。

表 9-2　台州市Ⅰ～Ⅴ类钉螺孳生环境基本情况

县市区	Ⅰ类环境		Ⅱ类环境		Ⅲ类环境		Ⅳ类环境		Ⅴ类环境	
	环境处数/处	构成比/%	环境处数/处	构成比/%	环境处数/处	构成比/%	环境处数/处	构成比/%	环境处数/处	构成比/%
黄岩区	0	0	49	2.24	223	10.19	53	2.42	1 864	85.15
天台县	3	0.72	259	61.96	97	23.21	53	12.68	6	1.43
临海市	0	0	0	0	36	100	0	0	0	0
合计	3	0.12	308	11.65	356	13.47	106	4.01	1 870	70.75

台州市 2 643 处历史钉螺孳生环境中，历史环境类型分别为沟渠 2 098 处、塘堰 24 处、水田 388 处、旱地 122 处、滩地 2 处、其他 9 处。经过长时间演变，现环境类型中，沟渠和塘堰与历史环境相同，没有变化，分别为 2 098 处和 24 处；旱地和滩地变化不大，分别为 129 处和 1 处；由于近年来经济发展速度较快，城市化进程推进，部分水田进行了改造和征用，水田环境明显减少，现为 283 处，而其他环境数量显著增加，由原 9 处增加到 108 处。

（二）钉螺分布调查

本次钉螺调查采用系统抽样结合环境抽查法进行，系统抽样共查螺 491 208 框，发现活螺框数 152 框，活螺数 1 230 只；环境抽查 895 587 框，发现活螺框数 120 框，查获活螺 920 只。合计捕获活螺数 2 150 只，经解剖未发现感染性钉螺。

本次调查在天台县发现 3 处螺点，其中覆盖杂草环境螺点 2 处，有螺面积 500m²；种植旱地作物螺点 1 处，有螺面积 5 000m²；树林、水稻和其他植被类别中未发现钉螺。按环境类型分类，在沟渠中查到 2 处螺点，有螺面积 500m²；旱地环境中查到 1 处螺点，有螺面积 5 000m²；塘堰、水田、滩地和其他环境中未发现钉螺。详见表 9-3。

表 9-3 浙江省台州市环境螺情现况调查基本情况

县市区	有螺环境处数/处	感染性有螺环境处数/处	环境面积/m²	有螺面积/m²	感染性钉螺面积/m²	查到钉螺数/只
黄岩区	0	0	652 178	0	0	0
天台县	3	0	19 688 288	5 500	0	2 150
临海市	0	0	104 596	0	0	0
合计	3	0	20 445 062	5 500	0	2 150

综上可见,台州市Ⅰ类环境(有螺环境)的环境类型以沟渠、旱地为主,与历史有螺环境类型基本一致,无明显变化。整体环境演变情况以Ⅱ类和Ⅲ类环境为主,还有接近 9 成的历史有螺区域未得到彻底环境改造,适宜钉螺的孳生,这两类环境以沟渠、水田、旱地为主,覆盖植被以杂草为主,是每年血防查螺工作的重点。台州市作为山区县,Ⅳ类彻底环境改造区域主要为 2004—2006 年在黄岩区开展有螺环境改造的区域,尽管连续多年监测没有发现钉螺,但由于雨水冲刷等导致沟渠淤泥杂草丛生,如果不加强沟渠维护,仍容易孳生钉螺,因此应加强沟渠的"三面光"维护工作,彻底清除钉螺孳生环境。同时,为了加强有螺区域监测,针对原螺区周边Ⅴ类可疑环境,也扩大范围开展查螺,及时防范山区钉螺的扩散和蔓延。

台州市自 1995 年转入血吸虫病监测阶段以来,始终坚持"以查灭残存钉螺和防控外来传染源为主的综合性防治策略",加强血吸虫病防治工作。1995—2016 年的 21 年间,全市累计在 1 653 个村查螺投工 63 251 工,查螺 187.48km²,查到螺点 19 处,分布在天台、黄岩 2 个县(区)的 16 个村,有螺面积 89 700m²,解剖检获钉螺 18 827 只,均未发现感染性钉螺;累计以血清学检查方法查病 109 252 人,检出抗体阳性 841 人,阳性率为 0.72%,其中粪检阳性 8 人(均为输入性血吸虫病病例);查牛 1 632 头,未发现阳性牛。全市血吸虫病传播阻断成果巩固。

但从达标后历年监测结果看,台州市螺情反复出现,输入性病例时有发现。1995—2016 年这 21 年中,仅 6 年(1995 年、1996 年、1999 年、2000 年、2011 年、和 2012 年)未查到钉螺,其余年份均有螺点发现,有螺面积以 2009 年天台县赤城街道下洋张村发现的(35 000m²)最大。在所有查到的 19 处螺点中有 1 处为新螺点(2004 年发现 1 处),另外 18 处均系老螺点再现。2004 年在黄岩宁溪镇炭场头村发现的 1 处 28 000m² 新螺片,涉及 4 个村,螺点不但位于长潭水库上游,且面积大,灭螺难度高。由于牵涉饮用水源地,当地政府非常重视,先后投入 430 万元用于环境改造灭螺。对于该螺点,目前连续多年在原螺区和周边可疑环境开展螺情监测,均未发现钉螺。有螺环境除 2004 年和 2009 年发现的螺点中有少量田壁外,均为山坡沟渠。病情监测方面虽没有发现本地感染的新病人,但发现 6 例国内和 2 例国外输入的血吸虫病病例,其中国内 2004 年 2 例,2005 年、2006 年、2012 年和 2013 年各发现 1 例。2004 年发现的 1 例为四川人,在天台打工,1 例为湖北人,到温岭做生意;2005 年发现的 1 例为温岭人,外出疫区种西瓜感染;2006 年发现的 1 例为四川人,在临海杜桥一眼镜厂打工;2012 年发现的 1 例为安徽人,在临海杜桥一化工厂打工;2013 年发现的 1 例为湖北人,无业游民。2016 年,台州市报告境外输入性埃及血吸虫病病例 2 例,分别为临海籍和三门籍的在尼日利亚务工返国人员,同为中国铁建股份有限公司天安沙石厂员工,曾在当地下水捕鱼,主要症状为无明显诱因下出现无痛性终末肉眼血尿,在国外和回国后先后在不同医疗单位被诊断为尿路感染、前列腺炎、膀胱肿瘤等,治疗 1 年余,后因血尿经久不愈转台州医院住院治疗,医院结合临床表现、尿液涂片检查和膀胱镜病理学切片,考虑为血吸虫病,经专家会诊确诊为输入性埃及血吸虫病,服用吡喹酮治疗后痊愈。

从以上分析可以看出,由于血吸虫病流行受社会和自然因素的影响,台州市残存钉螺和输入性病人将在一定时期和范围内存在,血吸虫病重新传播流行的潜在因素依然存在,防治工作仍然任重而道远。

台州市血吸虫病流行地区为山丘型,地形复杂,极为有利于钉螺孳生。近几年来,随着耕地抛荒面积增多,杂草生长特别繁盛,也给查螺工作带来很大难度。因此,台州市将继续实施以查灭残存钉螺和防控外源性传染源为主的综合性防治策略,加大对螺情监测力度,加强血防队伍建设和业务培训,提高查螺工作质量,避免漏查和查漏;加强部门协调,结合农田基本建设,对有螺环境进行土地平整,以达到改变钉螺孳生环境;加强对流动人口的查病监测,控制传染源;加大血防知识宣传力度,动员全社会共同参与,提高群众自我防护。

赖江 陈财荣 赵怡双
台州市疾病预防控制中心

第二节 黄岩区血吸虫病螺情调查报告

台州市黄岩区辖 5 个镇 6 个乡 8 个街道,本地人口 61 万,流动人口 14 余万,位于东经 121.261 909°,北纬 28.649 851°,为浙江省黄金海岸线中部,东界椒江区、路桥区,南与温岭市、乐清市接壤,西邻仙居县、永嘉县,北连临海市,距省会杭州 207km。全区总面积 988km²。全区地形狭长,地势西高东低,西部多高山,中、东部平原系"温黄平原"的一部分,平原地区河网纵横,是典型的江南水乡。大型水利工程长潭水库既是温黄平原灌溉水源,也是台州市辖椒江、黄岩、路桥 3 个区和温岭市的饮用水源。黄岩区属亚热带季风区,四季分明,温暖湿润,雨水充沛,光照充足。全年年平均气温 17℃,年降水量 1 537mm。

黄岩区在历史上属于血吸虫病山丘型轻度流行区,西部 6 个乡镇街道(宁溪镇、屿头乡、北洋镇、上垟乡、平田乡、新前街道)、62 个村为血吸虫病历史流行村,除新前街道(5 个村)外,其余 5 个乡镇均位于长潭水库上游,流行区人口 4.5 万人,累计钉螺面积 1 505 031m²,历史累计血吸虫病病人 5 196 例,其中历史晚期病人 68 例,现存晚期病人 8 人,累计病牛 714 头。经过几十年的积极防治,黄岩区在 1972 年达到血吸虫病传播控制标准,1994 年达到血吸虫病传播阻断标准,1995 年转入监测巩固阶段,2016 年达到血吸虫病消除目标,至今未再发现本地新感染病人(畜)、急性血吸虫病病人和感染性钉螺,血防消除成果巩固。

一、调查与质控

为了进一步掌握钉螺分布情况,根据《浙江省卫计委关于开展浙江省钉螺调查工作的通知》和《浙江省血防中心关于下发〈浙江省钉螺调查实施细则〉的通知》(浙血防[2016]8 号)精神,黄岩区于 2016 年 9—12 月对 6 个乡(镇、街道)62 个历史血吸虫病流行村的现有钉螺环境、历史有螺环境和可疑钉螺孳生环境开展钉螺调查工作。区疾控中心专业人员多次参加省血防中心组织的各项钉螺调查培训和推进会,及时掌握工作要求和操作技巧,并作为师资,于 2016 年 9 月,对全区血防专业人员开展钉螺调查培训。所有调查人员经过培训测试合格后方可参与钉螺调查工作。

为及时掌握 6 个乡(镇、街道)的钉螺调查工作进度,黄岩区卫计局多次对乡镇进行检查和督导,针对督导中发现的问题,及时提出整改意见,确保如期完成钉螺调查工作。各乡(镇、街道)血防工作人员负责调查资料的收集、信息表的填报、环境条块照片的拍摄和报送;黄岩区疾控中心负责历史螺点数据的电子化图账绘制,并对调查数据进行审核和上报。

二、结果和讨论

(一)钉螺孳生环境调查

1. 历史钉螺孳生概况 黄岩区 6 个乡镇 62 个历史流行村共调查环境 2 189 处,其中历史有螺环境 325 处,可疑环境 1 864 处,累计环境面积 2 046 209m²,历史累计钉螺面积 1 505 031m²。全区首次发现钉螺为 1960 年,最近一次查到钉螺为 2005 年。该螺区位于饮用水源——长潭水库上游,关系着台州市南片 300 万人的饮用水安全。出于水源保护目的,对水库周边和黄岩西部"五乡两镇"(宁溪镇、北洋镇、平田乡、上垟乡、屿头乡、上郑乡和富山乡)的村庄产业规划严格管控,工业和种养业受到严格限制。2004 年该螺区查出有螺面积 28 000m²,有螺环境由沟渠和塘堰组成,位于生产生活区,环境较为复杂。夏秋季受多次台风影响,造成钉螺扩散。当年钉螺最高密度为 39 只/0.1m²。解剖钉螺 1 189 只,未发现感染性钉螺。2005 年春季查螺,发现宁溪镇下施村复现有螺面积 590m²,钉螺最高密度 82 只/0.1m²,解剖钉螺 1 000 只,未发现感染性钉螺。由于有螺区块属于一级水源保护区,严禁使用药物灭螺,故黄岩区政府投入 430 万元用于环境改造灭螺。环境改造工程由政府牵头,部门合作,比单纯药物灭螺工程复杂许多且历时较长,于2006年才彻底消灭钉螺孳生环境。详见表9-4。

表9-4　黄岩区钉螺孳生环境调查基本情况

流行类型	环境处数/处	累计环境面积/m²	历史累计有螺面积/m²	首次发现钉螺年份	最近一次查到钉螺年份	首次发现感染性钉螺年份	最近发现感染性钉螺年份
水网型	0	0	0	—	—	—	—
山丘型	2 189	2 046 209	1 505 031	1960	2005	—	—
合计	2 189	2 046 209	1 505 031	1960	2005	—	—

　　2. 钉螺孳生环境演变情况　黄岩区2005年最后一次查到钉螺后,至今未再发现残存螺点,无现有钉螺环境(Ⅰ类环境)。随着经济发展,部分历史钉螺孳生环境发生改变。在325处历史有螺环境中,环境未改变(Ⅱ类环境)的49处,历史累计有螺面积155 755m²,占全区历史有螺环境处数和历史累计有螺面积的15.08%和10.35%,历史环境类型与现在基本保持一致,以沟渠为主。环境部分改变(Ⅲ类环境)223处,历史累计有螺面积1 325 667m²,占全区历史有螺环境处数和历史累计有螺面积的68.62%和88.08%,历史环境类型与现在基本保持一致,以沟渠为主。环境彻底改变(Ⅳ类环境)53处,历史累计有螺面积23 609m²,占全区历史有螺环境处数和历史累计有螺面积的16.30%和1.57%。另外,为防止钉螺扩散,还调查了可疑钉螺孳生环境(Ⅴ类环境)1 864处,环境主要包括沟渠、旱地、水田、塘堰等。调查结果显示,黄岩区属于农业县,当地大部分青壮年外出打工,大部分历史有螺环境仍适宜钉螺孳生,这些环境以沟渠、水田、旱地为主,彻底环境改造的仅占很小的一部分,主要为2004—2006年开展有螺环境改造的区域,尽管至今连续多年监测未发现钉螺,但如果不加强沟渠维护,雨水冲刷等导致沟渠淤泥杂草丛生,仍容易孳生钉螺。因此,这是每年血防查螺工作的重点,对环境改造的渠道应加强沟渠的"三面光"维护工作,清除钉螺孳生环境。详见表9-5~表9-7。

表9-5　黄岩区Ⅱ类钉螺孳生环境演变类型基本情况

历史环境		现在环境处数/处						累计环境面积/m²	历史累计有螺面积/m²	首次发现钉螺年份	最近一次查到钉螺年份	首次发现感染性钉螺年份	最近一次查到感染性钉螺年份
环境类型	环境处数/处	沟渠	塘堰	水田	旱地	滩地	其他						
沟渠	48	48	0	0	0	0	0	156 937	155 605	1960	2005	—	—
塘堰	1	0	1	0	0	0	0	150	150	2005	2005	—	—
水田	0	0	0	0	0	0	0	0	0	—	—	—	—
旱地	0	0	0	0	0	0	0	0	0	—	—	—	—
滩地	0	0	0	0	0	0	0	0	0	—	—	—	—
其他	0	0	0	0	0	0	0	0	0	—	—	—	—
合计	49	48	1	0	0	0	0	157 087	155 755	1960	2005	—	—

表9-6　黄岩区Ⅲ类钉螺孳生环境演变类型基本情况

历史环境		现在环境处数/处						累计环境面积/m²	历史累计有螺面积/m²	首次发现钉螺年份	最近一次查到钉螺年份	首次发现感染性钉螺年份	最近一次查到感染性钉螺年份
环境类型	环境处数/处	沟渠	塘堰	水田	旱地	滩地	其他						
沟渠	185	185	0	0	0	0	0	1 330 188	1 318 877	1960	2004	—	—
塘堰	0	0	0	0	0	0	0	0	0	—	—	—	—
水田	23	0	0	19	4	0	0	5 430	5 430	1960	1982	—	—

续表

历史环境		现在环境处数/处						累计环境面积/m²	历史累计有螺面积/m²	首次发现钉螺年份	最近一次查到钉螺年份	首次发现感染性钉螺年份	最近一次查到感染性钉螺年份
环境类型	环境处数/处	沟渠	塘堰	水田	旱地	滩地	其他						
旱地	15	0	0	0	15	0	0	1 360	1 360	1966	1982	—	—
滩地	0	0	0	0	0	0	0	0	0	—	—	—	—
其他	0	0	0	0	0	0	0	0	0	—	—	—	—
合计	223	185	0	19	19	0	0	1 336 978	1 325 667	1960	2004	—	—

表 9-7　黄岩区Ⅳ类钉螺孳生环境演变类型基本情况

历史环境		现在环境处数/处						累计环境面积/m²	历史累计有螺面积/m²	首次发现钉螺年份	最近一次查到钉螺年份	首次发现感染性钉螺年份	最近一次查到感染性钉螺年份
环境类型	环境处数/处	沟渠	塘堰	水田	旱地	滩地	其他						
沟渠	53	53	0	0	0	0	0	27 948	23 609	1960	1992	—	—
塘堰	0	0	0	0	0	0	0	0	0	—	—	—	—
水田	0	0	0	0	0	0	0	0	0	—	—	—	—
旱地	0	0	0	0	0	0	0	0	0	—	—	—	—
滩地	0	0	0	0	0	0	0	0	0	—	—	—	—
其他	0	0	0	0	0	0	0	0	0	—	—	—	—
合计	53	53	0	0	0	0	0	27 948	23 609	1960	1992	—	—

（二）钉螺分布调查

1. 调查概况　黄岩区对 6 个乡镇 62 个血吸虫病历史流行村共 2 189 处历史有螺环境和可疑环境进行调查，环境类型主要为沟渠及其相连的水田旱地等，植被类型主要为沟渠杂草和水库塘堰水生植物，共计环境面积 652 178m²，未发现钉螺孳生环境，见表 9-8~ 表 9-10。

表 9-8　黄岩区不同流行类型环境螺情现况调查基本情况

流行类型	调查环境处数/处	有螺环境处数/处	感染性有螺环境处数/处	环境面积/m²	现有螺面积/m²	感染性钉螺面积/m²
水网型	0	0	0	0	0	0
山丘型	2 189	0	0	652 178	0	0
合计	2 189	0	0	652 178	0	0

表 9-9　黄岩区不同植被类型环境螺情现况调查基本情况

植被类别	调查环境处数/处	有螺环境处数/处	感染性有螺环境处数/处	环境面积/m²	现有螺面积/m²	感染性钉螺面积/m²
杂草	2 178	0	0	648 543	0	0
芦苇	6	0	0	2 843	0	0
树林	1	0	0	272	0	0
水稻	2	0	0	420	0	0
旱地作物	0	0	0	0	0	0
其他	2	0	0	100	0	0
合计	2 189	0	0	652 178	0	0

表 9-10　黄岩区不同环境类型螺情现况调查基本情况

环境类型	调查环境处数/处	有螺环境处数/处	感染性有螺环境处数/处	环境面积/m²	现有螺面/m²	感染性钉螺面积/m²
沟渠	2 056	0	0	631 141	0	0
塘堰	8	0	0	6 570	0	0
水田	55	0	0	7 716	0	0
旱地	63	0	0	6 091	0	0
滩地	0	0	0	0	0	0
其他	7	0	0	660	0	0
合计	2 189	0	0	652 178	0	0

2. 现场调查结果　对全区 6 个乡(镇、街道)62 个村开展春季查螺工作,覆盖所有应查环境条块,系统抽样调查机械框 105 216 个,环境抽查调查环境框 210 324 个,均未发现活钉螺。调查环境类型主要为沟渠及其相连的水田旱地等,植被类型主要为沟渠杂草和水库塘堰水生植物。详见表 9-11~ 表 9-13。

表 9-11　黄岩区不同流行类型环境钉螺调查结果

流行类型	系统抽样						环境抽查					
	调查框数/框	活螺框数/框	捕获螺数/只	活螺数/只	感染性钉螺框数/框	感染螺数/只	调查框数/框	活螺框数/框	捕获螺数/只	活螺数/只	感染性钉螺框数/框	感染螺数/只
水网型	0	0	0	0	0	0	0	0	0	0	0	0
山丘型	105 216	0	0	0	0	0	210 324	0	0	0	0	0
合计	105 216	0	0	0	0	0	210 324	0	0	0	0	0

表 9-12　黄岩区不同植被类型环境钉螺调查结果

植被类别	系统抽样						环境抽查					
	调查框数/框	活螺框数/框	捕获螺数/只	活螺数/只	感染性钉螺框数/框	感染螺数/只	调查框数/框	活螺框数/框	捕获螺数/只	活螺数/只	感染性钉螺框数/框	感染螺数/只
杂草	104 781	0	0	0	0	0	209 454	0	0	0	0	0
芦苇	298	0	0	0	0	0	596	0	0	0	0	0
树林	29	0	0	0	0	0	58	0	0	0	0	0
水稻	86	0	0	0	0	0	172	0	0	0	0	0
旱地作物	0	0	0	0	0	0	0	0	0	0	0	0
其他	22	0	0	0	0	0	44	0	0	0	0	0
合计	105 216	0	0	0	0	0	210 324	0	0	0	0	0

表 9-13　黄岩区不同环境类型钉螺调查结果

环境类型	系统抽样						环境抽查					
	调查框数/框	活螺框数/框	捕获螺数/只	活螺数/只	感染性钉螺框数/框	感染螺数/只	调查框数/框	活螺框数/框	捕获螺数/只	活螺数/只	感染性钉螺框数/框	感染螺数/只
沟渠	101 257	0	0	0	0	0	202 406	0	0	0	0	0
塘堰	1 300	0	0	0	0	0	2 600	0	0	0	0	0
水田	1 351	0	0	0	0	0	2 702	0	0	0	0	0

续表

环境类型	系统抽样						环境抽查					
	调查框数/框	活螺框数/框	捕获螺数/只	活螺数/只	感染性钉螺框数/框	感染螺数/只	调查框数/框	活螺框数/框	捕获螺数/只	活螺数/只	感染性钉螺框数/框	感染螺数/只
旱地	1 169	0	0	0	0	0	2 338	0	0	0	0	0
滩地	0	0	0	0	0	0	0	0	0	0	0	0
其他	139	0	0	0	0	0	278	0	0	0	0	0
合计	105 216	0	0	0	0	0	210 324	0	0	0	0	0

综上分析可以看出,黄岩区历史螺区主要位于长潭水库上游,历史钉螺孳生环境仍广泛存在,以沟渠、水田、旱地为主。近年来,随着农业人口减少,环境内土地抛荒、沟渠废弃导致杂草丛生,极易发生钉螺孳生和蔓延,长潭水库上游环境复杂,查灭螺难度较大,如果不能从根本上改变钉螺孳生环境,螺情复现的可能性较大。同时,由于饮用水源保护等原因,该地区药物灭螺受到严格限制,有螺环境压缩较困难,且易随水系扩散。这些是黄岩区螺情监测的重点。为加强对长潭水库库区的螺情监测,2008—2013年和2014年至今,黄岩区分别在长潭水库上游的宁溪镇炭场头村和上垟乡白沙园村设血吸虫病监测点,连续开展螺情监测,均未发现有螺。

黄岩区达到消除标准后,各级领导对血防工作长期性、复杂性和艰巨性认识不足,随着经济发展,血防查螺所需经费逐年上升,但区级财政血防经费逐年缩减,一定程度上影响了血防工作的持续开展。乡镇老血防专业人员大部分已退休,新从事人员对血防历史及业务知识不够熟悉,缺乏工作热情,影响监测工作质量。同时,黄岩区现有14万流动人口,其中可能有来自血吸虫病流行区的现症病例,如果本地螺情复现,输入性传染源会增加血吸虫病重新传播流行的风险,防控形势不容乐观。建议加强组织领导,部门密切合作,争取获得区委、区政府主要领导对血防工作的进一步重视,加大经费投入力度,针对风险因素实施精准防治;同时明确部门职责,开展多部门合作综合治理,强化考核机制;血防乡镇需加强人员队伍建设,做好青年查螺人员培训,使各乡镇血防人员相对稳定,做好"传帮带"工作,提高监测工作质量。

林春萍[1]　郑媚[1]　孔超[1]　王文胜[1]　廖永[2]

1. 黄岩区疾病预防控制中心;2. 黄岩区宁溪镇中心卫生院

第三节　天台县血吸虫病螺情调查报告

天台县位于浙江省东中部,以境内天台山得名,东连宁海、三门,西接磐安,南邻仙居、临海,北界新昌。全县总面积1 426km²。天台县自古就有"八山半水分半田"一说,天台山脉由县西向东北蜿蜒,西南绵亘大雷山脉,形成四面环山中部较为平坦的丘陵盆地,低山和丘陵占全县总面积81%,河谷平原和台地(梯田)占19%,境内主要河流有始丰溪和三茅溪。天台县现辖3个街道7个镇5个乡,15个居委会(社区)、597个行政村,总人口为601 965人,以工艺品、机电、橡胶塑料、产业用布、医药化工、饮料酒六大行业为产业支柱。

在天台县,血吸虫病在历史上是严重危害人民身体健康的地方性疾病,也是阻碍社会经济发展的重要公共卫生问题。历史上,天台县有7个乡镇(街道)162个村流行血吸虫病(包括6个历史有病无螺村),流行区人口15.78万人,历史累计血吸虫病病人10 998人(其中晚期病人510人),累计历史有螺面积12 196 761m²。经过几十年的积极努力,天台县于1972年达到血吸虫病传播控制标准,1994年达到传播阻断标准,2016年达到维持消除目标,防治工作取得了举世瞩目的成就。

一、调查与质控

为进一步掌握全县钉螺历史分布情况,根据《浙江省卫计委关于开展浙江省钉螺调查工作的通知》和《浙江省血防中心关于下发〈浙江省钉螺调查实施细则〉的通知》(浙血防[2016]8号)精神,结合实际情况,天台县在7个乡镇(街道)162个血吸虫病历史流行村开展钉螺调查工作。

为提高血防业务人员的工作水平和现场调查能力,天台县开展了相关血防业务培训,派专业人员参加省血防中心举办的全省钉螺调查工作现场技术培训班和推进会;2016年9月21日,对全县所有血吸虫病历史流行乡镇负责血防工作的人员进行钉螺调查技术培训,培训内容包括钉螺调查方案、浙江省钉螺调查实施细则、查螺图账的电子化规范流程、地理信息采集等。为确保钉螺调查质量,天台县制订了督导方案,成立了督导组,加强技术指导,指派专人定期对各乡镇钉螺调查进度和质量进行检查和督导,对照历史螺图实地踏看,及时发现问题并及时纠正。

二、结果和讨论

(一)钉螺孳生环境调查

1. 历史钉螺孳生概况　1950年秋,中国人民解放军二十军一八五团驻天台县剿匪,该军医务人员在县城关(现赤城街道)北门见到蛊胀者。该部曾在嘉善驻扎,了解血吸虫病,因此和县卫生院医务人员一起对栖霞乡(现赤城街道栖霞办事处)和尚坟村、下松门村等腹水病人较多的地区进行调查,依据病人的病史与体征,初步认为是血吸虫病,进而由部队组织卫生人员和县卫生院同志至尚坟村开展粪便检查,结果该村粪便沉渣涂片阳性率高达75%,孵化结果显示全村除一名还在襁褓中的婴儿外,均患有血吸虫病,随后扩大检查范围至下松门、田思两村,结果阳性率同样较高,故确定天台县有血吸虫病流行。1952年2月,县血防人员进驻上述三村进行查螺,发现周边田地、沟渠布满钉螺,密度很高。随着血防工作全面开展,1953年天台县成立了血吸虫病防治站,对流行区范围进行调查,至1953年初步确定"三区二镇十一乡"为流行区;1955年天台县血吸虫病防治站改为天台县防疫站,主要工作还是开展血吸虫病防治;1956年天台县血吸虫病防治委员会成立,并设立了天台县血防领导小组。至1980年底,全县血吸虫病流行区为5个区1个镇17个公社133个大队(当时的行政区域),历史累计有螺面积12 168 900m²。

本次对全县7个乡镇(街道)开展的钉螺调查,涉及162个血吸虫病历史流行村(包括6个历史有病无螺村)的418处环境,分别是赤城街道45个村、福溪街道1个村、始丰街道36个村、白鹤镇61个村、平桥镇13个村、坦头镇1个村和三合镇5个村,全部为山丘型流行类型,调查环境面积合计19 683 192m²,历史累计有螺面积12 196 761m²,主要分布在三茅溪水系沿岸的赤城街道、始丰街道和白鹤镇,占全县历史有螺面积的93.27%。全县1952年首次发现钉螺和感染性钉螺,末次发现感染性钉螺是在1986年(赤城街道的北门村、县柑桔场;始丰街道的玉湖村、龙三村、塔塘下村);最近一次查到钉螺是2016年在三合镇联协村,螺点为村后山岙沟渠和旱地,发现有螺面积5 500m²。详见表9-14。

表9-14　天台县钉螺孳生环境调查基本情况

流行类型	环境处数/处	累计环境面积/m²	历史累计有螺面积/m²	首次发现钉螺年份	最近一次查到钉螺年份	首次发现感染性钉螺年份	最近一次查到感染性钉螺年份
水网型	0	0	0	—	—	—	—
山丘型	418	19 683 192	12 196 761	1952	2016	1952	1986
合计	418	19 683 192	12 196 761	1952	2016	1952	1986

2. 钉螺孳生环境演变情况　钉螺孳生历史环境以水田为主(占78.47%),其次是旱地(占15.07%)、沟渠(占5.02%)、其他环境(占0.72%),滩地和塘堰分别占0.48%和0.24%。现在环境中55.98%是水田,其他环境占22.73%,旱地占15.79%,沟渠占5.02%,塘堰和滩地各占0.24%。

2016年在三合镇联协村查到有螺,Ⅰ类环境3处,历史累计钉螺面积14 660m²,占调查环境和全县历史累计钉螺面积的 0.72% 和 0.12%，环境类型以沟渠、旱地为主，与历史有螺环境类型无明显变化，基本一致，见表 9-15。

表 9-15　天台县 Ⅰ 类钉螺孳生环境演变类型基本情况

历史环境		现在环境处数/处						累计环境面积/m²	历史累计有螺面积/m²	首次发现钉螺年份	最近一次查到钉螺年份	首次发现感染性钉螺年份	最近一次查到感染性钉螺年份
环境类型	环境处数/处	沟渠	塘堰	水田	旱地	滩地	其他						
沟渠	2	2	0	0	0	0	0	660	660	1958	2016	1958	1958
塘堰	0	0	0	0	0	0	0	0	0	—	—	—	—
水田	0	0	0	0	0	0	0	0	0	—	—	—	—
旱地	1	0	0	0	1	0	0	56 400	14 000	1958	2016	1958	1958
滩地	0	0	0	0	0	0	0	0	0	—	—	—	—
其他	0	0	0	0	0	0	0	0	0	—	—	—	—
合计	3	2	0	0	1	0	0	57 060	14 660	1958	2016	1958	1958

历史有螺环境 409 处中，Ⅱ 类环境有 259 处，历史累计钉螺面积 6 678 350m²，占调查环境数和全县历史有螺面积的 61.96% 和 54.76%，部分历史水田环境通过"水改旱"成为旱地，见表 9-16。

表 9-16　天台县 Ⅱ 类钉螺孳生环境演变类型基本情况

历史环境		现在环境处数/处						累计环境面积/m²	历史累计有螺面积/m²	首次发现钉螺年份	最近一次查到钉螺年份	首次发现感染性钉螺年份	最近一次查到感染性钉螺年份
环境类型	环境处数/处	沟渠	塘堰	水田	旱地	滩地	其他						
沟渠	7	7	0	0	0	0	0	4 786	4 150	1958	1984	1958	1984
塘堰	1	0	1	0	0	0	0	146 397	4 600	1958	1970	1958	1970
水田	220	0	0	199	17	0	4	6 100 547	5 187 830	1952	1991	1952	1985
旱地	29	0	0	0	12	0	17	2 455 200	1 414 100	1958	1988	1958	1986
滩地	0	0	0	0	0	0	0	0	0	—	—	—	—
其他	2	0	0	0	0	0	2	70 766	67 670	1958	1984	1958	1984
合计	259	7	1	199	29	0	23	8 777 696	6 678 350	1952	1991	1952	1986

Ⅲ 类孳生环境有 97 处，历史累计钉螺面积 3 623 191m²，占调查环境数和全县历史有螺面积的 23.21% 和 29.71%，历史有螺环境中水田减少 32 处，旱地和其他环境增加了 12 处和 21 处，见表 9-17。

表 9-17　天台县 Ⅲ 类钉螺孳生环境演变类型基本情况

历史环境		现在环境处数/处						累计环境面积/m²	历史累计有螺面积/m²	首次发现钉螺年份	最近一次查到钉螺年份	首次发现感染性钉螺年份	最近一次查到感染性钉螺年份
环境类型	环境处数/处	沟渠	塘堰	水田	旱地	滩地	其他						
沟渠	12	12	0	0	0	0	0	7 492	4 460	1958	2010	1958	1983
塘堰	0	0	0	0	0	0	0	0	0	—	—	—	—
水田	61	0	0	28	21	1	11	3 725 008	2 978 020	1952	2010	1952	1986
旱地	22	0	0	0	12	0	10	2 854 854	631 251	1958	2010	1958	1986
滩地	2	0	0	1	1	0	0	40 332	9 460	1987	1997	—	—
其他	0	0	0	0	0	0	0	0	0	—	—	—	—
合计	97	12	0	29	34	1	21	6 627 686	3 623 191	1952	2010	1952	1986

Ⅳ类环境53处,历史累计钉螺面积1 880 560m²,占调查环境数和全县历史有螺面积的12.68%和15.41%,历史有螺环境变化较大,水田和旱地基本全部环境改造成为房屋和道路等,见表9-18。

Ⅴ类可疑环境6处,占调查环境的1.43%。

表9-18　天台县Ⅳ类钉螺孳生环境演变类型基本情况

历史环境		现在环境处数/处						累计环境面积/m²	历史累计有螺面积/m²	首次发现钉螺年份	最近一次查到钉螺年份	首次发现感染性钉螺年份	最近一次查到感染性钉螺年份
环境类型	环境处数/处	沟渠	塘堰	水田	旱地	滩地	其他						
沟渠	0	0	0	0	0	0	0	0	0	—	—	—	—
塘堰	0	0	0	0	0	0	0	0	0	—	—	—	—
水田	41	0	0	0	2	0	39	1 823 517	1 316 320	1952	1988	1952	1986
旱地	11	0	0	0	0	0	11	2 277 550	471 240	1958	1986	1958	1986
滩地	0	0	0	0	0	0	0	0	0	—	—	—	—
其他	1	0	0	0	0	0	1	94 883	93 000	1958	1983	1958	1983
合计	53	0	0	0	2	0	51	4 195 950	1 880 560	1952	1988	1952	1986

(二)钉螺分布调查

1. 调查概况　2016年,天台县7个乡镇(街道)162个血吸虫病历史流行村的418处环境开展钉螺调查,调查环境面积合计19 688 288m²,环境仍以水田为主。在三合镇联协村发现有螺环境3处,有螺面积5 500m²,未发现感染性钉螺;调查环境的植被类别分别是杂草17处,发现有螺环境2处,有螺面积500m²;旱地作物77处,发现钉螺1处,有螺面积5 000m²;树林、水稻和其他植被类别中未发现钉螺。按环境类型分类分别是沟渠21处,查到钉螺2处,有螺面积500m²;旱地66处,查到钉螺1处,有螺面积5 000m²;塘堰、水田、滩地和其他环境中未发现钉螺。详见表9-19~ 表9-21。

表9-19　天台县不同流行类型环境螺情现况调查基本情况

流行类型	调查环境处数/处	有螺环境处数/处	感染性有螺环境处数/处	环境面积/m²	现有螺面积/m²	感染性钉螺面积/m²
水网型	0	0	0	0	0	0
山丘型	418	3	0	19 688 288	5 500	0
合计	418	3	0	19 688 288	5 500	0

表9-20　天台县不同植被类型环境螺情现况调查基本情况

植被类别	调查环境处数/处	有螺环境处数/处	感染性有螺环境处数/处	环境面积/m²	现有螺面积/m²	感染性钉螺面积/m²
杂草	17	2	0	76 939	500	0
芦苇	0	0	0	0	0	0
树林	3	0	0	104 992	0	0
水稻	234	0	0	7 579 270	0	0
旱地作物	77	1	0	6 539 835	5 000	0
其他	87	0	0	5 387 252	0	0
合计	418	3	0	19 688 288	5 500	0

表 9-21　天台县不同环境类型螺情现况调查基本情况

环境类型	调查环境处数/处	有螺环境处数/处	感染性有螺环境处数/处	环境面积/m²	现有螺面积/m²	感染性钉螺面积/m²
沟渠	21	2	0	12 968	500	0
塘堰	1	0	0	146 397	0	0
水田	228	0	0	7 334 928	0	0
旱地	66	1	0	3 192 408	5 000	0
滩地	1	0	0	38 984	0	0
其他	101	0	0	8 962 603	0	0
合计	418	3	0	19 688 288	5 500	0

2. 现场调查结果　天台县采用系统抽样结合环境抽查法进行钉螺调查。系统抽样共查螺 491 208 框,发现活螺框数 152 框,活螺数 1 230 只,活螺密度为 0.007 1 只/0.1m²,有螺框出现率为 0.099 7%;环境抽查 895 587 框,发现活螺框数 120 框,查获活螺 920 只。均未发现感染性钉螺。按环境植被类型分,杂草环境系统抽样查螺 8 209 框,发现活螺框数 57 框,活螺数 410 只,活螺密度为 0.137 3 只/0.1m²,有螺框出现率为 1.970 6%;旱地作物环境的系统抽样查螺 189 639 框,发现活螺框数 95 框,活螺数 820 只,活螺密度为 0.002 8 只/0.1m²,有螺框出现率为 0.032 1%;树林、水稻和其他植被类别中未发现钉螺。按环境类型分类,沟渠环境系统抽样查螺 5 795 框,发现活螺框数 57 框,活螺数 410 只,活螺密度为 1.111 1 只/0.1m²,有螺框出现率为 1.595 2%;旱地环境系统抽样查螺 124 163 框,发现活螺框数 95 框,活螺数 820 只,活螺密度为 0.003 2 只/0.1m²,有螺框出现率为 0.037 1%;塘堰、水田、滩地和其他环境类别中未发现钉螺。现场调查结果见表 9-22~ 表 9-27。

表 9-22　天台县不同流行类型环境钉螺调查结果

流行类型	系统抽样						环境抽查					
	调查框数/框	活螺框数/框	捕获螺数/只	活螺数/只	感染性钉螺框数/框	感染螺数/只	调查框数/框	活螺框数/框	捕获螺数/只	活螺数/只	感染性钉螺框数/框	感染螺数/只
水网型	0	0	0	0	0	0	0	0	0	0	0	0
山丘型	491 208	152	1 230	1 230	0	0	895 587	120	920	920	0	0
合计	491 208	152	1 230	1 230	0	0	895 587	120	920	920	0	0

表 9-23　天台县不同植被类型环境钉螺调查结果

植被类别	系统抽样						环境抽查					
	调查框数/框	活螺框数/框	捕获螺数/只	活螺数/只	感染性钉螺框数/框	感染螺数/只	调查框数/框	活螺框数/框	捕获螺数/只	活螺数/只	感染性钉螺框数/框	感染螺数/只
杂草	8 209	57	410	410	0	0	13 296	62	390	390	0	0
芦苇	0	0	0	0	0	0	0	0	0	0	0	0
树林	2 782	0	0	0	0	0	4 548	0	0	0	0	0
水稻	248 506	0	0	0	0	0	445 848	0	0	0	0	0
旱地作物	189 639	95	820	820	0	0	351 960	58	530	530	0	0
其他	42 072	0	0	0	0	0	79 935	0	0	0	0	0
合计	491 208	152	1 230	1 230	0	0	895 587	120	920	920	0	0

表 9-24　天台县不同环境类型钉螺调查结果

环境类型	系统抽样						环境抽查					
	调查框数/框	活螺框数/框	捕获螺数/只	活螺数/只	感染性钉螺框数/框	感染螺数/只	调查框数/框	活螺框数/框	捕获螺数/只	活螺数/只	感染性钉螺框数/框	感染螺数/只
沟渠	5 795	57	410	410	0	0	10 860	62	390	390	0	0
塘堰	1 072	0	0	0	0	0	1 970	0	0	0	0	0
水田	242 864	0	0	0	0	0	434 705	0	0	0	0	0
旱地	124 163	95	820	820	0	0	229 866	58	530	530	0	0
滩地	2 402	0	0	0	0	0	2 696	0	0	0	0	0
其他	114 912	0	0	0	0	0	215 490	0	0	0	0	0
合计	491 208	152	1 230	1 230	0	0	895 587	120	920	920	0	0

表 9-25　天台县不同流行类型环境系统抽样螺情统计指标

流行类型	活螺密度/(只·0.1m^{-2})				有螺框出现率/%			
	算术均数	最大值	最小值	中位数	算术均数	最大值	最小值	中位数
水网型	0	0	0	0	0	0	0	0
山丘型	0.007 1	1.200 0	0	0	0.099 7	20.000 0	0	0
合计	0.007 1	1.200 0	0	0	0.099 7	20.000 0	0	0

表 9-26　天台县不同植被类型环境系统抽样螺情统计指标

植被类别	活螺密度/(只·0.1m^{-2})				有螺框出现率/%			
	算术均数	最大值	最小值	中位数	算术均数	最大值	最小值	中位数
杂草	0.137 3	1.200 0	0	0	1.970 6	20.000 0	0	0
芦苇	0	0	0	0	0	0	0	0
树林	0	0	0	0	0	0	0	0
水稻	0	0	0	0	0	0	0	0
旱地作物	0.002 8	0.205 0	0	0	0.032 1	2.375 0	0	0
其他	0	0	0	0	0	0	0	0
合计	0.007 1	1.200 0	0	0	0.099 7	20.000 0	0	0

表 9-27　天台县不同环境类型系统抽样螺情统计指标

环境类型	活螺密度/(只·0.1m^{-2})				有螺框出现率/%			
	算术均数	最大值	最小值	中位数	算术均数	最大值	最小值	中位数
沟渠	0.111 1	1.200 0	0	0	1.595 2	20.000 0	0	0
塘堰	0	0	0	0	0	0	0	0
水田	0	0	0	0	0	0	0	0
旱地	0.003 2	0.205 0	0	0	0.037 1	2.375 0	0	0
滩地	0	0	0	0	0	0	0	0
其他	0	0	0	0	0	0	0	0
合计	0.007 1	1.200 0	0	0	0.099 7	20.000 0	0	0

综上所述,由于农业种植结构改变及工业化、城镇化发展,大量城区周边的历史有螺环境经房地产开发、建设工业区等逐渐演变为其他环境,导致原先历史水田环境明显减少。同时,由于水稻种植成本上涨

和青年人外出打工、经商人员增加、劳动力减少,大量水田被抛荒,杂草丛生,给查螺带来困难。加上城区快速扩张,公共绿地、道路绿化需要引种大量花卉、苗木,因此苗木种植和引进种植环境增加,形成适宜钉螺孳生的环境,给钉螺控制带来一定的威胁。

2016年三合镇联协村查到现有螺环境3处,现有钉螺面积5 500m²,最主要的有螺植被类型为杂草,环境类型以沟渠为主,表明钉螺分布与水、草的分布密切相关。该区域山高、灌木丛较密,山上有一处泉眼,给下游提供了丰富的水源,沟渠里杂草丛生,给钉螺孳生提供了丰富的食物。2006年在该螺点曾查到过钉螺,当年使用药物及沟渠改造灭螺,但由于山上坡陡林密、供水不便,药物喷杀效果欠佳。本次螺情复现原因可能是由于山火将灌木、草丛烧毁,加上大雨把山上的残存钉螺冲到下游沟渠中,而原来改造的沟渠U型水泥板长期无人维护,发生破损和淤泥杂草丛生,给钉螺提供了孳生环境。这提示,如果环境未得到彻底改变,在适宜的环境下,少量残存钉螺还是容易引起钉螺复现。这也是目前部分复杂有螺环境灭螺困难的原因。2018年,县政府出资对整条沟渠采用混凝土现场浇注,有效地清除了钉螺孳生环境,为今后螺情监测提供了较好的条件。

天台县血防工作已取得一些成绩,但目前也面临着很多困难,如流行地区为山丘型,地形复杂,极有利于钉螺孳生;近几年来,随着耕地抛荒面积增多,杂草生长特别繁盛,给查螺工作带来很大难度;由于查螺图账年代久远、城镇化开发速度快以及基础设施特别是交通设施建设,致使原来的环境地貌发生了根本变化,现场资料需及时更新应用。建议下一步应综合各部门力量,最大限度地克服困难,巩固血防工作成果,并重点做好如下几项工作:一是加强血防队伍建设和业务培训,提高查螺质量;二是要进一步加强血防经费投入,保证查灭螺工作顺利进行;三是加强部门协调,结合农田基本建设,对有螺环境进行土地平整,以达到改变钉螺孳生环境;四是加强对流动人口的查病监测,控制传染源;五是加大血防知识宣传力度,动员全社会共同参与,提高群众自我防护。

葛君华　庞卫龙　褚江　陈以龙　崔清荣
天台县疾病预防控制中心

第四节　临海市血吸虫病螺情调查报告

临海市属于台州市代管县级市,位于浙江沿海中部,山地面积占总面积70.7%,平原面积占22.8%,水域面积占6.5%,呈典型的丘陵地貌。

历史上,临海市曾流行血吸虫病,共有1个流行镇4个流行村,包括楼下村、塘岸村、西外村、杜东村,历史累计钉螺面积分别为2 500m²、1 500m²、1 100m²和820m²,流行类型均为山丘型,且均于1956年首次发现钉螺。据记载,最后一次查到钉螺是在1970年,之后再未查到钉螺和发现本地新感染病人。数十年来,经过不断地查灭螺,临海市已多年查不到钉螺,血吸虫病防治工作取得显著成就。但由于交通便利,人群交流频繁,全市还存在大批适合钉螺孳生的环境,不排除有外界钉螺和传染源输入本地从而导致血吸虫病重新传播流行的可能性。

一、调查与质控

为进一步掌握钉螺分布情况,根据《浙江省卫计委关于开展浙江省钉螺调查工作的通知》和《浙江省血防中心关于下发〈浙江省钉螺调查实施细则〉的通知》(浙血防〔2016〕8号)精神,临海市对历史血吸虫病流行村的现有钉螺环境、历史有螺环境和可疑钉螺孳生环境开展了钉螺调查工作。

临海市在开展钉螺调查工作之前,组织有关人员参加了浙江省血防中心组织的相关业务培训,包括GPS测绘应用和画图等实际操作,使相关专业人员熟悉并掌握了调查方案、调查技术、螺情电子地图制作等事项和要求,解决实际工作中存在的不足,为全市顺利完成钉螺调查工作奠定了坚实的基础。省血吸虫病防治中心和台州市疾病预防控制中心对钉螺调查工作进行现场检查和指导,及时解决调查中发现的问题。

二、结果和讨论

（一）钉螺孳生环境调查

1. 历史钉螺孳生概况 临海市 1 个镇 4 个历史血吸虫病流行村，流行类型均为山丘型丘陵亚型，累计有螺面积 5 920m²。据记载，首次发现钉螺年份是 1956 年，最近一次查到钉螺为 1970 年。2014—2016 年临海市调查钉螺孳生环境处数 36 处，均为Ⅲ类环境，累计历史环境面积 106 535m²。详见表 9-28。

表 9-28 临海市钉螺孳生环境调查基本情况

流行类型	环境处数/处	累计环境面积/m²	历史累计有螺面积/m²	首次发现钉螺年份	最近一次查到钉螺年份	首次发现感染性钉螺年份	最近一次查到感染性钉螺年份
水网型	0	0	0	—	—	—	—
山丘型	36	106 535	5 920	1956	1970	1956	1969
合计	36	106 535	5 920	1956	1970	1956	1969

2. 钉螺孳生环境演变情况 全市有Ⅲ类钉螺孳生环境（孳生环境局部被人为改变，尚具备钉螺孳生的基本条件）36 处，累计环境面积 106 535m²，历史累计有螺面积 5 920m²，历史上以沟渠、塘堰环境为主。最早发现钉螺年份为 1956 年，最近一次查到钉螺年份为 1970 年。目前环境中 58.33% 为沟渠，41.67% 为塘堰。详见表 9-29。

表 9-29 临海市Ⅲ类钉螺孳生环境演变类型基本情况

历史环境		现在环境处数/处						累计环境面积/m²	历史累计有螺面积/m²	首次发现钉螺年份	最近一次查到钉螺年份	首次发现感染性钉螺年份	最近一次查到感染性钉螺年份
环境类型	环境处数/处	沟渠	塘堰	水田	旱地	滩地	其他						
沟渠	21	21	0	0	0	0	0	71 760	4 602	1956	1970	1956	1969
塘堰	15	0	15	0	0	0	0	34 775	1 318	1956	1970	1956	1969
水田	0	0	0	0	0	0	0	0	0	—	—	—	—
旱地	0	0	0	0	0	0	0	0	0	—	—	—	—
滩地	0	0	0	0	0	0	0	0	0	—	—	—	—
其他	0	0	0	0	0	0	0	0	0	—	—	—	—
合计	36	21	15	0	0	0	0	106 535	5 920	1956	1970	1956	1969

（二）钉螺分布调查

1. 调查概况 临海市对 4 个流行村开展不同流行类型环境螺情现况调查，共调查环境处数 36 处，流行类型均为山丘型丘陵亚型，未发现感染性钉螺，见表 9-30。对 4 个流行村开展不同植被类型环境螺情现况调查，共调查环境处数 36 处，植被类别均为杂草，未发现感染性钉螺，见表 9-31。对 4 个流行村开展不同环境类型螺情现况调查，共调查环境处数 36 处，按环境类型分类占比环境处数分别为沟渠 58.33%（21 处/36 处）和塘堰 41.67%（15 处/36 处）。临海市已 50 年未查获感染性钉螺，见表 9-32。

表 9-30 临海市不同流行类型环境螺情现况调查基本情况

流行类型	调查环境处数/处	有螺环境处数/处	感染性有螺环境处数/处	环境面积/m²	现有螺面积/m²	感染性钉螺面积/m²
水网型	0	0	0	0	0	0
山丘型	36	0	0	104 596	0	0
合计	36	0	0	104 596	0	0

表 9-31 临海市不同植被类型环境螺情现况调查基本情况

植被类型	调查环境处数/处	有螺环境处数/处	感染性有螺环境处数/处	环境面积/m²	现有螺面积/m²	感染性钉螺面积/m²
杂草	36	0	0	104 596	0	0
芦苇	0	0	0	0	0	0
树林	0	0	0	0	0	0
水稻	0	0	0	0	0	0
旱地作物	0	0	0	0	0	0
其他	0	0	0	0	0	0
合计	36	0	0	104 596	0	0

表 9-32 临海市不同环境类型螺情现况调查基本情况

环境类型	调查环境处数/处	有螺环境处数/处	感染性有螺环境处数/处	环境面积/m²	现有螺面积/m²	感染性钉螺面积/m²
沟渠	21	0	0	70 393	0	0
塘堰	15	0	0	34 203	0	0
水田	0	0	0	0	0	0
旱地	0	0	0	0	0	0
滩地	0	0	0	0	0	0
其他	0	0	0	0	0	0
合计	36	0	0	104 596	0	0

2. 现场调查结果 临海市钉螺现场调查结果显示，系统抽样和环境抽查调查框数分别为 2 785 框和 5 569 框，未查到活螺，见表 9-33。

表 9-33 临海市不同流行类型环境钉螺调查结果

流行类型	系统抽样						环境抽查					
	调查框数/框	活螺框数/框	捕获螺数/只	活螺数/只	感染性钉螺框数/框	感染螺数/只	调查框数/框	活螺框数/框	捕获螺数/只	活螺数/只	感染性钉螺框数/框	感染螺数/只
水网型	0	0	0	0	0	0	0	0	0	0	0	0
山丘型	2 785	0	0	0	0	0	5 569	0	0	0	0	0
合计	2 785	0	0	0	0	0	5 569	0	0	0	0	0

临海市对不同植被类型环境钉螺调查结果显示，杂草环境系统抽样调查系统框共 2 785 框，环境抽查调查环境框共 5 569 框，见表 9-34。

表 9-34 临海市不同植被类型环境钉螺调查结果

植被类别	系统抽样						环境抽查					
	调查框数/框	活螺框数/框	捕获螺数/只	活螺数/只	感染性钉螺框数/框	感染螺数/只	调查框数/框	活螺框数/框	捕获螺数/只	活螺数/只	感染性钉螺框数/框	感染螺数/只
杂草	2 785	0	0	0	0	0	5 569	0	0	0	0	0
芦苇	0	0	0	0	0	0	0	0	0	0	0	0
树林	0	0	0	0	0	0	0	0	0	0	0	0

续表

植被类别	系统抽样						环境抽查					
	调查框数/框	活螺框数/框	捕获螺数/只	活螺数/只	感染性钉螺框数/框	感染螺数/只	调查框数/框	活螺框数/框	捕获螺数/只	活螺数/只	感染性钉螺框数/框	感染螺数/只
水稻	0	0	0	0	0	0	0	0	0	0	0	0
旱地作物	0	0	0	0	0	0	0	0	0	0	0	0
其他	0	0	0	0	0	0	0	0	0	0	0	0
合计	2 785	0	0	0	0	0	5 569	0	0	0	0	0

临海市对不同环境类型钉螺调查结果显示,以沟渠环境类型钉螺调查框数为主,分别占系统抽样和环境抽查框数的66.82%(1 861框/2 785框)和66.82%(3 721框/5 569框),其余为塘堰环境类型,分别占系统抽样和环境抽查框数的33.18%(924框/2 785框)和33.18%(1 848框/5 569框),未查到活螺,见表9-35。

表 9-35　临海市不同环境类型钉螺调查结果

环境类型	系统抽样						环境抽查					
	调查框数/框	活螺框数/框	捕获螺数/只	活螺数/只	感染性钉螺框数/框	感染螺数/只	调查框数/框	活螺框数/框	捕获螺数/只	活螺数/只	感染性钉螺框数/框	感染螺数/只
沟渠	1 861	0	0	0	0	0	3 721	0	0	0	0	0
塘堰	924	0	0	0	0	0	1 848	0	0	0	0	0
水田	0	0	0	0	0	0	0	0	0	0	0	0
旱地	0	0	0	0	0	0	0	0	0	0	0	0
滩地	0	0	0	0	0	0	0	0	0	0	0	0
其他	0	0	0	0	0	0	0	0	0	0	0	0
合计	2 785	0	0	0	0	0	5 569	0	0	0	0	0

临海市已经达到血吸虫病消除标准。从以上数据可以看出,血吸虫病历史流行环境类型为山丘型丘陵亚型,环境处数共36处,且以沟渠和塘堰为主;从植被类型上看,均为杂草环境,累计环境面积约106 535m²;于1956年首次发现钉螺,于1970年末次发现钉螺,历史有螺面积达5 920m²。从1971年起,临海市至今已有约50年未查获钉螺,为无螺市。目前临海市经济发展迅速,荒野草地不断被开发和被水泥所覆盖掩埋,钉螺孳生环境不断减少,但是并不排除今后会有钉螺输入,所以还须对重点孳生环境进行常规监测和排查。

通过对钉螺历史和现状分布全面彻底调查,临海市掌握了全市血吸虫病历史流行村现有钉螺环境、历史有螺环境和可疑环境情况,这将对制订血吸虫病防制策略发挥积极指导作用。

林张彬
临海市疾病预防控制中心

第十章 丽水市血吸虫病螺情调查报告

第一节 全市血吸虫病螺情调查报告

　　丽水市地处浙江省西南部,古名处州,市域面积 17 298km²,是全省面积最大的地级市(约占全省面积的 1/6),设莲都区 1 个市辖区,辖青田、缙云、遂昌、松阳、云和、庆元、景宁 7 县,代管辖龙泉市。全市共有 53 个镇、90 个乡和 30 个街道。2018 年末,全市户籍人口 270.18 万人。丽水市是个"九山半水半分田"的地区,山地占 88.42%,耕地占 5.52%,以山地、丘陵地貌为主。

　　丽水市历史血吸虫病流行县仅有 1 个,即缙云县。据记载,缙云县从 1956 年发现首例血吸虫病病人以来,历史累计血吸虫病病人 305 例,病牛 32 头;历史累计有螺面积达 210 560m²,分布于壶镇镇、新碧街道等 9 个行政村。经过几代人几十年的努力,丽水市于 1993 年达到血吸虫传播阻断标准,于 1994 年进入监测巩固阶段,2016 年通过血吸虫病消除复核。达标以来,全市一直保持"无急性血吸虫病病人,无新感染病人(畜)和无感染性钉螺",血防成果巩固。

一、调查与质控

　　为进一步掌握钉螺孳生环境变迁和钉螺分布情况,根据《浙江省卫计委关于开展浙江省钉螺调查工作的通知》和《浙江省血防中心关于下发〈浙江省钉螺调查实施细则〉的通知》(浙血防〔2016〕8 号)精神,丽水市对缙云县 2 个乡镇(街道)9 个行政村螺情现状开展了全面调查,通过收集血吸虫病历年防治资料、资料汇编、血防志等资料,详细整理螺情信息,对每处历史有螺环境、可疑钉螺孳生环境进行登记,并组织人员对现场进行实地调查,记录当时的环境类型、植被类型等信息,绘制电子化图像。

　　为做好本次钉螺调查工作,丽水市及时组织市、县血防骨干人员(5 人次)先后参加了省血吸虫病防治中心组织的钉螺调查工作有关培训。在开展钉螺调查现场工作之前,丽水市疾控中心组织市、县疾控中心专业人员和查螺员开展钉螺孳生地环境调查、查螺布框技术要点、现场照片编号规则和信息登记要求等培训,确保每一位参加人员都掌握正确的方法开展工作,并做到规范、完整填写调查表格,保证工作质量,还特地邀请已退休的缙云县疾控中心地方病慢性病预防控制科科长参加现场指导,核实环境演变情况。丽水市疾控中心还组织开展了调查工作的督导检查,指定血防骨干人员对缙云县查螺队伍的组织和具体实施进行现场指导,确保查螺工作仔细、信息登记准确。通过本次钉螺调查,丽水市全面掌握了血吸虫病螺情现状,为今后血吸虫病监测工作的开展提供基线资料和依据。

二、结果和讨论

(一) 历史钉螺孳生概况

　　1. 历史钉螺孳生概况　　丽水市历史钉螺孳生环境为山丘型,主要有水田、塘堰、沟渠和滩地等环境,历史有螺面积 210 560m²。本次共调查 51 处环境,包括历史有螺环境 30 处,可疑环境 21 处,累计环境面积 832 975m²。30 处历史有螺环境中,有Ⅱ类环境 15 处,历史累计有螺面积 37 560m²;Ⅲ类环境 13 处,历史累计有螺面积 37 640m²;Ⅳ类环境 2 处,历史累计有螺面积 135 360m²。丽水市目前无Ⅰ类环境。

　　丽水市首次发现钉螺年份为 1956 年,最近一次查到钉螺年份为 1991 年,只在 1981 年发现过感染性钉螺。

2. 钉螺孳生环境演变情况　丽水市 15 处Ⅱ类环境中,水田和沟渠分别为 14 处和 1 处,历史累计有螺面积分别为 37 280m²和 280m²,累计环境面积分别为 177 500m²和 600m²。现在Ⅱ类环境没有发生改变,仍为 14 处水田和 1 处沟渠。13 处Ⅲ类环境中,水田、滩地和塘堰分别为 7 处、5 处和 1 处,历史累计有螺面积分别为 22 616m²、14 504m²和 520m²,累计环境面积分别为 98 000m²、48 340m²和 1 500m²。现在环境类型为旱地 8 处、水田 4 处和其他 1 处。Ⅳ类环境为 2 处水田环境、历史累计有螺面积 135 360m²,累计环境面积 190 000m²,目前已演变为其他环境类型。

丽水市钉螺孳生环境的变化可能与近年来自然环境的变化有关,也有可能与农村的变迁有关,多数农村的年轻人已不在农村从事农活,农田疏于管理,还有可能与农村加快发展有关,把塘堰填了发展其他经济作物等。

(二)钉螺分布调查

丽水市对历史有螺环境、可疑钉螺孳生环境采用系统抽样结合环境抽查方法进行螺情调查,现场共调查环境处数 51 处。按植被类型分,其他植被类型 24 处、旱地作物 16 处、杂草 7 处、水稻 4 处;按环境类型分,水田 27 处、旱地 17 处、沟渠 4 处、其他环境类型 3 处。采用系统抽样调查 8 370 框,环境抽查调查 7 456 框,合计调查环境总面积 832 975m²,均未发现钉螺。

丽水市将血吸虫防治工作纳入日常传染病防制重点工作,每年将该项工作列入《丽水市疾病预防控制业务技术指导大纲》,每年开展查螺之前,都会组织开展查螺人员培训,确保查螺质量;常态开展血吸虫病诊断、报告等相关培训,免费对来自湖南、江西等血吸虫病未阻断地区的外来务工人员开展血吸虫病病情监测,每年主动开展血清学筛查 400 人次以上,均未发现血吸虫病病人。

虽然目前丽水市没有发现钉螺,但是当下社会经济飞速发展,农村工业化城镇化步伐不断加快,城与城之间距离不断缩短,钉螺或血吸虫病病人(畜)随时都有可能输入,而丽水市还存在适合钉螺孳生的环境,血吸虫病的威胁依然存在,血吸虫病防治工作仍旧是一项长期而艰巨的任务。因此,丽水市将继续坚持政府主导、部门联动、社会参与、群众共治的综合防治模式,将血防工作与社会经济发展相结合,与新农村建设相结合,与农田水利项目相结合,改变钉螺孳生环境;加强流动人口血吸虫病筛查力度,以流动人口监测为主线,以"三免"(免费血检、免费粪检、免费治疗)为重点,落实流动人口的综合性血吸虫病防控措施,力争做到血吸虫病输入病例的"早发现、早诊断、早治疗";加强医疗卫生人员培训,增强血防意识,防止误诊漏诊;完善基层医疗机构血防建设,保障血防工作的开展;加大宣传力度,深入持久地开展健康教育,普及血防知识,提高群众血防工作参与意识,加强群众报螺工作;进一步加强对外来牲畜、苗木等农作物的监测工作,防止病畜、钉螺等的输入。

李羽敏　於洋

丽水市疾病预防控制中心

第二节　缙云县血吸虫病螺情调查报告

缙云县位于浙江省南部腹地、丽水地区东北部。东临仙居县,东南靠永嘉县,南连青田县,西接丽水市,西北界武义县,东北依磐安县,北与永康市毗邻。东西宽 54.6km,南北长 59.9km,县界全长 304.4km,总面积 1 503.52km²。山脉大致以好溪为界,东部为括苍山脉,西部为仙霞岭余脉。东半部群峰崛起,地势高峻,海拔千米以上山峰 343 座。其中,东北部为大盘山所延伸,以低中山地貌为主;东南部为括苍山盘踞,为中山地貌;南部大洋山海拔千米以上的主峰有 3 座。北部地层陷落,构成壶镇、新建两块河谷盆地;中部丘陵广阔绵延,为仙霞岭与括苍山的过渡地段。全境东、南、西三面环山,北口张开,呈"V"型特征。全县河流均为山溪性河流,主要有好溪、新建溪、永安溪 3 条,分属瓯江、钱塘江、灵江 3 个水系。其中,好溪为县内最大的河流,发源于磐安县大盘山,自东北向西南斜贯穿境入丽水,干流在境内长 66.11km,流域面积 791.8km²。全县大部属亚热带气候,四季分明,温暖湿润,日照充足。

缙云县在历史上属于血吸虫病山丘型轻度流行区,全县有 2 个乡镇、9 个村流行血吸虫病,累计病人

305 人,其中晚期血吸虫病病人 1 人,病牛 32 头,累计有螺面积 210 560m²。经过几十年的积极防治,全县于 1970 年达到血吸虫病传播控制标准,1993 年达到血吸虫病传播阻断标准后转入监测巩固阶段,2016 年通过血吸虫病消除复核,迄今为止未再发现本地新感染病人(畜)、急性血吸虫病病人和感染性钉螺,血防消除成果巩固。

一、调查与质控

为了进一步掌握钉螺分布情况,根据《浙江省卫计委关于开展浙江省钉螺调查工作的通知》和《浙江省血防中心关于下发〈浙江省钉螺调查实施细则〉的通知》(浙血防[2016]8 号)精神,缙云县于 2016 年 9 月—2017 年 4 月对全县 2 个乡镇 9 个历史血吸虫病流行村的现有钉螺环境、历史有螺环境和可疑钉螺孳生环境开展钉螺调查工作。

缙云县疾控中心专业人员多次参加省血防中心组织的相关专项培训,随后查阅县历年血防资料,收集和整理历史螺情信息,并按培训要求开展现场调查。缙云县在 2016 年底完成了 3 个村的调查工作,2017 年 4 月底完成了其余 6 个村的调查工作。缙云县历史血防工作涉及的村较少,现场资料收集、信息录入等工作均由县疾控中心统一完成。省血防中心对县钉螺调查工作中存在的问题进行针对性指导,敦促按时完成此项工作。

二、结果和讨论

(一)钉螺孳生环境调查

1. 历史钉螺孳生概况 全县 2 个乡镇 9 个历史流行村,共调查环境 51 处,其中历史有螺环境 30 处,可疑环境 21 处,累计环境面积 832 975m²,历史累计钉螺面积 210 560m²。全县首次发现钉螺为 1956 年,最近一次查到钉螺为 1991 年。详见表 10-1。

表 10-1 缙云县钉螺孳生环境调查基本情况

流行类型	环境处数/处	累计环境面积/m²	历史累计有螺面积/m²	首次发现钉螺年份	最近一次查到钉螺年份	首次发现感染性钉螺年份	最近一次查到感染性钉螺年份
水网型	0	0	0	—	—	—	—
山丘型	51	832 975	210 560	1956	1991	1981	1981
合计	51	832 975	210 560	1956	1991	1981	1981

2. 钉螺孳生环境演变情况 缙云县无现有钉螺环境(Ⅰ类环境)。Ⅱ类环境面积 178 100m²,环境处数 15 处,历史累计有螺面积 37 560m²,分别占全县历史有螺环境处数和历史累计有螺面积的 50.00% 和 17.84%。15 处环境类型都未改变,分别为水田(14 处)和沟渠(1 处)。详见表 10-2。

表 10-2 缙云县Ⅱ类钉螺孳生环境演变类型基本情况

历史环境		现在环境处数/处						累计环境面积/m²	历史累计有螺面积/m²	首次发现钉螺年份	最近一次查到钉螺年份	首次发现感染性钉螺年份	最近一次查到感染性钉螺年份
环境类型	环境处数/处	沟渠	塘堰	水田	旱地	滩地	其他						
沟渠	1	1	0	0	0	0	0	600	280	1980	1982	—	—
塘堰	0	0	0	0	0	0	0	0	0	—	—	—	—
水田	14	0	0	14	0	0	0	177 500	37 280	1956	1979	—	—
旱地	0	0	0	0	0	0	0	0	0	—	—	—	—
滩地	0	0	0	0	0	0	0	0	0	—	—	—	—
其他	0	0	0	0	0	0	0	0	0	—	—	—	—
合计	15	1	0	14	0	0	0	178 100	37 560	1956	1982	—	—

Ⅲ类环境累计面积147 840m²,环境处数13处,历史累计有螺面积37 640m²,分别占全县历史有螺环境处数和历史累计有螺面积的43.33%和17.87%。13处环境类型都已改变,现环境以旱地为主。详见表10-3。

表 10-3　缙云县Ⅲ类钉螺孳生环境演变类型基本情况

历史环境		现在环境处数/处						累计环境面积/m²	历史累计有螺面积/m²	首次发现钉螺年份	最近一次查到钉螺年份	首次发现感染性钉螺年份	最近一次查到感染性钉螺年份
环境类型	环境处数/处	沟渠	塘堰	水田	旱地	滩地	其他						
沟渠	0	0	0	0	0	0	0	0	0	—	—	—	—
塘堰	1	0	0	0	1	0	0	1 500	520	1978	1978	—	—
水田	7	0	0	0	6	0	1	98 000	22 616	1956	1972	—	—
旱地	0	0	0	0	0	0	0	0	0	—	—	—	—
滩地	5	0	0	4	1	0	0	48 340	14 504	1956	1972	—	—
其他	0	0	0	0	0	0	0	0	0	—	—	—	—
合计	13	0	0	4	8	0	1	147 840	37 640	1956	1978	—	—

Ⅳ类环境2处,累计环境面积190 000m²,历史累计有螺面积135 360m²,分别占全县历史有螺环境处数和历史累计有螺面积的6.67%和64.29%,见表10-4。

表 10-4　缙云县Ⅳ类钉螺孳生环境演变类型基本情况

历史环境		现在环境处数/处						累计环境面积/m²	历史累计有螺面积/m²	首次发现钉螺年份	最近一次查到钉螺年份	首次发现感染性钉螺年份	最近一次查到感染性钉螺年份
环境类型	环境处数/处	沟渠	塘堰	水田	旱地	滩地	其他						
沟渠	0	0	0	0	0	0	0	0	0	—	—	—	—
塘堰	0	0	0	0	0	0	0	0	0	—	—	—	—
水田	2	0	0	0	0	0	2	190 000	135 360	1981	1991	1981	1981
旱地	0	0	0	0	0	0	0	0	0	—	—	—	—
滩地	0	0	0	0	0	0	0	0	0	—	—	—	—
其他	0	0	0	0	0	0	0	0	0	—	—	—	—
合计	2	0	0	0	0	0	2	190 000	135 360	1981	1991	1981	1981

综上所述,缙云县Ⅱ类和Ⅲ类钉螺易孳生环境仍较多,环境类型主要为水田、滩地和沟渠,表明仍然具备钉螺孳生的基本条件,如果不能从根本上彻底改变孳生地环境,螺情复现的可能性较大。

（二）钉螺分布调查

1. 调查概况　缙云县血吸虫病历史流行的2个乡镇9个行政村属于丘陵地带,历史疫情为山丘型。2016—2017年共调查环境51处,植被类型以其他植被（种植茭白）和旱地作物为主,环境类型以水田和旱地为主,共计环境面积832 975m²,均未发现有螺环境。详见表10-5~表10-7。

表 10-5　缙云县不同流行类型环境螺情现况调查基本情况

流行类型	调查环境处数/处	有螺环境处数/处	感染性有螺环境处数/处	环境面积/m²	现有螺面积/m²	感染性钉螺面积/m²
水网型	0	0	0	0	0	0
山丘型	51	0	0	832 975	0	0
合计	51	0	0	832 975	0	0

表 10-6 缙云县不同植被类型环境螺情现况调查基本情况

植被类别	调查环境数/处	有螺环境处数/处	感染性有螺环境处数/处	环境面积/m²	现有螺面积/m²	感染性钉螺面积/m²
杂草	7	0	0	27 310	0	0
芦苇	0	0	0	0	0	0
树林	0	0	0	0	0	0
水稻	4	0	0	65 400	0	0
旱地作物	16	0	0	322 755	0	0
其他	24	0	0	417 510	0	0
合计	51	0	0	832 975	0	0

表 10-7 缙云县不同环境类型螺情现况调查基本情况

环境类型	调查环境处数/处	有螺环境处数/处	感染性有螺环境处数/处	环境面积/m²	现有螺面积/m²	感染性钉螺面积/m²
沟渠	4	0	0	1 310	0	0
塘堰	0	0	0	0	0	0
水田	27	0	0	317 910	0	0
旱地	17	0	0	320 755	0	0
滩地	0	0	0	0	0	0
其他	3	0	0	193 000	0	0
合计	51	0	0	832 975	0	0

2. 现场调查结果 缙云县共对 2 个乡镇 9 个村的所有应查环境条块进行调查,系统抽查 8 370 框,环境抽样 7 456 框,结果均未发现活钉螺。植被类型主要为水稻和杂草,环境类型主要为水田和旱地。详见表 10-8~ 表 10-10。

表 10-8 缙云县不同流行类型环境钉螺调查结果

流行类型	系统抽样						环境抽查					
	调查框数/框	活螺框数/框	捕获螺数/只	活螺数/只	感染性钉螺框数/框	感染螺数/只	调查框数/框	活螺框数/框	捕获螺数/只	活螺数/只	感染性钉螺框数/框	感染螺数/只
水网型	0	0	0	0	0	0	0	0	0	0	0	0
山丘型	8 370	0	0	0	0	0	7 456	0	0	0	0	0
合计	8 370	0	0	0	0	0	7 456	0	0	0	0	0

表 10-9 缙云县不同植被类型环境钉螺调查结果

植被类别	系统抽样						环境抽查					
	调查框数/框	活螺框数/框	捕获螺数/只	活螺数/只	感染性钉螺框数/框	感染螺数/只	调查框数/框	活螺框数/框	捕获螺数/只	活螺数/只	感染性钉螺框数/框	感染螺数/只
杂草	1 512	0	0	0	0	0	1 020	0	0	0	0	0
芦苇	0	0	0	0	0	0	0	0	0	0	0	0
树林	0	0	0	0	0	0	0	0	0	0	0	0
水稻	6 858	0	0	0	0	0	237	0	0	0	0	0

续表

植被类别	系统抽样						环境抽查					
	调查框数/框	活螺框数/框	捕获螺数/只	活螺数/只	感染性钉螺框数/框	感染螺数/只	调查框数/框	活螺框数/框	捕获螺数/只	活螺数/只	感染性钉螺框数/框	感染螺数/只
旱地作物	0	0	0	0	0	0	2 564	0	0	0	0	0
其他	0	0	0	0	0	0	3 635	0	0	0	0	0
合计	8 370	0	0	0	0	0	7 456	0	0	0	0	0

表 10-10　缙云县不同环境类型钉螺调查结果

环境类型	系统抽样						环境抽查					
	调查框数/框	活螺框数/框	捕获螺数/只	活螺数/只	感染性钉螺框数/框	感染螺数/只	调查框数/框	活螺框数/框	捕获螺数/只	活螺数/只	感染性钉螺框数/框	感染螺数/只
沟渠	0	0	0	0	0	0	153	0	0	0	0	0
塘堰	0	0	0	0	0	0	0	0	0	0	0	0
水田	6 858	0	0	0	0	0	3 977	0	0	0	0	0
旱地	1 512	0	0	0	0	0	3 259	0	0	0	0	0
滩地	0	0	0	0	0	0	0	0	0	0	0	0
其他	0	0	0	0	0	0	67	0	0	0	0	0
合计	8 370	0	0	0	0	0	7 456	0	0	0	0	0

综上所述,缙云县历史为血吸虫病山丘型低流行区,历史钉螺孳生环境以水田为主,此次调查了全县2个乡镇9个历史流行村共51处环境,未发现有螺环境。

缙云县新碧街道原有历史血吸虫疫区 135 360m²,在城镇化过程中,钉螺孳生环境已改建为厂房和道路,不具备钉螺生长条件;其余环境经过种养殖方式转变和环境改造,已经部分转换为旱地。但全县仍有50% 的历史有螺环境未被改造,环境类型以水田为主,具备钉螺孳生的基本条件,这是今后血吸虫病螺情监测的重点,应加强监测巡查,防止钉螺复现。同时,随着经济发展,物流增多,特别是来自血吸虫疫区的苗木等一些农作物流入本县,钉螺输入的风险大大提高。因此,在今后工作中,缙云县仍将以监测历史有螺区为重点,加强与农业部门合作,及时做好外来农作物登记调查工作,不断加强血防知识宣传工作,提高群众的报病和报螺意识。

黄官平　卢英　章国宝　杨秀玉

缙云县疾病预防控制中心

附录一　浙江省卫生和计划生育委员会办公室关于开展浙江省钉螺调查工作的通知

浙江省卫生和计划生育委员会办公室

关于开展浙江省钉螺调查工作的通知

各血防市、县（市、区）卫生计生委（局）：

为进一步掌握全国钉螺分布情况，国家卫生计生委决定开展全国钉螺调查。经研究，我省将组织全省 55 个血防县（市、区）开展钉螺调查工作。现将《全国钉螺调查方案（2016版）》发给你们（见附件），请你们根据国家总体方案要求，结合当地实际，协调有关单位做好本次调查工作。

附件：《全国钉螺调查方案（2016 版）》

浙江省卫生计生委办公室

2016 年 5 月 18 日

抄送：国家卫生计生委疾控局、中国疾控中心寄生虫病所，省血防中心

附录二　国家卫生计生委疾控局关于开展全国钉螺调查工作的通知

国家卫生计生委司（局）便函

国卫疾控血地便函〔2016〕30 号

国家卫生计生委疾控局关于开展
全国钉螺调查工作的通知

上海市、江苏省、浙江省、安徽省、福建省、江西省、湖北省、湖南省、广东省、广西壮族自治区、四川省、云南省卫生计生委疾控处（血防办、重传处）：

　　为进一步掌握全国钉螺分布情况，我局定于今年 3 月–12 月组织开展全国钉螺调查工作。请按照《全国钉螺调查方案（2016 版）》要求，认真做好本省钉螺调查的组织实施工作，并于12月31日前将调查结果报上报中国疾控中心寄生虫病所。

　　附件：《全国钉螺调查方案（2016 版）》

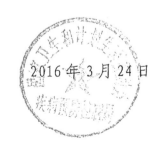

2016 年 3 月 24 日

（信息公开形式：依申请公开）

附件

全国钉螺调查方案
（2016版）

为进一步掌握全国钉螺分布情况，为制订血吸虫病防治策略措施提供科学依据，定于2016年开展全国钉螺调查，特制订本方案。

一、调查范围

上海、江苏、浙江、安徽、福建、江西、湖北、湖南、广东、广西、四川、云南等12个省（自治区、直辖市），对历史有螺环境、现有钉螺环境、可疑钉螺孳生环境进行调查。

二、调查内容与方法

（一）钉螺孳生环境调查。

1. 调查对象。从各县（市、区）历年防治资料、资料汇编、血防志等收集和整理螺情信息，以历史有螺环境、现有钉螺环境、可疑钉螺孳生环境为调查对象。对每处环境进行登记。

2. 环境编号。对每个环境进行标准化编号，相关信息填写至表1。钉螺孳生环境编码为13位数。其中，第1~2位为省级国编码；第3~4位为市级国编码；第5~6位为县级国编码；第7~8位为乡镇级国编码；第9~10位为行政村编码，统一用中国疾病预防控制中心传染病报告信息管理系统中的行政村编码；第11~13位为环境顺序号。

3. 信息的采集与登记。通过查阅资料和现场调查，了解钉螺孳生环境基本信息及演变情况，填写至表2。根据环境演变情况可将钉螺孳生环境分为：Ⅰ类环境，即现有钉螺环境；Ⅱ类环境，即孳生环境未改变且具备钉螺孳生基本条件的历史有螺环境；Ⅲ类环境，即孳生环境改变但仍具备钉螺孳生基本条件的历史有螺环境；Ⅳ类环境，孳生环境彻底改变且不具备钉螺孳生基本条件的历史有螺环境；Ⅴ类环境，指钉螺可以孳生的环境。

（二）钉螺分布调查。

1. 调查范围。对历史有螺环境、现有螺环境、可疑钉螺孳生环境进行螺情调查。

2. 调查方法。

1）现场调查

以登记的环境为单元进行钉螺调查。历史有螺环境、可疑钉螺孳生环境先采用环境抽查法调查，查获钉螺后再采用系统抽样法调查；现有钉螺环境直接利用系统抽样法调查，如未查到钉螺再利用环境抽查法调查，查螺框数应为系统抽样框数的20%以上。对于河道、沟渠、田埂等线形环境，沿水线在两岸每隔5米或10米等距离设框。对洼地、水塘等环境，在沿周边每隔5米或10米等距离设框。对田地、垸内滩地等面状环境，每隔5米或10米设置若干平行的调查线，各调查线每间隔5米或10米等距离设框。对于江湖洲滩环境，小于20万平方米，按照20米×20米框线距系统抽样全面调查；大于或等于20万平方米，按照50米×30米框线距系统抽样，调查至少500框，同时结合环境抽查对剩余环境进行调查，以确定钉螺分布面积。

在钉螺调查过程中，对所有开展调查的环境均应记录当时的环境类型、植被类型等信息，并对当前环境概貌拍一张数码照片，使用唯一环境编号命名照片文件。

2）实验室检测

在实验室将所有查获的钉螺统一采用压碎镜检法，逐框解剖观察钉螺死活与感染情况。

3）信息登记

将现场调查和实验室检测结果相关信息填写至表3，有螺面积按照《血吸虫病防治手册（第3版）》的方法计算。

三、资料与数据管理

中国疾控中心寄生虫病所负责方案的制订与数据库的设计,并负责全国钉螺调查资料的汇总、审核和分析。各调查点所在县(市、区,以下简称县级)级疾病预防控制机构负责管理原始资料,并按中国疾控中心寄生虫病所设计的数据库有关要求和规则录入。市(州)、省(自治区、直辖市,以下简称省级)级疾病预防控制机构负责审核辖区内所有调查资料和数据库。

四、质量控制

(一)培训。中国疾控中心寄生虫病所负责编写全国钉螺调查培训教材,并对省级调查师资进行培训;各省负责对市、县级调查人员进行培训;县级对参与钉螺调查的工作人员进行培训。所有调查人员必须经过培训,经测试合格后方可参与钉螺调查工作。

(二)督导检查。省、市级疾病预防控制机构应对辖区内各县(市、区)的钉螺调查工作进行指导,省级疾病预防控制机构应对不少于20%的县(市、区)进行现场督查,及时解决调查中发现的问题。中国疾控中心寄生虫病所视情况抽点进行督导检查工作。

(三)样本复核。以县为单位收集不同流行类型(山丘型、湖沼型、水网型)的钉螺各200只,清洗干净,分别存于75%乙醇,在保存器皿外壁做好标记,注明采集日期、环境编号、流行类型,同时将该信息以铅笔写在小纸片上,并将纸片放入器皿内淹过乙醇。钉螺样本要求来自同一环境。相关信息填写至表4。省级疾病预防控制机构统一收集辖区内的钉螺样本和信息后,送至中国疾控中心寄生虫病所。中国疾控中心寄生虫病所用环介导等温扩增技术检测钉螺的感染情况。

(四)数据审核。市、省级疾病预防控制机构负责对辖区各县(市、区)的数据进行逐级审核,审核无误后省级疾病预防控制机构将数据上报中国疾控中心寄生虫病所。中国疾控中心寄生虫病所收到数据后,及时核查数据,必要时制订方案对原始数据进行抽查复核。

五、工作进度

(一)2016年2月,制订并下发全国钉螺调查方案,设计和构建数据库,举办省级师资培训。

(二)2016年2—3月,各省根据实际情况制订实施细则,并完成省级技术培训及相关准备工作。

(三)2016年4—10月,各县开展钉螺调查工作,并完成相关数据的收集、整理、建档和上报。

(四)2016年11—12月,各省完成本省钉螺分布数据核实与汇总,并上报中国疾控中心寄生虫病所。

(五)2017年1—3月,中国疾控中心寄生虫病所完成全国钉螺分布数据的汇总、分析、总结。

六、组织分工

(一)国家卫生计生委疾病控制局负责全国钉螺调查工作的领导和组织协调,各省血防领导小组办公室或血防主管部门负责对本省调查工作的组织实施,对调查提供必要的经费和设备保障。

(二)中国疾控中心寄生虫病所组织成立全国钉螺调查技术指导组,负责调查的技术指导工作,审定调查方案,协助开展技术培训工作,指导各省调查质量控制,负责调查的评估和督导工作。各省应成立相应的技术指导组,负责现场调查质量控制和数据审核工作。各县要成立相应的现场调查工作组,负责现场调查和资料收集工作。

表 1　钉螺孳生环境编号登记表

环境编号	省(市、区)名称	地级市名称	县(市、区)名称	乡(镇)名称	行政村名称	环境顺序号

表 2　钉螺孳生环境基本信息登记表

环境编号	环境名称	流行类型	历史环境类型	现在环境类型	环境演变类型	环境面积/m^2	历史累计有螺面积/m^2	首次发现钉螺年份	首次发现钉螺面积/m^2	最近一次查到钉螺年份	首次发现感染性钉螺年份	最近一次查到感染性钉螺年份

流行类型:湖沼型 =1,水网型 =2,山区型 =3。
环境类型:沟渠 =1,塘堰 =2,水田 =3,旱地 =4,滩地 =5,其他 =6。
环境演变类型:Ⅰ类 =1,Ⅱ类 =2,Ⅲ类 =3,Ⅳ类 =4。

表 3　螺情现况调查结果登记表

环境编号	环境名称	植被类别	环境面积/m²	现有螺面积/m²	感染性钉螺面积/m²	调查时间（年/月）	系统抽样						环境抽查					
							调查框数/框	活螺框数/框	捕获螺数/只	活螺数/只	感染性钉螺框数/框	感染螺数/只	调查框数/框	活螺框数/框	捕获螺数/只	活螺数/只	感染性钉螺框数/框	感染螺数/只

植被类别：杂草=1,芦苇=2,树林=3,水稻=4,旱地作物=5,其他=6。

表 4　全国钉螺调查样品登记表

县（市、区）名称	乡镇名称	行政村名称	环境编号	流行类型	钉螺采集地		保存的钉螺数/只	容器编号（环境编号）	采集日期（年/月/日）
					经度/°	纬度/°			

流行类型：湖沼型=1,水网型=2,山丘型=3。
经度、纬度：保留小数点后 5 位数字。

附件

全国钉螺调查技术指导组成员

组　长　周晓农　中国疾病预防控制中心寄生虫病所所长、研究员
副组长　李石柱　中国疾病预防控制中心寄生虫病所副所长、研究员
组　员　汪天平　安徽省寄生虫病防治研究所所长、研究员
　　　　张世清　安徽省寄生虫病防治研究所副所长、研究员
　　　　罗志红　湖南省血吸虫病防治研究所所长、研究员
　　　　刘建兵　湖北省疾病预防控制中心寄生虫病所副所长、研究员
　　　　林丹丹　江西省寄生虫病防治研究所副所长、研究员
　　　　杨　坤　江苏省寄生虫病防治研究所副所长、研究员
　　　　钟　波　四川省疾病预防控制中心寄生虫病所所长、研究员
　　　　董　毅　云南省地方病防治研究所副所长、研究员
　　　　闻礼永　浙江省血吸虫病防治中心主任、研究员
　　　　蔡　黎　上海市疾病预防控制中心研究员
　　　　谢汉国　福建省疾病预防控制中心研究员
　　　　邓卓晖　广东省疾病预防控制中心寄生虫病所所长、主任医师
　　　　蒋智华　广西区疾病预防控制中心寄生虫病所副所长、研究员
　　　　许　静　中国疾病预防控制中心寄生虫病所研究员
　　　　吕　山　中国疾病预防控制中心寄生虫病所副研究员

抄送：中国疾病预防控制中心。

附录三　浙江省血防中心关于下发《浙江省钉螺调查实施细则》的通知

浙江省血吸虫病防治中心文件

浙血防〔2016〕8号

浙江省血防中心关于下发《浙江省钉螺调查实施细则》的通知

各血防市、县（市、区）疾控中心：

为保证全省钉螺调查工作质量，根据《浙江省卫计委关于开展浙江省钉螺调查工作的通知》和《中国疾控中心寄生虫病所关于印发<全国钉螺调查实施细则>的通知》（中疾控寄疾便函〔2016〕63号）要求，我中心组织有关专家编制了《浙江省钉螺调查实施细则》。请各地按照实施细则要求，认真做好本辖区钉螺调查工作。

　　附件：浙江省钉螺调查实施细则

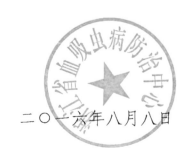

二〇一六年八月八日

附件

浙江省钉螺调查实施细则

根据《浙江省卫计委关于开展浙江省钉螺调查工作的通知》和《中国疾控中心寄生虫病所关于印发〈全国钉螺调查实施细则〉的通知》（中疾控寄疾便函〔2016〕63号）精神，为做好我省钉螺调查工作，特制订本实施细则。

一、调查范围

在全省9个市55个血吸虫病流行县（市、区，简称县）开展钉螺调查。调查范围包括辖区内山丘型和水网型流行类型，环境包括现有钉螺环境、历史有螺环境和可疑钉螺孳生环境。

"环境"是指具备钉螺孳生条件的人为改造或自然形成的相对独立的地理片区。钉螺孳生环境长期以来全国没有统一的划分标准，血防工作者常根据经验划定环境，确定环境的面积等。本方案原则上沿用以往"环境"分类的方法对各个"环境"逐一登记，但也鼓励对一些"环境"进行合理的合并或拆分，并按照编号规则进行统一编号。

"现有钉螺环境"是指近2年内开展钉螺调查且查到钉螺的环境，或轮查末次查到钉螺的环境。

"历史有螺环境"是指近2年内连续开展钉螺调查均未查到钉螺的环境，或轮查末次未查到钉螺的环境。

"可疑钉螺孳生环境"是指与现有钉螺环境比邻、水系相通，且具备钉螺孳生条件的环境。

二、调查内容与方法

（一）钉螺孳生环境调查

1. 调查对象

数据来源：从各县历年防治资料、资料汇编、血防志等收集和整理螺情信息，对每处现有钉螺环境、历史有螺环境、可疑钉螺孳生环境进行登记。

数据摘录要求：本实施细则要求所有的统计数据均细化至环境。历年的资料中对历史有螺环境和现有钉螺环境记录明确，应严格按照表1~表3要求摘录相关信息。如果资料同时记录了可疑钉螺孳生环境的相关信息，应将该信息录入相关数据表格中。

2. 环境编号

对每个环境进行标准化编号，相关信息填写至表1。各指标的解释和要求参见表1的解释。

编号构成：钉螺孳生环境编码为13位数。其中，第1—2位为省级国编码；第3—4位为市级国编码；第5—6位为县级国编码；第7—8位为乡镇级国编码；第9—10位为行政村编码，统一用寄生虫病防治信息管理系统（血吸虫病专报系统）中的行政村编码；第11—13位为环境顺序号。

编号要求：编码的前10位是固定的国编码，因考虑到行政区划的变更，此次调查的环境编号全部按照调查当时最新的国编码进行。第11—13位是环境的顺序编号，由于环境编号的前10位已经限定到了行政村，一般行政村中的环境中不会超过999个；如果确实超过999个环境，建议根据当地实际情况对部分关系密切（比如空间上比邻，又没有明显隔离）的环境进行合并。顺序号必须是三位，从001到999。比如，001（表示第1个环境），079（表示第79个环境），666（表示第666个环境）。环境的顺序可以根据实际情况自行规定，比如按照环境到人群居住地的距离，或按照梯田台阶从上至下。建议空间/地理上相邻的环境，序列号也相邻。

争议环境的处理原则：对于一些属地有争议的环境，以"就近原则"将其归入某个行政村。

3. 信息采集与登记

通过查阅资料和现场调查，了解钉螺孳生环境基本信息及演变情况，填写至表2。各指标的解释和要求参见表 2 的解释。

环境演变类型:根据当前有无钉螺及孳生条件分为 5 类,再依据其在血防工作中的重要性进行排序。

第Ⅰ类环境:即现有钉螺环境。这类环境还可查到钉螺,钉螺孳生的条件仍然具备,是血吸虫病防控工作重点。

第Ⅱ类环境:即孳生环境未改变的历史有螺环境,但具备钉螺孳生的基本条件。在这类环境中查不到钉螺,但适宜钉螺孳生的土壤、植被、水体、湿度、温度等条件还存在,钉螺可能会复现,是血吸虫病监测的重点。

第Ⅲ类环境:即孳生环境被人为部分改变的历史有螺环境,尚具备钉螺孳生的基本条件。在这类环境中查不到钉螺,且孳生环境在物理上或景观上也受到人为改变,但是适宜钉螺孳生的土壤、植被、水体、湿度、温度等条件还存在,如经高围垦种和养殖、人造生态湿地、修水库蓄水灭螺后的环境等。

Ⅳ类环境:孳生环境被人为彻底改变的历史有螺环境,已不具备钉螺孳生条件。在这类环境中查不到钉螺,孳生环境在物理上或景观上完全改变,而且适宜钉螺孳生的土壤、植被、水体、湿度、温度等条件完全不存在,如土地平整(城镇化建设、道路建设)等。

Ⅴ类环境:仅用于可疑钉螺孳生环境。

(二)钉螺分布调查

1. 调查范围

对现有钉螺环境、历史有螺环境和可疑钉螺孳生环境进行螺情调查。

2. 调查方法

(1)现场调查:近 2 年(2014 年和 2015 年)及当年(2016 年)已经开展过钉螺调查的环境可用最近一年的螺情调查数据,但对于不能满足此次全国钉螺普查基本需求的(见表 3)或不符合规定的抽样原则和布框原则的,如有螺环境只采用环境抽样调查法而未采取系统抽样法调查的、历史流行村以行政村为单位调查框数少于 500 框的或未采集地理信息数据的环境,需重新开展钉螺调查。

抽样原则:现有钉螺环境必须采用系统抽样法调查,如未查到钉螺再采用环境抽查法调查,查螺框数应为系统抽样框数的 20% 以上;历史有螺环境、可疑钉螺孳生环境先采用环境抽查法调查,每个历史流行村调查框数不少于 500 框,查获钉螺后需按照现有钉螺环境采用系统抽样法调查。

布框原则:对于河道、沟渠、田埂等线形环境,沿水线在两岸每隔 5 米等距离设框。对洼地、水塘等环境,在沿周边每隔 5 米等距离设框。对田地、滩地等面状环境,每隔 5 米设置若干平行的调查线,各调查线每间隔 5 米等距离设框。

环境概貌:在钉螺调查过程中,对所有开展调查的环境均应记录当时的环境类型、植被类型等信息,并对当前环境概貌拍一张数码照片,使用唯一环境编号命名照片文件。照片能够反映该环境的概貌,不要局部特写。照片像素不做特殊要求(目前智能手机拍摄的照片应该都可以),但要保证一定的清晰度。

(2)实验室检测:在实验室将所有查获的钉螺统一采用压碎镜检法,逐框解剖观察钉螺死活与感染情况。

钉螺的死活鉴别:将钉螺洗净后放入盛 20℃ 左右水的平皿或瓷盘中,观察 2~3 小时,凡开厣活动,伸出软体组织,用针刺后有反应的为活螺;凡没有活动,针刺无反应的,用敲击法鉴别死活,即用小锤逐个轻轻敲碎钉螺外壳,软体组织不收缩者为死螺。

感染性钉螺检测:采取压碎法。将钉螺置于载玻片上,另用一张较厚的玻片将钉螺轻轻压碎,然后在螺体上加一滴脱氯清水,将钉螺置于解剖镜下,用解剖针拨开外壳,依次撕碎软体组织,发现血吸虫尾蚴、子胞蚴即为感染性钉螺,感染早期的钉螺有时可检获母胞蚴。

(3)信息登记:将现场调查和实验室检测结果相关信息填写至表 3。各指标的解释和要求参见表 3 的解释。

3. 钉螺面积计算

钉螺面积的计算方法如下:

(1)沟渠、河溪壁、塘库壁等线状分布的钉螺孳生环境,钉螺面积的计算方法如下。

1）确定有螺段：相邻框中有螺为一个有螺段。两个有螺段之间的无螺区在 30 米以内时，融为一个有螺段。无螺区超过 30 米时，按两个有螺段计算。

2）计算有螺段的长度：确定有螺段后，从有螺段的最远点各延伸 15 米为有螺长度，孤立螺点的长度按 30 米计算。

3）计算有螺段的宽度：常年有水且水位比较稳定的河沟，以河沟岸的实际坡高为宽度。夏水冬涸的河沟，以河沟两侧的实际高度 + 底宽为宽度。如仅一侧有螺，则以一侧的高度为宽度。田埂以 1 米计算。

4）计算公式：面积（平方米）= 长（米）× 宽（米）

（2）山坡、林园、荒滩等面状分布的钉螺孳生环境，钉螺面积的计算方法如下。

以有螺区边缘向四周各延伸 5 米长宽，面积（平方米）= 长（米）× 宽（米）

（3）特殊地形如冷浆田、山地、坟堆、竹林、木林等发现有螺，按孳生地的实际面积计算。

（4）长度 ≤30 米的线状环境，面积 ≤100 平方米的面状环境，即使只查到 1 只钉螺，应全部计算为有螺面积。

三、资料与数据管理

省血吸虫病防治中心：负责实施细则的制订和解读，组织开展省级技术培训工作，负责审核分析全省 55 个血吸虫病流行县所有调查资料和数据库，并提交至中国疾控中心寄生虫病预防控制所，提供的材料除表 1～表 4 外，还需提供各县的钉螺孳生环境分布矢量图（KML 文件），及各环境的照片，开展项目业务指导和检查。

市级疾病预防控制中心：负责审核所辖各县所有调查资料和数据库，并提交至省血吸虫病防治中心，提供的材料除了表 1～表 4 外，还应提供各县的钉螺孳生环境分布矢量图（KML 文件），及各环境的照片，对所辖县项目开展情况进行指导和检查。

县级疾病预防控制中心：负责对参与钉螺调查的人员开展培训，落实原始资料管理，并按中国疾控中心寄生虫病预防控制所设计的数据库有关要求和规则录入。

四、质量控制

（一）培训

省血吸虫病防治中心负责对市、县级调查人员进行师资培训；县级对参与钉螺调查的工作人员进行培训。所有调查人员必须经过培训，经测试合格后方可参与钉螺调查工作。

（二）督导检查

按照省卫生和计划生育委员会要求组织专家不定期进行检查和督导，省血吸虫病防治中心加强技术指导，市级卫生和计划生育委员会和市级疾病预防控制中心应对辖区内各县的钉螺调查工作进行检查指导，应对不少于 20% 的县进行现场督查，及时解决调查中发现的问题。

（三）样本复核

钉螺样本复核主要是用于全国抽样调查质量控制，包括鉴定螺的种类及感染性，该结果不作为防治考核指标。各县疾病预防控制中心首先确定本县的流行类型（如山丘型、水网型），然后在每个流行类型中选择 1 个环境，比如某县有山丘型和水网型 2 种流行类型，即需要在每个类型中选择 1 个环境。在该环境中采集钉螺，并逐框鉴定死活（主要是为获取表 3 的活螺框数等指标），保存 200 只活螺于 75% 酒精，保存后第 3 天再次更换 75% 酒精，以保证螺的软体组织质量。各县应在钉螺数量上给予保证，应尽量采集钉螺密度较高的环境。对于钉螺密度确实较低的县，环境钉螺不足 200 只，应鉴定死活后将全部活螺保存用于样品复核（由中国疾控中心寄生虫病预防控制所完成）。相关信息填写至表 4，各指标的解释和要求参见表 4 的解释。

（四）数据审核

省血吸虫病防治中心、市级疾病预防控制中心负责对辖区各县的数据进行逐级审核，审核无误后省血吸虫病防治中心将数据上报中国疾控中心寄生虫病预防控制所。

五、工作进度

为了保证钉螺调查工作顺利完成,具体开展钉螺调查和信息采集时,注意优先顺序。建议先完成 I 类和 II 类环境的调查和制图,再完成 III、IV、V 类环境的调查和绘制。各县将复核钉螺样本于 2016 年 10 月 20 日前送至省血吸虫病防治中心,并将数据和相关材料报送至市级疾病预防控制中心。市级疾病预防控制中心于 11 月 15 日前将数据和相关材料报送至省血吸虫病防治中心。省血吸虫病防治中心将汇总的复核钉螺样本在 2016 年 11 月 15 日前寄至中国疾控中心寄生虫病预防控制所,在 2016 年 12 月 31 日前将数据和相关材料报送至中国疾控中心寄生虫病预防控制所。

六、组织分工

(一)省卫生和计划生育委员会负责对全省钉螺调查工作的领导和组织实施,对调查提供必要的支持。

(二)省血吸虫病防治中心负责调查的技术指导工作,制订调查实施细则,协助基层开展技术培训工作,开展技术评估督导以及数据审核分析工作。市级疾病预防控制中心负责现场调查质量控制和检查指导工作。县级疾病预防控制中心负责项目的组织实施工作,要成立相应的现场调查工作组,专人负责现场调查和资料收集上报工作。

附件:

表 1　钉螺孳生环境编号登记表及字段说明

表 2　钉螺孳生环境基本信息登记表及字段说明

表 3　螺情现况调查结果登记表及字段说明

表 4　全国钉螺调查样品登记表及字段说明

表 5-1　原始信息登记表——钉螺分布环境登记卡

表 5-2　原始信息登记表——螺情调查登记卡

表 5-3　原始信息登记表——钉螺样品复核登记表

表 1　钉螺孳生环境编号登记表及字段说明

环境编号	省（市、区）名称	地级市名称	县（市、区）名称	乡（镇）名称	行政村名称	环境顺序号

字段名称	字段类型	说明
环境编号	字符型	共 13 位数字，1—2 位为省级国标码，3—4 位为市级国标码，5—6 位为县级国标码，7—8 位为乡镇级国标码，9—10 位为村级国标码，11—13 位为环境的顺序号
省（市、区）名称	字符型	如浙江省
地级市名称	字符型	是指包含数个县、市、区的地级市，如嘉兴市、杭州市、衢州市等
县（市、区）名称	字符型	县及与"县"相同的行政区划，如平湖市、余杭区、开化县等
乡（镇）名称	字符型	乡及与"乡"相同级别的行政区划，如乡、镇、街道办事处等
行政村名称	字符型	较乡镇级别低一级的行政区划，如村、居委会、社区等
环境顺序号	字符型	根据当地实际情况排列各环境，建议空间或地理上相邻的环境，序列号也相邻

表 2 钉螺孳生环境基本信息登记表及字段说明

环境编号	环境名称	流行类型	历史环境类型	现在环境类型	环境演变类型	环境面积/m²	历史累计有螺面积/m²	首次发现钉螺年份	首次发现钉螺面积/m²	最近一次查到钉螺年份	首次发现感染性钉螺年份	最近一次查到感染性钉螺年份

字段名称	字段类型	说明
环境编号	字符型	13位编码
环境名称	字符型	环境名称是简短的描述性文字,如小张湾村东灌溉渠,芒果村藕塘等
流行类型	字符型	是指环境所处的区域的流行类型:湖沼=1,水网=2,山区=3
历史环境类型	字符型	根据所掌握的历史资料,最早发现钉螺时的环境类型,沟渠=1,塘堰=2,水田=3,旱地=4,滩地=5,其他=6
现在环境类型	字符型	当前(2014-2016年最近一年)的环境类型,沟渠=1,塘堰=2,水田=3,旱地=4,滩地=5,其他=6
环境改变类型	字符型	环境改变类型:Ⅰ类=1,Ⅱ类=2,Ⅲ类=3,Ⅳ类=4,Ⅴ类=5
环境面积/m²	数值型	是指历史环境面积,应区别于现有环境的面积。前者是指历史资料记录的面积,后者是指本次调查的实际环境面积(见表3)。特别是对于已经改变了的环境,两个数值应不同
历史累计有螺面积/m²	数值型	根据历年查螺资料,确定钉螺在该环境中最大的分布范围,该分布范围内的面积即为历史累计有螺面积
首次发现钉螺年份	字符型	根据所有能够查阅的资料,确定该环境最早查见活钉螺的年份。如果确实无法查见活钉螺最早的年份,可以用首次自然村(或行政村)首次发现钉螺的年份代替
首次发现钉螺面积/m²	数值型	首次发现钉螺时确定下来的钉螺面积。如果当时没能测算钉螺面积的,应将距离首次发现钉螺时间最近的一次钉螺面积估算作为"首次发现钉螺面积"
最近一次查到钉螺年份	字符型	查阅相关资料,确定距离本次调查最近且查到钉螺的年份。比如,某环境在1979年时查到了活的钉螺,但在1980年及以后开展的查螺中再也没有查见活的钉螺,那么"最近一次查到钉螺年份"即1979。最近一次查到钉螺年份也包括此次调查中仍发现有活钉螺,该年份即为2016
首次发现感染性钉螺年份	字符型	感染性钉螺是指含有日本血吸虫胞蚴或尾蚴的钉螺。根据所有能够查阅的资料,确定该环境最早的查见感染性钉螺的年份。如果确实无法根据历史资料判定环境最早发现感染性钉螺的年份,可以用自然村(或行政村)首次发现感染性钉螺的年份代替
最近一次查到感染性钉螺年份	字符型	查阅相关资料,确定距离最近此次调查最近且查见日本血吸虫感染的钉螺

表3 螺情现况调查结果登记表及字段说明

环境编号	环境名称	植被类别	环境面积/m²	现有螺面积/m²	感染性钉螺面积/m²	调查时间(年/月)	系统抽样						环境抽查					
							调查框数/框	活螺框数/框	捕获螺数/只	活螺数/只	感染性钉螺框数/框	感染螺数/只	调查框数/框	活螺框数/框	捕获螺数/只	活螺数/只	感染性钉螺框数/框	感染螺数/只

字段名称	字段类型	说明
环境编号	字符型	13位编码
环境名称	字符型	环境名称是简短的描述性文字,如小张湾村东灌溉渠、芒村精塘等
植被类别	字符型	是该环境的主要植被类型,如果某个环境有2种及以上明显不同的植被类型且分界清楚,应考虑将该环境分成若干独立的环境。环境类型:1=杂草,2=芦苇,3=树林,4=水稻,5=旱地作物,6=其他
环境面积/m²	数值型	此表中的环境面积是指当前或调查者此次调查时间最近的环境面积。比如,若干年前的一条小水沟,现在拓宽成一条更宽的灌溉渠,环境面积则是指当前灌溉渠适宜钉螺孳生的环境面积(可归为历史环境面积,如表2所示)。对于已经彻底改变的环境,如若干年前的一个有钉螺适宜孳生的小水沟上是以前居民小区,这个环境面积则是指距离此次调查时间最近的环境面积,比如此有螺水田1998年时该水田适宜钉螺孳生的环境面积即为1998年被平整建房,环境面积即为1998年被平整建房时该水田适宜钉螺孳生的环境面积
现有螺面积/m²	数值型	指"现有钉螺环境"中钉螺实际分布范围的面积
感染性钉螺面积/m²	数值型	指"现有钉螺环境"中日本血吸虫感染的钉螺实际分布范围的面积
调查时间(年/月)	日期型	格式为年-月,如2016-04即2016年4月。时间限定在2014-01至2016-12之间
系统调查 调查框数	数值型	在该环境中通过系统抽样法布置的查螺框数。螺框为边长0.33米(即1尺)的正方形
系统调查 活螺框数	数值型	在该环境中进行系统调查时,发现活钉螺的查螺框总数
系统调查 捕获螺数	数值型	指在该环境中进行系统调查时,所有查螺框内检获的钉螺总数,包括活钉螺、死钉螺
系统调查 活螺数	数值型	指在该环境中进行系统调查时,所有查螺框内检获的活钉螺总数
系统调查 感染性钉螺框数	数值型	指在该环境中进行系统调查时,出现感染性钉螺的查螺框数
系统调查 感染螺数	数值型	指在该环境中进行系统调查时,所有查螺框内检获的有日本血吸虫胞蚴或尾蚴的钉螺数量
环境抽查 调查框数	数值型	在该环境中通过环境抽查法布置的查螺框数。螺框为边长0.33米(即1尺)的正方形
环境抽查 活螺框数	数值型	在该环境中进行环境抽查时,发现活钉螺的查螺框总数
环境抽查 捕获螺数	数值型	指在该环境中进行环境抽查时,所有查螺框内检获的钉螺总数,包括活钉螺、死钉螺
环境抽查 活螺数	数值型	指在该环境中进行环境抽查时,所有查螺框内检获的活钉螺总数
环境抽查 感染性钉螺框数	数值型	指在该环境中进行环境抽查时,出现感染性钉螺的查螺框数
环境抽查 感染螺数	数值型	指在该环境中进行环境抽查时,所有查螺框内检获的有日本血吸虫胞蚴或尾蚴的钉螺数量

表4　全国钉螺调查样品登记表及字段说明

县(市、区)名称	乡镇名称	行政村名称	环境编号	流行类型	钉螺采集地 经度/°	钉螺采集地 纬度/°	保存的钉螺数/只	容器编号(环境编号)	采集日期(年/月/日)

字段名称	字段类型	说明
县(市、区)名称	字符型	县及与"县"相同的行政区划,如平湖市,余杭区,开化县等
乡镇名称	字符型	乡及与"乡"相同级别的行政区划,如乡,镇,街道办事处等
行政村名称	字符型	较乡镇级别低一级的行政区划,如村,居委会,社区等
环境编号	字符型	13位唯一编号
流行类型	字符型	是指环境所处的区域的流行类型:湖沼=1,水网=2,山区=3
钉螺采集地经度	数值型	采集地要求为同一环境,单位为度(°),小数点后5位数字
钉螺采集地纬度	数值型	采集地要求为同一环境,单位为度(°),小数点后5位数字
保存的钉螺数	数值型	是指保存在器皿中待复核的钉螺数。
容器编号(环境编号)	字符型	容器/器皿必须有唯一环境编号作为识别信息,如果同一环境采集的钉螺需要分装,可以再用序列号以示区分
采集日期(年/月/日)	日期型	是指现场采集的日期,采集日期需具体到某日,填写方式如2016-04-12即2016年4月12日采集

表 5-1　原始信息登记表——钉螺分布环境登记卡

省_____市_____县(市、区)_____乡(镇、街道)_____村(居委会)

- 环境编号：_____(13位数字)
- 环境名称：
- 流行类型：_____(湖沼型=1,水网型=2,山区型=3)
- 历史环境类型：_____(沟渠=1,塘堰=2,水田=3,旱地=4,滩地=5,其他=6)
- 现在环境类型：_____(沟渠=1,塘堰=2,水田=3,旱地=4,滩地=5,其他=6)
- 环境演变类型：_____(Ⅰ类=1,Ⅱ类=2,Ⅲ类=3,Ⅳ类=4,Ⅴ类=5)
- 历史累计有螺面积：_____(m²)
- 首次发现钉螺年份：_____年,首次发现钉螺面积：_____(m²)
- 最近一次查到钉螺年份：_____年
- 首次发现阳性钉螺年份：_____年
- 最近一次查到感染性钉螺年份：_____年

表 5-2　原始信息登记表——螺情调查登记卡

省_____市_____县(市、区)_____乡(镇、街道)_____村(居委会)

- 环境编号：_____(13位数字)
- 环境名称：
- 植被类型：_____(杂草=1,芦苇=2,树林=3,水稻=4,旱地作物=5,其他=6)
- 环境面积：_____(m²)。其中长：_____(m),宽_____(m)
- 有螺面积：_____(m²)。其中长：_____(m),宽_____(m)
- 感染性钉螺面积：_____(m²)。其中长：_____(m),宽_____(m)
- 调查时间：_____年_____月
- 系统抽样调查_____(框),其中发现活螺_____(框);共捕获钉螺_____(只),其中活螺_____(只);感染性钉螺_____(框),感染性钉螺_____(只)
- 环境抽样调查_____(框),其中发现活螺_____(框);共捕获钉螺_____(只),其中活螺_____(只);感染性钉螺_____(框),感染性钉螺_____(只)

表 5-3　原始信息登记表——钉螺样品复核登记表

省_____市_____县(市、区)_____乡(镇、街道)_____村(居委会)

- 环境编号：_____(13位数字)
- 流行类型：_____(湖沼型=1,水网型=2,山区型=3)
- 钉螺采集地:经度(_____度/°),纬度(_____度/°)
- 保存的钉螺数量：_____(只)
- 容器编号：
- 采集日期：_____年_____月_____日

此卡与保存的钉螺一起提交至省血吸虫病防治中心,并转交中国疾病预防控制中心寄生虫病预防控制所。

附录四　浙江省钉螺调查情况汇总统计表

地级市名	县(市、区)名	流行乡镇数	调查村数	历史有螺村数			无螺调查村数	首次发现有螺年份		未次发现有螺年份		首次发现感染性钉螺年份		未次发现感染性钉螺年份		调查条块数	历史累计钉螺面积/m²	有螺村数	有螺条块数	近3年实有钉螺面积/m²
				合计	水网型	山丘型		最早	最晚	最早	最晚	最早	最晚	最早	最晚					
杭州市	下城区	1	4	4	4	0	0	1949	1949	1965	1974	—	—	—	—	4	218 850	0	0	0
	江干区	5	45	45	45	0	0	—	—	1958	1996	—	—	—	—	102	1 031 960	0	0	0
	拱墅区	4	27	27	27	0	0	1956	1956	1969	1969	1956	1956	1962	1962	51	237 030	0	0	0
	西湖区	6	42	42	32	10	0	1954	1954	1971	1991	1954	1954	1966	1966	97	944 050	0	0	0
	萧山区	5	39	39	0	39	0	1952	1954	1965	1975	1952	1954	1952	1975	697	686 890	0	0	0
	余杭区	20	181	181	98	83	0	1956	1978	1956	2008	1956	1978	1956	1980	1 332	32 467 830	0	0	0
	桐庐县	1	1	1	0	1	0	1970	1970	1971	1971	1970	1970	1971	1971	4	750	0	0	0
	淳安县	1	6	6	0	6	0	1970	1972	1970	1980	1971	1973	1972	1978	26	379 650	0	0	0
	建德市	8	32	32	0	32	0	1956	1982	1957	2013	1956	1982	1957	1983	395	6 963 672	0	0	0
	富阳区	5	26	26	20	6	0	1956	1980	1968	1982	1956	1980	1968	1982	281	6 326 610	0	0	0
	临安区	16	136	135	0	135	1	1952	2016	1970	2016	1956	1970	1970	1975	863	27 180 450	6	63	18 714
	小计	72	539	538	226	312	1	1949	2016	1956	2016	1952	1982	1952	1983	3 852	76 437 742	6	63	18 714
宁波市	海曙区	9	61	61	58	3	0	1935	1981	1956	1989	1951	1981	1956	1983	376	660 897	0	0	0
	江北区	3	3	3	3	0	0	1970	1970	1981	1982	1970	1970	—	—	6	32 100	0	0	0
	鄞州区	6	17	17	17	0	0	1956	1980	1956	1980	1956	1970	1956	1970	60	53 036	0	0	0
	宁海县	9	76	76	0	76	0	1930	1984	1970	1995	—	—	—	—	91	1 687 060	0	0	0
	余姚市	11	41	41	38	3	0	1956	1976	1964	1985	—	—	—	—	69	322 580	0	0	0
	慈溪市	2	5	5	0	5	0	1956	1956	1978	1978	—	—	—	—	37	3 560	0	0	0
	奉化区	7	60	60	57	3	0	1950	1973	1973	1995	—	—	—	—	112	652 370	0	0	0
	小计	47	263	263	173	90	0	1930	1984	1956	1995	1951	1981	1956	1983	751	3 411 603	0	0	0

续表

地级市名	县(市、区)名	流行乡镇数	历史有螺村数				无螺调查村数	首次发现有螺年份		末次发现有螺年份		首次发现感染性钉螺年份		未次发现感染性钉螺年份		调查条块数	历史累计钉螺面积/m²	有螺村数	有螺条块数	近3年实有钉螺面积/m²
			调查村数	合计	水网型	山丘型		最早	最晚	最早	最晚	最早	最晚	最早	最晚					
嘉兴市	南湖区	12	74	74	74	0	0	1923	1966	1966	2007	1930	1957	1961	1961	964	27 714 658	0	0	0
	秀洲区	7	120	120	120	0	0	1958	1979	1960	2017	—	—	—	—	4 847	28 176 759	2	7	3 480
	嘉善县	9	118	118	118	0	0	1953	1965	1958	2016	—	—	—	—	2 532	66 520 299	1	2	4 100
	海盐县	9	98	98	98	0	0	1951	1972	1958	1987	1956	1965	1958	1973	1 687	13 428 756	0	0	0
	海宁市	12	178	178	178	0	0	1954	1969	1960	1984	1954	1979	1960	1984	9 815	10 229 080	0	0	0
	平湖市	10	127	126	126	0	1	1956	2001	1964	2016	—	—	—	—	3 001	27 500 494	2	3	350
	桐乡市	12	153	153	153	0	0	1951	1985	1961	2003	1951	1985	1958	1985	4 980	27 441 161	0	0	0
	小计	71	868	867	867	0	1	1923	2001	1958	2017	1930	1985	1958	1985	27 826	201 011 207	5	12	7 930
湖州市	吴兴区	9	67	67	22	45	0	1954	1965	1965	2007	—	—	—	—	457	1 867 130	0	0	0
	南浔区	4	48	48	48	0	0	1956	1968	1958	1992	—	—	—	—	295	266 720	0	0	0
	德清县	4	27	27	1	26	0	1958	1965	1965	2016	1958	1958	1965	1965	279	6 727 510	1	11	6 080
	长兴县	14	158	158	41	117	0	1950	1994	1952	2016	1970	1974	1970	1974	1 560	19 366 660	19	61	98 300
	安吉县	14	123	122	0	122	1	1955	1992	1955	2016	1958	1974	1958	1974	3 182	25 255 260	7	20	12 410
	小计	45	423	422	112	310	1	1950	1994	1952	2016	1958	1974	1965	1974	5 773	53 483 280	27	92	116 790
绍兴市	越城区	12	56	54	43	11	2	1949	1972	1961	1984	1949	1972	1972	1979	73	910 279	0	0	0
	柯桥区	12	114	114	60	54	0	1950	1979	1960	1987	1958	1958	1958	1958	254	5 871 241	0	0	0
	新昌县	9	134	134	0	134	0	1952	1980	1952	2016	—	—	—	—	555	7 089 820	15	65	40 380
	诸暨市	14	141	141	0	141	0	1951	1980	1952	2006	1952	1974	1952	1979	1 561	16 789 810	0	0	0
	上虞区	6	45	45	30	15	0	1952	1966	1952	1984	1965	1965	—	—	342	591 420	0	0	0
	嵊州市	18	328	328	0	328	0	1951	1988	1968	2016	1953	1978	1976	1978	2 348	32 716 000	76	206	90 330
	小计	71	818	816	133	683	2	1949	1988	1952	2016	1949	1978	1952	1979	5 133	63 968 570	91	271	130 710

续表

地级市名	县(市、区)名	流行乡镇数	历史有螺村数				无螺调查村数	首次发现有螺年份		末次发现有螺年份		首次发现感染性钉螺年份		末次发现感染性钉螺年份		调查条块数	历史累计钉螺面积/m²	有螺村数	有螺条块数	近3年实有钉螺面积/m²
			调查村数	合计	水网型	山丘型		最早	最晚	最早	最晚	最早	最晚	最早	最晚					
金华市	婺城区	10	241	241	0	241	0	1959	1987	1968	2016	1959	1975	1969	1985	1146	16 069 560	46	146	64 350
	金华市开发区	8	118	118	0	118	0	1957	1970	1974	2016	1957	1970	1970	1987	171	6 402 590	10	27	22 600
	金东区	11	288	288	0	288	0	1950	2014	1959	2016	1951	1982	1956	1982	1749	7 537 300	46	154	133 490
	武义县	4	46	45	0	45	1	—	—	1965	1985	—	—	1964	1985	359	4 199 350	0	0	0
	浦江县	4	24	24	0	24	0	1956	1967	1966	1978	1965	1967	1966	1978	639	359 500	0	0	19 060
	兰溪市	12	210	210	0	210	0	1958	2015	1965	2016	—	—	—	—	605	13 509 030	24	98	3 350
	义乌市	9	143	143	0	143	0	1955	2013	1958	2016	1956	1964	1958	1969	419	13 790 820	3	4	9 880
	东阳市	12	92	92	0	92	0	1954	1986	1958	2016	—	—	—	—	1793	36 169 910	4	13	0
	永康市	5	17	17	0	17	0	1956	1975	1958	1986	1956	1975	1958	1986	159	1 503 101	0	0	0
	小计	75	1 179	1 178	0	1 178	1	1950	2015	1958	2016	1951	1982	1956	1987	7 040	99 541 161	133	442	252 730
衢州市	柯城区	17	209	208	0	208	1	1934	1983	1962	2015	1953	1977	1955	1978	2 066	15 114 890	1	2	490
	衢江区	15	150	150	0	150	0	1950	1999	1951	2016	1956	1984	1960	1987	1 136	11 998 440	10	24	20 330
	常山县	14	155	155	0	155	0	1954	1986	1958	2016	1954	1986	1978	1987	3 841	35 991 290	47	164	147 290
	开化县	9	119	119	0	119	0	1949	1981	1970	2016	1949	1970	1965	1985	1 850	29 469 860	25	109	118 340
	龙游县	8	69	69	0	69	0	1951	1980	1951	2016	1953	1974	1967	1984	378	1 416 060	3	15	10 190
	江山市	13	126	126	0	126	0	1952	2012	1960	2017	1952	1984	1952	1984	1 227	38 777 830	33	118	139 500
	小计	76	828	827	0	827	1	1934	2012	1951	2017	1949	1986	1952	1987	10 498	132 768 370	119	432	436 140
台州市	黄岩区	6	62	62	0	62	0	1960	2005	1960	2005	—	—	—	—	2 189	1 505 031	0	0	0
	天台县	7	162	156	0	156	6	1952	2010	1958	2016	1952	1980	1958	1986	418	12 196 761	1	3	5 500
	临海市	1	4	4	0	4	0	1956	1956	1970	1970	1956	1956	1969	1969	36	5 920	0	0	0
	小计	14	228	222	0	222	6	1952	2010	1958	2016	1952	1980	1958	1986	2 643	13 707 712	1	3	5 500
丽水市	缙云县	2	9	9	0	9	0	1956	1981	1958	1991	1981	1981	1981	1981	51	210 560	0	0	0
	小计	2	9	9	0	9	0	1956	1981	1958	1991	1981	1981	1981	1981	51	210 560	0	0	0